Faim de bœuf

Récit autobiographique

Collection Récits de vie
Série Santé et Maladie

Cette collection regroupe des récits de vie et témoignages divers concernant la santé, la maladie et aussi la guérison.

*

Véronique Foissac

Faim de bœuf

Récit autobiographique

L'Harmattan

5-7, rue de l'École-Polytechnique ; 75005 Paris

http://www.librairieharmattan.com
diffusion.harmattan@wanadoo.fr
harmattan1@wanadoo.fr

ISBN : 978-2-336-29363-9

EAN : 9782336293639

Dimanche 20 janvier 2008

22h. Écrire à cause de ce dégoût, de ce corps difforme, difformé, refermé, enfermé, caché sous d'amples vêtements qui ne le cachent plus, tant il s'est alourdi, élargi, répandu. Il me fait mal, j'écoute maman, je vois les fesses et les jambes de cette sœur penchée par-dessus la fenêtre, elle si mince, moi si mal.

Écrire parce que le dégoût est trop fort, par-dessus tout, comme s'il n'y avait plus rien à faire et qu'après les mots il n'y aurait plus rien. Y a-t-il seulement encore quelque chose à dire sans penser à cette forme, ce ventre, ces cuisses, ces seins, cet estomac, ces jambes, ces genoux, ces bras ? Ce visage, il est gonflé à son maximum, il est devenu intouchable, si douloureux sous la douche que j'évite d'en prendre quotidiennement pour ne plus avoir à le frotter, à sécher ces parties intimes qui risqueraient de s'échauffer faute d'être bien séchées. Il faut écarter ses fesses pour bien sécher, je vous dégoûte, n'est-ce pas ? Je suis grosse et je n'ai qu'envie d'écrire que je suis grosse, je suis grosse, car voilà encore un an je m'habillais en 36. Mais depuis plus de dix mois, les kilos me pèsent. Je pèse mon pesant de graisse, de gras, de dodu, de rond, de rondelet, d'arrondi, de disgracieux, de « grassieux ». Je suis molle et lourde. Tout est dur, se lever d'un fauteuil, sortir du lit, marcher, courir, non ça je ne peux plus. Je suis grosse à mourir, à en finir, mais qui suis-je devenue ? Je me sens au bout d'une vie, une vie miséreuse dans cet appartement crasseux que je déteste, je m'en fiche, là ou ailleurs les kilos ont suivi. Je regarde ma garde-robe. Plus rien ne va. Tous les matins, je m'habille du même pantalon noir et du même pull ample que maman m'a donné. Je regarde les corps autour de moi et tous ils me sont insupportables. Insoutenables de minceur, voire de maigreur. Tous les soirs, je ne veux plus de demain et tous les demains sont là. Mais je suis au bout de quelque chose, au bout d'un cauchemar, au bout d'un effort de vivre. Écrire ne fait pas partie de la vie, écrire c'est hors de la vie, hors du corps gras et gros. Écrire, c'est pour vous, pour que vous sachiez ce que boulimique veut dire. Pour dire les kilos de bouffe que porte ce mot, pour dire les années à avoir réussi à juguler les grosseurs, à astreindre le corps à la faim et à l'effort. Et d'effort il ne veut plus. Il ne peut plus. Il ne pleure pas, il est juste en sursis, encore un petit peu en vie. Écrire alors que l'on a dans la tête autant que dans le corps un repas trop riche alors qu'il aurait fallu jeûner pour retrouver les os, les muscles, les parties saillantes d'une enveloppe charnelle bien maîtrisée.

Je suis là en cet après-midi de dimanche, j'assiste à ce match de hockey, et Isabelle est là si droite, si mince, si menue comme si à elle, la tarte aux noix ne faisait rien à son corps. Je ne trouve aucune position dans laquelle je puisse oublier que j'ai vingt kilos de trop, vingt kilos de plus que l'an dernier. Je m'étais jurée, non plus jamais je ne me laisserais grossir et voilà, c'est là. Écrire un livre pour raconter, pour dire la boulimie, pour dire la dépendance, pour dire encore et encore ce qui a été dit maintes et maintes fois dans mes cahiers. Écrire et n'avoir point la consolation d'être mince au bout de chaque ligne. Relever le stylo et sentir le ventre gros et mou, les cuisses qui se frottent, l'heure qui passe et me jette dans le jour suivant.

Eux ils parlent, ils rient, ils vivent, ils ont envie, mais surtout ils parlent, oui, ils parlent sans arrêt. Et moi je me tais. Je n'ai plus rien à dire avec ma bouche, avec ma tête, laissez-moi ne plus rien vous dire et cessez de me parler. Vous me faites mal, votre vie me fait mal.

Séparer l'écrire du grossir.

Se dire qu'écrire ne fera pas forcément du bien. Se le dire très fort sinon je ne pourrais plus rien écrire. Écrire non parce qu'ils ont dit que j'écrivais « bien », mais juste écrire sans rien attendre, surtout pas le moindre soulagement.

L'histoire est si longue, la boulimie est si vieille, vieille de toute ma jeunesse. C'était il y a très longtemps, il y a vingt-cinq ans, trente ans. Une vie à construire du vide, du rien pendant que d'autres font des vies bien réelles, bien vraies, bien visibles. Maison avec ou sans jardin, enfants, mari ou femme. Tous les paradigmes d'une vie bien dans les normes. Mais moi je me fous de cela. Moi ce que j'aime c'est BOUFFER.

Et BOUFFER on en crève. Deux êtres peut-être sur cette terre savent ce que c'est que de crever par petites ou grosses bouchées : Isabelle et Pierre-Yves. Je ne parlerai pas ici de mon psy. D'ailleurs, je ne sais plus s'il sait encore que je vais mourir ou s'il fait semblant de voir dans cette prise de poids un lâcher-prise providentiel. Non, Docteur, les kilos ne m'ont pas adoucie, ils m'ont seulement endormie, empâtée, vidée de vie et remplie de mort.

Tous les soirs je dis à ma mamie du ciel : « Prends-moi avec toi, fais que demain n'existe plus. »

Ma vie va du canapé à la télé, de la télé à la bouffe, de la bouffe à la mort.

Je ne veux plus, je veux bien encore écrire, mais surtout pas vouloir.

La dernière fois que j'ai écrit en public, c'était pour Reflet 31, petit projet de vie de trois mois mené au sein d'un groupe, enfin j'y étais sans y être, mon corps et moi ne pouvons pas être ensemble au même endroit, nous sommes incompatibles. J'ai eu des éloges sur ce petit écrit de deux pages. En le relisant, je trouve cela pas mal en effet, quant à continuer… à quoi bon.

Je ne rencontrerai pas David parce que je suis grosse. Je ne rencontrerai pas ce magistrat à la fin de l'hiver parce que je serai encore grosse. Grosse je suis, grosse je me fuis. Ma plume est plate ce soir parce qu'elle veut bien faire. Elle voudrait rattraper le temps perdu.

BOUFFER, bouffer, bouffer, quand les autres ont déjà oublié, moi je continue de bouffer. Je bouffe le matin, à midi, l'après-midi, le soir. Plus la nuit, je ne peux plus, je n'ai plus la force. La nuit, je dors et j'engraisse. Je suis une grosse boule plantée sur deux poteaux qui me tiennent lieu de jambes. Il faut tourner la page pour que commence l'histoire.

Comment vivre sans se toucher, sans se sentir ? Je voudrais bouger hors de moi.

Je cherche un plan pour ce maudit livre, mais je ne peux qu'écrire au jour le jour. Je ne sais rien faire en dehors de cela. Je suis prisonnière de mes jours. Je ne veux pas de modèle. Je ne veux pas d'un livre bien construit, car rien n'est construit en moi. Je ne cherche pas d'intrigue. S'il me reste un tant soit peu de confiance, ce sont mes mots qui me la donneront page après page. Mais les mots, s'ils sont ma confiance, ne sauraient être cernés par la bouffe. Mais comment ne plus bouffer ?

Je dois avoir les mots sous la gorge. Ma situation est précaire. Dans six mois, je ne sais où j'habiterai. Quant à l'argent, je sais qu'il ne m'en reste plus.

Écrire est sur un pied d'égalité avec régime et sport, ils sont alliés.

Lundi 21 janvier 2008

Minuit et demi. Je suis dans l'Aveyron, dans ma chambre, dans mon grand lit où je ne parviens pas à dormir. Je pense à mon livre. Par où commencer, que raconter, que leur dire à tous ceux pour qui boulimie rime avec désir furieux de travail et d'envie de vivre. Imbéciles ! Je suis furieuse d'entendre dans les médias la sacro-sainte expression « boulimie de travail ». Ces deux termes sont antinomiques. L'obsession de la bouffe ne laisse pas de place pour le travail. Ni travail, ni amis, ni vie sociale normale, ni passion, ni désir, ni envie, ni famille, ni projet. Rien sinon l'enfermement et le temps que l'on voudrait éteindre.

Mon insomnie cherche dans la mémoire de mes cahiers. Quoi écrire ? Pourquoi écrire ? Comment écrire ?

Ne pas attendre d'avoir remaigri encore une fois. Écrire avec ce corps, ces grosses mains, cette tête remplie de bouffe.

La bouffe m'obsède et me tue depuis l'âge de 13 ans. Avant cette période, je n'ai pas de souvenir de moi sans l'emprise de la boulimie. Je ne sais plus rien de moi, petite fille insouciante face à la nourriture. J'ai oublié.

Ne pas attendre d'avoir envie pour écrire. Ne pas attendre d'avoir retrouvé mon corps de sylphide, ne pas attendre l'être aimé, l'être à aimer. Ne dire à personne que j'écris. Le garder bien à moi, surtout ne pas parler de ce projet. Ceci n'est pas un projet. S'interdire de penser que l'on va prendre du plaisir. Non. Je suis fatiguée déjà, assommée d'un sommeil qui m'oublie à peine la lumière éteinte. Alors, il faut travailler. Ne pas penser qu'écrire est un travail. Il y a si longtemps que le mot travail me terrifie. Travail, papa, gagner sa vie, forcer, vouloir, pouvoir, dormir, travailler, prendre de la peine, être connue et reconnue, indépendante. Être GRANDE.

Je ne veux pas être grande. Pour être grande, il faut grandir. Moi, je ne veux rien avoir à faire avec la vie. Réussir, être compétente, avoir travaillé à l'être, le prouver, persister, tenir, durer. RUPTURE, FRACTURE. Ne rien organiser, promettre à maman, un peu, beaucoup, aux autres, ne pas y croire – pourquoi cette incapacité à y croire ? Pourquoi cette détermination à échouer ? « On aurait bien aimé que tu réussisses quelque chose dans ta vie », souviens-toi papa, ce sont, ce furent tes mots, terribles, un jour en haut des escaliers de la maison. Je n'ai oublié ni le lieu, ni les mots. Ni toi, si grand, si fort, si dur à la tâche, vigoureux, acharné, insatiable, apaisé seulement dans le travail accompli, le dur travail accompli.

Ma mémoire a tant de choses à taire pour mieux dire.

Le 28 avril 2006 – Clinique d'A.

Lettre adressée au Docteur B. et à l'équipe soignante :

Ce qui suit est ce que j'ai écrit entre 13 h et 14 h ce vendredi 28 avril 2006. Je n'exige pas de délai pour que ce soit lu. Je sais que je le dépose à l'infirmerie pour que ce soit lu à un moment ou à un autre. Le Docteur S. n'a pas réussi à m'enfermer. Personne ne m'enfermera dans la vie. Je ne veux plus de ces « je crois en toi, tu y arriveras, tu te bats, tu construis, c'est long, mais, tu as toutes les capacités pour y arriver ». Y arriver, où ça ? DEHORS, en dehors d'A., du Docteur B. et de l'équipe du pavillon de la R., je m'en fous. Ça ne vaut pas le coup. Il y a longtemps que je sais tout cela. LUCIDE, il n'y a que moi qui suis en moi pour savoir cela. Je veux juste pouvoir vivre à A. une fois sur deux. Le reste, l'ailleurs, l'autre monde, l'autre vie, l'autre Véro dans tout cela, ce sont des parenthèses obligées. Le seul espace et le seul temps que je veux m'accorder, c'est ici. Et ici, à A. j'y arrive. Ma plus belle vie, elle aura été ici, l'an dernier. Si vous, les autres, à qui je parle en quelque sorte, pouvez imaginer « l'endroit où » et « l'être auprès duquel ou de laquelle » vous vous sentez le/la plus heureux/se, le/la plus plein/e, le/la plus apaisé/e, le/la plus compatible avec la vie, alors vous comprendrez que pour moi, c'est ici.

« Le seul endroit sur cette vie » où je puisse être, être liée, reliée à la vie. Trop longtemps dehors, hors d'ici, de ce refuge, il n'y a pas de lieu, seulement des bâillons, des entraves, des boulets, des chaînes. Pieds et poings liés et non point liés par le lien essentiel, celui qui manque : le cordon ombilical avec l'en-vie.

Répondez-moi bien : vous la voyez ma tête d'ici et celle de dehors ? Pas d'épilogue. Je ne me sens jamais aussi libre que quand je puis écrire que je ne le suis pas, que je ne le serai pas hors d'ici, parce que j'en ai l'intime, l'ultime conviction pourrais-je dire. Si je n'ai pas choisi de naître, je choisis en revanche de ne pas vivre, vivre au sens où vous l'entendez, le ressentez, vous, les autres. Je prends le risque de ce choix de non-choix parce qu'il est mon seul exutoire, mon seul soulagement. Mes séjours à A. : des rémissions entre deux enfers, des rémissions auxquelles on croit, que l'on vit à fond, car on sait l'après.

Moi dehors je ne souffre, ni ne vis, ni ne meurs.

Je vais sortir dans quelques jours, il ne restera plus qu'un autre mois en 2006… alors, je jette mes mots les plus justes, les plus forts, pas par provocation, par égocentrisme, ni chantage, ni apitoiement sur moi-même et en quête de compassion. Juste dire ce que je sens juste et incontournable, irréductible, immuable.

Quelque chose de l'irréparable hors d'ici.

Ne me parlez pas de pessimisme ou d'idées noires. Que de mièvrerie, d'insipidité, de platitude et d'indigence dans ces mots.

Virginia Woolf a attendu 61 ans. À bout de forces, elle a plongé dans la rivière, près de chez elle. Je ne sais pas si je pourrai attendre aussi longtemps, presque vingt ans encore. Au rythme de deux crises de boulimie de deux heures chacune et autant de vomissements par jour, je récupère de plus en plus difficilement et mon corps a de plus en plus mal. Ma tête, elle, parvient très vite à ne plus rien sentir.

Un gastro-entérologue m'a dit un jour : « Vous ne résisterez pas physiquement à vingt, vingt-cinq ans de boulimie supplémentaire », autrement dit, je ne vivrai pas vingt ou vingt-cinq ans supplémentaires de boulimie.

Je ne viens pas ici pour guérir, je viens ici parce que c'est le seul endroit où je suis un peu heureuse et que « ça » a un sens. Ces mots, je sais qu'il y a deux personnes qui peuvent les entendre ici à A. : Laurence et Arlette. Elles savent.

Rentrée chez moi, le rideau de fer retombera vite, très vite, à la vitesse de la non-lumière. Libre pourquoi ?

Vous voulez que je vous dise le fond de ma pensée, à vous, Docteur B. au sujet du k de Véronik (non je n'aime pas la vie, mais, oui j'aime écrire et rire, surtout quand le sujet est « grave ». Mais je ne suis pas sombre, je vois clair en moi, c'est tout) : je suis en total désaccord avec vous. Lequel désaccord n'entamant en rien la confiance que j'ai en vous, vous le savez – quand vous dites : « Véronique, vous n'êtes pas faite pour vivre en institution. » Je précise : total désaccord sur le fait que je puisse un jour vivre absolument seule et autonome, pour moi, douze ou dix mois par an.

Une fois sur deux serait « la solution ». J'entends, vivre à l'extérieur, OK, mais en ayant toujours à l'esprit et en perspective l'idée que le mois prochain ou dans deux mois, je vais vivre un mois à A. Seule chez moi, en permanence, non, A. en permanence, non plus. Une espèce de compromis entre les deux. Ce n'est pas possible, principe de réalité/plaisir (désir) oblige. Est-ce vraiment de l'ordre du plaisir ou de l'ordre de toute analyse ou de l'ordre de tout argument psychiatrique quand je vous parle de souffrance et de survie ? Qu'est-ce que je viens faire à A., qu'est-ce que j'en attends ? Que l'on m'y prodigue des soins, que je puisse retrouver mes ressources et mes capacités qui sont bien vivantes, mais quasi complètement annihilées dehors.

Tout ce dont j'ai besoin régulièrement, un traitement à vie en quelque sorte. Je me fous de mes « capacités », si vous saviez à quel point. Dans quelques jours, il faudra attendre des mois avant de revenir trente jours ici... Pas de quoi mourir, pire. Je sens déjà, là, que tout est étouffé, à nouveau, jusqu'à la prochaine fois.

J'ai été on ne peut plus vraie, réaliste, lucide, consciente de ce que j'ai écrit, et si déterminée.

Merci d'avoir pris le soin et le temps de me lire.

Ni l'institution, ni vous Docteur, ne peuvent exaucer mon vœu le plus cher, mais, je voulais que les choses fussent dites, posément.

Quand on me dit qu'il faut s'adapter à la vie, la laisser entrer et/ou entrer en elle, pour moi, c'est comme si l'on disait à un aveugle sourd-muet tétraplégique : « En fait, si vous recouvriez la vue, l'ouïe, la parole et la motricité, tout irait bien pour vous ».

Voilà, tout est dit, tout est là, clair et carré dans ma tête.

J'écoute « ton » *Requiem*, Laurence. C'est immensément beau et je voudrais voler en paix au-dessus de cette beauté.

Véronique

Besoin de retranscrire cette lettre parce que j'ai passé tant de temps dans cette clinique, j'ai cru que j'y serais sauvée de la boulimie. Il est vrai que chaque séjour, dont la majorité de plusieurs mois, à chaque fois était des moments de répit extraordinaire pour moi, surtout parce qu'il y avait là un homme extraordinaire, le Docteur B. avec lequel j'ai beaucoup travaillé, le seul psychiatre dans ma vie qui ait compris « ma » boulimie-anorexie, le seul qui ait inscrit sur mes arrêts maladie mensuels : « Boulimie-anorexie sévère ».

Les pages qui vont suivre vont retracer les années qui ont vu naître ma boulimie. Mon récit commence l'année du bac, en 1980, et se poursuivra jusqu'en fin 2001 où je vais être sérieusement prise en charge par le Docteur B. à la clinique d'A. Cette partie de mon récit retrace donc la période antérieure aux « cahiers » qui commencera avec mes hospitalisations à A. sous l'égide du Docteur B. à qui ce livre est dédié.

Mercredi 23 janvier 2008

21 h, à mon appartement.

Comment tout a-t-il vraiment commencé ?

C'est l'année du bac. Certes, il y a eu des prémices depuis ma scarlatine à l'âge de 13 ans et demi, avec une grosse prise de poids de dix kilos en un mois dû à un traitement à la cortisone. Depuis cette période, mon corps n'est plus celui de la fillette fluette que j'étais et mon rapport à la nourriture a changé, mais je ne peux pas dire que la boulimie soit installée. Elle sourd seulement, elle est là, en attente d'une adolescence triste, empreinte de solitude et de mal-être.

L'année du bac, je suis pensionnaire, comme l'ont été tous mes frères et sœurs avant moi. Je suis dans un foyer de dominicaines, une sorte de petit cocon où je tente d'oublier avec mes copines de pensionnat l'éloignement d'avec maman. Elle me manque tant. Elle me manque depuis toujours, je pleure, je lui écris, j'ai si peur pour elle, peur qu'elle ne s'ennuie plus que moi de mon absence. Une absence à l'envers en quelque sorte, car en vérité, maman ne souffre pas de mon éloignement.

Cette année-là, je décide de quitter le foyer et de prendre une chambre en ville, comme l'avait fait ma sœur aînée. Mais Marie, elle, a réellement voulu son indépendance et l'a assumée pleinement, moi pas. Je m'ennuie. Elle me manque aussi, elle est à Montpellier où elle prépare un DUT de diététicienne.

Au mois de février, c'est la période des examens blancs et ma mémoire me fait défaut. Moi pour qui tout a bien marché jusqu'à présent, je me retrouve face à des difficultés de mémorisation, de concentration et d'organisation qui vont complètement me faire échouer, dans toutes les épreuves, et particulièrement en histoire-géo.

Et là, je me souviens avoir appelé ma sœur alors en congés chez mes parents pour lui demander des conseils d'organisation. Je me sens totalement perdue, désorientée, abandonnée dans cette chambre seule. Je me souviens, je sors en ville, j'achète des paquets de gâteaux et je mange. Oh ! Aujourd'hui, cela me paraît si peu, mais c'est déjà de la boulimie. Je mange parce que je suis impuissante à faire quoi que ce soit d'autre. Je mange pour oublier que j'ai peur, que je suis seule et que les épreuves approchent. Je sais que je vais échouer. Je mange pour me réconforter. Pas beaucoup, un ou deux paquets de gâteaux. Mais déjà trop. Résultat du bac blanc en histoire-géo : 7/20. Je suis effondrée. Cela augure d'un échec quasi certain au bac réel, en juin.

L'année se poursuit avec une seule idée en tête : rejoindre ma sœur l'année suivante, à Montpellier. Vivre et étudier avec elle. Mais l'avenir me réserve une tout autre destinée.

J'obtiens mon bac A avec une petite mention AB qui suffit pour m'inscrire en hypokhâgne, à Toulouse. Je suis sur liste d'attente. Je ne serai admise qu'à la rentrée. Ma tante de Lyon, prof de Lettres, est fière de moi. Il faut dire que j'ai entamé avec elle une relation épistolaire depuis quelques mois, laquelle va durer des années. J'ai gardé toute notre correspondance. J'ai cru en elle, j'écoutais ses conseils. Pour elle, la seule voie, la voie royale pour l'enseignement, c'était Normale Sup. Je ne savais pas encore que cette année allait marquer le début de mon comportement boulimique, le début de mes premières crises.

En Lettres Sup, je ne trouve pas ma place. Je n'ai pas le niveau requis, mes notes ont été gonflées par mes profs de terminale. Là, dans ce milieu nouveau pour moi, je ne rencontre que des fils et filles de profs. Je me sens battue d'avance, déjà le sentiment d'échec qui est là et qui va faire le berceau de la boulimie. Je suis loin de mon milieu familial, maman me manque plus que jamais. Je pleure tous les soirs dans ma chambre de cité U et je mange. Je peux dire que les crises s'installent peu à peu, à mesure que je prends conscience de cet échec inévitable, inéluctable. Si je ne parviens pas à franchir le cap fatidique de Noël, l'année est sérieusement compromise. Je ne travaille pas, je n'étudie pas mes cours, je me contente d'y assister et de subir l'humiliation des profs, particulièrement celle d'espagnol, matière qui se trouve être mon option. Je me souviens avec une douleur au ventre de ces lundis matin où la prof nous rend le devoir de thème ou de version. C'est une catastrophe qui se répète invariablement chaque lundi, entre 8 h et 10 h, alors qu'après deux heures de train, je débarque de mon Aveyron natal, l'angoisse chevillée au corps. Je hais cette prof qui me dit chaque lundi : « Et la dernière au classement, Mademoiselle Foissac, avec une note de 6. » Toujours 6, 6, 6. La même note fatale chaque lundi de cette interminable année.

Je mange dans ma chambre de cité U. Je ne vomis pas encore, mais je sens bien que mon estomac est repu.

Le réveil me sort de ma torpeur chaque matin, et chaque matin je me dis : « Non, je n'y vais pas, je n'y vais plus, je ne veux plus », mais il faut tenir, coûte que coûte. Je ne rends aucun devoir, mes bulletins de notes sont blancs. Comment espérer accéder à l'année de khâgne dans ces conditions ? Cette année est terrible, car elle m'écrase, elle m'enfonce, elle me tue à petit feu. Je déteste les études, je veux partir de cette ville que j'abhorre par-dessus tout. Je n'ai pas de copine. Je ne pense qu'à une chose : rentrer le samedi à la maison et ne plus jamais en repartir.

Je me confie un peu à maman, mais elle me dit qu'il faut tenir le coup. Que pouvait-elle dire d'autre ?

J'ai le souvenir d'avoir été malade une semaine, en février, et d'avoir quelque peu simulé une souffrance, au-delà de la réalité. Mais que n'aurais-je pas fait pour rester dans « les bras » de maman. Non, maman ne m'a jamais prise dans ses bras, mais être à la maison, c'était au moins être auprès d'elle, à l'abri, loin de cet enfer de Toulouse. Je me souviens avoir supplié mes parents, le lundi matin, au moment de repartir, les avoir implorés de me garder. C'est tout, juste me garder.

Je n'ai pas fini mon année scolaire. En mai déjà, je n'allais presque plus en cours. En juin, je suis partie en vacances en Yougoslavie, avec mon frère cadet. Voilà, c'en était fini d'hypokhâgne. Je savais déjà que je n'obtiendrais pas mes équivalences pour la deuxième année de DEUG en Fac, mes résultats étaient trop faibles. Mais qu'importe, je savais que je quittais Toulouse à jamais – je le pensais à l'époque –

comme on quitte un amant que l'on n'aime plus. J'allais enfin retrouver Marie, à Montpellier. Nous serions réunies dans le même appartement. Le bonheur après toutes ces années à l'attendre, à dormir avec ses pulls sous l'oreiller pour calmer le vide de son absence.

L'année 1980-81 s'achève. Commencent mes études d'anglais à l'Université Paul Valéry de Montpellier, avec ma sœur aînée. Nous passerons ensemble deux années dans le même appartement, dans la même Fac, dans le même cours de danse, dans la même piscine, dans la même ville. Inséparables.

Une situation souhaitée et installée par moi, bien plus que par ma sœur, même si cette dernière avait librement choisi de faire des études de Lettres après son DUT. Je ne saurai que plus tard qu'elle aura vécu un enfer à mes côtés. Je vais m'empresser de faire le vide autour d'elle, de l'éloigner de tous ses amis pour l'avoir à moi toute seule. Et je vais réussir.

Quant à la boulimie, même si les études suivent leur bonhomme de chemin (nous travaillons dur cependant), celle-ci se fraye son chemin sournoisement. Les crises n'ont pas lieu dans l'appartement de Montpellier, mais à la maison, le week-end, quand nous rentrons, toutes les trois semaines. Je mange, je m'empiffre et d'autant plus que je sais que je vais pouvoir faire le régime dès notre retour à Montpellier. Manger s'accompagne toujours d'un sentiment de réconfort suprême. Je me souviens de mon estomac distendu par le repas pris le dimanche soir avant de faire la route. J'étais mal, serrée, engoncée dans mes vêtements. Mais je savais qu'il y aurait la danse, la piscine, le régime pour éliminer le poids accumulé pendant le week-end.

Cette première année de DEUG marque une métamorphose de mon corps. C'est la première fois de ma vie que je vais faire de la danse et que mon corps va s'affiner, s'allonger, s'étirer, se muscler. Je dois préciser ici qu'à cause de ma scarlatine à 13 ans, j'ai été empêchée de faire du sport pendant toute mon adolescence et ce, jusqu'en Lettres Sup.

Je fais de la danse, mais la chouchoute de ma prof, c'est ma sœur : gracieuse, souple, elle a selon elle les qualités requises pour être une danseuse. Je me réconcilierai avec la danse plus de vingt ans après, lors d'un stage de théâtre/danse où la chorégraphe qui assure le stage remarquera mon physique et ma facilité à occuper l'espace. Je remercie ici Nathalie d'avoir dit de moi que j'étais « une danseuse », moi qui n'avais plus fait de danse depuis mes années de Fac. Mais il s'agissait ici de danse contemporaine.

À l'heure où j'écris ces mots, je suis grosse, et ce, depuis un an et j'ai complètement abandonné la danse.

Je souffre beaucoup de ne plus pouvoir être aux côtés de Nathalie, femme merveilleuse qui m'a beaucoup aidée dans la reconquête de ma confiance identitaire.

Mon corps va à ce point changer que ma tante de Lyon, lors d'un séjour estival en Espagne, va remarquer que mes mollets ont fondu et que ma taille s'est amincie. Quant à rivaliser avec sa fille, ma cousine, danseuse classique depuis son tout jeune âge, il y avait un abîme.

Après ces deux années d'une vie ascétique, ni moi ni ma sœur n'obtiendrons notre DEUG, à un point près, je dois le préciser. Cinq années après, je reprendrai l'UV qui me manquait et j'obtiendrai enfin mon diplôme après un total de cinq dérogations, ce qui m'a valu la réflexion d'un psychiatre, un jour en clinique : « Ceci est le comble du masochisme, Véronique ».

En septembre 1983 prennent fin mes études à Montpellier. Je rentre à la maison.

Que vais-je devenir ?

Il est hors de question pour moi de continuer mes études en Licence. Je jure que jamais plus je ne remettrai les pieds dans une Fac. Je suis dégoûtée par les études. De plus, la boulimie prend de plus en plus de place dans ma vie quotidienne. Je ne vomis toujours pas à cette époque-là, donc je grossis. Je suis chez mes parents, je vole de la nourriture dans les placards de maman et je mange plus que de raison au cours des repas. En novembre 1983, je pèse plus de 60 kg pour 1,71 m. Certes, je ne suis pas obèse, mais je suis très mal dans ce corps trop gros. J'ai l'impression d'avoir régressé. Je ne fais pas de sport. Chaque matin, je me lève fermement décidée à faire un régime. Je vais nager dans une piscine proche du domicile de mes parents. Le sport est la seule activité qui puisse m'empêcher de faire des crises de boulimie. Mais les journées sont longues et je n'ai pas la moindre idée de ce que je vais faire. Il est impensable que je reste à la maison, sans projet. Aussi, je ne sais comment m'est venue cette idée ; en novembre, je décide de partir au pair en Grande Bretagne, à Londres. Ce départ est un peu tardif, car les séjours commencent à la rentrée, mais je parviens à trouver une famille d'accueil.

Ce séjour va être décisif dans l'évolution de ma boulimie/anorexie, une véritable révélation : je vais découvrir les vomissements.

Quand j'arrive en Angleterre, je me considère comme obèse. J'ai constamment en tête cette obsession de maigrir. Ce séjour va être marqué, comme tous les séjours loin de la maison, par l'ennui et les pleurs. Maman et Marie me manquent. J'attends impatiemment le dimanche pour les appeler d'une cabine, je leur écris sans cesse. Je suis mal à l'aise dans cette famille, particulièrement avec la maîtresse de maison qui, elle, est sûre d'elle et me pose sans cesse des questions sur le mode de vie français, questions auxquelles je ne sais que répondre. Elle me confie très peu ses deux enfants. Mon emploi du temps consiste essentiellement à assurer les tâches ménagères, que j'effectue avec beaucoup d'assiduité. Je suis isolée. La maison se situe au fond d'une impasse, au sud-ouest de Londres, en banlieue, loin des transports en commun. J'ai envie de raconter ici les fêtes de fin d'année. Mes hôtes ont été invités chez des amis dans la campagne anglaise pour le réveillon du Nouvel An. Je me souviens de m'être empiffrée de nourriture, chapardant des petits fours dans la cuisine. Aujourd'hui, en relatant ce moment, j'ai l'impression que j'ai passé la nuit à manger, jusqu'à l'écœurement, ainsi qu'à boire. Une photo de moi a été prise, sur un canapé ; je suis couchée, endormie, repue. J'ai mangé à m'en rendre malade. J'aurais dévoré tout ce qu'il y avait à manger dans cette maison inconnue, n'ayant que faire de ce que pouvaient penser les gens qui nous accueillaient.

Il faudra attendre encore deux mois avant que le grand jour n'arrive.

Un jour, je feuillette une revue et je tombe sur un article où l'on parle des filles boulimiques-anorexiques qui se font vomir pour garder la ligne. On y explique les techniques de vomissement avec les doigts dans la gorge. L'aubaine ! Je ne vais pas tarder à faire mes premières armes dans l'art du vomissement. C'est une grande découverte, quelque chose de magique que de pouvoir éliminer le trop-plein de nourriture.

Voici comment s'est passé mon premier vomissement ; un soir, je m'enferme dans la salle de bain et penchée au-dessus du lavabo, j'applique la technique décrite dans le magazine. Et ça marche. Le lavabo est rempli de ce qui se trouvait dans mon estomac. J'ai réussi ! Je me souviens d'avoir entendu le petit garçon, Elliott, frapper à la porte en demandant ce que j'étais en train de faire. Panique ! Je ne sais comment, j'ai nettoyé cette saleté. Je sais simplement qu'à partir de ce soir-là, le processus gavage-vomissement était lancé. Je devenais une boulimique-vomisseuse. Mais à cette époque-là, les vomissements étaient très espacés et peu fréquents ; environ un toutes les trois semaines. Car, entre-temps, le 19 février, date anniversaire de maman, je décide d'entamer un régime sévère. Je m'inscris dans un club de gym, je fais beaucoup de marche et surtout je mange très peu et jamais en présence de mes hôtes. L'organisation des repas est telle qu'elle me facilite la tâche. Le matin, je me lève très tôt, je prends mon petit déjeuner seule. À midi, les Anglais déjeunent de sandwich. Je me débrouille donc en l'absence des parents pour choisir mes aliments. Et le soir, je dîne à 18 h, avec les enfants. Là aussi, j'use de subterfuges savants pour vider dans la poubelle tout mon repas. D'autre part, je me suis organisée pour faire des réserves de nourriture « propre » dans ma chambre. À ce rythme, les kilos fondent assez rapidement. La moindre bouchée est calculée. Il s'agit de ne pas déroger à la règle que je me suis fixée : MAIGRIR, changer, devenir une sylphide, grelotter de froid (je passe mes journées à lire auprès d'un radiateur, tout mon corps n'est qu'un glaçon). Je jubile de voir mes vêtements de grosse flotter sur mon petit corps. Je n'ai plus qu'une obsession : devenir non seulement mince, mais maigre, chétive, rétrécie. Au moindre écart de nourriture, je me fais vomir. Il peut s'agir d'un seul bonbon qui s'avère être une catastrophe et remettre en cause tout le processus d'amaigrissement.

À Pâques, je rentre dans l'Aveyron pour une dizaine de jours. Et là, c'est le choc ! Jamais personne de ma famille ne m'avait vue aussi maigre. Je suis passée de 65 kg à mon départ à 48 kg. Je suis fière de moi. Ma sœur dit de moi à demi-mot : « Elle est mince comme le fil du haricot vert. » Je me souviens, je portais un pantalon de velours blanc trois fois trop grand pour mon nouveau physique. Un jour, en Angleterre, mon hôte avait dit à ses cousins écossais : « Véronique ne mange pas ; she's anorexic ». Voilà, le mot était dit. Enfin, j'étais devenue anorexique (anorexique-vomisseuse). Plus jamais je ne serai grosse… Un autre jour, nous étions allés en famille à une garden-party. Là, j'avais dû avaler un bonbon, prise au piège, je n'avais rien pour simuler. Je me souviens avoir tenté de le vomir dès notre retour à la maison, mais sans succès. Le lendemain, je raffermissais encore un peu le régime déjà draconien et l'activité physique pour éliminer cet ignoble bonbon.

Ainsi s'est écoulé mon séjour au pair : une lutte acharnée contre les kilos qui me faisaient tant souffrir depuis des années.

Le retour fut joyeux.

Je fis une halte à Paris, chez une amie d'enfance où je flirtais pour la première fois avec son frère.

J'étais mince, jolie, jeune, mais les garçons étaient inexistants. J'avais peur d'eux. Le flirt fut la finalité de notre brève relation. Pas question de faire l'amour avec lui. Son corps me dégoûtait et je restais fidèle à mon amour platonique pour mon cousin rencontré pendant mes vacances en Espagne, en juillet-août 1981. Il était mon Tadzio, mon amour à moi, mon demi-dieu, si beau, si inaccessible ! Je l'ai aimé pendant encore bien des années sans que jamais rien ne se passe entre nous. Il se reconnaîtra dans ces lignes.

Ainsi, l'été qui suivit mon retour d'Angleterre, je repris tout le poids patiemment perdu au cours de longs mois. Je ne voulais pas de ce garçon qui me harcelait, et j'étais dépressive. J'ai passé de longs mois à la maison où je mangeais énormément et grossissais malgré les vomissements. Là, je devais me cacher pour vomir, et pour manger aussi. Je prenais ma voiture et mangeais à l'extérieur. Je rentrais à la maison le corps empli de nourriture, mal à en mourir. Ni les vomissements, ni la piscine ne pouvaient compenser la prise de poids. J'ai connu alors ma première vraie dépression, moi qui ne pensais jamais avoir à lutter contre la prise de poids. Les vomissements n'étaient donc plus la recette miracle. Quelque chose de bien plus profond s'était installé en moi : la perte de confiance et le dégoût de vivre. J'étais oisive à la maison et je percevais l'angoisse de mes parents : qu'allais-je devenir ? Aucun projet, aucune envie, seulement un grand vide et un indéfinissable désespoir.

Janvier 1985, dans l'Aveyron.

Mon premier remplacement dans l'enseignement privé. J'avais postulé à tout hasard. Une réponse négative m'avait été envoyée et contre toute attente, on me proposait un remplacement de trois semaines, dans le sud Aveyron. Les religieuses de cet établissement privé me logent dans une petite chambre, ce qui me permet de prendre mes repas seule, et non avec les autres profs.

Pendant les deux années où je vais assurer des remplacements, je vais toujours agir ainsi, pour fuir mes collègues et pouvoir faire mon régime, car je suis toujours au régime, toujours en lutte contre des kilos de trop. Cependant, j'aime enseigner et aujourd'hui, alors que j'écris ces lignes, je me dis que c'est le métier que j'aurais aimé exercer.

Je me tiens à l'écart de l'équipe enseignante. Déjà, je souffre d'un complexe d'infériorité par rapport à mon niveau d'études. Tous les autres enseignants ont au moins leur Licence. Beaucoup préparent le Capes interne.

Après un premier remplacement, j'enchaîne sur un deuxième de six mois. Je travaille en binôme avec une prof de français, en classes de 6e et 5e. J'aime mes élèves, mais je n'aime guère mes collègues qui ont la dent dure et qui papotent dans la salle de classe. Je sens bien que je me tiens en retrait et que je fuis les enseignants, à tel point qu'un jour, le directeur du collège me convoque dans son bureau et me traite de « courant d'air ». Je traverse la cour de l'établissement aussi vite que je peux, à l'heure du déjeuner, je fuis la cantine et je me réfugie dans ma voiture pour manger, toujours seule. Il m'est impossible de partager un repas normal avec mes collègues. Manger et travailler sont antinomiques. Alors que tout un chacun termine son repas et reprend ses activités, moi je compte les calories dans ma tête et je suis empêchée de réfléchir. La nourriture ingérée occupe tout mon esprit et me rend totalement indisponible. J'évite toute réunion où la nourriture est présente, car je ne peux pas manger avec les autres normalement. Sois je me prive, sois je m'empiffre. Et je ne me goinfre de nourriture que si je peux vomir ensuite. C'est un rituel que j'ai instauré, le soir après le travail quand je rentre chez moi. J'habite chez ma sœur, à Rodez, dans son appartement. Je ne me souviens pas d'avoir réellement fait de crises de boulimie et d'avoir vomi chez elle. Le rituel évoqué ci-dessus aura plutôt lieu l'année d'après, quand j'obtiens un poste à Rodez, à mi-temps (j'ai alors repris mes études en Licence d'anglais, à la Fac à Toulouse, mais je n'assiste à aucun cours). Là, je loue un appartement en centre-ville, à deux pas de chez ma sœur chez qui je me rends tous les jours. En fait, j'habite plus chez elle, dans un appartement douillet et rassurant, que chez moi, où je n'ai emménagé que sommairement. « Sommairement meublé », comme le dirait Emmanuel Bove !

À la rentrée de l'année 1985-86, je travaille donc à mi-temps, à Rodez, dans un LEP. Deux à trois jours par semaine, je me rends à Toulouse, sous prétexte de préparer ma Licence d'anglais. C'est le contrat que j'ai passé avec l'enseignement privé, si je veux espérer continuer à travailler avec eux en tant que maître auxiliaire. À Toulouse, je suis hébergée chez une cousine. Le matin, elle part suivre ses cours de Droit en étudiante assidue et on ne peut plus motivée. Elle est anorexique et le matin, je l'entends grignoter sa biscotte sans beurre et boire son café sans sucre. Elle est maigre ; je l'envie, je suis ronde à cette époque-là. Mes journées se passent à bouffer et à vomir dans les toilettes de ma cousine. Le soir, je fais mine de rentrer des cours. À aucun moment de cette année épouvantable je ne lui dirai que je boycotte les cours à la Fac. Ni à elle, ni à ma famille. Je vis dans le secret et le mensonge jusqu'au moment des examens de fin d'année où je me contente de dire à mon entourage que j'ai échoué dans toutes les matières. Comment peut-on vivre sereinement dans un tel mensonge ? Cette première tentative de reprendre mes études ne sera pas la dernière. Ma dernière inscription en Faculté remonte à l'année 2004. Durée de mon année scolaire : dix jours ! Je ne réussirai jamais à avoir ma Licence. Les études m'angoissent et mangée, dévorée par la boulimie, je suis totalement incapable de me concentrer et de me motiver pour travailler. Je ne souhaite qu'une chose : abandonner et échouer. Je n'ai pas beaucoup d'efforts à faire pour atteindre mon but.

Juin 1986 ; ici s'achève ma courte carrière d'enseignante.

J'ai en tête une autre idée de carrière : hôtesse de l'air.

28 janvier 2008

23 h. J'ai dû interrompre mon récit pour cause de boulimie. Marre de raconter toutes ces histoires, tout ce passé douloureux et misérable. Que de temps passé à se battre contre une ennemie que l'on aime par-dessus tout puisqu'elle procure le plus grand des plaisirs : bouffer.

À présent, il me faut reprendre mon histoire.

Rentrée 1986. Je suis mince, bronzée. Et quand je suis mince, les projets ont l'air de vouloir exister. Je dis bien « ont l'air », car mince ou grosse, la politique de l'échec est gagnante.

Pour préparer mon Certificat de Secourisme Aéronautique, il faut partir à Paris, à la Croix Rouge. J'achète un tailleur bleu-marine taille 38 et me voilà en stage pour quelques mois. Le stage en lui-même se déroule plutôt bien. Je garde ma taille 38, ce qui est un enjeu capital, d'une part pour pouvoir porter l'uniforme pendant le stage et d'autre part, à une plus longue échéance, pour passer les concours dans les différentes compagnies aériennes. Je loge dans un petit studio, dans le XIe, gentiment prêté par une cousine de maman. J'ai le souvenir de faire une crise de boulimie tous les soirs en rentrant dans ma solitude. Pendant la journée, je tiens le coup. Je décroche difficilement la partie théorique du diplôme, car je n'aime pas le contenu de l'enseignement, surtout la partie médicale. Il faut ensuite valider la théorie par un stage dans une compagnie aérienne, soit 60 heures de vol. À l'époque, ce sera à la TAT. Normalement, trois mois auraient suffi à effectuer les 60 heures. Moi, il me faudra quasiment six mois. Pourquoi ? À cause de la boulimie. La compagnie nous attribuait un carnet de vol à la semaine. Mais l'appréhension et la pression étaient si fortes pour moi que je faisais très souvent une crise de boulimie avant le vol prévu pour la journée. J'étais alors dans l'obligation d'annuler le vol et de le différer au jour suivant. À ce rythme, vous comprendrez pourquoi six mois ont été nécessaires pour obtenir la validation de mon diplôme. À bord, le travail exigé n'est pas difficile, mais il demande concentration et application. Nous travaillons en équipe et c'est là que le bât blesse. Je supporte mal la concurrence avec le personnel navigant. Je me sens constamment en situation d'infériorité parce que je ne sais faire mon travail. De plus, je suis d'origine aveyronnaise. J'ai donc un accent qui ne laisse pas indifférent le personnel. Je ne supporte pas les réflexions au sujet de mes origines paysannes qui contrastent tant avec les autres stagiaires. Ce complexe me sera fatal lors des différents concours que je serai amenée à passer pendant l'année 1987. Quelque chose ne va pas chez moi et le jury des psychologues n'est pas sans le remarquer. Dans tous les concours que j'ai pu passer, l'épreuve du psychologue a été la pierre d'achoppement. En fait, je n'avais pas envie de réussir et cette non-envie, ce refus de réussir, cette provocation de l'échec ont eu pour résultat un échec global et sans appel à tous les concours. J'étais soulagée quand j'apprenais que la compagnie n'avait pas retenu ma candidature. Pourquoi ? Parce que je ne voulais pas m'engager, je ne voulais pas travailler, je voulais rentrer chez moi, en Aveyron et oublier ce projet qui n'en était plus un. Je voulais juste être boulimique, m'adonner à cette douceur-douleur-souffrance parce qu'elle ne m'obligeait pas à vivre, à faire mes preuves, à être grande, adulte et responsable.

Je suis donc rentrée dans l'Aveyron en juin 1987, à nouveau confrontée au vide, à l'angoisse du rien, de l'échec renouvelé, soulagée, mais, mal, si mal. Je dois dire que le bel uniforme de taille 38 avait dû être remplacé par un autre tailleur de taille 42 tellement j'avais grossi pendant la période des concours. C'était insupportable. Toute ma vie serait donc régentée par ces hausses et ces baisses de poids en fonction de mes états d'âme.

Oui. Une fois encore, le destin se répétait. J'étais à la maison, sans emploi, sans projet, sans désir, sans avenir. Deux mois après, j'allais rencontrer le premier garçon avec lequel j'allais vivre. Il s'appelait Ray, il avait mon âge. C'est la première personne, depuis que je suis boulimique, qui saura m'écouter des heures et qui me conseillera de consulter un psychothérapeute. Personne dans ma famille ne s'était préoccupé de cela ; c'était le silence absolu.

Août 1987. Je rencontre Ray dans une boîte de nuit. En ce qui me concerne, ce n'est pas le coup de foudre. Il insiste pour me parler, nous buvons un verre et je rentre chez ma sœur, à Rodez, qui m'a laissé son appartement pour quelques jours. Ray fera le pied de grue sur la place pendant une heure, temps de réflexion que je me donne avant de lui ouvrir ma porte. Nous discuterons toute la nuit, de boulimie essentiellement. Je suis très séduite par l'intérêt qu'il me porte, sa curiosité pour cette maladie et pour cette fille étrange et atypique que je semble être à ses yeux. J'en suis flattée et je me livre sans retenue. Il veut tout savoir et me harcèle de questions. Ray est un garçon très intelligent et hors-norme lui aussi. Je regrette aujourd'hui que notre relation ait été si douloureuse. Il était fou de moi. Il m'a avoué un jour : « Véro, avec toi, j'ai brûlé mes cellules amoureuses ». Même aujourd'hui, vingt ans après, je ne peux toujours pas dire si je l'ai aimé ou non. C'était un garçon brillant, mais instable et je pense que c'est cela qui a voué notre relation à l'échec. Ray, si tu me lis, je voudrais te dire que je garde pour toi une tendre affection, malgré les disputes incessantes entre nous au cours de nos six années de vie commune. Tu voulais cet enfant, moi pas. Tu as eu très mal. Je te demande pardon. Fais-moi signe s'il te plaît. Lorsque nous nous sommes quittés, tu m'as dit un soir : « Un jour, dans quelques années, nous nous rencontrerons au hasard d'une rue, tu auras quarante ans, tu seras belle et épanouie, je te ferai l'amour. » Je ne voudrais pas que tu me rencontres aujourd'hui, là, au moment où j'écris, car j'ai tellement grossi depuis l'an dernier. Je ne m'aime pas. Je peux dire que tu m'as connue grosse, maigre, mince, normale. Tu as vécu, supporté, enduré les affres de la boulimie et des vomissements pendant toutes ces années de vie commune. Tu m'as entendue vomir dans notre petit appartement des centaines de fois. Je ne travaillais pas au début de notre relation et j'avais tout le loisir de manger et de vomir à mon aise pendant ton absence. Ce que tu ne supportais pas, c'était de me voir m'empiffrer. Je m'enfermais dans la cuisine. Tu savais, tu entendais le bruit des vomissements, mais tu ne voulais pas voir. Nous étions tous deux ce que l'on appelle vulgairement des paniers percés et nous étions constamment dans le rouge à la banque. Tu étais dépensier, je l'étais aussi et la boulimie creusait régulièrement mon budget. Je peux dire que les 3/4 de mes revenus étaient consacrés aux achats pour les crises de boulimie.

Au début de notre relation, nous vivions à Rodez. Un soir d'octobre pluvieux, je me suis rendue pour la première fois chez une psychiatre. Ray me l'avait longuement suggéré. Il était outré de voir que ma famille ne portait aucun intérêt à mes troubles de comportement alimentaire. J'ai travaillé pendant deux ans avec cette psychiatre. Je me souviens que pour obtenir une prise en charge des séances par la sécurité sociale, elle avait établi un dossier. J'ai dû passer une visite médicale avec un interrogatoire serré sur ma maladie. J'ai dû prouver entre autres que je me faisais bien vomir, en montrant mes doigts, le majeur droit en particulier. À l'époque, j'enfonçais mes doigts dans ma gorge pour me faire vomir. Aujourd'hui, et depuis longtemps, il me suffit de me pencher sur une cuvette et les contractions de l'estomac suffisent à expulser la nourriture. Je reviendrai plus amplement sur la « technique » de vomissement, car il ne suffit pas de se pencher au-dessus d'une cuvette de toilettes et de vomir en une seule fois pour régurgiter la totalité de nourriture ingérée ; c'est bien plus difficile et douloureux que cela. Je suis très en colère quand je regarde des reportages sur les médias où les filles se rendent aux toilettes, vomissent sans difficulté et tirent la chasse d'eau. Non, cela ne se passe pas ainsi. Ceci est une réalité édulcorée et je ne manquerai pas d'expliquer mon vécu à moi pour rétablir la vérité de la souffrance due à cette maladie.

Pour revenir à ma première expérience psychiatrique, je ne peux pas dire que cette prise en charge ait endigué quoi que ce soit dans les troubles. La boulimie faisait son chemin, les vomissements persistaient. Pour la première fois de ma vie, je parlais à une professionnelle de mes difficultés. Pendant deux ans, j'ai pu parler longuement de mes problèmes familiaux, de la toute-puissance de mon père, de l'attachement à ma mère, de l'ambiguïté des relations avec cette grande famille où régnaient le silence et le non-dit. Ma psy m'avait dit cette phrase qui reste ancrée dans ma mémoire : « À l'ombre des grands arbres, rien ne pousse ». Elle parlait de mon père et elle avait ô combien raison ! Cette psychothérapie a pris fin avec notre départ et notre installation à Toulouse, en 1989. Ray avait trouvé un travail dans cette ville et je l'ai suivi. Nous avons loué un joli petit appartement où nous étions relativement bien tous les deux, malgré des disputes fréquentes. Je ne travaillais pas. Je ne suivais pas de psychothérapie. Je me contentais d'assurer l'intendance de l'appartement, de faire les magasins et de remplir ma garde-robe. J'étais toujours au régime, ce qui nous privait de toute vie sociale normale, car je refusais de recevoir les amis ou collègues de Ray. De mon côté, je ne connaissais personne.

En 1990, j'ai suivi une formation d'ambulancière à la Croix Rouge et j'ai rencontré un homme, il avait vingt-cinq ans de plus que moi. J'étais amoureuse, j'ai trompé Ray. Ceci a marqué une déchirure irréparable dans notre relation et même si nous avons revécu ensemble six mois après notre séparation, quelque chose de grave avait entamé la confiance de Ray en notre amour. Je sais qu'il a beaucoup souffert, moi pas. J'avais le beau rôle.

Quand j'ai suivi cette formation d'ambulancière, il y a eu une trêve dans la boulimie. J'avais l'impression d'acquérir une certaine indépendance et surtout de plaire à un homme. J'étais transportée. Ray ne se doutait de rien. Tous les matins, nous nous rejoignions sur un parking pour nous rendre ensemble au stage. Je lui plaisais. Nous avons fait l'amour, mais ce fut un fiasco. Les relations sexuelles avec Ray n'avaient rien d'affriolant non plus pour moi. Il me désirait, moi non. Et il me désirait souvent !

Après mon escapade avec cet homme, je suis revenue vivre chez Ray, alors que j'avais mon appartement. Peu à peu, je l'ai convaincu que c'était avec lui que je voulais vivre. J'avais travaillé six mois dans une entreprise d'ambulance. J'étais mince à ce moment-là et j'avais beaucoup de succès auprès des garçons. J'étais sur un petit nuage.

J'ai été soulagée d'arrêter ce métier. Après mon retour chez Ray, je suis restée un an sans travailler. Et puis un jour de 1991, une annonce dans le journal local m'a donné envie de retravailler. L'annonce proposait un travail d'employée de maison avec garde d'enfants, à 500 m de chez nous. Parfait pour moi qui voulais un travail simple, n'exigeant aucun diplôme, aucun engagement intellectuel stressant. Les particuliers chez qui j'ai travaillé pendant trois ans et demi ont été adorables avec moi. Un sentiment paradoxal m'habitait ; à la fois, j'avais honte de faire un tel travail purement alimentaire, à la fois j'avais de telles bonnes relations avec la mère de famille que je me sentais bien. Je gagnais ma vie. J'étais toute mince quand j'ai commencé à travailler chez eux. J'ai encore maigri par la suite. Voyez comme chaque événement de ma vie est lié à ce rapport au corps : gros ou mince. Un an après, j'étais même maigre. J'avais une garde-robe débordante et on ne peut pas dire que j'étais habillée comme une femme de ménage. Et pourtant, une bonne partie de mon travail consistait à entretenir cette grande maison. Je me sentais libre, car je travaillais seule, les enfants allaient à l'école. Le fait de travailler ne m'a jamais empêchée de faire des crises de boulimie. J'avance ici, avec une certaine honte, avoir volé de la nourriture dans les placards de mes employeurs. Je m'arrangeais pour racheter, le jour même, la nourriture volée pour ne rien laisser transparaître. Je vomissais chez eux aussi. Le rituel avait lieu à 14 h, quand je quittais mon travail. J'allais ensuite à la piscine, nager mes 1000 ou 2000 m pour éliminer ce que j'avais déjà éliminé, mais qui semblait s'être accroché à mes cuisses. Il n'était pas question de prendre dix grammes. Mon employeuse était mince et élégante et je ne voulais pas être plus grosse qu'elle. Sauver les apparences, toujours et en tous lieux.

Un jour, en lisant le magazine *Elle* ou *Marie-Claire,* je ne me souviens plus, j'ai fait la connaissance d'une psychothérapeute de groupe ; Germaine Lacreud. Elle a écrit un livre, dans les années quatre-vingt. Boulimique elle-même pendant quinze ans, elle avait mis au point une thérapie de groupe organisée sous la forme de week-end mensuel. Quelle arnaque ! Puis-je dire aujourd'hui avec du recul ! A raison de 1500 francs le week-end, plus les frais d'avion ; je veux dire que si cette démarche avait dû me sauver, je n'aurais pas regretté l'argent que j'y ai sacrifié. Tous les mois donc, vingt à vingt-cinq filles, boulimiques pour la plupart - très peu étaient anorexiques - se réunissaient le temps d'un week-end. Germaine Lacreud exigeait un engagement sous forme de chèques mensuels, prépayés pour dix-huit mois. Son engagement à elle, durant cette période, était de nous guérir ! Cette thérapie était un ramassis de techniques glanées ici et là, jusqu'aux États-Unis. Jeux de rôle, prise de parole, Gestalt thérapie, etc. Je n'aimais pas Germaine Lacreud ; elle se comportait comme une institutrice avec ses chouchous, dont je ne faisais pas partie. Je n'ai jamais vraiment cru en cette thérapie minable, bien que j'aie fait l'intégralité des week-ends ; paiement d'avance oblige. Je ne pense pas qu'une concentration de boulimiques dans un espace restreint puisse en quoi que ce soit apporter la guérison. Cette méthode est une arnaque. Je règle ici, par le truchement de ce livre, mes comptes avec Germaine Lacreud, à qui je n'ai jamais dit en face ce que je pensais d'elle ; je l'avoue sans scrupule aucun. Au demeurant, cette personne gagnait on ne peut plus confortablement sa vie, persuadée qu'elle était de détenir la vérité et la solution au problème de la boulimie et des vomissements inhérents, qui avaient lieu, même chez elle !

En 1992, je me suis séparée de Ray. « Séparée » est un bien grand mot puisque j'ai pris un studio face à notre appartement. Je travaillais toujours chez les D. en tant qu'employée de maison. Mais la raison pour laquelle j'ai choisi d'habiter près de chez Ray n'était pas uniquement pour rester proche de mon travail. La vérité, c'est que je ne voulais pas vivre loin de lui, loin de sa présence. Nous avions chacun notre vie indépendante, mais nous nous voyions très souvent. Il passait régulièrement me voir à mon travail et je l'accueillais avec plaisir. Mais je ne supportais plus son instabilité au travail. Cela m'insécurisait, moi qui avais tant besoin d'être rassurée. Seule dans mon studio, les crises avaient lieu tous les soirs, mais je parvenais malgré tout à assurer mon travail. Jusqu'à ce jour de mai 1994 où mes employeurs m'apprenaient leur divorce imminent. Ce fut un choc pour moi, car cela signifiait la fin de mon contrat de travail avec eux. J'étais maigre à cette époque-là et comme dans toute période de minceur, j'avais toujours un projet sous le coude.

Licenciée en juillet 1994, je n'avais plus aucune raison de continuer à vivre à Toulouse. Mon but était de rentrer dans l'Aveyron, de m'installer chez mes parents et de reprendre mes études en Licence d'anglais par correspondance. J'étais dans un état d'euphorie, fière d'annoncer à mon père que j'allais enfin devenir prof. Je savais qu'il était peu fier du métier que j'avais exercé jusqu'alors. De tous les métiers d'ailleurs ! J'avais du temps devant moi, les cours par correspondance ne commençaient qu'en octobre-novembre. Telle était la raison de mon euphorie et de mon optimisme démesuré. Tant que le projet est lointain, il est aisé d'être portée par l'enthousiasme. Quand il s'est agi de se mettre au travail, je réalisai l'ampleur de la tâche. Je m'organisais de la façon suivante : le matin, je quittais la maison pour aller à la piscine à Rodez, à 40 km de chez moi puis, je passais l'après-midi dans un café où je commençais à prendre connaissance des premiers envois de cours. J'étais toujours aussi mince, mais je faisais moins de crises de boulimie grâce à la piscine et à mon travail assidu, du moins le premier mois. Puis, vint le jour fatidique où je dus rendre mon premier devoir. Le verdict tomba quinze jours après : 7/20. Des annotations en rouge criblaient la copie. Mon niveau était très bas et je pris vite conscience du travail en perspective. Me replonger dans Shakespeare m'angoissait au plus haut point. Je me retrouvais dix ans en arrière lors de ma première tentative de reprise de mes études à Toulouse, chez ma cousine. L'angoisse était aussi forte et le découragement incommensurable. Jamais je ne ferai face, c'était certain. Et surtout, je n'avais plus aucune envie de travailler. Novembre et décembre passèrent, ma mère constatait bien que je ne travaillais plus et que je déprimais à la maison. C'était bien au-delà de la déprime : un profond désespoir.

Je n'ai aucun souvenir des fêtes de fin d'année. Maman ne savait plus que faire. Je lui confiais mon découragement ; une partie seulement. Qui aurait pu mesurer la profondeur de ce mal-être qui me dévorait ? Maman prit la décision d'appeler ma sœur, à Lyon, pour lui confier mon désarroi et lui faire part de la situation à la maison. Il fut décidé que j'irais à Lyon, quelques semaines, pour changer de contexte et voir ainsi si je pouvais parvenir à me remettre au travail.

Janvier 1995. Me voilà donc au domicile de ma chère sœur, Marie, et de son mari, Philippe. Je fus bien accueillie et au début de mon séjour, je tentais coûte que coûte de me remettre à mes études. J'avais emporté consciencieusement tous mes cours, mais le cœur n'y était pas. L'effet du changement géographique ne semblait pas opérer. Une seule chose m'importait : rester mince et bouffer. Pour ce faire, il fallait vomir et voler dans les placards. Mais, n'ayant pas de voiture à ma disposition, il m'était alors impossible de sortir et de remplacer la nourriture subtilisée. Ma sœur et mon beau-frère tolérèrent la situation quelques semaines, ce que je comprends aujourd'hui aisément. Imaginez un ménage normal, avec un budget nourriture pour quatre personnes, se voir ainsi pillé. C'était insupportable. Ma sœur m'avait installée dans la chambre du sous-sol et tous les soirs je vomissais dans la bouche d'égout qui se trouvait juste à l'extérieur du garage. Il fallait prendre mille précautions pour ne point être découverte, mais cette situation ne pouvait pas durer, j'en avais bien conscience. C'était cependant le prix à payer pour ne pas regrossir. J'aurais fait n'importe quoi. Tous les matins, je m'astreignais à ma gymnastique en présence de ma petite nièce qui avait alors quatre ans. Elle prenait plaisir à compter avec moi les séries d'abdos fessiers, ce qu'elle appelait les ab-dos et les ab-fesses, avec son humour déjà bien développé. L'après-midi, alors que ma sœur était occupée à sa couture, je tentais d'étudier mes cours, en haut dans le salon. Je n'avais qu'une idée en tête : aller dans la cuisine et ouvrir le frigo et les placards. Cette situation allait bientôt prendre fin. En effet, un soir, ma sœur et mon beau-frère m'annoncèrent qu'ils savaient tout de mon comportement dans leur maison. Ils avaient pris une décision à mon sujet, dont ils me firent part un dimanche soir, dans ma chambre. Ils s'étaient renseignés sur ma pathologie et sur les façons d'y remédier : l'hospitalisation dans une clinique privée de Lyon.

Ainsi allait prendre fin mon séjour chez eux. Je me souviens très bien de cette conversation au pied du lit. « C'est la seule solution Véro, tu es très malade, il faut te soigner une bonne fois pour toutes ». Quelques jours après, le rendez-vous à la clinique était pris. Ma sœur s'est occupée de tout. Je pleurais, car je mesurais déjà ce qu'allait représenter la séparation d'avec ceux que je considérais comme ma seconde famille. J'étais à la fois soulagée, confiante, mais terriblement angoissée et malheureuse.

Lors du premier entretien avec le psychiatre qui allait me prendre en charge, celui-ci m'expliqua clairement la démarche et le but de l'hospitalisation : la séparation et l'isolement en chambre thérapeutique. Quelques jours s'écoulèrent entre ce premier rendez-vous et l'entrée effective dans cet établissement spécialisé pour boulimiques-anorexiques. Puis, vint le jour de l'internement. Je me souviens de cette chambre sordide dans laquelle on me fit attendre tout l'après-midi avant de m'installer définitivement dans une chambre fermée. Je ne cessais de dire aux infirmières « Je veux partir ; je signe une décharge et je m'en vais. Je ne veux pas être enfermée. Je ne veux pas guérir. Je me fiche de votre thérapie. » Mon psychiatre vint me visiter dans ma chambre et me parla assez brutalement. « Ce que vous ne supportez pas, ce sont les contraintes. Or, la vie est faite de contraintes et nous allons vous les apprendre. » Mon cœur battait. J'avais si peur de ce milieu hostile que je ne pensais plus à manger ni à faire des crises de boulimie. Je voulais partir. Comme dans tous ces établissements spécialisés, un contrat fut signé : prise de repas en chambre avec une infirmière, pas de droit de visite, pas de courrier, pas de coup de fil. Le but était de reprendre du poids. Je suis boulimique-anorexique, mais ma vie n'a jamais été mise en danger par une perte de poids trop importante. Je n'ai jamais subi de gavage gastrique. Je suis ce que l'on appelle en psy une borderline. Mon poids minimum a été de 40 kg et le maximum de 75 kg. Le plus grand danger que j'aie eu à affronter lors d'une autre hospitalisation fut une hypokaliémie pour laquelle j'ai été hospitalisée pendant trois jours. J'ai frôlé l'arrêt cardiaque. Je reparlerai dans un autre chapitre des autres dégâts subis par mon corps, liés essentiellement aux vomissements. Ce sujet serait trop long à développer ici.

J'ai passé trois mois enfermée dans ma chambre avant de pouvoir reprendre contact avec ma famille. Jamais je n'oublierai la première visite de ma sœur. J'allais bien en apparence. Dans le contrat était stipulée l'obligation d'une activité d'ergothérapie tous les après-midi. Je peux dire que je suis dégoûtée à vie de la broderie et autre ouvrage de couture. Dans mon service, il y avait beaucoup d'anorexiques. Elles étaient pesées toutes les semaines. Moi pas. Pour garder un poids qui me convenait, je trichais : je faisais de la gym dans ma chambre, à l'insu des infirmières ainsi que de nombreux tours de parc pour éliminer les repas trop copieux.

Le 26 janvier 2008

14 h. Comme il est dur chaque jour de faire ce travail d'écriture. C'est à la fois ce qui me réconforte et m'angoisse le plus.

J'en étais restée hier soir à la clinique Saint V. Après les trois mois d'enfermement, je me suis finalement habituée à ce lieu de vie en gardant à l'espoir le grand jour de la sortie bien sûr.

À l'issue des trois mois, il y eut une mise à l'épreuve avec un retour chez ma sœur le temps d'un week-end. Ce qui devait arriver arriva, je fis une crise de boulimie. Cela ne surprit pas le docteur ni les infirmières, c'était inévitable : ma sœur n'était pas chez elle, je me suis retrouvée seule dans cette grande maison. Que faire d'autre sinon bouffer ? La solitude appelle la boulimie et la boulimie mène à la solitude. C'est un duo très bien rôdé.

Finalement, j'étais à l'abri dans cette clinique, ma petite vie était bien organisée. Une fois par semaine, j'avais l'autorisation de sortir en ville et d'aller me balader le long des quais du Rhône et de la Saône. J'ai toujours aimé cette ville, d'autant plus que ma sœur chérie et ma petite nièce Jill, ma fifille à moi, y vivaient. Mes sorties consistaient à marcher, marcher, à comptabiliser des heures et des heures de marche et donc à éliminer. J'étais très mince à l'époque, mais la clinique ne m'obligeait pas à grossir. Je n'étais même pas pesée comme les anorexiques. On me laissait tranquille. Je faisais une gym quotidienne, je marchais pendant des heures dans le petit parc de la clinique.

J'étais enfermée. C'est la seule clinique où j'ai connu ce type d'enfermement. Les autres étaient ouvertes et il était facile de s'en évader ou tout simplement d'aller marcher dans la campagne environnante. Tous les week-ends, dès le samedi matin, ma sœur et ma mère venaient me chercher et je passais le week-end en famille chez eux. Je rentrais le dimanche soir après le repas. Je ne faisais plus de crises de boulimie chez ma sœur, ni à la clinique. J'étais mince et dans le fond, plutôt heureuse de ma petite vie. Je n'avais aucun projet, je ne pensais pas à la sortie en terme de projet. J'étais dans un cocon douillet et cela allait durer toute la vie.

En juin 1995, je quittais la clinique. Étais-je guérie pour autant ?

Lors de la discussion avec mon beau-frère et ma sœur avant mon entrée en clinique, ils pensaient tous les deux que l'hospitalisation éradiquerait la maladie, tel un traitement de choc. Mais on ne se débarrasse pas de cette dépendance aussi rapidement et durablement.

Je ne me souviens plus si c'est mon père qui est venu me chercher à la clinique ou si je suis d'abord rentrée chez ma sœur. Toujours est-il que je me retrouvais une nouvelle fois chez mes parents pour l'été.

Pendant mon séjour en clinique, j'avais écrit sur des cahiers mon quotidien comme je le faisais depuis des années. J'écris depuis l'année du bac et je n'ai cessé de le faire depuis. Des piles de cahiers, de lettres, de feuilles libres noircies de ma vie. Si je devais tout retranscrire dans un livre, plusieurs tomes seraient nécessaires. Je suis fière d'avoir écrit durant toutes ces années.

L'écriture m'a sauvée de mille petites morts. Ce que j'écris ici, depuis le début, depuis l'année du bac, ce n'est pas de l'écriture : c'est du « racontage ». Cela n'a rien à voir avec l'écriture de mes cahiers que je considère comme plus élaborée et plus riche. Mais ce récit qui court sur plusieurs années de façon chronologique, s'il est quelque peu ennuyeux et plat, est nécessaire pour la suite du livre. Je ne pouvais passer outre ce récit autobiographique.

Les années qui vont suivre jusqu'à ma première entrée à la clinique A. en octobre 1997 sont assez floues, perturbées et confuses dans ma mémoire. En septembre 1995, quelques mois après ma sortie de la clinique Saint V., je me rends chez ma sœur à Lyon pour le baptême de ma deuxième petite nièce, Iris. J'emporte avec moi une énorme valise, persuadée que je vais séjourner chez ma sœur. Or celle-ci me signifie d'emblée qu'il est hors de question que je vive à nouveau chez eux. Décision qui m'a paru incongrue et injuste sur le moment, mais que j'entends tout à fait aujourd'hui. Ma sœur avait une vie de famille. Il n'était pas question que je joue l'intruse sous prétexte que je ne voulais pas rester dans l'Aveyron. Ce refus fut un choc pour moi. Je décidai de revenir à la clinique Saint V. où je fus admise jusqu'au début de 1996 où mon père est venu me chercher. Le psychiatre jugeait en effet que mes fugues à répétition devenaient inadmissibles. En effet, j'escaladais le mur d'enceinte de la clinique en prenant appui sur la pauvre Vierge Marie nichée dans le mur. Un jour, la tête dégringola. Je lui demande pardon pour cette maltraitance ! Mais elle me fut bien utile. Je disposais de ma voiture et tel un escargot, je trimbalais toute ma vie dans cette petite voiture. Elle me fut cependant maintes fois utile pour m'échapper dans un hôtel environnant, un Campanile dans lequel je me réfugiais pour faire mes crises de boulimie et vomir. Je passais une nuit dehors. La clinique ne savait pas où me menaient mes fugues. J'étais en pleine folie. La clinique n'avait plus le pouvoir de juguler la boulimie. Un soir, je découvris le pot aux roses en repérant des sacs de pain entreposés dans les poubelles. Le psychiatre m'avait fait enfermer dans ma chambre suite à mes fugues réitérées. Mais je trouvais un subterfuge pour me faire ouvrir ma porte par une patiente complaisante que je sus convaincre. Je ne pensais qu'à une chose : me sauver pour aller manger, manger, manger à n'importe quel prix. La situation a atteint son paroxysme lors d'une ultime fugue à l'hôtel et le psychiatre décida de convoquer mon père à la clinique pour décider de mon sort. Un ultimatum me fut lancé : soit j'acceptais d'être enfermée, sous contrat à nouveau comme au tout début, soit mon père prenait la décision de m'emmener en Aveyron et de « prendre soin de moi ». Nous primes d'un commun accord la deuxième alternative et je rentrais dans l'Aveyron avec mon père. Il était persuadé de me remettre sur la bonne voie en me prenant sous sa férule.

Je dois ici interrompre mon récit pour revenir sur un épisode important survenu avant que mon père ne vienne me chercher définitivement à la clinique.

Un jour, une fugue différente des autres eut lieu. Je pris ma voiture et me rendis chez ma petite sœur. Je pensais qu'elle me garderait chez elle, mais notre discussion depuis l'hôtel où j'étais descendue à Rodez me ramena bien vite à la réalité. Je faisais n'importe quoi, je fuyais je ne sais quoi. Ma sœur m'invita à dîner chez elle et me réserva une chambre dans un hôtel proche de chez elle. Elle sut bien me faire comprendre qu'il était hors de question que je séjourne chez elle. J'étais hospitalisée et selon elle, je devais rentrer à la clinique au plus vite et discuter de cette situation devenue invivable avec mon psychiatre. Le lendemain, je pris la route pour Lyon, mais fis une escale dans un hôtel près de Clermont-Ferrand où je pris l'ensemble des médicaments que j'avais emportés. Comment m'étais-je procuré ces médicaments ? Peut-être – mais j'ai oublié – avais-je négocié une sortie avec mon psychiatre et m'avait-il prescrit une ordonnance ? Toujours est-il qu'après avoir prévenu mon psychiatre de mon geste dans cette chambre d'hôtel, celui-ci prévint les secours qui ne tardèrent pas. Je me souviens juste de leur arrivée et de mon réveil aux urgences, en réanimation, à Clermont-Ferrand. J'ai passé trois jours dans le centre médicopsychologique et je suis rentrée à la clinique à Lyon. C'est donc quelque temps après cet « incident », le deuxième, que papa est venu me chercher à Lyon.

Retour dans l'Aveyron où mon père avait la ferme intention de me mettre enfin au travail. « Le travail et l'argent sont le nerf de la guerre, ma fille ». Pauvre papa, aujourd'hui que tu es décédé, je ne t'en veux plus, mais je peux te dire tout de même que toute ta bonne volonté et ta rage à me faire travailler « presque » autant que toi n'ont pas vraiment porté leur fruit. Ce n'est pas faute de t'être donné tant de peine lors de chaque séjour passé à la maison parce que je ne savais pas où aller.

1996. Cette année-là, je la passe principalement à la maison. Je ne sais pas de quoi je vis, qui met de l'argent sur mon compte bancaire puisque je continue à faire des crises de boulimie. Je travaille avec papa à la ferme, moi qui déteste la ferme. Mais je veux lui prouver que je suis capable de me lever tôt le matin et de m'adapter à des activités qui me rebutent. De temps à autre, j'appelle mon psy à Lyon pour le tenir au courant de ma vie, mais, rapidement, le lien s'atténue pour finir par ne plus exister. Je suis à nouveau seule face à la boulimie. Aucun spécialiste ne me suit. Je pense que c'est cette année-là que va survenir l'incident suivant.

Un jour, je travaille à couper et à fendre du bois de chauffage avec papa. J'en ai marre de ce travail. Il est 15 ou 16 h et je laisse tout tomber. Je pense à la nourriture que j'ai cachée dans ma chambre. Je ne pense qu'à cela. Je ne dis rien à papa et je me réfugie dans ma chambre où je mange paquets de gâteaux et autres victuailles. Lorsque tout à coup, j'entends papa qui monte à l'étage, à ma recherche. Il sait que je suis dans ma chambre en train de me goinfrer. Il sait que je cache de la nourriture. Je sais qu'il sait, car il a fouillé dans mes affaires. Ça, je ne te le pardonne pas papa. Dans ma chambre, je dissimule aussi un seau avec des sacs-poubelle dans lesquels je vomis le soir quand tout le monde est endormi. Papa est furieux, je ne l'ai jamais vu dans cet état et Dieu sait si c'était quelqu'un de colérique. Lui qui n'a jamais levé la main sur aucun de ses sept enfants s'est alors mis à me cogner dessus et à me rouer de coups. Maman est là, entre nous deux, impuissante. « Tu n'as pas honte de te cacher pour t'empiffrer ainsi ! Et ça là, dans le coin, c'est quoi ce seau ?! » Quelle humiliation ! Je n'oublierai jamais. Je ne pardonnerai jamais malgré tout l'amour que je te portais. Amour-haine toute notre vie durant. « Tu n'es qu'une pute. Mais qu'est-ce qu'on a fait au Bon Dieu pour avoir une fille comme toi ! » J'ouvre la fenêtre de ma chambre et je me mets à hurler. « Elle est folle. Appelle le docteur, on va la faire interner à Cayssiol ». Cayssiol, le mot fatidique ; c'est l'hôpital psychiatrique de Rodez, la maison des fous. Maman descend téléphoner et quelques heures après, le médecin de famille, un homme formidable, se présente à la maison. Il va calmer mon père et par là même me protéger. Il propose de m'emmener chez lui pour passer la nuit à son domicile. Brave Docteur H. qui avait tout compris du conflit qui m'opposait à mon père. Le lendemain, il me ramène à la maison et dissuade mon père de me faire interner. Mais mon père est à bout. Cependant, l'incident est clos et la vie reprend à la ferme.

Toutefois, je ne sais plus dans quelles circonstances exactes, mais un jour, mon père commande l'ambulance du village pour me conduire à Cayssiol. J'y resterai quelques jours, seule, sans soins. Je m'empiffre aux repas, je vole de la nourriture où je peux, je fouille dans les poubelles. Et je ressors de cet établissement, totalement impropre à prodiguer des soins à une boulimique. Je me retrouve donc à la maison où la vie reprend son cours, entre travail à la ferme et boulimie. Je suis un zombie, plus rien ne m'intéresse. Cette année 1996 est un véritable cauchemar et elle s'achèvera très mal.

Pendant l'été 1996, je vais régulièrement à la piscine, à une dizaine de kilomètres de chez moi. Là j'y rencontre un garçon, Gérard. Il ne me plaît pas, mais lui s'intéresse à moi, très assidûment. Tous les jours, il attend ma venue. Nous sympathisons. Il m'invite au restaurant. C'est une relation amicale pour moi et il n'est pas question de flirter avec lui. Physiquement, il me dégoûte. Mais il est gentil, très gentil et, surtout, il me permet de m'évader de la maison. Nous visitons l'Aveyron et le Lot ensemble. Il est d'une compagnie agréable. Il habite à Toulouse, mais rentre tous les week-ends chez ses parents, dans l'Aveyron. Peu à peu, j'envisage d'aller vivre avec lui pour m'échapper du giron familial. C'est mon unique motivation, et il le sait. Il n'est pas dupe. Mais il accepte mes conditions. Un soir, nous avons une longue discussion dans sa voiture et je décide de partir « à l'essai », chez lui, à Toulouse. Mes parents le trouvent gentil et courtois et je suis sûre qu'ils sont rassurés de cette fréquentation. Rassurés surtout de ne plus me voir « traîner » à la maison. Peu à peu, je m'installe dans son appartement, mais j'exige de faire chambre à part. Ne se départissant pas de sa gentillesse, il me cède sa chambre et dort sur le canapé. Nous n'avons pas de relation sexuelle. À peine un flirt ici et là. Je m'installe donc et je prends mes aises. Je ne fais preuve d'aucune gentillesse ni bienveillance à son égard. Avec du recul, je me demande comment un garçon a pu supporter une telle situation, une telle humiliation. Il part de bonne heure au travail et rentre vers 17 h. Le matin, je vais à la piscine. Je suis mince à cette époque et une seule chose m'importe : le rester. Mais je fais des crises de boulimie tous les jours. Je suis seule et j'ai tout mon temps pour aller remplir les cabas à la supérette d'à côté. Je n'ai pas beaucoup d'argent, mais une fois encore, je trouve les moyens d'alimenter ma boulimie. Ou est-ce la boulimie qui m'alimente, qui me donne une raison de rester en vie, de supporter cette vie avec ce garçon que je n'aime pas et que je traite comme un chien ? Quand il rentre le soir, je ne lui adresse même pas la parole, je me plais à lui faire prendre conscience de son indigence culturelle. Je ne peux pas, je n'ai jamais pu aimer quelqu'un de culturellement « inférieur » à moi. Ceci est bien prétentieux, mais s'est vérifié avec lui comme cela se vérifiera deux ans plus tard quand je rencontrerai le troisième homme avec lequel je vivrai. Nous y reviendrons ultérieurement. Pour l'heure, cette vie, que je déteste autant que moi-même, se poursuit jusqu'en décembre 1996. J'étais si dégoûtée de vivre par force avec ce garçon que je me souviens avoir répondu à une petite annonce d'un homme âgé qui cherchait une « dame de compagnie ». J'ai donc quitté Gérard pour cet homme. Quand j'ai réalisé le traquenard dans lequel je m'étais fourrée (homme disgracieux, maison sale), j'ai appelé Gérard au secours et il est venu me récupérer. Le brave garçon ! Quelque temps après, j'ai trouvé un petit travail de garde d'enfants, pas très loin de notre appartement. J'ai toujours détesté les enfants, surtout ceux en bas âge, ce qui peut paraître paradoxal puisque depuis quelques années, je ne postulais que pour ce genre de travail. Sans doute parce qu'il n'exigeait aucun diplôme et me permettait de me tenir loin des études, loin d'un travail digne de mes pauvres « compétences. » Un soir, je ne suis pas allée chercher les enfants à l'école. J'étais mal, je voulais démissionner, mais sans avoir à le faire ouvertement, dans une discussion d'adulte à adulte avec mes employeurs. Je suis rentrée à l'appartement, j'ai réfléchi un long moment à l'inconscience de mon acte, je me suis enfermée dans les toilettes et j'ai pris des médicaments. Je dois signaler ici que depuis ma première hospitalisation à Lyon, j'étais sous traitement antidépressif et anxiolytique. Là, enfermée dans les toilettes, j'ai attendu le retour de Gérard. J'ai été hospitalisée au CHU de Rangueil. La dose que j'avais avalée n'a pas justifié un lavage d'estomac, juste une surveillance de quelques heures. C'était ma troisième TS. Une discussion de rigueur avec un psychiatre a conduit à une hospitalisation dans une clinique à 40 km de Toulouse, en pleine campagne. J'allais passer quatre mois et demi dans cette nouvelle clinique, totalement inappropriée au traitement de la boulimie. J'eus droit pour la première fois de ma vie à une cure de sommeil. Je crois que j'étais dans un tel état d'épuisement moral qu'il n'y avait rien d'autre à faire. J'étais enfermée dans ma chambre, les infirmières fermaient mon cabinet de toilette pendant l'heure des repas pour éviter les vomissements. Elles me donnaient mon traitement de cheval pour dormir, fermaient les volets et me réveillaient uniquement pour les repas. Ce traitement a duré une semaine ou peut-être quinze jours, je ne sais plus. Il avait au moins le mérite de m'aider à dormir et à ne plus penser à rien.

J'ai passé quatre mois et demi dans cette clinique, loin de tout, loin de tous. Gérard avait mis un terme à notre relation et avait rapporté toutes mes affaires ainsi que ma voiture chez mes parents. Il est venu me voir deux ou trois fois à M. dont une fois avec ma belle-sœur péruvienne. L'entretien fut terrible et se termina très mal : les infirmières durent demander à Magdalena de sortir de ma chambre. Elle m'a sermonnée, m'expliquant que désormais je devais me reprendre en main et surtout ne plus compter sur ma famille pour me nourrir. Les mauvaises relations qu'elle entretenait avec mes parents l'avaient incitée à me parler ainsi. Gérard assistait à la discussion sans dire un mot. Gentil, comme à son habitude. Je sais qu'il avait encore beaucoup d'affection pour moi et était sincèrement désolé de me voir dans cette situation.

À M., je prenais mes repas dans la chambre, mais le but de mon psychiatre était de rétablir une alimentation « normale ». Quel crétin ! Il ne comprenait rien à mes angoisses par rapport à la nourriture. L'angoisse était d'autant plus forte que cette clinique, sur le plan culinaire, avait plus l'air d'un restaurant gastronomique que d'un établissement psychiatrique. En fait, c'était une maison de repos. Alors, je m'y suis reposée. Tous les jours, je prenais la poudre d'escampette dans la campagne environnante et je faisais une heure et demie à deux heures de marche. Je faisais aussi ma gym dans ma chambre ce qui m'a permis de rester mince malgré une nourriture trop riche. Je ne vomissais pas. Cela faisait partie du contrat : pas de vomissements. Des activités d'ergothérapie encore ! Et du trampoline ! Chaque jour qui passait était interminablement long. Je n'étais liée à personne. On ne se lie à personne dans les cliniques, c'est une règle d'or à laquelle je dérogerai une ou deux fois et qui me coûtera cher. Je n'avais qu'une idée en tête : bien me tenir, être obéissante, raconter au psychiatre, que je voyais en coup de vent une fois par semaine – bonjour le suivi médical ! – que tout allait pour le mieux dans le meilleur des mondes, que je sentais que je « progressais », que je n'avais plus envie de faire de crises. Je n'ai jamais autant menti ni à un psychiatre, ni dans une clinique ! Le but était de sortir de là le plus vite possible. Mon plan était de convaincre papa de venir me chercher. « Je viendrai quand tu iras bien et que tu seras guérie ». OK papa chéri, qu'à cela ne tienne ; je vais être obéissante. J'ai fait mes preuves et un beau jour, papa est venu me récupérer, encore une fois. C'est toujours lui qui venait, jamais maman. Elle avait trop peur de ces établissements. Sa fille était folle chez les fous. En dix ans d'hospitalisation, je n'ai reçu en tout et pour tout que quelques visites que je peux aisément énumérer : mon petit frère et sa femme, à Lyon, une fois. Mais dans le cas de Lyon, la situation était différente. J'étais prise en charge par ma sœur Marie et je la remercie encore aujourd'hui pour tout le mal qu'elle s'est donné. Elle croyait tellement en ma guérison. Ensuite, à M., j'ai reçu la visite de ma belle-sœur et de Gérard. À A., l'institution où j'ai passé le plus de temps, des mois, des années, jamais personne de ma famille n'est venu. Il y avait des coups de fil, des lettres de maman ou de papa parfois, mais jamais de visite. Je pense être la seule patiente à n'avoir jamais reçu de visite de ma famille. Mais j'aimais autant qu'il en soit ainsi ; je m'étais tellement attachée à A., comme nous le verrons par la suite, que je préférais ne pas y voir ma famille. Ma famille, c'était mon psychiatre et l'équipe d'infirmières et hôtelières.

Avril 1997

Exit l'épisode M. Je rentre à la maison après quatre mois d'hospitalisation.

Octobre 1997

Cette date allait être la prochaine date marquante correspondant à mon entrée à la clinique A. pour la première fois.

Entre temps, j'avais repris du poids, comme à chaque séjour à la maison où j'étais oisive et sous l'emprise totale de la boulimie.

J'ai eu les coordonnées de cette clinique, située dans la banlieue toulousaine, par l'intermédiaire d'une psychiatre que j'avais consultée à Montpellier. Comment avais-je eu l'adresse de cette dernière, je l'ai oublié. Toujours est-il qu'elle m'a orientée vers A. et le Docteur S. J'allais rencontrer là un psychiatre exceptionnel et hors-norme avec lequel j'allais travailler comme jamais auparavant. Mais il est hors de propos de relater, fut-ce en quelques pages, l'histoire qui s'est tissée entre nous. J'y ai consacré plus de trois cents pages d'écriture sous forme de cahiers-entretiens. C'est-à-dire que j'ai travaillé avec lui sous forme écrite essentiellement. Je préparais tous les jours mes entretiens dans des cahiers que je lui lisais pendant les trente minutes quotidiennes qu'il me consacrait. La première fois que je suis arrivée à A., ce fut pour y rester un mois. Mais je ne m'investissais pas dans ma relation avec mon psychiatre. J'ai décidé de quitter la clinique. Je ne savais pas où aller. L'hôtel ? Oui, ce fut à l'hôtel que j'allais choisir de me réfugier pendant quelques jours, le temps de revoir ma décision. Le Docteur S. m'a dit une chose que je n'oublierai jamais tant elle était belle à entendre. C'est sûrement ses mots qui m'ont fait revenir à A. « Votre décision est stupide Véronique. Mais vous n'êtes pas stupide, vous êtes intelligente. Mieux que cela, vous êtes brillante. » Comment avait-il perçu cela en un mois d'entretien ? « Brillante », ce mot était brillant à mes yeux, le plus beau que l'on ait dit de moi de toute ma vie. Dès mon retour allait s'instaurer une relation de confiance, d'empathie absolue avec cet homme charmant, cultivé, compétent et si désireux de travailler avec moi. Je n'ai jamais aussi écrit, aussi lu de ma vie tellement j'aimais cet homme. J'aurais tout fait pour lui, et quand je dis tout faire, je parle avant tout de guérison. À A., j'avais le choix entre manger en plateau dans la chambre ou en salle à manger. Je choisis la première solution. Mes crises de boulimie se sont arrêtées et j'ai perdu du poids. Je faisais toujours ma gym dans ma chambre et de longues marches sur les routes environnantes de la clinique où j'écrivais en marchant. J'écrivais, j'écrivais des dizaines de pages par jour. Je n'avais jamais le temps d'en lire l'intégralité au Docteur S. Nous parlions de tout, de littérature et de philosophie surtout. Toutes les semaines, j'allais à la FNAC et je rapportais quatre ou cinq livres qu'il m'avait conseillés. C'est ainsi que grâce à lui, j'ai découvert Albert Cohen et Romain Gary. J'ai aussi lu l'œuvre de Freud dans son intégralité, chose que je n'avais jamais faite, même pas en hypokhâgne. « Véronique, vous ne lisez pas les livres, vous les mangez ! » Le Docteur S. avait pour habitude de me dire cela, car j'annotais mes livres, je noircissais les pages de réflexions personnelles, j'avais besoin d'écrire, même sur les livres.

Les mois passant, mon attachement pour le Docteur S. n'a fait que se renforcer. J'étais prête à tout pour lui, mais c'est par amour. Oui, j'aime mon psychiatre et cette relation de transfert amoureux va gâcher notre travail. Vers le mois de mars, je commence à perdre confiance en lui, car, bien évidemment, il ne répond pas à mon amour. De plus, je maigris de plus en plus. Je marche beaucoup, je fais beaucoup de gym et je mange peu. Je m'évade de plus en plus souvent de la clinique et je me réfugie dans un hôtel où je m'empiffre et je vomis toute la journée. Je dors une nuit hors de la clinique, j'appelle le Docteur S. et j'attends/j'entends ses mots rassurants « Rentrez à la clinique Véronique. Nous vous attendons » Pourquoi ai-je besoin de m'enfuir ainsi ? Je sens que quelque chose s'est cassé entre lui et moi, qu'une intensité dans la relation s'est relâchée. Je ne le supporte pas. Un jour, c'est l'enfermement. Cette clinique n'enferme pas les boulimiques ni les anorexiques. Le psychiatre qui me suit actuellement et qui est spécialiste de cette pathologie est contre cette démarche. Mais il y a dans la clinique un service fermé, une petite unité d'une dizaine de chambres pour les cas jugés difficiles et nécessitant une surveillance accrue. Un matin, je me retrouve donc dans une chambre au sous-sol. Je ne sais pas que je vais passer là des mois. Le docteur m'a dit qu'il n'était question que de deux ou trois semaines, le temps de me poser et de me mettre à l'abri. Pour lui, j'étais en danger. Moi, je n'en avais aucunement conscience et aujourd'hui, je n'ai toujours pas oublié sa trahison. Enfermée, je refusais de coopérer. Je pesais alors 40 kg pour 1,71 m ; j'étais maigre. Le docteur m'avait aussi enfermée pour m'empêcher de marcher et de perdre encore davantage de poids. Chaque jour, je continuais à recevoir ses visites. Au début, j'ai repris le même rythme qu'en service libre, mais voyant les semaines passer sans espoir de sortir de ce service fermé avec visières aux portes et infirmières aigries et incompétentes, je perdis confiance. Le docteur m'avait menti. En fait, il voulait me guérir de la boulimie par la méthode forte. M'enfermer jusqu'à me guérir. Quelle absurdité et quelle contradiction ! En relisant les cahiers écrits à cette époque, je n'y trouve que des mots de désespoir et d'impuissance. Je ne veux pas guérir, et surtout pas enfermée. Je veux mourir. Je le crie haut et fort au Docteur qui ne m'entend pas. Je rêve de bouffe. Je suis dans ce service sans aucune possibilité de sortir pour en acheter. Je suis maigre, mais je rêve de repas pantagruéliques. Je rêve de m'évader pour ne faire qu'une chose : bouffer, bouffer, bouffer. Plusieurs fois, je vais réussir à m'évader du service fermé en sautant par-dessus les grilles et une autre fois en simulant un rendez-vous pour un travail ou quelque autre motif que j'ai oublié. Mais chaque évasion va renforcer la vigilance à mon égard. Désormais, des consignes fermes sont données aux infirmières. Je ne dois plus m'évader. Je supplie papa au téléphone de venir me chercher. Je lui dis qu'ils n'ont pas le droit de m'enfermer. « Il faut te soigner ma fille », me réplique-t-il. Aucune possibilité de ce côté-là donc. Qu'à cela ne tienne, mon imagination a tout le loisir de s'exercer lors de ces longues journées passées à ne rien faire. En effet, mis à part la télé et le scrabble, aucune activité n'est organisée. C'est l'enfer-mement. Un soir, j'en viens au pire, assommer une infirmière avec un pèse-personne. Je sonne, je l'attire dans ma chambre et cachée derrière la porte, je tente de l'assommer d'un coup fatal. C'était sans compter la carrure de l'infirmière : 120 kg face à mes petits 40 kg. Le combat dans cette arène de fortune était perdu d'avance. Mais j'étais fière d'avoir essayé. La sanction n'a toutefois pas tardé à tomber ; branle-bas de combat dans le service ! Piqûre de calmant immédiatement administrée par le médecin de garde et enfermement réservé. Le lendemain, je me retrouve dans une chambre où tous mes placards sont mis sous clef. Je dois même demander à une infirmière l'autorisation de me brosser les dents, sous surveillance ! Même la brosse à dents était devenue suspicieuse. Je me souviens avoir demandé la présence d'un prêtre tant j'étais désespérée. Je voulais aussi, par ce biais-là, signifier combien j'étais à bout et ne désirais plus que mourir puisque personne n'entendait ma souffrance. Je n'avais plus aucun argument, mais j'étais déterminée à sortir de ce sous-marin (surnom que l'on donnait à ce service fermé) coûte que coûte. Je savais qu'un jour une occasion me serait donnée de m'enfuir. Il ne pouvait en être autrement. Et de fait, l'occasion ne tarda pas. Dans la salle où nous nous réunissions pour jouer aux cartes et boire le café, je fis un jour une rencontre inespérée : un garçon parlait des moyens qu'il connaissait pour sortir de là. Je me rapprochai de lui et nous en vînmes à peaufiner chaque jour davantage notre stratagème d'évasion. Comme outils d'évasion, nous avions à notre disposition des cintres démontables et ma lime à ongles. Le soir de l'évasion fut décidé. Trompant la vigilance du personnel, nous nous enfermâmes dans les toilettes où le garçon parvint à défenestrer l'ouverture. Dans les cliniques psychiatriques, les ouvertures sont prévues pour ne pas être ouvertes ! Mais seulement entr'ouvertes. Même la tête ne passe pas. Or mon corps, si maigre fût-il, n'aurait jamais pu se faufiler dans l'étroite ouverture. Une fois le carreau des toilettes démonté, il ne restait plus qu'à sauter par la fenêtre, soit d'une hauteur de quatre à cinq mètres avec réception sur du béton. J'avais réussi à récupérer mon chéquier, car le plan était d'aller à l'hôtel dans lequel je m'étais si souvent rendue lors de précédentes fugues. Je disposais en tout et pour tout de trois mille francs. Une fois sortis du service, nous nous sommes enfuis à travers champs. Je me souviens que le garçon et l'autre fille qui s'était enfuie avec nous devaient m'aider à courir tant j'étais faible. Je n'avais pas marché depuis des mois et étais très maigre. Nous nous rendîmes à l'hôtel en stop et par précaution ou par intuition, les deux sans doute, je louais deux chambres. Une pour moi et une pour mes deux comparses. Car ce que j'ignorais c'est que le garçon était un toxicomane, dealer. Le soir même, il m'emprunta de l'argent pour aller s'approvisionner à Toulouse, au quartier Arnaud Bernard. À son retour, il était « défoncé » et m'a harcelée toute la nuit pour que je lui ouvre ma porte. Nous avons tout de même passé une nuit à l'hôtel et sommes retournés à la clinique le lendemain matin pour le constat avec la gendarmerie. C'est la première fois de ma vie, et la dernière, je le souhaite, que j'ai signé un procès-verbal pour effraction. Nous étions d'autre part recherchés par la gendarmerie depuis notre évasion. Le procès-verbal établi, la clinique ne souhaita pas notre retour. De toute façon, ma décision était prise ; je ne retournerai jamais au sous-marin. J'étais prête à vivre dans une situation précaire, prête à en finir à vrai dire. Nous récupérâmes nos affaires ; j'étais chargée d'une dizaine de sacs-poubelle dans lesquels on avait entassé mes affaires depuis mes neuf mois de présence à la clinique. Nous retournâmes à l'hôtel et c'est la nuit suivante que le garçon cassa les voitures sur le parking de l'hôtel et fut recherché par la police. Ce sont là des évènements que je n'oublierai jamais.

La deuxième nuit, l'hôtelière me demanda donc de quitter l'hôtel, par précaution. Elle fut néanmoins très compatissante et m'aida à charger mon barda dans sa propre voiture. Aux alentours de minuit, elle me conduisit dans un motel où elle avait réussi à me trouver une chambre. Là, je me suis retrouvée seule, terrifiée, terriblement angoissée, en prise à des cauchemars toute la nuit, rêvant du dealer entrant par la fenêtre de la salle de bain.

Seule dans cet hôtel perdu, j'ignorais ce que j'allais devenir. J'ai appelé plusieurs personnes à qui j'ai demandé de m'héberger, en vain. La seule qui ait accepté de venir me récupérer à la gare de Villefranche-de-Rouergue avec mon déménagement fut ma tante, la sœur de mon père. Mes parents m'avaient fermé la porte. Au cours de l'été 1998, j'ai donc vécu quelques semaines chez elle. Je tiens à la remercier ici de son accueil si chaleureux. Elle m'acceptait comme j'étais, à la dérive. Quelque temps après, j'obtins un appartement dans un foyer de jeunes travailleurs, à Rodez, où j'allais rencontrer Pierre, le troisième homme avec lequel j'allais vivre pendant trois ans et demi.

Août 1998 – décembre 2001

Pierre était mon conseiller financier. J'étais dans une telle difficulté pécuniaire quand je suis entrée au Foyer des Jeunes Travailleurs que j'ai dû contracter un emprunt auprès de ma banque. C'est ainsi que je l'ai connu, lors d'un entretien. Il me proposa de finaliser le dossier en passant un soir chez moi. J'acceptai. Ensuite, les choses allèrent très vite entre nous. Un peu trop vite d'ailleurs. Je dus quitter le FJT, car je m'étais mise dans une position délicate. En effet, il était strictement interdit de recevoir des personnes étrangères, encore moins de les héberger. Or Pierre, qui travaillait à 100 km de son domicile, trouva pratique de faire étape chez moi, à Rodez, et de s'incruster dans mon appartement. Il s'attachait à moi, mais moi, une fois de plus, je savais que je ne l'aimais pas, que je ne l'aimerais jamais. Comment dire ? Il était bête. D'une indigence culturelle effrayante. Il faisait une faute de français à chaque phrase. Pendant trois ans, j'ai tenté de « l'éduquer », de le cultiver, de l'intéresser à des choses que j'aimais. Il était aveyronnais comme moi, mais ne connaissait absolument pas son département. C'est moi qui, peu à peu, dimanche après dimanche, l'ai guidé pour découvrir les endroits pittoresques et si beaux de notre département. Je dois préciser qu'à la suite de mon renvoi du FJT, je me retrouvais de nouveau à la rue. Pas vraiment puisque Pierre m'a immédiatement proposé de m'installer chez lui, dans la maison qu'il venait de faire construire. Il était divorcé et avait vingt ans de plus que moi. Vingt ans de trop. Vingt ans d'abîme entre nous. Mais ce n'est pas tant son âge qui me gênait que sa bêtise et sa niaiserie. Il n'avait aucun humour, passait son temps libre à regarder des matchs de foot sur le câble et à jouer au loto sportif. Tout ce que je détestais. Il n'avait aucune éducation, portait son couteau à la bouche, geste rédhibitoire pour moi chez un garçon ! Décidément, fatalement dirais-je, les deux garçons avec lesquels j'avais vécu auparavant avaient eux aussi porté leur couteau à la bouche, geste funeste ! On ne m'a jamais appris dans ma famille d'agriculteurs à ne pas porter mon couteau à la bouche, mais je savais que c'était contre la bienséance. Comment le savais-je ? Curiosité oblige ! Pourquoi le savais-je moi et pas eux ? Cela me mettait dans des rages folles. Ce détail n'était que le pâle reflet de ce que je ne supportais pas chez Pierre : son accent aveyronnais, son habitude invétérée de mélanger le français et le patois, ses fautes de français, sa « ruralité », son attachement à son papa et à sa maman qu'il visitait plusieurs fois par semaine comme un petit enfant perdu et maltraité par sa compagne ! Il est vrai que je ne lui ai rien épargné. Les reproches, les corrections systématiques des fautes d'expression qui m'écorchaient les oreilles, les leçons de bienséance à table, les reproches humiliants sur son ignorance. J'aurais pu lui pardonner son manque de culture si seulement il avait été intelligent et désireux d'apprendre, non pas pour me faire plaisir, mais pour lui-même. Je l'avais surnommé le carpasson (contraction de paillasson et carpette). Il était bête et soumis à un point tel que je pouvais lui faire n'importe quelle remarque humiliante sans même qu'il s'en offusque. Il prenait sa tête de chien battu, mais ne se révoltait pas. Aucun amour propre, un moins que rien. Mon père ne l'aimait guère, je le savais et ceci n'était pas pour arranger l'affaire. Mon père n'a jamais été cultivé au sens où il n'a jamais fait d'études au-delà du Certificat, mais c'était un homme curieux, très intelligent, et toujours à l'affût de quelque information ou progrès à accomplir pour développer ses affaires à la ferme. Je l'admirais. Pierre était d'une piètre personnalité et le fut jusqu'au bout de notre relation houleuse. Je lui ai crié dessus pendant trois ans et demi tout en ayant la déplorable impression de parler à un mur. Il était impénitent et reproduisait toujours les mêmes schémas. Il ne s'intéressait qu'aux ragots et aux potins de son village. Les discussions entre nous étaient d'une platitude affligeante et je dois avouer que je jouissais de cette situation, me plaisant à l'humilier et à le contredire à chacune de ses paroles. Nos relations sexuelles n'étaient pas plus épanouies. Il n'avait aucune expérience, aucune, ni affirmation, mais il avait toujours envie de me toucher. Il était gluant comme un bonbon au caramel et tout aussi collant. Toutes les nuits, il attendait que je sois endormie pour me toucher et tenter de me faire l'amour. Il me dégoûtait. Très vite s'était installé un pacte entre nous : j'acceptais la relation sexuelle (je pouvais faire ce sacrifice, elle ne durait jamais guère plus de cinq minutes !) et en échange, j'avais droit à une crise de boulimie. Je me relevais donc au milieu de la nuit, j'allais à la cuisine et je m'empiffrais pendant qu'il ronflait. Ensuite, il fallait vomir. La maison était sur deux niveaux et je n'avais qu'à descendre au rez-de-chaussée pour vomir tranquillement. Vers trois ou quatre heures du matin, je remontais dans la chambre et tâchais de me faire toute petite dans le lit, bien serrée de mon côté, pour éviter tout contact avec lui.

Je ne travaillais pas. J'étais un peu grosse quand j'ai rencontré Pierre. Par grosse, j'entends une taille 40. J'ai fait un régime sévère, beaucoup de gym et de marche et au Noël qui a suivi notre rencontre, je faisais une taille 34-36. C'était une récompense pour tous mes efforts à supporter un tel homme. Je vivais chez lui et il ne manquait pas de me le rappeler au cours de nos nombreuses disputes. Il semble que c'était l'apanage de mes vies en commun avec les hommes : la dépendance financière et matérielle. Je préférais ne pas travailler, ne pas être autonome pour m'adonner tous les jours à mes crises de boulimie. Il y avait une épicerie de village près de chez nous. Je peux dire que j'ai contribué à sa santé florissante pendant les trois ans et demi passés dans ce village du bout du monde. Joli, certes, mais si rural et isolé de tout. J'avais souvent droit à cette remarque de la part de l'épicière : « Vous pouvez manger tout ce que vous voulez, vous ne grossissez pas vous ! » Quelle cruche ! Gentille, mais si niaise ! Comment aurait-elle pu imaginer mon enfer ? Je ne fréquentais personne, j'étais enfermée dans cette prison même pas dorée (Pierre était un panier percé et avait sans cesse des problèmes de trésorerie ; le comble pour un employé de banque !)

Le matin, je faisais ma gym, ma marche de plusieurs dizaines de kilomètres dans la campagne environnante, sur les routes jonchées de crottes de moutons. Quand je vous parle de France profonde ! Une fois tous ces efforts fournis, alors venait l'heure de la récompense : la bouffe. Je m'empiffrais et vomissais tout l'après-midi. Chaque crise durait deux heures, deux heures de remplissage d'estomac jusqu'au bord de l'éclatement. Et autant pour vomir et venir à bout de la moindre miette à force de lavage d'estomac. Gavage-lavage : c'était mon lot quotidien. J'ai tant vomi dans cette maison que j'ai bouché la fosse septique. Une espèce de magma pestilentiel dégoulinait hors de la fosse le long du terrain pentu en dessous de la maison. Nous avons tenté de la déboucher, Pierre et moi, à l'aide de seaux. Imaginez l'horreur, le dégoût, l'humiliation. Puis, suite à une plainte des voisins qui avaient vu des rats se délecter de cette puanteur gluante, nous avons dû faire appel à une entreprise de pompage. Nouvelle humiliation en entendant les réflexions ironiques des employés. Oui, c'est cela être boulimique. On ne parle pas de grignotage et de petits vomissements vite fait bien fait dans les toilettes. Non ! Cela a tourné à l'horreur pour moi. Toute ma vie, j'ai vomi, partout et en tous lieux. Dans la campagne, dans des sacs-poubelle avec une réserve d'eau dans le coffre de la voiture, dans les cimetières près de chez mes parents. L'enjeu était toujours de trouver un point d'eau pour le lavage gastrique et des sacs poubelles où jeter les sacs remplis de vomissure. J'ai vomi aussi dans les réduits à poubelles d'immeubles. Rien que du sordide dans tout cela. Mais rien que la réalité brute et vraie. Quand je vivais avec Gérard à Toulouse, j'ai même fait les poubelles. J'avais repéré une briocherie au centre-ville qui fermait chaque soir vers 21 h. Je fouillais alors dans les grands sacs-poubelle où se mélangeaient éclairs au chocolat et pains aux raisins. Je m'empiffrais de ces victuailles immondes et je rentrais, non pas à l'appartement, mais dans le local à poubelles où je vomissais alors en toute tranquillité jusque tard dans la nuit. Et c'est seulement après cela que je regagnais ma chambre.

Mais revenons-en à Pierre. Un jour, lasse de partager mon lit et ma chambre avec lui, je décidai de faire une petite révolution dans le ménage et de déménager dans la chambre du rez-de-chaussée. Je voulais my *room of one's own* de Virginia Woolf. Inutile de vous dire que le carpasson ne comprit rien à cette nouvelle inscription affichée sur la porte de la chambre : *A room of one's own* : que pouvaient bien signifier ces mots pour son esprit rétréci ? J'eus alors droit à une crise d'une violence inouïe. Il poursuivit ses insultes et ses disputes encore pendant quelque temps, puis se lassa et finit par me laisser dormir seule. Tous les soirs, j'avais droit au bisou de bonne nuit ; un moment que je redoutais. Il m'écœurait par sa soumission et sa gentillesse lourde et docile de chien obéissant.

L'histoire avec Pierre s'est achevée un jour de décembre 2001 où, excédée, lasse et rebutée par cette relation qui ne voulait plus rien dire, je décidai de prendre contact avec la clinique A. pour une hospitalisation. Si je voulais quitter Pierre, je n'avais guère d'autre choix. Je ne pouvais pas retourner chez mes parents et je ne le voulais plus. Je fus donc admise en décembre 2001, dans le service du Docteur B. Dans ma tête, ma décision de quitter Pierre était ferme et définitive. Lui n'en savait rien. Avec sa mansuétude habituelle, il pensait que j'avais besoin de faire une pause et qu'ensuite je reviendrais vivre avec lui. C'est donc lui qui, ce jour de décembre, me conduisit à A. où j'allais être prise en charge pour la première fois par le Docteur B. dont j'avais fait la connaissance lors d'un bref séjour au printemps de la même année. Ce séjour allait durer six mois. Je dois dire que même si le travail effectué avec ce psychiatre à cette époque a été fructueux, il n'a rien à voir avec les autres hospitalisations que je serai amenée à vivre quelques années plus tard. Je veux parler de celle de 2005, l'année où le Docteur B. allait, à son insu, me sauver la vie. L'année où j'allais, pour la première fois, dire à un psychiatre : « J'ai confiance en vous ». Je fus prise en charge par le Docteur B. car après l'issue tragique de ma thérapie avec le Docteur S., ce dernier refusa toute reprise en charge.

Séjour à A. avec le Docteur B. de décembre 2001 à juin 2002.

Ce séjour débute avec la rencontre d'un garçon incroyablement beau. Je suis en manque d'amour et amoureuse comme je ne l'ai jamais été depuis l'idylle platonique avec mon cousin en Espagne. Il s'appelle Philippe. Il est « malade » puisqu'il est à A. mais je ne le sais pas ou plutôt je ne veux pas le savoir. Il est beau, il me plaît, je suis bien dans ses bras.

Victor Hugo, sur son lit de mort, a écrit : « Aimer c'est agir ». Philippe va m'aider en quelque sorte, non à me reconstruire, mais à rêver et à aimer après une si longue période de solitude amoureuse.

Vendredi 21 décembre 2001

16 h. Mon petit Prince, voilà deux heures que tu es parti. À quoi bon me ressasser tous les mots qui prévoient ce que sera demain... « Le courage d'accepter sans renoncer ». J'ai ta lettre enfermée dans un paquet de cigarettes sur lequel tu as directement écrit. J'ai ta feuille morte, celle qu'il ne faut pas aplatir parce qu'elle se craquellerait. Et puis le rouge velouté et humide du givre de cette journée. Le petit réduit où il y a le téléphone et un évier, toi buvant ma Ricorée avec de l'eau froide ! « Voyage » dans le parc : le Vietnam (« Ne pas couper les tiges de joncs »), la toundra et puis ton endroit préféré au milieu des trois cèdres gigantesques. Nous deux, assis sur la terre humide. « Tu es plus que belle, tu es jolie ». « Il faut y aller sinon on va nous repérer. On aurait pu faire ça moins mal, pas ici... je t'emmènerai (je ne sais plus où) à Toulouse, tu verras, c'est bien ». Vodka avec du caramel, Petit écolier que tu m'as donné et que j'ai accepté de grignoter, Kit Kat, Gini, Seven up, machine à boissons, Léo Ferré, Léo, Léo. Les schizos. Toi, toi, toi mon petit Prince qui a perdu sa rose et qui la retrouvera peut-être avec moi. Il y a celui qui m'a dit hier soir « intelligent », moi « brillant », lui « trop », moi « pourquoi trop ? » lui « parce qu'à ce rythme, dans dix ou quinze ans... il sait trop de choses. » Moi aussi je sais Philippe, il y a longtemps que je sais. « Petite loutre, tu seras ma petite loutre... Allo, petite loutre t'écoute. Frappe encore à ma porte, je veux voir tes yeux, ta bouche, ton nez, bisou d'oreille (gauche contre gauche). » « Je ne peux pas t'embrasser, tu comprends, mais c'est comme si, c'est aussi fort ». Tu as mon téléphone, j'ai le tien. J'ai ton paquet de Craven, le Seven up, le paquet de petits écoliers, tu as ma tasse. Après avoir bu, tu as dit : « Je la garde ou je la casse ». Tu la gardes bien sûr. « Je peux ? » Oui mon petit Prince. « Ma tasse dans laquelle tu vas boire, sur laquelle tu vas poser tes lèvres, tes mains... Reviens mon amour, pas ici bien sûr, on va se revenir l'un à l'autre. « Il faut attendre... du temps ». « Je sais. Il y a tes empreintes sur mon briquet, sur moi ».

24 décembre 2001

13 h 5. Fait le point avec Arlette (une de mes infirmières préférées avec Laurence et Nicole) sur l'autre crétin d'en bas qui veut « me sortir de la merde ». Affaire classée (pervers, alcoolo, macho, complètement cinglé et en plus pas intelligent et laid comme un pou. Beurk beurk !

J'ai parlé à Philippe au téléphone. Après notre discussion, j'ai couru me jeter dans les bras d'Arlette. Il faut que je fasse des choses pour moi, pour qu'il ait confiance en moi, car lui aussi a du mal à avoir confiance en lui. « Va voir des gens, descends, sors de ta chambre, parle avec Hugo, c'est quelqu'un de très timide, mais de très cultivé, infiniment cultivé, solitaire ». Mais tu sais toi mon amour lui parler si facilement, j'ai peur qu'il ne trouve que platitude en moi. Je t'ai dit que je te laissais ton espace, ta vie, tes choix, tes sentiments, ta liberté. « Moi aussi. Tu es libre. » Il faut que l'on travaille Philippe, on a beaucoup de choses à apprendre chacun de son côté, pour voir dans le visage de l'autre de la confiance et de l'envie d'aimer et de vivre.

Minuit moins vingt mon petit Prince, parlé une demi-heure au téléphone avec toi. Bientôt peut-être une photo de toi sur ta proposition. Aujourd'hui, à Paris, tu m'aurais emmenée sur les quais de Seine, les bouquinistes, les clochards pour boire un coup avec eux, mais pas à la même bouteille ! À cause des microbes, puis le pont Mirabeau, Apollinaire, Baudelaire, Nietzche, ton univers intellectuel et émotionnel. Tu m'as fait écouter au téléphone un morceau des Anarchistes de Léo Ferré. Il fait gris à Paris, mais nous serions allés boire un thé. Je t'aurais suivi partout mon amour, blottie contre ta veste que tu m'avais prêtée ici quand j'avais froid de toi. Je ne dis rien sur l'avenir, mais tu y réfléchis. Nous avons à faire notre chemin de vie chacun de son côté, car tu ne veux pas d'une « relation personnelle si l'on doit vivre un jour ensemble. » « Je te laisse ta liberté, ton temps, le temps qu'il te faudra. Il faut aller doucement. Tu es comme moi, tu fais les choses trop vite. »

Je vais écrire toute la nuit mon amour et je dois dormir à présent. Merci Arlette. Merci mamie.

Merci mon petit Prince pour ton cadeau de Noël : ta voix, tes mots. Toi : « Il faut lire aussi des choses plus gaies, plus positives que tous ces artistes qui se sont suicidés. Ferré, il est mort de sa belle mort. » Ça existe des artistes qui ne se suicident pas ?

Surtout ne pas oublier ton visage et sortir d'A. avec un début de vie pour que tu sois fière de moi et que tu n'aies pas peur, que je ne t'angoisse pas, que je ne te dévore pas comme la seule chose que j'aurais pour vivre. Te laisser libre. Moi : « Mais moi je ne fusionnerai pas avec toi. » Toi : « Moi si, peut-être... » Bonne nuit mon amour. Je relis ta lettre-paquet de cigarettes et je dors avec ta carte de Picasso sous mon oreiller. À bientôt.

Mardi 25 décembre 2001

9 h 40. « Joyeux Noël » C'est toi mon petit Prince. Je n'y crois pas, mais si, tu es là, tu me parles. « Petite loutre, tu es tout' propre toi. » « Tu peux m'appeler quand tu veux. C'est toi qui appelles. » « Quand on ira au Vietnam... mais on ne fera pas de moto... je vais trop vite. » Moi : « Tu crois qu'on ira au Vietnam ? » « Pourquoi pas... tu as une chance énorme : tu as Arlette – elle t'aime beaucoup, ça, c'est moi qui te le dis mon amour – et le Docteur B. Le Docteur B. c'est le spécialiste des femmes en détresse ! » Je suis heureuse qu'Arlette t'aime ainsi mon amour, qu'elle m'aime moi aussi (elle me dit souvent « Mais pourquoi je t'aime autant toi ? ») Il est vrai que nous nous connaissons depuis mon premier séjour à A. en 1997 avec le Docteur S. Elle nous protège, elle nous aide, elle nous aime tous les deux, elle aime notre histoire.

J'ai téléphoné à maman, très émue ma maman. Ils ont essayé de m'appeler hier soir, mais il n'y avait personne. Maman pleurait. « Mais où es-tu Minou ? » Je suis où je dois être, maman, confiance.

17 h 10.

Clarté vespérale

Fait de mon soupir

Un râle

« Ses paupières étaient les lèvres de ses yeux » De qui est-ce ? C'est superbe.

« Abuser de la nostalgie, c'est comme l'opium, ça intoxique » Léo Ferré

22 h 47. Je ne peux rien écrire ce soir. J'ai le cœur oppressé. J'ai envie de pleurer. Pourtant, j'ai eu une belle journée, ton « joyeux Noël » ce matin à dix heures moins vingt mon amour. J'ai laissé un message-poème sur ton mobile. J'attendais un coup de fil. Il faut que j'apprenne à attendre, à t'attendre. Je t'aime déjà si fort.

Mardi dernier, je t'avais rencontré. Nous passions notre première soirée en musique avec les autres dans les salons, puis avec toi jusqu'au dernier moment toléré. J'ai pleuré ce soir, là sur mon oreiller, pleuré d'amour.

Jeudi 27 décembre 2001

18 h 10. Mon petit Prince, mon jardin secret, je ne leur dis rien de toi, sinon à Arlette et à Mme P. que tu aimes bien. Il y a des moments où j'étouffe au milieu « d'eux » sans toi sur qui reposer mon regard et mon cœur.

Ta maman se fait du souci. Elle craint que tu ne retombes dans l'instabilité. Nous en convenons tous les deux : ce sont les autres qui ont peur pour nous. Donc, tu me demandes de ne pas t'appeler avant que tu ne sois rentré de Paris. Mon cœur bat la chamade. « Je rentre demain soir ». Me voilà quelque peu rassurée. Tu pourras m'appeler de chez toi.

Demain, j'irai à la bibliothèque voir s'ils ont Le Petit Prince. Je crois que je vais l'acheter. Honte à moi de ne l'avoir encore jamais lu autrement que dans sa version enfantine. Je le découvrirai comme je t'ai découvert. Mon oreille contre la tienne, ma tête dans ta veste tout contre ton cou et tes joues si douces.

J'ai besoin d'avoir ta petite feuille rouge près de moi quand j'écoute Léo Ferré.

Vendredi 28 décembre 2001

Pendant les vacances du Docteur B., c'est le Docteur A. qui passe tard le soir. Il m'a dit hier soir : « Disons que jusqu'à présent vous étiez en dérangement ». Cette expression m'a bien plu.

Je me protège. J'apprends à poser des limites autour de moi. Je me « redresse », je « grandis » comme dit Arlette.

Reçu cadeaux des minettes, Jill et Iris, les filles chéries de ma sœur Marie de Lyon.

20 h 50. Je sais que tu es rentré de Paris, mon petit parisien adoré. Tu as téléphoné à Mme P. elle m'a transmis ton bisou, c'est tout. Apparemment, ce n'est pas à moi que tu voulais parler. Tu viendras la semaine prochaine apporter ton dessin à Mme P. « la seule qui les comprenne ». Mon petit artiste, j'ai envie de me blottir dans ta veste.

Samedi 29 décembre 2001

Après mon coup de fil hier soir, je ne t'appelle plus. Tu n'as pas besoin de moi. Tu as ta bande, ta musique, ta copine, l'alcool, les médicaments. Alors moi, je reste à l'abri de toi. J'ai cru en toi, mais hier soir, me dire que tu n'avais pas de fric pour m'appeler... Et la vodka, c'est gratis ?

Ta chère amie, Mme P. est raciste. Elle n'aime pas les noirs, entre autres. Je l'ai dit au Docteur A. (qui est Togolais... et très bel homme !)

J'aime la jaquette du CD de Zazie, que ça te plaise ou non.

Je pense que nous n'irons nulle part tous les deux.

Dimanche 30 décembre 2001

23 h 55. J'ai décroché la carte de Picasso où tu as inscrit ton numéro de téléphone. Ce téléphone qui ne sonne pas. Le Docteur A. est

très compréhensif, il fait son travail, mais je suis amoureuse de toi et c'est plus fort que tout.

Je ne suis pas redevenue triste, mais je n'ai plus de moments très intenses depuis que tu es parti. Mme P. dit que tu vas revenir et que la magie agira, ton charme, ton sourire, tes yeux, ta voix, ton accent, ta bouche. J'ai envie de te voir, d'être seule avec toi. Je ne peux pas, je ne veux pas contrôler cela. Me protéger, oui, mais ne pas me priver d'amour et de désir, c'est trop beau.

Mamie, aide-moi.

Petit crabe d'Iris qui dort sous mon oreiller, petit' loutre a besoin de son petit Prince.

Lundi 31 décembre 2001

Papa m'a téléphoné à 10 h 30. On a discuté une demi-heure. Il avait l'air bien. Il voulait savoir comment j'allais et aussi m'annoncer qu'il me réservait une grosse surprise, quelque chose qu'il voulait me donner spécialement à moi. Une vache, papa ??? Il m'a dit que l'on en reparlerait quand je serai un peu organisée. Je veux d'abord faire ce que je peux et veux faire ici. Et si la surprise vient en sus, ce sera bien. J'ai un peu parlé avec maman aussi, mais c'est toujours lui qui prend de mes nouvelles. Il m'a dit qu'il me rappellerait de temps en temps. Je ne veux rien leur demander si je peux.

Bonne nuit mes minette et pipine chéries, à mamie qui m'écoute tant en ce moment et à ceux que j'aime sans les voir. La distance me rassure. Mais de savoir que papa a pensé à moi me fait tout drôle.

Mardi 1er janvier 2002

Petit Prince, mon amour rien qu'à moi arrivé aujourd'hui à midi et reparti à 16 h. Réunis tous les deux. Plein de délectables moments ensemble, si fugaces, mais si intenses, mes bras autour de ta taille, dans ton dos : « Tu veux m'emprisonner ? », « non mon amour. », « Vous, les femmes, vous pouvez tout parce qu'on vous aime. » Balade au Vietnam, dans notre Vietnam à nous parmi les joncs du parc d'A. Marché dans l'herbe, chaussures boueuses, peu importe. Ton beau manteau long, un t-shirt manches longues côtelé, col cheminée noir, ta chemise grenat pardessus, des pantalons velours à pattes larges et des chaussures de ville. Cheveux coupés. Besoin de tout écrire sur toi, de toi. Beau, beau, beau. Venu dans ma chambre (ce qui est formellement interdit en clinique, tu le sais, n'est-ce pas ?) Regardé mes CD, mes bouchons d'oreilles. Tu n'aimes pas le bracelet de Jill, tant pis, emporté un de mes briquets, un que j'aime. Une chose me chagrine tout de même : tu m'empruntes deux cigarettes, car tu n'as plus de sous et c'est moi qui paye ton taxi pour rentrer chez toi. Signes avant-coureurs d'un désaccord entre nous. Pour l'heure, je ne veux pas y penser. Tu es là, si beau. J'ai bu mon thé au lait dans mon grand bol. « Tu veux me tenthé » me dis-tu d'un regard coquin.

Dans ton tumulte intérieur, tu m'apaises pourtant, tu me donnes confiance en moi. Je t'aime tout simplement.

Mangé (toi) le paquet de Petits Écoliers que j'avais gardé, ainsi que tous mes euros en chocolat. Donné (toi) une cigarette à demi fumée que je fumerai quand je serai seule. Je suis mince et même pour toi, j'ai du mal à manger des biscuits. Fruit interdit.

Et puis grand poème/roman sur l'envers du paquet des Petits Écoliers (tout un roman entre nous deux ces petits écoliers !) écrit de ta main gauche en cinq minutes. Fulgurant.

Départ à 16 h de ma chambre, tu m'embrasses. J'embrasse ta joue si douce, ton cou, ça sent bon, c'est tout chaud mon petit Prince, tu me soulèves légèrement et tu me serres à en trembler.

Mercredi 2 janvier 2002

Merci Arlette, ma confidente, mon amie-infirmière, ma petite maman d'ici, merci pour tes bras qui savent étreindre, tes mots qui m'apaisent et qui rejoignent si vite et si bien les miens.

Mon amour, comme l'a dit Arlette, tu es mon jardin secret. C'est entre nous, elle et le Docteur B. c'est tout. Ne plus parler de toi, de moi, de nous deux, de notre histoire, ici, dans ce lieu si particulier, à aucun autre patient.

Mme P. que tu aimes tant, du moins je le crois, m'a tenu des propos désobligeants à ton égard. Je crois qu'elle est jalouse de nous, de notre histoire. Elle t'a traité de menteur, de gigolo, de parasite. Je ne lui confie plus rien, je me préserve, je nous préserve. C'est NOTRE HISTOIRE. Pas touche, je t'aime. Je t'ai téléphoné chez toi pour te raconter notre discussion, mais tu n'avais pas l'air à l'aise. Tu n'avais pas l'air heureux avec « ces » gens. Tu m'as dit que tu prenais tes médicaments dans ma tasse, que tu y buvais ton thé. Elle est à toi mon amour. « Je t'appelle demain, au revoir petit' loutr' » J'aime ton accent, ton timbre de voix, tes yeux, je suis électrisée, enflammée. Pas fusionnelle, on est bien d'accord, mais bouleversée, chavirée, vivante de toi. Bonne nuit, à demain. Il est question de la recherche d'un appartement avec l'assistante sociale de la clinique. Mais je n'y crois pas trop. Je veux rester ici, au chaud. Je suis bien dans cette clinique, dans ma chambre, avec ou sans toi.

Jeudi 3 janvier 2002

Mon amour adoré, bonjour, à toi que j'aime. Ma douceur de vivre du matin, au réveil, je te serre dans mes bras. Mes premiers mots avant même l'éveil, avant même l'état conscient, avant le jour, sont pour toi.

Voilà le vent giflé par la pluie hier soir et contraint de se taire, qui n'en peut déjà plus de se taire et fait à nouveau son turbulent. Dire : « Je t'aime » avant de dire.

Mon cœur bat à 49/50 pulsations minute pour toi. Cœur de sportive et de battante me dit-on.

Vendredi 4 janvier – 2 h moins le quart du matin

J'écris vendredi pour l'exactitude chronologique, mais c'est de jeudi dont il est question dans ce qui va suivre.

Entretien avec le Docteur B. : on a parlé de mon besoin de faire travailler mon corps, une recherche de la limite, voir jusqu'où je peux l'amener… et puis aussi de ma scarlatine à l'âge de 13 ans. Il m'a demandé si on pourrait revenir sur ce sujet. En partant, il s'est penché sur une de mes photos où on voit ma cuisse et il a dit « cuisse ferme et bien tendue… » J'ai ri, je lui ai dit que j'allais la découper pour ne pas avoir l'air d'exhiber mes jambes. J'ai ajouté que ce n'était pas fortuit si cette photo était sur le mur. Il avait bien compris.

Petit prince de mon cœur a appelé vers 11 h 30. Je lui ai demandé de m'envoyer une photo.

Soirée en compagnie de Rosalie, la blondinette anorexique que j'exécrais à cause d'abord de son extrême maigreur et aussi de son rire et de sa voix perçants. Il y avait Rémi aussi, mon voisin de table. On a parlé de nous, de l'autre imbécile avec qui je viens de gâcher trois ans et demi de ma vie et que j'ai quitté depuis le 17 décembre maintenant, sans aucun regret. On a beaucoup ri. On a parlé de Philippe aussi, d'amour, de désir. Je ne vois pas le temps passer. Il est deux heures moins dix du matin.

J'ai fait ma gym en paix. Je suis aussi allée à la gym de quinze à seize heures parce que je savais que Rémi y allait. C'était sympa. Il n'arrêtait pas de me dire que j'étais souple. Il est très ouvert, très doux, très attachant et reposant. Il redécouvre ses richesses et sa sensibilité après sa dépression.

Bonne nuit mon amour. Il paraît que tu viens demain à A., mais accompagné ! Décidément, A. est un microcosme où tout se sait pourvu que l'on traîne toute la journée dans les salons enfumés ! Une vraie petite boîte à potins où l'on apprend plein de choses inutiles, y compris sur les psychiatres. Mais tout cela ne me plaît guère.

J'écoute tes cinq messages enregistrés sur mon portable et dodo. La sol fa mi ré do.

21 h 10. Je te déteste. Ainsi, il paraît que « ça va mieux avec elle ». Eh bien, profite !

Baptême de roller cet après-midi ! C'était drôle.

Le Docteur B. n'est pas passé ??

J'ai envie d'écrire à mes fifilles, Jill et Iris. Je m'en occupe dès demain. Vu l'assistante sociale pour l'appartement. Il ne faut pas lâcher Véro. Tiens-toi fort la main. Demain, il y aura Arlette, et ce, pour trois jours.

Samedi 5 janvier 2002

23 h 10. J'ai perdu ma légèreté, ma joie et ma douceur de vivre, mon cœur joyeux, mon doux visage, mon regard dans le sien. Il a tout emporté avec lui. Je n'ai même pas la douleur de pleurer son absence dans l'attente d'une présence à venir. La vie est dégueulasse. Pas moi. La vie oui.

Lundi 7 janvier 2002

Pleuré ce matin pendant trois quarts d'heure au réveil, jusqu'au petit déjeuner. Appel de papa ce matin pour m'annoncer la mort de la maman de Patou, ma meilleure et seule amie d'enfance. Je lui ai aussitôt écrit.

Je cherche un appartement dans les journaux locaux. J'essaie d'y penser le moins possible en y pensant sans cesse toutefois.

Brouillard sur Toulouse aujourd'hui. Tout est gris clair, immobile et paisible.

J'ai besoin de pleurer et d'être triste.

J'ai beaucoup parlé avec Rosalie, la fille anorexique. Elle vit le même enfermement que moi, le même ras-le-bol d'être retenue de force ici. Je la comprends si fort. Je sais Rosalie que nous ne guérirons jamais. Essayons juste de coller une vie à notre vie intérieure à nous que nul ne peut comprendre, et dont on veut nous guérir. Je sais que tu es aussi suivie par le Docteur B. et que tu pleures tous les jours parce que tu voudrais partir.

Le Docteur B. m'a placée en chambre d'isolement thérapeutique. C'est une simple formalité administrative par rapport à la sécu pour me permettre de rester au-delà des deux mois de couverture par ma mutuelle. Il m'a dit : « Si vous sentez que l'on vous abandonne, vous abandonnez. » Vous avez tout compris. Ce sentiment d'abandon me harcèle encore aujourd'hui et mine ma vie.

1 h 30 du matin. Je me couche, je suis exténuée.

Mercredi 9 janvier 2002

Je t'aime Rosalie, petite sœur de mon cœur.

Tu as touché deux ou trois fois mes mains ce soir. Je suis allée frapper à ta porte après le dîner. Tu ne prends pas tes repas dans la salle à manger. Tu as tes plateaux-repas. Chaque soir, tu as pour habitude de descendre dans le salon fumer avec ton ouvrage et tu discutes avec l'un ou l'autre. Tu es très créative. Dans ta chambre, il y a des dessins et des réalisations de toi partout accrochés aux murs. J'aime ta façon de t'habiller très « Jennyfer ». Tu es si maigre, je t'envie. Moi qui ne suis pourtant pas grosse. Mais nos anorexies sont différentes. La mienne est, dirons-nous, moins visible. Bref, ce soir-là, tu n'étais ni dans ta chambre, ni au salon. J'ai vaguement discuté avec un patient puis à 9 h je suis remontée dans ta chambre. Je me suis permise d'aller vers toi, petite chose que j'ai toujours peur de casser en l'embrassant ou en lui serrant simplement la main. Tu étais heureuse. Tu ne peux savoir à quel point cela m'a touchée. Tu m'écoutes, je t'écoute, nous sommes sur le même fil.

Vu le Docteur B. à 12 h 30. Grand sourire, le premier quand je vous ai dit que je notais la liste des choses à vous dire pour ne pas perdre de temps. À propos de Rosalie et de notre amitié déjà très forte, je le sens, vous avez dit : « Vous avez des capacités à communiquer ensemble. » Et puis, votre remarque à la fin de l'entretien : « Il y a une continuité – votre maître mot Docteur, n'est-ce pas ? – qui s'installe peu à peu, et surtout, vous ne faites pas les choses dans l'impulsivité. » Oui, c'est cela même sûrement qui me fait « tailler ma route ». En partant, vous dites : « A demain… matin. » Le jeudi, vous passez aussi le matin. Je suis fière de senti :r que vous vous « rapprochez » de moi, sans qu'il y ait le maudit et redouté transfert amoureux. Celui-là même qui m'a fait tant souffrir avec le Docteur S. en 1997-98. Vous me laissez agir, vous attendez le temps qu'il faut, vous me laissez ma liberté d'avancer à mon rythme, au rythme de mes désirs et de mes envies.

1 h 20 du matin. Il est temps de dormir. À demain Rosalie. On la pendra cette crémaillère ! Et j'attends ta théière, la mienne, ma théière dans mon chez-moi.

Jeudi 10 janvier 2002

Voici jetées en vrac mes notes pour vous Docteur, avant que vous ne passiez pour l'entretien.

Peur de trouver un travail à l'extérieur, car ma dernière tentative s'est soldée par une tentative… de suicide.

Je ne peux, je ne suis pas « autorisée à », car je suis malade donc pas fiable.

Besoin d'être rassurée par rapport au fait d'avoir des activités où, tout en ayant à m'y tenir, ce ne sera pas un TRAVAIL, le mot fatal et dangereux.

Activité de bénévolat ? Je suis sceptique et peu motivée bien qu'il n'y ait plus là ce rapport à l'argent et à la rentabilité obligée.

Peur du temps « trop long » à avoir à assurer une responsabilité (plusieurs heures avec les mêmes personnes me posent un problème de taille).

Un peu d'appréhension par rapport au logement, peur du refus. Je vais devoir aller seule au rendez-vous avec les propriétaires.

Par rapport à la peur, me dire que je ne risque rien, que si j'essuie un refus, ça ne vient pas forcément de moi, mais des choses indépendantes de ma volonté. J'ai le droit d'avoir peur, c'est normal. Ce n'est pas obligatoirement lié à mon symptôme.

Ne pas être effrayée me donne cette envie de fuir si je réussis, si je ressens du plaisir, de la fierté à faire les choses, à agir, à les rendre concrètes.

Besoin d'apprendre et de restituer, de ne pas être bloquée par rapport à des érudits, surtout dans le domaine culturel, intellectuel...

Besoin et peur d'enseigner des choses, un savoir à des personnes devant lesquelles je me sentirais inférieure, ignare, inculte, comme si elles avaient le pouvoir, le savoir, la vie (l'envie), le plaisir de vivre et pas moi.

Vendredi 11 janvier 2002

« Médiation intellectuelle » vous ai-je dit Docteur en évoquant les cafés littéraires/philosophiques où il m'arrive de me rendre. Vous avez rectifié « échange » et non « médiation culturelle ».

Samedi 12 janvier 2002

Retour de Rosalie qui était rentrée chez elle.

Dimanche 13 janvier 2002

Pas envie d'écrire.

Philippe est passé récupérer son livre et me rendre mes vingt euros.

J'ai dormi de 14 h 30 à 15 h 45, hier aussi. Depuis samedi soir, je me couche plus tôt. Je fais la gym le matin, ainsi je peux aller au lit plus tôt et être en forme le matin à 7h.

Tension toujours à 9/9. 5. Pouls ce matin : 48 pulsations/minute. J'aime bien vérifier mon pouls de sportive, ça me rassure.

Samedi, le Docteur B. était « en forme ». Il a placé le fauteuil là où il aime bien être assis. Il m'a fait un beau sourire. Je me suis excusée de lui avoir craché mon venin à la figure la veille, car je sentais qu'il avait peu de temps. C'était ma faute, car je n'étais pas là quand il est passé dans le service. Mais il est repassé « me saluer ». Le samedi matin, il m'a dit : « Quand vous sentez que l'autre ne va pas avoir assez de temps pour vous écouter, vous signifiez votre angoisse par la haine, l'agressivité. » J'ai effectivement besoin de savoir si j'aurai le temps de m'exprimer ou non.

Quand on a le blues, il ne faut pas toujours le confier, il vaut mieux laisser passer, dormir, attendre.

Il faudrait appeler papa pour lui demander s'il serait d'accord pour payer la caution de l'appartement, si toutefois j'en trouve un.

Philippe m'a rappelée hier soir, à 17 h 30. Il délirait. Je ne le supporte plus. Je ne sais pas si j'aurai envie qu'il vienne dans mon futur chez moi.

Avec Rosalie, nous avons longuement parlé de la famille, de la mère, de la fratrie. Mais hier soir, elle est venue me dire bonsoir à 21 h, car elle avait besoin d'être seule. Je te comprends Rosalie, pas de souci.

Lundi 14 janvier 2002

Entretien avec le Docteur B. Je ne supporte plus que l'on me vole, que l'on abuse de moi, que l'on se serve de moi. Je veux me garder pour moi toute seule, pas me désintégrer.

Je fais toujours trente-six mille choses à la fois, j'ai souvent du mal à me poser. Désirer, aimer quelqu'un, oui, mais ne pas attendre son bon vouloir, vivre en fonction de ses changements d'humeur, ne pas toujours être disponible au moment où lui le veut, où il aurait besoin que je le sois. Ne pas être asservie, et surtout pas par quelqu'un qui vous appelle uniquement parce qu'au moment où « il » l'a décidé, il a besoin de vous. Si l'on fonctionne comme cela avec un homme, c'est que l'on ne vit qu'à travers lui, que l'on s'efface et donc que l'on en souffre.

Philippe est venu parce qu'il était dans le manque.

Docteur B. : « C'est pour cela que je ne voulais pas que vous le substituiez à la boulimie. Il faut éviter d'avoir une relation avec une personne qui a des manques et qui pourrait vous les rappeler à vous. » « Vous êtes en colère au sujet des cigarettes que l'on peut vous demander et que vous n'avez pas envie de donner. » Oui, c'est exact d'autant plus qu'ici, on est beaucoup sollicité.

Mardi 15 janvier 2002

Papa m'a appelée à 13 h. Je lui ai demandé s'il acceptait de me soutenir pour l'appartement. Il m'a alors demandé à son tour « Et le Pierre alors ? » (Je dois vous dire ici que dans l'Aveyron, il est courant de mettre un article défini devant les prénoms. En général, cela a plutôt une connotation péjorative, mais ce peut être également très affectueux). Dans la question de papa, c'était plutôt péjoratif. Il n'aimait pas cet homme en qui il n'avait aucune confiance. Et combien il avait raison ? À sa question, j'ai répondu « Il ne sait rien ». Papa a souri. Il m'a à nouveau parlé de cette « grosse surprise » qu'il avait pour moi. « Je pense que ça te plaira ». « De quoi peut-il bien s'agir ? » La surprise papa, tu me l'as déjà faite. Je n'exige rien de plus. Seulement regagner ta confiance.

Je fais des demandes pour l'appartement. Mon petit chez-moi, enfin. « Je suis capable de le faire papa et je le mérite ». « Mais bien sûr que tu en es capable, il faut le faire, c'est tout ». « Tu vas bien ? » me demande-t-il enfin. Tu n'attends que cela mon cher papa, que j'aille bien enfin.

Je ne veux pas les voir. Je parle de ma famille, pas tout de suite. Je fais mon travail d'abord, l'appart, l'appart, l'appart. Mes clefs, mes meubles, ma salle de bain, mes objets. My home sweet home.

Mercredi 16 janvier 2002

Cet après-midi, j'ai vu Anthony à la sortie de son lycée. C'est le fils de Pierre, celui avec qui j'ai eu une liaison amoureuse. Oui ! En même temps que son père. D'ailleurs, si je suis restée avec Pierre, c'est uniquement par amour pour Anthony. Je vais vous indigner par mon comportement amoral. Mais c'est ainsi. J'ai aimé Anthony et j'ai fait l'amour avec lui, une fois, une seule, une belle fois. Je ne regrette rien.

Ce matin, en parlant avec le Docteur B. celui-ci m'a dit : « Oui, sans faire référence à la boulimie, je pense à la digestion ». Moi : « J'ai dit ce mot ? » « Non, c'est moi qui le dis. J'entends votre capacité à digérer les choses, les événements. » « Oui Docteur, je suis capable de poursuivre ce que j'ai entrepris, de continuer à marcher. » J'ai si souvent dit et pas fait, tout lâché en cours de route, qu'il est difficile pour moi d'assurer « une certaine continuité » comme vous dites, Docteur.

Il arrive toujours avec un petit sourire depuis quelque temps, c'est agréable.

Vendredi 18 janvier 2002

L'infirmière du matin me harcèle avec le poids. « Vous mangez un peu, je vous trouve pâlichonne… » et moi qui m'embarque dans des justifications que je m'étais jurée de ne plus jamais donner. « Ça ne vous fatigue pas trop de sortir souvent comme cela pour chercher des appartements ? » De quoi je me mêle, occupons-nous chacune de nos fesses respectives et tout ira bien. Si j'ai envie de faire ma chaise en me brossant les dents pendant quinze minutes, je le fais, c'est clair ? Oui ça fait maigrir, oui ça muscle. Et alors, ça vous gêne ?

10 h 30. La voilà qui rapplique avec son tensiomètre : « Vous vous couchez tard, vous avez une petite tension ». 10,5, et paf ma vieille ! Elle rassemble tout son barda et avant de partir, elle dit encore : « Il faudrait manger un peu ».

Mais je mange. J'adore les épinards nature, vous savez, ceux que l'on n'assaisonne pas, 15 cal/100g. Alors, quand on me sert les normaux, les « à la crème », je suis furieuse. Je fulmine, c'est un drame. Du coup, je boycotte les betteraves, trop riches. Je m'étais promis de ne plus agresser personne au sujet de la nourriture, mais quand ce n'est pas conforme au régime hypocalorique que j'ai choisi, je me rends compte que j'ai du mal à gérer l'« écart ». J'ai peur des sauces, du gras, du pain, des féculents, des yaourts sucrés, des desserts. Tout est encore pesé dans la tête, « calorifé », comptabilisé. Comme la gym. Tout est compté, le temps, le nombre de mouvements, et c'est chaque jour le même « rituel », un mot qui vous appartient Docteur.

Après ma sieste, je suis descendue au goûter. Le brouillard s'est levé. Il fait très beau. J'irai marcher un peu pour digérer et éliminer le thé au lait ! Mais il ne faut pas rater la visite du Docteur B.

Au goûter, j'étais avec Rosalie. La grande anorexique est venue s'asseoir à côté de nous, ce qui n'a rien fait pour me détendre. Tu sais Rosalie, ne juge pas trop vite l'infirmière Nicole. J'ai discuté dans ma chambre avec elle. Elle n'est pas hypocrite. Il ne faut pas nous hâter de tracer le portrait des gens de façon aussi caricaturale et précipitée, rédhibitoire, irréversible. Pour avoir une opinion sur quelqu'un ou quelque chose, il faut aller vérifier par soi-même, ce que j'ai fait avec Nicole. Je suis rassurée, nous avons repris chacune notre place et notre « travail » sans sous-entendu ou mal entendu. C'est bien comme cela.

18 h 7. Entretien avec le Docteur B. rapide, mais efficace. D'emblée, il a parlé du problème « Nicole ». Nous sommes en clinique et les problèmes se traitent au jour le jour entretien après entretien ; je lui ai dit que je ne voulais plus être boulimique, que je ne l'étais plus. Que je ne voulais plus être méchante, sale, baveuse, agressive, dure… me faire du mal. « En fait, ce que vous ne supportez pas, c'est que l'on vous materne, que l'on s'inquiète de votre santé, de vous ». Moi : « Oui, que l'on prenne soin de moi ». Lui : « Oui, tout à fait ». Vous comprenez si bien Docteur. Vous m'avez laissée faire mon chemin, et

ce, depuis le début ; c'est moi qui suis venue à vous, mais c'est moi qui avance, avec votre soutien, bien sûr.

Vous m'avez proposé un Tranxène 50 pour ne pas être envahie par cette histoire. « Vous vous dites : je ne veux plus être une méchante petite fille et donc vous avez du mal à gérer ce côté maternant que l'on peut avoir avec vous. » Merci Docteur. Je vais laisser se finir la journée ainsi, sur vos mots.

« Vous aurez à vivre des moments comme aujourd'hui ». Oui je sais.

Samedi 19 janvier 2002

19 h 50. « L'autre » vient d'appeler. Un mois et deux jours que je l'ai quitté. S'ennuierait-il déjà ? Je n'ai rien à lui dire et c'est ce à quoi je me tiens. Il commence à prendre ses grands airs de chien battu – non, ce n'est pas paradoxal chez lui ! – quand je lui dis que je dois raccrocher pour parler à Arlette. Il y a des priorités dans la vie mon cher et tu n'en fais pas partie. Tu ne sauras plus rien de moi, c'est clair ? Je suis bien ici et j'ai bien l'intention de tout faire pour que cela continue jusqu'à mon départ dès que j'aurai trouvé un appart. Ton fils te délaisse, pauvre crétin, il ne va plus te rester que ta maman et ton papa, tes cerises, tes brebis et le reste de ta région de m… où je me suis ennuyée à mourir pendant trois ans et demi en ta compagnie. Je ne veux plus te voir, te sentir, je ne veux plus que tu me touches, plus jamais. Trait pour te mettre à part, dehors, oust !

Dimanche 20 janvier 2002

21 h 30. J'ai pris mes médocs, je veux me coucher de bonne heure ce soir.

Cet après-midi, j'ai fait une sieste d'une heure, puis j'ai chanté avec Zazie. Je n'ai pas trop mal vécu ma solitude. J'évite les conflits, les gens trop électriques ou trop remontés contre ceci ou cela. Rosalie était énervée et surexcitée par rapport à un garçon qui est amoureux d'elle. Nous étions au goûter. Je lui ai dit calmement que je sortais de ma sieste, que j'avais besoin de retrouver mon calme et ma paix, seule avec moi-même et que je n'étais vraiment pas disposée à recevoir sa décharge électrique. Elle sait comment régler son problème, à elle d'agir. Même avec elle, je n'hésite plus à dire ce que je veux. C'est moi d'abord.

Marche d'un bon pas avant le repas. 1 h 10. Bien. Ni trop, ni pas assez. Au dîner, je me protège également par rapport à celles qui critiquent tout et parlent sans arrêt de régime, de calories. J'en ai ma claque de ces râleuses qui ne sont jamais satisfaites des menus. Est-ce qu'elles mangent vraiment mieux chez elles ? À A., la cuisine a toujours été très soignée. Pour ma part, je suis mieux nourrie que chez moi, seule dans un appart. Je comprends Marie, en face de moi qui reste dans son monde. Depuis quelques jours, on communique par le regard toutes les deux, je ne l'ennuie pas, parfois elle dit quelques mots.

Coup de téléphone de Vévé, ma tante, la sœur de mon père. C'est surtout moi qui parle. Je ne sais pas pourquoi, j'ai toujours cette impression qu'elle ne croit pas ce que je dis ou qu'elle juge, même si elle ne dit rien. Au fond, je suis mal à l'aise avec elle. Je lui en dis toujours trop. Je me sens obligée d'être gentille, je ne parviens pas à être moi-même. Elle a l'art d'être intrusive sans rien dire. C'est redoutable. Je me sens toujours redevable, car elle a été très accueillante pour moi en 1998. C'est cela qui gâche la relation. Je préfère les lettres au fond. Cela permet de garder sa distance. « Et Pierre, il ne sait toujours rien ? » Eh bien non, et ça, c'est mon problème.

Lait chaud et dodo.

Pardon Vévé, c'est mon malaise pas le tien.

Lundi 21 janvier 2002

Pris mes médocs à 21 h 30 – sommeil – besoin de dormir.

Le Docteur B. est passé à 19 h 35. Il est resté un quart d'heure environ. Visage détendu. Je lui ai narré l'histoire du potage (je redemande toujours du potage en salle à manger, ça « remplit » et ça ne fait pas grossir… et puis c'est bon, mais parfois, cela agace les hôtelières). « Bref, ici vous pouvez être la petite fille qui mange bien sa soupe pour grandir, qui se tient bien à table » conclut-il. « Mange ta soupe, tu vas grandir, c'est ce que l'on dit aux enfants », me dit-il. Je lui ai dit que papa avait un comportement quelque peu rustre à table, notamment dans sa façon de déglutir, d'engloutir sa soupe. Pierre faisait de même. Cela m'exaspérait. La cuillère à la bouche, et non la bouche à la cuillère je vous prie ! Et pas son couteau à la bouche ! Et le reste à l'avenant. Je ne vais pas vous refaire l'histoire. « Bien, je vois que vous prenez tout cela avec le sourire ». Pas vraiment, Docteur, ou alors, je cache bien mon jeu.

Docteur, que vais-je faire sans vous, après être partie d'ici ? Nous avons évoqué un possible départ prochain. Je sais que vous y pensez aussi, Docteur, mais on n'en a pas encore parlé. Annonce studio aujourd'hui. Je ne veux pas avoir à rester longtemps dans l'Aveyron à la maison avant d'en avoir trouvé un. Quelle angoisse !

Maintenant, dodo après lait chaud.

Mardi 22 janvier 2002

21 h 40. Pas envie d'écrire. J'ai annoncé à « l'autre » que je m'installais à Toulouse. Je ne veux plus entendre parler de cette histoire, Anthony et le reste. J'ai déchiré toutes les photos, les papiers fétiches, etc. FIN.

Ne pas lâcher Véro. Ne pense qu'à toi. Tu as tout dans tes mains.

Que faire au 1er février ? Le Docteur B. m'a proposé une chambre à deux si je n'ai pas trouvé de studio d'ici là. Mais j'ai du mal à imaginer cette proposition. Je suis trop indépendante et solitaire.

J'ai fait mes comptes, les comptes sont bons.

Je suis tombée nez à nez avec le Docteur S. ce soir, à 19 heures. « Bonsoir Docteur », « Bonsoir Véronique ». Puis il rouvre la porte du couloir pour dire : « Vous avais-je dit Véronique que je vous avais entendue à France Inter ? » Quelques mois auparavant, en effet, j'avais témoigné sur les maltraitances physiques et psychologiques que j'ai subies de la part d'une maîtresse pendant toute la durée du primaire. Je connais mes tables de multiplication par cœur et ne fais pas une faute d'orthographe, mais à quel prix ? L'humiliation, les brimades, les coups pendant quatre ans. Elle ne m'aimait pas et j'étais sa « cruche ». Un jour, j'écrirai peut-être un livre sur elle. Après le témoignage, je m'étais rendue chez elle et je voulais la tuer avec une pierre. Pierre m'en a empêchée.

Une autre fois, j'avais témoigné, toujours sur les ondes de France Inter, des affres de ma boulimie. J'avais poussé mon coup de gueule, excédée par les propos douce- heureux que tenaient les autres boulimiques. Leur boulimie à elles me semblait bien soft. Peut-être y a-t-il confusion dans ma mémoire puisque rien n'est précisé du contenu de ladite émission sur mon cahier. Le Docteur S. faisait peut-être allusion à l'autre émission, celle sur la boulimie. Voici ce qu'il m'a dit au sujet de l'émission : « J'étais dans ma voiture, et dès le premier mot, j'ai su que c'était vous ». Moi : contente et fière aussi, mais pas euphorique. J'ai encore trop de ressentiment par rapport à lui. Je sais que j'aurai « compté » dans sa carrière, je l'ai toujours su. Mais c'est du passé. Ce soir, il n'a pas donné dans la « Mademoiselle », joli au demeurant, mais quelque peu sentencieux (de ses lettres). Il a beaucoup vieilli et il ne me plaît plus. C'est drôle le temps. Au fait, Docteur S. êtes-vous toujours en possession de mes livres ? Vos réponses à mes lettres ne m'ont jamais donné satisfaction à ce sujet... Voudriez-vous garder un souvenir de moi ?!!

Mercredi 23 janvier 2002

13 h 35. J'ai raté le Docteur B. je suis remontée du repas trop tard. J'en veux à l'infirmière de ne pas m'avoir prévenue. Elle a de grosses fesses et pas faciles à bouger celle-ci ! J'ai envie de bouffer, et ce, depuis hier. Si je dois choisir de replonger, je rentre dans l'Aveyron.

Je n'ai envie de rien. Je m'en fiche.

Jeudi 24 janvier 2002

21 h 47. Je suis trop fatiguée Docteur pour mettre par écrit notre entretien d'un quart d'heure ce matin, ô combien apaisant ! Vous m'avez laissé m'exprimer, pourquoi j'avais « remis » en quelque sorte l'entretien d'hier. Peur de vous dire à quel point je sentais la pulsion revenir. Vous avez prononcé deux fois mon prénom, vous le faites quand je sonne l'alerte, vous sentez peut-être que je suis sensible. C'est votre façon sensible et si douce de travailler.

« Quoiqu'il se passe, vous gardez, vous garderez les choses acquises. » En me serrant la main avant de partir, vous me dites : « Vous gardez les choses en vous. À demain après-midi. » « Garder », « continuer », vos maîtres mots Docteur. Ils jalonneront toutes nos années de thérapie ensemble à A., mais je ne le sais pas encore. Ils seront vos chevaux de bataille, une bataille âpre et rude. Merci Docteur, j'aimerais tellement continuer mon chemin avec vous.

Toujours aucune annonce en vue.

Je peux tout vous dire Docteur, vous comprenez tout, là, d'un seul coup d'un seul. Vous êtes précieux à mes yeux. Vous : « Vous réalisez que l'on peut passer d'un état psychique à un autre, dans une même et seule journée, ou dans la vie aussi, c'est la même chose. » Moi : « J'ai l'impression qu'un peu de vie entre par les pores de ma peau. » « Oui, un peu » dites-vous. Vous êtes si calme, si réfléchi, si apaisant.

Vendredi 25 janvier 2002

14 h 10. Je suis harassée de fatigue. Je me sens mal dans ma peau. Je ne sais plus où j'en suis. Laurence m'énerve. À table, elles m'exaspèrent à toujours dénigrer les repas spécialement servis à leur demande. Elles jettent tout, je ne supporte pas cela moi qui ai reçu une éducation paysanne où l'on ne jette pas. On finit son assiette. Moi, quand je jette, c'est par la bouche, depuis mon estomac.

Je sens qu'il n'y aura rien de spécial avec le Docteur B.

21 h 20. Journée très très dure. L'après-midi, le Docteur B. m'a proposé du Tercian, car j'étais trop mal. « On en reparlera demain ensemble », me dit-il. Je me débats, j'ai la tête ni hors de l'eau, ni sous l'eau. Je ne sais pas. Laurence m'a donné mes gouttes. « Oui tu peux aller faire ta marche. Si ça ne va pas, tu m'appelles de ton portable et je viens te chercher avec ma voiture illico. Je ne t'avais jamais vu comme ça Véronique et ça me fait plaisir, pardon de te dire ça. On est là près de toi. On sait que c'est très dur ». « Plaisir », pourquoi Laurence ? Parce que je me suis laissé aller à mon mal-être. Je n'ai pas cherché à jouer les fortes, j'ai demandé de l'aide parce que je ne pouvais pas lutter seule.

Docteur, vous avez prononcé mon prénom et j'ai pleuré encore davantage.

Je vais me coucher.

Samedi 26 janvier 2002

Vu le Docteur B. à 10 h. M'a reparlé d'hier. Travailler sur comment je peux demander « à l'autre » de l'aide, cet autre qui ne m'entravera pas, ne m'envahira pas et saura comprendre ce que j'attends de lui ou d'elle. Trouver auprès des personnes qui peuvent m'écouter ici (chacune des infirmières, à leur façon elles sont diverses comme vous dites) une entente, un détail, des mots qui me « conviendront ».

Vous m'avez demandé à quoi j'avais pensé pendant ma marche, après le Tercian. « À rien. Peur de penser. » « Comme si j'avais peur d'avoir trouvé une solution à chacun des moments durs à affronter, peur de me leurrer, de dire que ça a marché hier, mais pas aujourd'hui, ni demain. » Vous : « Donc, vous avez pensé malgré tout. »

Vous voulez parler de moi et de mon rapport à l'activité physique avec le prof de gym. Oui, je vais à la gym pour maigrir, pour forcer encore un peu, mais c'est toujours en sus de mon activité à moi, comme si je ne faisais pas totalement confiance au prof. Une heure de gym, c'est si peu pour moi. Et puis, c'est contrôlé, ce n'est pas moi qui décide des mouvements à faire. Ils me sont « imposés » en quelque sorte. Je m'y soumets, mais seulement si je peux continuer à faire ma gym seule dans ma chambre.

Accepter que « l'autre » entre en moi, apprendre à savoir ce que je peux puiser en chacun. « Ceci est votre champ d'action au lieu d'être une situation idéalisée qui viendrait tout combler d'un coup. »

Lundi, vous n'êtes pas là. Je vous revois mardi après-midi. Il faudra parler de l'échéance du 31 janvier qui arrive. Je ne sais pas encore combien d'échéances j'aurai à vivre à l'avenir avec vous, combien de points d'interrogation sur mes séjours à A., toujours sur le fil du rasoir à cause des problèmes administratifs de prise en charge psychiatrique limitée à deux mois par an par ma mutuelle.

J'ai l'impression que vous voulez me préparer à rester ici, à A., car dehors, seule ou avec quelqu'un, je ne pourrai pas faire face à ces moments inéluctables de souffrance, qui font partie du cheminement. « La vie n'est pas ainsi, une courbe sans cesse ascendante. Il y a des pics et des chutes, pas de progression toujours de plus en plus haute et régulière. » Vraiment ?

J'ai dormi dix heures et je suis fatiguée. Je vais boire un café et fumer une cigarette. Tout le monde sort, moi je m'en fous. Si je sortais, ce serait pour…

22 h 10. J'oubliais une chose importante que vous avez dite hier, Docteur. « Vous fantasmez sur la nourriture, sur cet apaisement immédiat qu'elle vous procurerait. »

L'après-midi de ce samedi s'est passée sans Tercian. Parlé avec Rosalie, après le goûter dîner en tête à tête avec Noël, mon voisin de table paisible et reposant, discret. Il deviendra un ami, peu à peu. Mais l'idée de manger est là, l'idée de me jeter sur « elle », de dévorer seule, encore une fois. Que faire ? Le faire ou pas ? Le faire ici, à Balma dans un hôtel ou repartir chez « l'autre ». Ce serait peut-être mieux ici. J'en ai tellement envie.

23 h. Le cauchemar commence.

Dimanche 27 janvier 2002

Le cauchemar continue. Tout me fait mal. Cette pression qui m'étreint, qui m'étouffe, m'écrase, il ne faut pas craquer, pas bouffer. Le soleil, les autres, moi me fait mal.

Mardi 29 janvier 2002

Longue discussion avec Arlette, une heure ce matin. Comme depuis des années déjà, comme encore bien des années à venir (1997-2008, voici donc onze ans cette année que nous nous connaissons Arlette, je viendrai à A. en octobre pour fêter ça, promis. A., ma maison d'A.).

Téléphoné vingt-cinq minutes à Jill ma minette chérie. Rien qu'elle et moi. Je lui ai dit que j'allais désormais vivre à Toulouse. « Mais comment on fera pour venir te voir ? » Ne t'inquiète pas ma chérie, on trouvera une solution. N'ai-je pas toujours trouvé une solution pour aller te voir, fut-ce à Paris ou à Lyon ? Je porte ton bracelet de perles tous les jours et le galet-crabe d'Iris, ta sœur, est sous mon oreiller. Tu vas à Londres cinq jours en février. Comme tu auras grandi encore quand on se reverra… et moi aussi peut-être. Tu lis beaucoup, comme tu l'as toujours fait. Pour toi, la lecture est un plaisir suprême, une délectation, une passion. J'attends la carte que Rosalie doit me faire pour toi et je te l'expédie au plus vite. Je t'aime très fort. Nous dansons sur le même film ma chérie et c'est chouette, mon amour de ma vie, ma fifille. Jamais je ne t'abandonnerai, jamais la mort ne sera assez forte mon trésor à moi. Tu m'as sauvée tant de fois sans le savoir.

Mercredi 30 janvier 2002

Vu le Docteur B. ce matin. Nous avons parlé de la peur que j'avais provoquée chez le veilleur de nuit samedi soir. Il m'a vu me faire vomir dans les toilettes de service, avaler des quantités monstrueuses de bouteilles d'eau et il a pris peur. Il n'avait jamais vu cela le pauvre garçon ! Il voulait que j'arrête, il avait mal pour moi. Sans doute, mais sa réaction a été l'agressivité. « L'agressivité est une défense naturelle, une réponse immédiate à l'agressivité de l'autre, à la menace que représente l'autre. Agresser avant de l'être. » Moi : « Oui, comme si l'on avait que cette arme immédiate quand on se sent en danger, menacée. »

En évoquant Rosalie et sa mère, je vous parle de maman et de son odeur que je n'aime pas, pas une odeur de maman, de son manque de féminité, son laisser-aller vestimentaire. « Pourquoi a-t-elle perdu ses dents vers quarante ans ? » Moi : « Je pense que c'est dû à ses nombreuses grossesses, à des carences et à un état général d'épuisement. » Vous : « Je comprends que cela conditionne les rapports dans le couple. » Papa a toujours été très sensible aux femmes féminines, élégantes, maquillées, parfumées. Tout ce que maman n'était pas et n'est toujours pas.

Vu *Ce que veulent les femmes*, avec Mel Gibson. Je n'ai pas supporté ce film. Je suis sortie au bout d'une heure. Besoin d'aller me défouler en marchant. Il faut que je marche. J'en ai besoin tous les jours. Ça me calme, ça me fait réfléchir sans avoir l'impression de le faire. Je chemine dans ma tête, au milieu de mes pensées et de mes émotions, au fil de la route. Et ça brûle des calories. Toujours cette notion présente à l'esprit. Je ne sais pas flâner, errer, regarder la nature ; je marche tête baissée, je fonce. Arlette est venue me voir au moment où j'allais partir, mais je préférais aller marcher. Elle ne m'en a pas dissuadée. Et c'est en marchant que j'ai compris ce que je ne supportais pas dans ce film : le sexe, les rapports érotiques, le désir sexuel, la séduction. Je ne veux pas que l'on me touche, ni du regard, ni physiquement, ni moralement, ni émotionnellement. Comme si le désir de l'autre envers moi me volait mon propre désir. Dégoût des scènes d'amour, des corps nus, de la jouissance.

Je ne veux pas que l'on me devine, que l'on me pénètre, par la pensée et bien moins encore par le sexe. Je veux être la seule à connaître mes désirs, mes envies, la seule à m'occuper de moi-même. Je ne veux pas de compliments, de jeu de séduction, d'ambiguïté amoureuse ou sexuelle.

Je ne veux pas que l'on m'écrase. Le désir de l'autre me perturbe, me déroute, ne m'aide pas à me valoriser, car je me sens obligée d'y répondre. Je veux l'ignorer, l'écarter, le repousser. Je veux de la place, de l'espace autour de moi, du vide à vrai dire, ne pas être seule, mais être sans l'autre (l'homme). Pour me sentir indépendante, libre, sereine et en possession de moi-même. Il faut que je me sente libre, libérée du désir d'autrui, que personne ne m'impose son désir. Toute pensée, toute attitude masculine revient toujours inéluctablement au sexe, à son sexe. Je ne veux pas qu'« il » sache ce qu'il y a dans ma tête, ni dans mon corps. Je veux pouvoir sortir de moi sans me sentir menacée par « leur » désir. Un désir de me toucher, de me palper, de disposer de moi. Je ne veux pas que l'on dispose de moi, que l'on me prenne.

Jeudi 31 janvier 2002

Vous êtes passé à 11h50 ce matin, Docteur, et vous vous êtes excusé de me retarder pour le repas. Vous êtes toujours si délicat par rapport à ce moment que vous savez être une angoisse pour moi. La peur d'arriver en retard, de manquer. J'ai cru que vous alliez me dire « Je n'aurai pas beaucoup de temps ce matin. » Ça a été tout le contraire. Je vous ai lu la lettre que je vous avais écrite dimanche matin, avant de partir à Toulouse. Je vous en avais parlé la veille et vous m'avez dit « Vous m'écrivez une lettre et vous ne voulez pas que je la voie ? » « Oui Docteur, c'est par rapport à la cassette sur l'émission de radio que vous n'avez pas écoutée la première fois... » Donc ce matin, une fois ma lecture terminée, j'ai reposé la lettre sur le lit puis vous avez tendu la main afin que je vous la donne. Cela m'a beaucoup touchée. Je vous ai parlé de ce qu'avait déclenché le film vidéo hier après-midi. Je vous ai dit ce que j'avais écrit dans mon cahier hier soir. Quand vous avez prononcé le mot pénétré, je vous ai légèrement interrompu pour vous dire que moi aussi j'avais mis ce mot dans mon carnet. Vous m'avez expliqué que ce que je vous relatais faisait écho à la petite enfance, quand l'enfant est encore sous l'empreinte totale de ses parents et se sent obligé d'obéir à tout, de dire oui à tout. Puis, quand il découvre le mensonge, il découvre par lui-même qu'il a la possibilité, la liberté d'échapper à cette emprise. « Quand vous vous laissez envahir, posséder par l'autre, sexuellement notamment (moi, en aparté : puisque c'est toujours autour de cela que la domination, le pouvoir de l'autre, de l'homme, passe) c'est comme une punition que vous vous infligez. » Moi : « Mais me punir de quoi et pourquoi Docteur ? » « Cela reste à découvrir. » Moi : « Mais dans l'enfance, quand on est encore dans la période de soumission, cela n'a rien de sexuel ? » « Si, quelque part, déjà. » « Votre relation à votre père, vos difficultés par rapport à votre mère... tout votre parcours, vos relations avec les hommes sont autant de facteurs qui s'ajoutent et s'entrelacent. » Moi : « Je faisais presque toujours une crise de boulimie après un rapport sexuel, comme pour dire : eh bien, toi tu as joui, à présent, à moi de me donner du plaisir. » Vous : « Autoérotisme, incapacité à vous autoriser ou conscience que de toute façon, vous ne retirerez aucun plaisir de la relation sexuelle, vous conduisaient à vous satisfaire par vous-même. » Par la boulimie et les vomissements s'entend. « Je crois que vu votre rapport aux hommes, il serait bien que vous fassiez une psychothérapie avec une femme. Je continuerai à vous voir pour le suivi médical et la gestion de la réalité, mais ce serait bien que vous ayez cette relation avec une thérapeute féminine. » Moi : « Je ne veux pas vous perdre (de vue) Docteur. »

Au début de l'entretien, je vous dis que les seuls hommes qui ne me dégoûtent pas sont ceux chez qui je ne sens aucun désir déclaré ou sous-jacent, car de quelque manière que débute la relation, l'homme ne pense qu'au sexe, au plaisir. Je suis soulagée de vouloir me détacher de leur désir. Parmi ceux qui ne me dégoûtent pas : mon voisin de table, Noël et puis vous, Docteur. Vous : « C'est curieux que vous ne m'excluiez pas comme les autres, car je pourrais moi aussi être perçu par vous comme cherchant à connaître ce qu'il y a à l'intérieur de vous. » Moi : « Oui, mais avec vous Docteur, même si à un moment il y a un peu ce phénomène de transfert, j'ai eu très vite une autre communication avec vous, et cela n'a rien de sexuel ».

À la fin de l'entretien (vous avez été interrompu par un coup de fil), je vous demande si vous avez encore une minute à m'accorder. Vous souriez, complice, d'un beau sourire qui me dit : « Mais oui j'ai encore un peu de temps. » et là, je vous ai lu une partie de ce que j'avais écrit hier soir. Merci Docteur.

Pour la chambre, il y aura peut-être la possibilité de passer en chambre d'isolement thérapeutique. Je pourrai ainsi rester avec vous, ici, à la clinique. Pour la psychiatre femme, vous avez dit : « Mais nous avons le temps, nous en reparlerons... »

J'ai confiance en vous, car vous n'avez rien de malsain. Pardon de vous dire cela aussi Docteur. Cela peut paraître si maladroit, mais c'est si sincère, si apaisant, si sécurisant.

Le crétin de l'Aveyron m'a appelée. Mais qu'espère-t-il ? Il s'est fait tancer vertement. Tu n'auras jamais plus aucun pouvoir sur moi, si tant est que tu en aies eu un jour ! Je te jette.

Jill n'a rien à faire que tu lui aies souhaité son anniversaire. Elle t'a oublié. Tu es tellement vieux et bête qu'elle n'a rien à te dire, elle, si vive et si brillante. C'est moi que Jill et Iris viendront voir à Toulouse. Toi, tu n'es rien, plus rien.

Samedi 2 février 2002

22 h. Ce qui me perturbe : aller marcher avec Gérard et sa copine « tranquillement », les regarder manger leur casse-croûte. Ça me gave et je n'ai pas envie. Je l'ai fait un peu pour vous faire plaisir Docteur, pour vous montrer que je passais à l'acte, que « j'agissais », comme une mise à l'épreuve.

Réflexion désobligeante d'Arlette qui est souvent exaspérée de me voir faire autant de gym et de marche elle, la bouddhiste rêveuse : « Tiens, encore de la marche... tu n'aurais pas pu choisir un bon film au ciné... moi qui t'avais amené un opéra de Verdi – quatre heures ! – eh ben, je le regarderai toute seule. » Elle est impénitente et elle m'agace. De plus, je n'aime pas l'opéra. J'ai bien changé, mais en 2002, je ne m'intéresse nullement à l'opéra. Désolée !

Que vais-je dire à papa ? Je voudrais qu'il entende de vous, Docteur, que la lutte sera longue et dure, que j'aurai besoin d'attention et de soin (retour en clinique à prévoir si la vie seule en appart est trop dure, ce qui signifierait sûrement à ses yeux un échec). Et que vous lui disiez aussi que je fais des efforts, que je ne mens pas.

Docteur, je n'ai pas aimé votre réflexion par rapport à ma façon de dilapider mon argent dans la bouffe ; « Mais que faites-vous de votre argent ? » Cela me fait mal. Vous vous dites sûrement que je pourrais aussi bien payer une chambre individuelle. Vous ne comprenez rien. Je suis on ne peut plus déçue.

Lundi 4 février 2002

Message du Docteur B. vers 15 h : « Bonjour, c'est le Docteur B. Je me permets de vous laisser un message, car j'aurais bien voulu parler avec vous pour savoir un peu ce qui se passe et si on pouvait vous aider. Donc, je me permettrai peut-être de vous rappeler un peu plus tard. Bonsoir. »

Mardi 5 février 2002

22 h 25. Vous nous sentez « insuffisants » comme si vous seule, vous sentiez au fond de vous ce que vous cherchez. Vous seule vraiment.

Quelles sont vos limites ? Vous n'avez pas d'autonomie financière, affective, relationnelle. Vous avez besoin de vous faire mal, de passer par la douleur. Besoin de sentir que vous maîtrisez la situation en vous disant « je peux vivre comme cela, en me privant et en ayant ce pouvoir de maigrir. » Vous faites toujours appel à un tiers (qu'entendez-vous par-là, Docteur ?) Une crise faite en présence d'autrui (des infirmières en l'occurrence) ne vous satisfait pas pleinement, car vous ne l'avez pas décidée entièrement, vous n'êtes pas seule ; cette crise ne répond donc pas à votre demande de jouissance. Après avoir fantasmé, la nourriture devient vite sans saveur et ne procure pas le plaisir escompté. Vous avez eu recours à votre « ami » Pierre pour reproduire cet état de dépendance, où l'autre reprend du pouvoir sur vous.

Vous nous mettez à l'épreuve pour vérifier si nous allons vous laisser. Prendre un appartement n'est pas une fin en soi, d'où le passage obligé par l'acquisition de votre autonomie propre (qui peut passer par différents moyens), mais qui exige en tout cas une prise en charge et un travail thérapeutique.

Malgré les soins et l'attention des infirmières ce week-end, je voulais être seule, manger seule, sans me confier. C'est mon espace à moi, mon retrait. Je ne veux pas que l'on contrôle cela, qu'on l'empêche, qu'on l'entrave. Il s'agit de ne pas laisser rentrer l'autre.

Ma réflexion après notre longue prise de parole cet après-midi est la suivante : vous êtes lucide, vous me placez en situation d'analysante, vous n'indiquez pas de marche à suivre, sinon celle de poursuivre celle que l'on a entamée ensemble. Aucun conseil, pas de directive, il me revient de chercher par moi-même.

Vous vous montrez disposé à parler à mon père, mais je ne sais plus aujourd'hui si une discussion a eu réellement lieu entre vous ou non.

C'est à moi de demander, de solliciter de l'aide, de me diriger, avec votre accompagnement et votre soutien, bien sûr. Et cette démarche est bien plus rassurante pour moi que d'entendre des mots du style : « Je suis là pour vous aider, je ne vous abandonne pas, vous êtes en chemin, taratata… »

« Vous faites avez recours à votre ami Pierre pour réaliser que vous ne voulez pas de lui et que vous pouvez donc revenir à nous (et là, vous faites un cercle de la main). »

Mercredi 6 février 2002

Laisser rentrer l'autre dans ma vie, ma petite organisation, mon autarcie provoque une peur effroyable d'être encombrée, empêchée de faire ce que je dois faire, ce que j'ai décidé de faire sans le différer. Tout obstacle génère agressivité et mécontentement de moi. Être empêchée de faire la gym et le régime essentiellement, mais cela n'est qu'une partie des frustrations que je ne peux gérer.

L'autre… c'est donner suite, rendre ce que j'aurai laissé entrer, assurer une continuité, une fidélité, un retour.

Je me sers de l'autre, mais je ne lui laisse pas sa place de peur d'avoir à répondre à son intérêt pour moi. Chacun sur sa barque. L'autre est toujours un contretemps à la nourriture et au contrôle physique opéré par la privation alimentaire et l'exercice physique.

L'autre n'est pas un plaisir. Je ne peux, je ne veux me laisser aller à lui, à être en confiance, car il va m'envahir, exiger que je m'adapte à lui. Ce qui est une totale privation de ma liberté de contrôle par rapport à la nourriture et au corps que je ne veux pas « normal », gros.

Pourquoi l'autre et la relation qu'il me propose qu'il m'offre me donnent-ils envie de manger ?

Installée dans une immobilité sans faille, tout doit être prévu, fait dans l'ordre, le devoir accompli en fin de journée, tous les jours, semaine après semaine, toute la vie. Pas d'imprévu, pas de vie.

Vendredi 8 février 2002

« Vous cherchez un motif de colère pour vous donner raison de le soulager par la boulimie, comme si vous ne pouviez-vous apaiser que par ce moyen. Il n'est pas question que vous ritualisiez la boulimie chaque week-end. » Ah oui ? Vraiment ? Vous êtes resté cinq minutes. Je bouillais de colère. Oui je suis très en colère parce que j'ai prévu de sortir demain pour bouffer. Et si je décidais, moi, de vivre avec ce rituel. Pour vous, il faut que ce soit seulement de l'ordre du compulsif, de l'occasionnel. Je vous déteste. Il est 21 h 30 et je n'ai aucune motivation pour ne pas me casser demain. Je ne pense qu'à cela. Je suis même prête à vendre mon âme au Diable et à retourner chez Pierre un moment pour une débauche de bouffe, sans plus aucun contrôle. On appelle cela « lâcher », « abandonner », ne plus lutter. Je m'en fous.

L'exercice physique ritualisé, ça, vous l'acceptez, mais le rituel boulimique, non ! Mais quand je serai seule chez moi, je suis sûre qu'il y aura au moins une crise par jour. Et si ça ne s'atténue pas, tant pis. J'en ai MARRE et ça ne fait que commencer. Au bout de trois ou quatre « sorties » (escapades bouffe de week-ends hors de la clinique), me voilà déjà empêchée. Je sens que l'on va avoir l'œil sur moi ce week-end. Donnez-lui du Tercian pour l'apaiser. Oui, je prends le Tercian, je dors et après je BOUFFE.

Je n'ai pas fait de crise depuis un mois et demi alors désormais c'est la référence ; il faut « tenir ». C'est tout le contraire qui se produit. Les autres partent en week-end, moi pas. Mon week-end, c'est partir un jour, seule avec ma bouffe rien que pour moi.

Samedi 9 février 2002

Long entretien avec vous Docteur, d'environ une demi-heure. Je compte, vous savez !

Tout va bien dans l'organisation d'une nouvelle vie, les événements sont plutôt favorables, fastes, c'est comme si je pensais que le courant est porteur depuis mon année ici. Néanmoins, j'ai envie de bouffer quand je le réalise.

J'ai appelé Pierre hier. Je le « garde » pour m'en servir au cas où... je n'ai aucun scrupule. Tout doit servir la sacro-sainte bouffe. Tout le monde s'active pour que je ne lâche pas, que je ne m'arrête pas en plein vol, alors que je ne sais même pas si j'ai déjà décollé. Parler trop longtemps de moi et de mon comportement alimentaire –chose que j'ai toujours faite avec une grande facilité – avec une autre patiente j'entends – pas avec vous Docteur, n'est pas pour moi un moyen de laisser « entrer l'autre ».

Je lutte contre le repos, contre le moment où je dois me coucher pour récupérer. Je lutte contre le Tercian, contre l'apaisement proposé, car c'est accepter que je n'ai pas ma boulimie. J'ai peur de me priver d'elle. Là, je touche du doigt ce que veut dire « limites ».

Après le Tercian, marche effrénée. C'est vous qui avez demandé le Tercian pour moi. Je l'ai senti comme quelque chose de coercitif. Vous êtes resté peu de temps. Il n'y a donc rien à faire dans un état de colère ?

Je ne supporte plus les gens comme Nathalie (l'infirmière mollassonne). Je les sens faibles et si loin derrière moi dans leur travail, dans leur « maturité ». « Mais on arrive à s'en sortir... » Ce poncif m'horripile.

Je suis mieux avec des personnes comme Rosalie, car je ne me sens pas responsable d'elle, « rassurante ». Elle ne compte pas sur moi. Je déteste « réconforter », compatir, donner des paroles d'espoir.

Lundi 11 février 2002

17 h 45. RAS LE BOL d'attendre le Docteur. Désormais, j'irai marcher l'après-midi, je n'attendrai pas qu'il arrive. J'ai envie de me casser et de bouffer. Peut-être le ferai-je ce soir, s'il ne passe pas trop tard. Je veux être seule. (Quand je suis en colère, je dis « il » en parlant du Docteur B. et quand je suis confiance, c'est Docteur).

Réveillée à 4 h du matin, j'ai fait la gym jusqu'au petit déjeuner à 8 h. Je suis énervée. Je n'ai rien d'autre à dire. D'ailleurs, je n'ai rien à « lui » dire. Il va saboter ma marche, je suis furieuse. 45 kg ce matin, ça, c'est une récompense, ma jouissance.

17 h 55. Enfin, vous arrivez Docteur. « Je n'ai rien à vous dire. » Vous : « Mais vous avez tout dit dans le couloir, que je tardais à venir... » Décidément, rien ne vous échappe. Quand vous êtes là, je peux vous dire, j'ai à dire malgré tout. Combien c'est dur de mettre des pensées à la place de la bouffe. C'est le plus dur. Demain, je vais sûrement partir. Vous : « Mais, Véronique, il y a plusieurs semaines que vous travaillez à cet acte compulsif. » Oui, plusieurs semaines que je fugue.

Prendre et rejeter, pas comme la cigarette. Là, il s'agit de manger pour se vider ensuite, se vider après avoir rempli du vide. « C'est là qu'il faut voir ce que vous pouvez mettre en place pour vous remplir d'autre chose. »

Ne me demandez pas d'avoir des pensées Docteur. Je la vois, je la sens partout dans ma tête, elle me harcèle. Cependant, j'ai tenu ce week-end. J'ai « déritualisé », même si demain je mange.

Vous êtes resté longtemps ce soir, vingt-cinq minutes. Patient, attentif. « Véronique... » Compréhensif. « Chaque chose en son temps Véronique. Vous verrez ce que vous ferez à la fin du mois, si vous voulez sortir pour prendre du recul ou bien rester avec l'aide de vos parents. Nous en reparlerons le moment venu. Il faut toutefois programmer quelque chose à votre sortie, de façon à assurer un suivi, une continuité. »

J'ai sommeil. Je suis écrasée par les dix gouttes de Tercian, mais j'en ai réellement besoin.

Mercredi 13 février 2002

23 h 6. Docteur, j'ai appris ce matin que vous partiez quinze jours en congé à partir du 28. Je m'en doutais depuis deux ou trois jours. Je ne suis pas partie pour boulimer, mais pour autre chose. Ma tête tout d'un coup s'est laissé aller. Les pensées sont tombées à terre. Je suis rentrée à pied de Balma et j'ai pleuré tout le temps à gros sanglots. Arlette m'a prise dans ses bras pendant un long moment – ma petite mère – je l'attendais dans ma chambre. Elle aussi m'attendait. Avec elle seule je peux ainsi pleurer si fort, tout contre elle. Elle est douce, elle sent bon et son corps ne met pas le mien mal à l'aise. Vous ne m'abandonnerez pas Docteur, car vous savez me laisser me batailler toute seule (enfin, avec vous tout de même !) Je n'ai pas peur avec vous. Si seule dehors, dans la ville, quand je mange. J'ai hâte de revenir ici, dans ma chambre et de reprendre mes repères. Le chaos devient insupportable, je veux du calme, du repos, du rythme, mon rythme. Retrouver mon petit galet-crabe sous mon oreiller. Comme lui, je ne suis plus un galet au milieu d'autres galets ballotté par la mer et piétiné par les baigneurs. Je suis peinte des couleurs de ma vie.

Jeudi 14 février 2002

Je ne dois pas vous substituer à la boulimie. Je ne le fais pas, car vous n'êtes pas un produit de remplacement. « Il n'est pas là donc je mange » Trouverai-je votre appui par procuration pendant votre absence ? Et si les gens ne comprennent pas ? Vous ne serez pas là pour le leur expliquer.

Bonne journée. Je me sens apaisée d'avoir pleuré ainsi.

« Pour reprendre notre image de la jungle avec la machette, eh bien vous allez vous mettre à l'abri dans une clairière et penser un peu à ce que vous expérimentez. »

Où vais-je être fin février ?

Coup de fil à Jill et Iris. Iris a beaucoup d'humour. Elle me raconte le séjour de sa sœur en Angleterre « Jill et ses copines vont dormir à l'aubergerie » et puis « Allô, Iris, tu m'entends, allô, allô… » « Oui, oui, je t'entends Véro, je croyais que j'avais coupé la circulation… euh, la communication. » Elle a beaucoup d'imagination dans toutes ses lettres, elle est douée pour écrire. Il faudra qu'elle développe cette aptitude plus tard. Je vous aime mes chéries. À bientôt. Vous êtes le soleil de mon téléphone.

Vendredi 15 février 2002

J'ai pris du Tercian, car j'ai envie de bouffer. Aucun enthousiasme. Fait les comptes. Il est 13 h 55 et je n'ai pas envie d'aller à la psychomotricité. Il fait un temps exécrable.

Samedi 16 février 2002

20 h 40. Message du Docteur B. ce matin sur mon portable. « Véronique bonjour, Docteur B. Je suis passé donc hier et ce matin et je

ne vous ai point vue puisque je pense que vous êtes dans un moment où vous avez besoin de vous cacher, hein, vous êtes dans l'emprise de votre comportement alimentaire. Sachez toutefois bien sûr que nous vous attendons à la clinique et qu'il serait sûrement profitable pour vous, hein, de revenir à la clinique, vous réfugier, je dis bien vous réfugier par rapport à l'envahissement du comportement alimentaire. Je vous dis à lundi donc. Au revoir. »

10 h 50. « Véronique, de nouveau le Docteur B. Je ne suis pas sûr que mon message ait été enregistré. Ça a l'air d'être un peu compliqué. Ben, écoutez, je vous disais juste que bien sûr, nous vous attendons à la clinique afin de vous protéger de l'envahissement de votre rituel et combien vous avez besoin de vous cacher de cela. Je vous dis donc à lundi. Au revoir. »

Ce besoin d'inscrire même vos messages téléphoniques pour garder la trace, la trace de vos paroles si bienveillantes. Merci Docteur B. et merci à toi aussi Laurence pour la justesse de ton accueil.

Dimanche 17 février 2002

21 h 45. Prête à dormir.

Encore beaucoup parlé avec Arlette ce matin.

Temps maussade, mais mon temps à moi n'est pas celui que les autres perçoivent, à travers les fenêtres. Un mauvais temps n'annonce pas forcément une mauvaise journée.

Tu m'as fait rire papa au téléphone. Tu t'es fait faire une énième gastroscopie, hypocondrie oblige, n'est-ce pas ? Tout va bien pour toi. Le médecin t'a dit : « Tout part d'en haut, de la tête, on le voit bien sur l'imagerie ! » Eh oui, mon petit papa, tu t'énerves, tu cries, tu t'agites, tu travailles dur encore, malgré tes 74 ans. Tu as sans cesse besoin de te dépenser, de dépasser tes limites, de forcer, de te prouver, de t'éprouver. Comment pourrais-je te le reprocher, moi qui fonctionne comme cela ? Stressé, anxieux, tu as du mal à te poser, à t'accorder du répit, du repos. Il faut que tu aies rempli ta journée, que le sommeil vienne enfin te prendre. Travail, sommeil ; c'est ton cycle vital.

Tu vas régler la facture de mi-janvier, mi-février, car je ne peux pas. J'aurais pu, mais j'ai dépensé tant d'argent en boulimie et en hôtel ce mois-ci. Je sais, ce n'est pas une excuse. Je sais trop que tu seras toujours là. Immortel. Du moins, je le crois, sotte que je suis.

Demain, je vous vois Docteur, dans l'après-midi.

Vendredi 22 février 2002

22 h 48. Sous neuroleptiques (Solian) depuis hier soir, car c'est trop dur.

J'ai vu le Docteur B. hier matin, et ce matin. Hier, je lui ai dit : « Parler ne suffit plus, j'ai besoin d'une aide médicale. »

Ce matin, je vous dis : « Docteur, je suis... aucun mot ne vient... dans la désaction. » Vous : « Moi je dirais que vous êtes en stand-by Véronique. » Oui, c'est cela Docteur, comme dans le film avec Dominique Blanc, ni revenue, ni partie. Je me sens comme un va-et-vient et je ne sais dans quel sens aller.

Grande ballade avec Noël, cet après-midi, à Flourens. Noël est la seule personne avec laquelle j'accepte d'aller marcher. Mes marches sont toujours solitaires. Les autres marchent trop doucement pour moi.

J'ai eu un compliment sur ma tenue aujourd'hui : pantalon bleu marine rayé Naf Naf + chemise blanche surpiquée de noir. J'aime bien m'habiller, beaucoup même, quand je suis mince. Que faire de ces moments de paix, aujourd'hui ? Rien. Ne pas penser à l'effet qu'ils auront. Ne rien penser. Ils sont, c'est tout.

Mardi 5 mars 2002

14 h 45. Merci Laurence de m'avoir ouvert tes bras (je sais que ce n'est pas ton truc, tu réserves ce geste à une infime partie de tes patients, contrairement à Arlette) hier soir quand je suis rentrée après

une journée assez terrible. Tu as été parfaite, si douce, si apaisante, si chaleureuse, si maternelle. Je pouvais te dire, comme si tu étais cette maman qui ne l'a jamais été, elle, maternant, « Serre-moi maman, protège-moi, prends-moi au creux de tes bras et berce-moi, fais-moi du bien, dis-moi que c'est fini, que ce n'est pas grave, que c'est passé, dis-moi que je ne suis pas vilaine ni sale, dis-moi que tout cela n'est pas grave, que ça arrive et que ça passe. »

À 20 h, tu es partie, tu m'as refait un gros bisou. Je ne t'avais jamais demandé cela Laurence depuis que l'on se connaît, depuis 1997. « Pourquoi tu crois qu'on t'aime et qu'on se soucie autant de toi Véronique, Arlette et moi ?... Parce que tu le mérites et que tu as souffert et que c'est dur encore pour toi. » J'avais besoin de ton câlin Laurence pour apaiser le chaos dans ma tête, pour pouvoir dormir paisiblement (de 21 h à 8 h ce matin !)

J'ai peur, car j'ai dilapidé beaucoup d'argent et que la banque m'avait demandé de ne rien dépenser pendant au moins dix jours. Toujours ce besoin d'avoir des journées destroy et désordonnées pour repartir plus apaisée. Up and down ! M'épuiser et me salir pour pouvoir me laver ensuite et remettre de l'ordre.

J'ai exceptionnellement interrompu mon cours de gym pour aller à celui du prof. Accepter le changement de « mon rythme », les aléas, les impondérables. Comme accepter que les autres, ceux que j'aime, entrent dans mon cachot, voir où je suis en prison depuis tant d'années. J'ai peur de la lumière, du jour, du grand jour.

« Alors si tu ne peux pas sortir, toi, accepte que nous, nous rentrions. » me disais-tu Laurence, hier soir.

Journée de pluie fine, ténue, continue, incessante. La pluie ne me rend pas triste. Elle m'apaise. Comme si j'étais en empathie avec le ciel bas et gris qui a, lui aussi, besoin de déverser ses larmes ; il sanglote doucement sur le toit des voitures et sur les vasistas. Sur les toits, il se répand, s'épanche, dégouline le long des arbres et des murs, il lave tout ce qu'il y a entre le grand ciel et le sol.

J'ai hâte que le Docteur B. revienne. Encore mercredi, jeudi, vendredi et samedi et ensuite, il passera à nouveau dans ma chambre. Le Docteur A. est bien, mais je n'apprends rien avec lui.

Financièrement, c'est la Bérézina. J'ai appelé mon banquier. Tout cela à cause de la boulimie active ces derniers temps. Normalement, si je n'avais pas « dérivé », j'aurais pu aider papa et maman à payer les frais de clinique en mars. Que pensent-ils de mon utilisation de mes revenus ? Que savent-ils des sorties en ville, de l'hôtel, du taxi pour rentrer à la clinique après une escapade ? Cela me coûte aux environs de cent euros à chaque fois. Ils ne comprendraient pas, ils n'ont jamais compris tout ce désordre, aussi bien dans ma tête que sur mon compte en banque. Ce sont des paysans. Ils sont aisés, certes, mais ils « savent compter. » Comment ne pas culpabiliser ?

Lundi 11 mars 2002

21 h 3. Voilà Docteur, vous êtes rentré. Merci d'être passé ce soir à 20 h 45 juste à ma sortie de la douche... Je suis très fatiguée, car j'ai eu une journée très difficile après un très beau week-end à la maison avec papa et maman. Je suis très émue, oui Docteur. C'est bien que vous soyez là à nouveau. Je suis rassurée, maintenant, il n'y a plus qu'à dormir. Bonne nuit papa et maman, je vous aime.

Mercredi 13 mars 2002

17 h 50. Pourquoi ce besoin de partir et de faire une boulimie au lendemain d'un si beau week-end ? « Le problème est de savoir ce que vous cherchez à garder ou à évacuer. » En quoi cela est-il un danger ou une angoisse de garder des traces de ce que je vis de bien ? Je n'ai pas pu répondre, mais l'émotion est montée « Je ne sais pas Docteur, je ne trouve pas. » Vous : « Ca ne fait rien Véronique, laissez venir tout doucement. » Peut-être est-ce parce qu'il faut faire de la place à la vie, aux autres, à l'autre, à ce petit plaisir, ce petit moment de paix que j'ai pu grappiller ici ou là, petit moment qu'il faut garder. J'ai peur que ça ne me change, que ça s'accumule. J'ai peur du plaisir de garder, car ce serait reconnaître ipso facto que je l'ai vécu, que je

n'ai pas été dans le rien, dans le néant. Je reconnais avoir eu du plaisir, car je ne le détruis pas. Je perds mon pouvoir de l'anéantir dès qu'il a vécu, or souvent, je l'ai vécu et je l'évacue. Pourquoi ?

Tu sais mon petit papa, je ne me réjouis pas que tu ne te sentes pas en forme aujourd'hui, que tu aies la flemme comme tu dis. « J'ai mal à un bras, je me sens sans force, sans énergie d'entreprendre quoi que ce soit. » Je te comprends tellement. Nous deux, si semblables, si proches. Ces passages à vide avec un peu de tristesse dans la voix, maman à la sieste, toi, seul dans la maison, les garçons pas encore revenus du repas de midi. Les douleurs du corps. Tes pensées sur le temps qui passe, tout ce que tu n'auras jamais le temps de faire, tout ce qui est révolu à présent, un deuil à faire avec lequel tu as du mal. C'est tout cela ton anxiété aussi. Quand je vous écris, je peux être tendre et câline, gentille et dire que je vous aime. Peut-être avais-tu un peu le cafard de m'avoir vue ce week-end et de me voir repartir déjà. Tu te tourmentes vite quand tu es seul. J'avoue que je me sentirais aimée et valorisée de te manquer par moments.

Je retranscris ici le contenu de la carte postale de maman, reçue avec le colis de mon petit linge oublié. Il est chargé de « petits » qui sont grands au cœur. « Ma petite Véro, tu as oublié ton petit linge. Je te fais un petit paquet et te le posterai demain. Gros bisous. Gros bisous et très gros gros bisous à toi ma petite chérie de mon cœur. »

Hier, le Docteur B. m'a dit : « La maison représente le corps maternel. Donc, tout est dans la relation que vous avez à établir avec votre mère : pas trop proche pour ne pas vous sentir mangée, envahie et pas trop distante pour ne pas susciter la haine, la colère ou le manque. »

Trouver la bonne relation entre deux extrêmes pour laisser à chacune sa place. « À travers le lait chaud, c'était lui faire comprendre ce que vous lui demandiez et qu'elle l'accomplisse spontanément, sans se sentir le devoir de le faire. » Tu as su faire plein de petits gestes tendres et attentionnés à ta façon maman, ce week-end : le bisou au lit le soir (pas très naturel, mais bon, tu fais ce que tu peux, et moi aussi !), le matin, moi dans ton lit aux petites heures du jour, des « Qu'est-ce que tu veux manger Véro ? », m'accompagner sur le quai de la gare et pas simplement me déposer. C'est énorme tout cela pour moi. Cela nourrit tellement mieux que la boulimie. Il faut garder tout cela, ne pas évacuer, ne pas avoir peur d'en rester nourrie et ne pas le vomir.

21 h 35. Ah oui, j'oubliais, tu m'as dit « à bientôt » papa.

Bonne nuit à tous les deux. Bonne nuit à ceux que j'aime.

Jeudi 14 mars 2002

21 h 15. Entretien aujourd'hui avec vous, Docteur : « Peu importe que ce soit votre version des faits quand vous parlez de votre père, que vous disiez qu'il peut se sentir un peu nostalgique après ce week-end passé avec vous. C'est vous qui le ressentez et c'est cela qui compte, il s'agit de votre sensibilité. Cela vous permet de percevoir chez votre père une certaine fragilité qu'il ne montrerait pas par ailleurs, et de vous sentir plus proche de lui. C'était difficile de vous sentir proche de votre père ? Est-ce qu'il y avait des attitudes ou des comportements, dans l'enfance, qui ne permettaient pas cette complicité, cette accessibilité ? » Oui Docteur. Je ne me souviens que des moments de ma plus tendre enfance, vers cinq ou six ans, où j'étais à l'étable avec lui au moment de la traite – moi et pas mes sœurs – et quand il me faisait « à dada sur mon cheval ». Il y a d'autres choses aussi de ses comportements, qui se perpétuent d'ailleurs, mais qu'il m'est difficile de vous relater ici. « M'en parlerez-vous un jour Véronique ? » Oui Docteur, mais pas aujourd'hui. Rien de malsain, rassurez-vous, plutôt des choses ayant à voir avec une certaine gêne, une certaine pudeur.

« Peut-être ne gardez-vous pas ces moments parce qu'ils renvoient à des choses similaires dans le passé. » La peur d'être déçue, d'être leurrée, de dire « aujourd'hui, ils étaient bien, mais qu'en serait-il la prochaine fois ? » Vous : « Donc, plutôt que de risquer de garder quelque chose qui vous ferait mal, qui pourrait être douloureux ou pénible, vous préférez tout évacuer, donc le bien avec. » « Petite Véro, petit linge, petit paquet, petite chérie », me dites-vous Docteur à la lecture de la carte de maman. Oui, vous aussi vous relevez ces mots d'amour, ces mots tendres d'une maman aimante.

Samedi 16 mars 2002

Ce qui me gêne le plus c'est que papa trouve normal et naturel son emportement et qu'il n'ait pas l'air de réaliser que les autres autour de lui l'entendent, le voient, le jugent. Il est toujours si à l'aise dans ses colères et son mépris. Je voudrais qu'il ne soit pas comme cela, qu'il ait de la retenue, de la pudeur, qu'il ne laisse pas aller ainsi ses attitudes bestiales et grossières. Je voudrais pouvoir penser à lui et parler de lui sans cette idée, ce malaise. Me dire qu'il est respectueux, bien élevé à table, poli, propre, dénué de toute vulgarité dans sa façon de parler. Or, il est ainsi. Lui n'est jamais gêné, mais il se moque de nous – sa femme et ses enfants – de l'embarras que l'on peut ressentir. Il n'y a que lui qui existe dans ces cas. J'ai toujours peur, je crains toujours son comportement, ses emportements, peur d'être gênée par lui vis-à-vis des autres. Cela n'a rien à voir avec son intelligence et ses qualités, ce que j'admire plus que tout chez lui. Cela a à voir avec l'intimité.

Hier, résurgence du dégoût pour les hommes. Même Noël me rebutait. Je suis allée me balader seule, sans homme. Il y a des remarques salaces que je ne supporte pas ; celles de Noël, entre autres, me faisaient comprendre que je lui plaisais bien. J'ai feint l'incompréhension. Beurk ! Je n'ai rien à faire de son amitié libidineuse. J'ai envie de jeter sa plante et ses bestioles en peluche, ses cartes, de le jeter tout entier. Je n'aime pas qu'il m'appelle petite sœur et qu'il me prenne la main quand on marche, sous de faux airs amicaux. Moi, je me sens raide et mal à l'aise. Il est difficile de rendre compatibles le dégoût et l'admiration ou l'amour paternel.

Noël est laid, disgracieux, ingrat, gros, petit. Je n'aime pas son sourire, son visage, sa façon de s'habiller. J'ai envie de l'écraser, de l'humilier. Encore un que rien ne vexe. D'où vient ce déferlement de haine tout d'un coup ? Expliquez-moi Docteur.

Lundi 1er avril 2002

De 16 h 30 à 18 h 30, discussion sous les grands marronniers d'A. avec Laurence. Ma petite Laurence, de quoi avons-nous parlé ? Je n'ai rien noté et je n'en ai aucun souvenir. D'avenir, des hommes, sûrement... J'espère que ton feeling est bon, que tu es sûre que je suis prête pour... mais pour quoi au fait ? Pour vivre seule ? J'ai ton brin de lilas, là sur ma table de nuit. On ne se verra pas cette semaine, mais tu me téléphoneras, m'as-tu dit. « Quand tu seras sortie de la clinique, tu viendras boire le café chez moi... » Il y a de l'amitié qui se dessine. C'était notre deuxième séance marronniers-cigarette. Je n'irai jamais boire de café chez toi, tu ne m'y as jamais invitée, mais notre amitié a pris d'autres détours, tout aussi intenses. L'avenir me le dira.

Mardi 25 juin 2002

19 h 15. À la maison, chez papa et maman. À la lumière de la lampe de chevet en bois et pâte de verre orange qui fait une lumière si douce et si chaude, que j'aime tant.

Moi et mon livre. *Des phrases courtes ma chérie* de Pierrette Fleutiaux, que tu m'as prêté maman.

Toi et ton ouvrage.

Nous deux réunies dans l'à part. Le bien-être, en tout cas, un semblant, en tout cas, un « ÊTRE ».

Là, pendant seulement quelques moments peut-être, j'existe, et ce moment, ce ressenti sont indélébiles et vivants.

Ce bureau, c'est « ma chambre à moi » de V. Woolf, avec face à moi le chemin de croix en émail.

Ainsi s'achève le cahier du premier séjour avec le Docteur B. à A.

Même aujourd'hui, je ne sais toujours pas pourquoi j'ai cessé d'écrire à partir d'avril alors que je ne suis sortie de la clinique qu'en juin 2002.

SORTIE D'A. EN JUIN 2002.

Mercredi 30 janvier 2008

C'est moi qui ai demandé au Docteur B. de sortir d'A. en juin 2002. C'est moi qui ai voulu partir pour travailler. J'avais trouvé un petit travail de gardienne de château près de Rodez. Je devais commencer en juillet. Je fis un mois d'essai, mais les châtelains, des Londoniens, ne me gardèrent pas plus longtemps. Ce travail n'a été qu'une remise à l'étrier, un moyen de reprendre contact avec le monde du travail : recevoir un salaire en échange d'un service. Au mois d'août, je me retrouvais encore une fois dans l'Aveyron, chez mes parents et les crises de boulimie ont vite repris l'ascendant. Je me sentais mal à l'aise, car entretenue, bien qu'ayant travaillé un mois. Aux yeux de mon père, c'était déjà une pierre à l'édifice. Le projet de mon père était de me garder auprès de lui, dans l'Aveyron, de m'y acheter une petite maison et d'y trouver un petit travail. Cet avenir ne me réjouissait guère. J'aime beaucoup l'Aveyron, mais je n'ai jamais aimé y vivre longtemps, depuis le début de mes hospitalisations en 1995. Trop de mauvais souvenirs et un environnement culturel et intellectuel pauvre.

En septembre, je pris une grande décision : j'empruntais la voiture de mes parents et décidai de me rendre à Toulouse où j'avais repéré une annonce à l'ANPE pour un travail d'employée de maison chez des particuliers. C'était après tout la seule chose que je me savais capable de faire. J'étais partie pour une journée, motivée pour trouver un travail et un appartement. Je ne revins pas bredouille puisqu'une semaine après, je commençai mon travail, même sans appartement. Un cousin, très proche, pouvait m'héberger le temps de trouver à me loger. Les deux années et demie que j'allais passer dans ma famille furent deux années de quasi-bonheur. Les gens étaient charmants et je ne tardai pas à me lier à eux et à leurs trois enfants âgés de 8, 13 et 14 ans. Ces gens-là ne m'ont jamais considérée comme leur bonne à tout faire et m'ont toujours honorablement traitée, avec le plus grand respect. Le travail était agréable (un trois quarts temps compatible avec ma petite pension d'invalidité que je touchais depuis février 1995). J'avais la charge de la maison et celle de m'occuper du travail scolaire du plus jeune des enfants, un petit garçon charmant qui m'a beaucoup aidée dans la reprise de ma confiance en moi par rapport au travail. J'avais enfin l'impression d'être utile et mes employeurs ne manquaient pas de me le faire savoir, ce qui était très gratifiant. En juin 2004, je dus me séparer d'eux, à grand regret, car les enfants grandissaient, ils n'avaient plus besoin d'une « nounou » à la maison, pour le petit Léo. Mes heures se trouvèrent considérablement diminuées et je dus me résoudre à chercher un autre travail. Entre temps, j'avais trouvé un appartement, en février 2003, après avoir passé six mois délicieux en compagnie de mon adorable cousin avec lequel je me suis admirablement bien entendue. Merci Pierre pour ton aide précieuse et ton accueil chaleureux, merci pour tes longues soirées passées à refaire le monde, et à écrire mon premier livre – enfin, ce que je pensais à l'époque être mon premier livre –, mais qui, peut-être le deviendra un jour. Mais ce n'est pas encore à l'ordre du jour dirais-je, pour l'instant. Il reste encore beaucoup de travail de finition à effectuer. Merci Pierre pour nos soirées « échaudés » ou « soupe au potiron ». Tu cuisinais admirablement pour moi, toujours à mes petits soins. Même si nous ne nous voyons plus à Toulouse, je pense à toi souvent et garde de cette période, envahie par la boulimie (j'avais beaucoup regrossi, passant d'une taille 34-36 à une taille 44, ce que je supportais mal, bien sûr) un souvenir somme toute douloureux.

Rentrée 2004

J'enchaînais un travail et un autre, ayant du mal à retrouver une famille comme celle que je venais de quitter. Enfin, en novembre 2004, je signai un CDI avec une famille d'avocats, toujours en qualité d'employée de maison-garde d'enfants. Ce couple, agréable au demeurant, eut d'emblée confiance en moi, je n'ai jamais eu de problème dans ce domaine. Ils me confiaient leurs deux enfants de 7 et 3 ans et demi. Or, j'ai déjà dit que je ne supportais pas les enfants en bas âge et j'eus tout de suite des problèmes relationnels avec le plus jeune, Jean-Baptiste. Aujourd'hui je peux dire avec du recul que cet enfant fut malgré tout une aubaine pour moi, me poussant dans mes retranchements chaque jour qui se passait. Pendant les vacances de Noël, j'étais à bout, me jurant que je n'allais pas reprendre ce travail à cause du caractère insupportable de cet enfant. Après quelques jours de maladie et mon courage à deux mains, je repris le travail, pour en fait arrêter six jours après la rentrée de Noël. C'était lui ou moi. Je ne supportais plus ses caprices, ses enfantillages, ses pipis-cacas, ses disputes avec sa sœur aînée. Je n'avais aucun problème avec la fillette, seul lui me posait des soucis, et ils étaient de taille. Sans aucun doute, ma future hospitalisation à A., en janvier 2005, serait liée à cette relation perverse qui s'était installée entre cet enfant et moi. J'avais des envies de violence, il m'inspirait la violence, il le savait, il était très intelligent et finit par avoir peur de moi. Cent fois j'ai été à deux doigts de porter la main sur lui. Quelques fessées parvinrent tout au plus à le calmer, aussi peu que moi. Je ne supportais plus de le changer le soir, d'essuyer son caca – surtout ça je dois dire. La situation devenait ingérable. Il fallait prendre une décision avant d'en venir à une attitude irréversible, la maltraitance. La nounou qui les avait pris en charge avant moi m'avait dit un jour, à l'école, que J.B. était un enfant difficile, ce qui m'a aidée à relativiser. Mais il fallait prendre la décision de partir, ce que je fis un soir après le travail, sans en parler aux parents bien sûr. Je voulais me donner une porte de sortie et décidais de me mettre en maladie, le temps de réfléchir à cette situation délicate. Je ne repris jamais le travail, soulagée de n'avoir plus à m'occuper de celui que j'avais surnommé « le chiard ». J'étais nerveusement épuisée, incapable de reprendre un seul jour ce travail et ne le voulant pas.

Que pouvais-je faire ?

Début janvier, je décidai de contacter le Docteur B. à A. pour lui faire part de mon désarroi. Je ne sais pas s'il mesura alors la gravité de mon état. Toujours est-il que je dus attendre quinze jours avant de pouvoir rentrer de nouveau à A. Quinze jours passés à faire des crises de boulimie et à vomir, non-stop. Mon abattement et mon affaiblissement étaient à leur paroxysme. Je vous en conjure Docteur aujourd'hui, il faut me croire, jamais je n'avais atteint un tel état d'usure physique et psychique.

Voici ce que j'ai écrit le dimanche 9 janvier 2005, dans mon appartement, soit quelques jours avant d'entrer à A.

Dimanche 9 janvier 2005

Il semble qu'il y ait sur cette terre tellement plus de vie que de mort que l'on soit obligé de s'y soustraire, d'être de son côté. Si on veut aller du côté de la mort, c'est que quelque chose ne va pas. Moi je vois une terre où la mort n'est pas l'autre versant de la vie. Seulement une autre façon d'exister.

Que suis-je, qui suis-je dans l'histoire de l'humanité, dans l'histoire de l'homo sapiens ? Yves Coppens dit que d'ici 300 000 ans, il n'y aura pas de grande évolution. Disons qu'il faut attendre quelques progrès dans environ trois millions d'années. L'homme aura alors une très grosse tête, physiquement s'entend. Alors je ne me trouve aucune existence dans cet espace-temps. Moi, petite chose, je ne sers à rien. Je me fiche d'avoir été et d'être. Il me tarde d'en finir, si tant est que ça ait commencé.

Demain, j'ai envie de déjanter. Sonia (mon employeur) m'a appelée pour me demander de mes nouvelles par rapport au travail. Je n'ai pas répondu. Je crains le pire. Pas le pire des autres, mais de moi-même.

Dispositions à prendre après ma mort,

1. Je m'oppose catégoriquement à être enterrée religieusement. Donc, pas de cérémonie à l'Église, pas de célébration ni de messe à mon intention. Je demande à chacun et à chacune de respecter ce choix mûrement pensé. Je ne crois pas en Dieu ni en un quelconque au-delà. Il n'y a rien après la vie terrestre sinon le souvenir que ceux

qui m'aiment perpétueront de moi. Cela leur suffira à me faire vivre dans leur esprit et leur âme.

2. Je désire être incinérée et non enterrée dans un cimetière. Je ne veux pas que ma chair se décompose dans une boîte en bois, dans le noir, dans un trou. Mes cendres, recueillies dans une urne, seront dispersées dans les monts du Cantal par Pierre-Yves, mon petit frère chéri. Il sait les endroits que nous avons foulés et aimés ensemble, lors de nos randonnées dans cette belle montagne. Il sait combien j'ai aimé ces escapades avec lui, des moments inoubliables, des petits moments de bonheur fugace qui m'ont sauvée du désespoir et de la mort maintes fois, n'est-ce pas Rassou ? Veux-tu faire cela pour moi ? Je serai bien là-haut. L'urne vide pourra être posée dans le caveau de mamie, la seule mamie que j'aie jamais aimée. En aucun cas dans le cimetière maudit de Valzergues dans le caveau des Foissac. Pardon papa, mais je ne veux pas reposer auprès de ton père et de ta saleté de mère que j'ai haïe toute ma vie.

Que les choses soient bien claires, faites comme je l'entends s'il vous plaît, si vous m'aimez.

Je laisserai une lettre où je tâcherai de vous dire pourquoi je me donne la mort. Je ne supporte plus de vivre sans exister. Je n'ai aucun goût, aucun don pour la vie, je suis lasse, je m'ennuie. Les années passent, je deviens dure et sèche, un fossile. Je n'ai aucun plaisir ou alors si fugace, si fallacieux. Aucun intérêt, aucune passion. Mais surtout, je ne veux pas abandonner ma fidèle compagne, mon amie, ma plus grande complice : la boulimie. Pour rien, ni pour personne, pas même pour un homme que j'aurais pu rencontrer. C'est elle que je veux garder comme plaisir suprême de cette vie sans intérêt et illusoire, insensée. Je n'ai pas l'intention de « faire » quoi que ce soit de ma vie pour moi. Vivre pour moi, construire, donner un sens, une raison d'être ici, parmi les choses et les gens vivants m'angoisse et me rend malheureuse.

Maman, ceci t'est adressé : tu sais mon attachement à mamie et mon lien avec elle au-delà de la mort. Je la porte en moi comme elle me porte en elle. Prends soin de ses photos que tu trouveras chez moi. Parle-lui et dis-lui que même si je ne sais pas où elle est, je l'ai rejointe. Dis-lui que je viens d'elle. Elle aimait mes cheveux, mes mains aux longs doigts portant sa bague de fiançailles. Elle les tenait dans les siens longtemps quand je la voyais à Privezac dans son fauteuil. « Mamie bleue » parce qu'elle aimait le bleu et que le bleu semblait être la couleur crée pour elle, pour ses yeux, sa peau, son teint, sa douceur, sa patience, ses silences. Non le bleu n'est pas une couleur froide. Maman, si tu sais parler à mamie, à ta maman, alors dis-toi que je t'entendrai aussi, que nous sommes toutes les trois sur la même ligne de vie.

Nouvelle hospitalisation à A.
Mardi 8 février 2005

Réflexions à propos du livre d'Imre Kertész, *Kaddish pour l'enfant qui ne naîtra pas*. « Non, je ne pourrai jamais être le père, le destin, le dieu d'un autre être,

Non ! Jamais ne peut arriver à un autre enfant ce qui m'est arrivé dans mon enfance. Non ! Criait, hurlait en moi quelque chose, il est impossible que cela, c'est-à-dire l'enfance, lui arrive, t'arrive, m'arrive… »

Il serait hors de propos de raconter ici ce livre bouleversant sur l'histoire de cet enfant interné dans les camps de la mort. Cette mort, tout autour de lui a tué à jamais l'enfant qu'il ne verra jamais naître.

Ce cela, ces mots sur l'enfance sont les mots que je hurle aussi et que je cherche depuis toujours, pas pour les mêmes raisons et dans le même contexte, bien sûr. Mais il y a un écho en moi à la lecture de ces pages. Je suis dans le corps et dans la pensée de Kertész. Ce cri, ce NON, il n'arrive qu'à la page 108 du roman. Personne n'est mort dans mon enfance, contrairement à Imre Kertész, personne sinon moi. Je continue à vivre, morte. Dites-moi comment vivre avec un corps et une apparence de vivante et une âme, une pensée de morte, si tant est que la mort se matérialise aussi, car nul ne le sait. Nul ne sait comment on se sait mort, en état de mort. Il faudrait donc que j'existasse avec ce truc en moi qui ne revivra jamais, qui est perdu, éteint à jamais. Que met-on par-dessus le truc mort, l'enfant mort, la joie morte, la vie morte, pour pouvoir continuer ? Cela devient de plus en plus insupportable. Les émotions ne sont pas mortes, il y a les pleurs, la colère, mais elles ne peuvent pas me ranimer. Massage cardiaque sur un corps inerte.

Je ne peux pas, je n'ai pas le droit, je ne veux pas, je n'ai pas envie de survivre à ma partie morte.

Il y a un tout petit espace bien clos, bien hermétique dans l'espace-vie, celui qui est autour de moi. Et, bien qu'il soit restreint, je m'y confine, car il n'est pas question que je n'aie que cette alternative : à savoir, celle de me retrouver dans cet énorme, gigantesque, insondable, écrasant, effrayant espace-vie extérieur. Chaque matière propre à ces deux espaces n'a rien de commun avec l'autre. Si je pouvais bouger, évoluer dans le gros espace en gardant l'atmosphère, la densité de mon espace clos, peut-être alors y aurait-il la pointe d'un brin frêle de désir, d'envie, mais non. Ce qui est ingérable et insolvable, c'est que je prends du plaisir à bouffer et que je survis grâce à ce plaisir mortel.

Il y a toujours ce questionnement autour du travail : Kertész lui ne veut pas de cet enfant parce que lui, enfant, est mort. Mais alors comment fait-il pour travailler, écrire, prendre toute cette peine, jour et nuit à écrire comme un forcené ? C'est comme s'il parlait contre et plus haut que sa mort. J'en reviens toujours à ce même constat assommant : même l'être le plus anéanti parvient à écrire. Ses ouvrages sont édités, il existe en tant qu'écrivain, peut-être même uniquement en tant qu'écrivain, incapable qu'il est de consacrer sa vie à autre chose qu'à l'écriture solitaire dans son hôtel-home. Toutefois, Kertész ne donne aucun sens à son écriture. Il écrit parce qu'il ne peut pas faire et être autrement. Je ne peux pas croire qu'il n'ait pas écrit toutes ces années d'oppression nazie et stalinienne sans l'espoir d'être publié et reconnu un jour. C'est on ne peut plus humain.

Date inconnue… un jour de début février 2005, à A.

Écrire ce livre, écrire un livre, LE livre, écrire la seule chose que j'ai essentiellement, intrinsèquement besoin de hurler. Ce serait comme vomir pour la dernière fois. Et cette idée m'est insupportable. Ce qui pourrait me libérer m'enchaîne. Je ne veux pas « la » lâcher.

C'est qui « elle » ? Je lui donne un fort joli pronom alors qu'elle n'est que puanteur, saleté, crasse, noirceur, bestialité, avidité, destruction, agressivité, méchanceté, colère, haine, une vie et une mort à elle seule.

J'ai 42 ans, je ne sais plus si je travaille ou non (je suis en arrêt maladie en fait), si je l'ai jamais fait d'ailleurs, tant mes différentes activités professionnelles ont été purement « aliéno-alimentaires ». Aliment, ment, taire, le fabuleux triumvirat de la seule vie que je connaisse. Je n'ai pas le souvenir d'une seconde de ma vie qui n'aurait pas été empreinte, imprégnée, pénétrée, dévorée par la bouffe. Je ne sais pas ce que vivre signifie sans l'obsession permanente de la nourriture. Je ne connais pas d'état d'être, d'état d'âme, d'état émotionnel ni intellectuel ou physique, indépendant de l'état de bouffe. Omniprésente, omnipotente, omnivore. Ce n'est pas moi qui mange, c'est elle qui me mange et qui se repaît de moi.

Si je veux dater le phénomène, le dérèglement alimentaire s'entend, car le dérèglement est là depuis toujours, je le sais, je poserai comme repère temporel la préadolescence. À 13 ans, je contracte une scarlatine aiguë avec rhumatismes articulaires et léger souffle au cœur. Hospitalisation pendant un mois et demi loin de ma mère. Traitement à la cortisone. Je suis en classe de quatrième. Nous sommes en février 1976. Je ne retournerai pas en classe cette année-là. Je suivrai des cours pendant l'été pour ne pas avoir à redoubler. En un mois, je prends dix kilos. Dix kilos me prennent d'assaut, s'accrochent à moi, se déposent, s'incrustent, me gonflent comme une baudruche. Mes joues, mes bras, mes jambes, mes pieds, mes mains sont pleins, mais n'explosent pas. Ils retiennent tout. Je retiens tout. Pendant un mois, je n'ai pas vu ce corps grossir démesurément. Comme si je n'avais pas vécu avec lui. À ma sortie de l'hôpital, à mon retour à la maison, j'ai compris, j'ai vu. Plus aucun vêtement à ma taille. Maman m'accompagne dans les magasins ringards de notre maudite campagne aveyronnaise pour y acheter deux robes, une paire de chaussures bleu marine à semelle compensée, arrondie sur le devant, avec une lanière sur le coup de pied qu'il faut tenter de boucler. Les pieds sont boudinés, compressés, la lanière à trous passe difficilement dans la boucle au dernier trou, la chair est boursouflée, le dessus du pied, gras et dodu est partagé par la bride en cuir et forme deux bosses, deux boules grasses. Je crois que je porte des collants chair donc impossible de cacher ces pieds gonflés, difformes, dégoûtants, honteux. Ma robe, trop courte, comprime mon ventre boudin. Mes seins sont plats, mes joues pleines, repues et rouges. Même ma coiffure est ronde. Tout fait mal : marcher fait mal à cause du rhumatisme persistant, mais surtout à cause de la difformité des pieds, à l'étroit dans ces chaussures. Mais alors, il faudrait des chaussures plus grandes ? Non, des chaussures plus grosses. Voilà, c'est cela, grosse, je suis grosse, je suis devenue grosse. D'ailleurs personne ne me reconnaît. Et ce « devenue » ne me quittera plus. Maman, tu me dis que j'étais une petite fille fluette, « mignarde » comme on dit chez nous, dans le sens « qui a un petit appétit ». Je n'aimais pas la viande, seulement le sucré. AVANT. Je ne sens pas cet AVANT. Je ne l'ai pas en mémoire. Ai-je vraiment été fine, normale, ai-je vraiment mangé sans peur, un jour ? Pouvais-je jouer, bouger, rire (surtout pleurer), aller à l'école, apprendre, écouter, sentir, ressentir sans bouffer ? Qui étais-je quand je parlais ? Comment étaient ma voix, ma peau, mon regard, mes gestes, mon ventre, mes cuisses, mes fesses, mes joues, avant la bouffe ? Était-elle là, tapie, patiente, sournoise, en veille, ramassée sur elle-même dans un tout petit coin de moi, sûre d'elle, sûre de son avenir au détriment du mien ?

Au retour de l'hôpital, je devais suivre un régime hyposodé. Je me souviens de l'heure du goûter. Je me souviens de l'avoir attendu ce goûter, comme je passais des heures à attendre tous les autres repas, chaque ration, chaque autorisation à manger. Je dis autorisation, car toutes mes prises alimentaires étaient pesées et calculées. J'ai faim, je ne me sens pas encore grosse, encore moins boulimique, j'ai simplement faim et envie de manger. Je suis seule toute la journée, maman vaque à ses nombreuses occupations. Le temps est long, indéfiniment long, les après-midi surtout. L'ennui est mon occupation principale, unique peut-être. Je n'ai aucune envie sinon celle d'avoir « ma part », mon dû de nourriture. Alors j'attends maman occupée, elle, débordée comme toujours. Je l'attends dans la cuisine. C'est elle qui prépare mes repas et mes collations. Au goûter, j'ai droit à du fromage blanc

« acheté » (pas celui que fait maman à partir du lait des vaches de la ferme, que mon père est le seul à réclamer et à manger goulûment, il me dégoûte), du jambon d'York, que maman achète spécialement pour moi parce qu'on ne mange jamais de jambon d'York à la maison, des biscottes aussi. Je ne suis jamais satisfaite, rassasiée, repue, calmée après les repas. La fin du repas est une souffrance, un manque, un vide, un désespoir. Je ne sais si c'est la faim ou la fin, une faim raisonnée, rationnelle, explicable, donc normale, justifiée ou si c'est une insatisfaction plus générale, plus abstraite, plus diffuse, une angoisse, un refuge, manger non par plaisir, mais pour calmer, pour être seulement dans l'acte de manger, parce que manger ne fait pas appel à la pensée, manger est doux et n'exige aucun effort, aucun résultat. Pas de vie avant d'avoir mangé, pas de vie après avoir mangé. Une vie sans relief, sans aspérité, sans accroc, sans combat, petit ou grand, sans demande ni réponse, sans obligation à construire, sans promesse à tenir, sans contrainte à respecter et à gérer. Simplement faire passer ce temps de ma bouche à mon ventre, créer un semblant de mouvement dans cette vie inerte, un mouvement qui deviendra vite incontrôlable, mais que j'apprendrai à contrôler. La nourriture sera autorisée à rentrer, mais pas à rester. Elle ne sera consommée que si elle peut être expulsée. Cela prendra des années avant de mettre au point « le système », cette systématisation, automatisation du processus ingestion-régurgitation, par le biais du vomissement.

Des années de crises de boulimie d'abord insignifiantes, insidieuses dès l'année de terminale puis, plus ouvertes, déclarées, évidentes, car c'est une écrasante évidence : j'ai envie de manger, seule, à n'importe quelle heure, et pas par faim. L'année d'hypokhâgne sera le coup de grâce porté au peu de bonne santé mentale qu'il me reste. Humiliation, honte, prise de conscience que le défi à relever est impossible, claque de mon ignorance et de mon inculture en pleine figure. Je m'isole, je fuis, je subis et je fuis chaque jour un peu plus, dans des rendez-vous réguliers, calculés ou imprévus avec la bouffe. Des rendez-vous qui seront peu à peu des retrouvailles, des moments exclusivement consacrés à elle et moi.

Le 19 février 1984, je suis alors fille au pair à Londres depuis trois mois. C'est là, dans la maison de mes hôtes, que je vais faire mes premiers pas de boulimique-vomisseuse. Mes premiers « pas de sale nourriture dans mon corps », « pas de graisse sous la peau », « pas de journées sans sport », « pas de Véro grosse », pas d'ami (e) (s), pas un pas sans un « pas » devant, mais pas un pas en avant. Ne plus avancer, ne plus reculer, seulement creuser, encore et encore le corps, le purifier une fois pour toutes, n'être que pour lui et par lui. Vomir, ce serait désormais le prix à payer pour le plaisir de bouffer, bâfrer, se goinfrer, engloutir, s'engloutir jusqu'au dégoût, une vie entre égout et nirvana. Un lavabo bleu rempli de spaghettis à la tomate, tel est le premier sacrifice que j'offre à la déesse boulimie.

Toujours pas de date, début février 2005

14 h 45. Quelle souffrance que de se remettre au travail d'écriture après une brève pause-café-cigarette ! Quelle nécessité absolue, incontournable d'être seule avec moi-même, mon cahier, mes mots, mon stylo, dans cette chambre de clinique ? Je dois me munir d'un stock de bouchons d'oreilles neufs qui m'isolent du bruit des travaux d'à côté, du bruit des autres qui m'empêchent de m'entendre. Deux heures et demie à écrire aujourd'hui, si peu. Combien d'heures à travailler encore ? Ne pas penser au travail à faire, mais plutôt rester persuadée qu'il n'y a rien d'autre à faire que de me donner en pâture à ce travail, le seul que je puisse et que je veuille peut-être faire. Je suis une bête féroce, je baisse la tête et je fonce les yeux fermés, je m'enfonce dans ma douleur, je donne des coups à la bête, la toute puissante, celle qui me fait souffrir de faux plaisirs depuis plus de 25 ans. Seule avec mon cahier, je vais pouvoir parler de la seule chose qui m'intéresse vraiment ; la boulimie et ses affres. Où que je regarde, où que je vive, où que je sois, je ne suis jamais qu'une boulimique-dévoreuse-vomisseuse. Me parler en tête à tête est l'unique moyen de me parler, de parler vraiment jusqu'au bout de l'enfer. Les autres n'ont rien à faire ni rien à voir avec cette confrontation. Ce serait les faire vivre à ma place. Je ne suis jamais en paix, pas même un instant avec moi-même, pas plus que je ne le suis avec les autres. Je profère ma haine, ma douleur, j'agresse, je jalouse, non pas leur vie, mais la vie qui les anime et que je ne sens pas en moi. Il faut sans cesse ali-

menter, attiser cette haine et cette colère, si ce n'est contre « eux », c'est contre moi.

Il faut savoir que la boulimie est un « art de vivre ». Si au tout début, elle se met en place par petites touches, à intervalles relativement longs, il suffit de quelques mois puis de quelques années pour que le comportement boulimique s'enracine profondément. La boulimie et le vomissement deviennent alors indispensables, incontournables. Il m'est aujourd'hui impossible de penser à ma vie sans y associer la nourriture obsédante, envahissante, déviée de sa fonction première : nourrir. Ce qui est censé maintenir en vie, sustenter le corps est pour moi une mort lente, préméditée, travaillée jour après jour. Il y a certes les jours sans crise et les jours avec, mais même si le passage à l'acte de bouffer n'a pas lieu, alors se met d'emblée en place un comportement compensatoire : sport à outrance, contrôle de la nourriture à la calorie et au gramme près. Une bouchée en trop, une miette d'un aliment non autorisé et non prévu les jours d'abstinence déclenche dans la seconde une crise et un vomissement.

Chaque geste, chaque déplacement, décision, action, chaque rencontre, rendez-vous, démarche de la vie courante est soumis à la boulimie et conditionné par elle et elle seule. La boulimie est la seule voie, la seule artère de communication avec l'extérieur. Si une invitation s'accompagne d'un repas, le refus est catégorique. Les deux plaisirs sont incompatibles. Elle canalise tout. Tout s'engouffre dans son sillage, s'en trouve broyé et rejeté aussitôt. J'entends par là les émotions tels la haine, la colère, l'agressivité, les désirs, les envies, les pulsions de vie, de joie, de contentement, de petites réussites, les peines, les chagrins, la douleur, la contrariété, la frustration, la déception, la désillusion, la peur, le passé, le présent, l'avenir, l'ici et l'ailleurs, la famille, les amis (puisqu'il faut bien leur donner un nom bien qu'ils n'existent pas ou plus). Il y a deux éléments que la boulimie se plaît à désintégrer : le corps et l'argent.

A-t-on jamais vu à la télé le visage et le corps d'une boulimique-vomisseuse invétérée ? A-t-on jamais vu une boulimique de 42 ans (ou plus) qui se fait vomir depuis vingt et un ans ? Je suis terrassée (mais aussi complice, car il ne tient qu'à moi de dire et d'expliquer) par les reportages éclair sur cette maladie. Les images clichées vues et revues ; la fille de 20-25 ans penchée au-dessus des toilettes en train de vomir en cinq/dix minutes. Non, être boulimique ce n'est pas cela. Non, vomir ce n'est pas cela. Quelle est donc cette pudeur qui empêche de montrer et de dire vraiment, crûment, de quoi il s'agit ? D'aucuns dénoncent la téléréalité. Certes, mais il ne s'agit pas de filmer une boulimique pour faire de la téléréalité, mais de décrire en détail avec des mots et en temps réel une véritable crise.

J'ai lu des récits de filles boulimiques parlant de leur souffrance et de leurs symptômes. Mais tout cela m'a toujours paru tellement édulcoré, sans substance. Tous les témoignages ont une fin heureuse, mais cela concerne la plupart du temps des « petites boulimies » de deux/trois ans qui, si elles ne sont pas à négliger pour autant, ne peuvent en aucun cas témoigner d'une souffrance endurée pendant des dizaines d'années avec une chronicisation aggravée. J'étouffe de garder cette saleté en moi. Je n'ai jamais caché que j'étais boulimique-vomisseuse, mais paradoxalement, je cache ma boulimie. La crise et ce comportement boulimique sont indissociables. Il n'y a pas la crise d'un côté et la vie de l'autre. Je suis boulimique dans tous mes faits et gestes, dans chacune de mes pensées. Et pas boulimique de travail comme on l'entend trop souvent de la bouche de ces crétins de journalistes ! Boulimie signifie destruction, autodestruction et non-travail acharné et passion.

La boulimie est l'occupant, elle est infiltrée et dirige ma vie. Ai-je encore aujourd'hui une once de liberté d'expression dégagée de son œil tout puissant ? Même quand j'écris, elle est là. Surtout et précisément quand j'écris. Elle me susurre : « Arrête, ça ne sert à rien, c'est tellement bon de manger, si apaisant, si facile. Que recherches-tu d'autre sinon le plaisir de bouffer, de t'empiffrer ? (une crise et l'écriture s'interrompt). Tu crois leurrer qui avec ton mascara aux yeux et ta jolie tenue, avec ce petit sentiment de contentement de toi, cette petite joie que tu attends de dire au Docteur ce soir ? Tu écris parce que tu as fait ta gym ce matin, tes abdos, tes fessiers, tout ça bien noté dans ton petit carnet de gym, à la minute et au mouvement près. Tu sais ce que tu as mangé au petit déjeuner, tu as contrôlé, tu le sais, ça te rassure. Pourrais-tu écrire si tu n'avais pas tout ce rituel qu'il faut faire tous les jours au risque d'être confrontée à la débandade, au désordre, à la fuite, à la précipitation, vite quitter la chambre, la clinique, prendre la voiture, te ruer dans la première boulangerie pour assouvir le besoin brûlant de manger, d'avoir la bouffe dans la bouche, de mastiquer, d'avaler jusqu'à l'écœurement ? Alors peu importe l'argent, seul le temps qui te sépare de la première bouchée compte. Avoir accès à la bouffe vite, très vite, deux heures pour la crise. Au-delà, risque de prise de poids, ne pas stocker plus de deux heures, puis entre une heure et une heure et demie pour vomir. Par paliers, comme la décompression. Un premier jet où le plus gros, le plus compact va sortir, remplir la bassine aux trois quarts (contenance cinq litres). Après une première expulsion, boire une bouteille de 1,5 litre. Puis, un deuxième jet a lieu. Boire à nouveau 1,5 litre puis expulser pour la troisième fois. Regarder à chaque fois la qualité et la densité du vomissement. Au début il est visqueux, épais, lourd. Puis au fur et à mesure des lavages d'estomac, la vomissure devient très liquide, mais impure. L'eau est souillée par les aliments jusqu'à la dernière expulsion. Il faut entre quatre et cinq litres d'eau lors de la dernière afin de bien tout éliminer. L'eau vomie doit être aussi claire que l'eau ingérée, pas une miette ne doit apparaître. Si je repère un bout de haricot vert, ce n'est pas grave, je ne revomis pas. Mais s'il s'agit d'un bout de chocolat, maudit chocolat si difficile à vomir, je renouvelle le lavage d'estomac jusqu'à élimination complète. Exténuée, je trouve toujours la force de recommencer. Le jeu en vaut la chandelle, j'ai pu manger tout ce que je voulais en prenant soin tout de même d'éviter certains aliments particulièrement difficiles à vomir – ça, c'est l'expérience qui me l'a appris ! – et à m'en débarrasser au prix de plusieurs heures d'effort penchée au-dessus de la cuvette dans la baignoire. J'ai du mal à vomir directement dans les toilettes, question de niveau, je suppose. J'utilise donc toujours une cuvette. Mon dos est massacré, mes muscles, mes tendons, mes mâchoires, ma gorge, mes glandes parotides, mes lèvres, mes muqueuses buccales, mes dents, mon estomac, ma tête, mes cervicales. Tout mon corps n'est que douleur. En effet souvent le vomissement, même s'il est spontané, est long et difficile. Plus l'estomac a été distendu par l'ingestion de bouffe, plus la quantité d'eau nécessaire au lavage d'estomac est importante ; elle peut atteindre jusqu'à neuf litres. J'ai oublié des millions de détails que je tiens à répertorier, ici, dans ce récit, car personne ne l'a jamais fait, du moins pas à ma connaissance.

Je vous décrirai ensuite la phase préalable au vomissement : l'orgie. Les détails vous rebutent, vous dégoûtent, vous surprennent ? Ils sont pourtant mon quotidien depuis des dizaines d'années.

Alors que j'écris depuis une heure trente et après avoir eu un passage à vide de plusieurs minutes parce que je ne pensais qu'à l'écriture, la "belle écriture", la "littérature" (et il n'est nullement question de cela dans ce récit, vous l'aurez constaté !) et non à ce que je voulais vraiment dire, la boulimie me taraude (de façon plus ou moins persuasive, rendant le malaise gérable, supportable, surmontable). "Elle" m'interroge, insidieusement : auras-tu la même énergie pour écrire ton livre que celle que tu as pour faire une crise de boulimie ? Y trouveras-tu un plaisir identique à celui que tu éprouves en mangeant ? Seras-tu persévérante ? Y croiras-tu aussi fort que tu crois en moi ? Auras-tu la volonté de faire passer par les mots tout ce que tu fais passer par ton œsophage ? Je ne lui réponds rien, on ne répond pas à la boulimie, on ne lui tient pas tête. On prend juste conscience un jour et un tout petit moment que l'on n'a plus le choix, que l'on n'a plus d'autre échappatoire que le travail, le dur travail d'écriture et de témoignage, non le travail que l'on m'impose, mais bien celui auquel on s'astreint, le plus ardu au fond puisqu'il est un travail d'existence, de survivance, de résistance et non de subsistance.

Peut-on vomir les mots ? On vomit ce qui fait mal, ce qui pèse, ce qui salit. On vomit pour jouir de son vide.

Je retarde le moment où il faut se remettre à écrire. Tâcher de ne pas en faire une obligation, une contrainte alors que je sais pertinemment que travailler et produire me terrifient autant qu'ils me rassurent.

Je remonte l'escalier pour regagner ma chambre après le déjeuner et je me sens mal un pas sur deux. Craquer, ne pas craquer ? Partir comme une furie ou rester ici et donc écrire, travailler à remplir ces maudites pages ? Comment rendre compte en différé d'une crise de boulimie ? Comment raconter ? Inutile d'espérer pour moi, comme pour "vous" que le récit sera à la hauteur de l'atroce réalité. Raconter, ce sera toujours avant ou après une crise, jamais pendant. "Avant" aussi, à bien y réfléchir, me paraît difficile, car écrire n'empêche en rien une crise de boulimie. C'est comme si l'on me disait d'aller faire un footing ou d'aller au cinéma. Il faut savoir que rien ne peut égaler ce plaisir, ce fantasme.

Je peine. Je ne m'autorise cependant pas à aller boire le café et fumer ma première cigarette si je n'ai pas travaillé au minimum jusqu'à 14 h 30. L'écriture n'échappe pas au temps, à l'œil sur la montre. Ce n'est pas toujours une sinécure, ça ne fait pas toujours du bien. Comme hier, j'ai envie de manger là, tout de suite. Il suffit de changer de vêtements, en deux ou trois minutes (revêtir la "tenue de combat"). La tenue pour bouffer, je peux la salir, la tacher, la souiller, je peux laisser tomber des miettes dans la voiture. J'adore dévorer dans ma voiture-poubelle, les miettes entre les cuisses, sur la poitrine, sur le siège, une main sur le volant et l'autre dans le sachet de croissants ; ceux achetés en toute hâte à la première boulangerie. De quoi tenir jusqu'à l'orgie organisée sur le lit de mon appart, dans la solitude et l'intimité, le meilleur endroit pour s'empiffrer. Il faut prévoir aussi de quoi manger pendant les courses au supermarché, entre les rayons, la main, la bouche, la bouffe. J'ai dans la tête la liste des aliments à acheter. Cela dépend toutefois du budget. Il y a des crises à six euros et il y en a à cinquante ! Je ne sais jamais à l'avance le montant des achats, mais je pourrais, au centime près, le chiffrer puisque j'achète peu ou prou toujours les mêmes produits : en premier lieu, le pain, environ trois fois 400 g, 250 g de beurre, 300 g de fromage, 1 kg ou deux de fromage blanc ou huit pots de crème (ou autre produit crémeux ou onctueux facile à vomir et bourratif, ne nécessitant pas d'effort de mastication. Après vingt-cinq ans de boulimie, il faut savoir s'économiser, et notamment protéger les mâchoires qui gonflent à force de mâcher et déforment mon visage ; de vraies mâchoires de femme préhistorique ai-je dit un jour à mon Docteur ? Mais poursuivons donc la liste des réjouissances ; une barre pâtissière pur beurre de 800 g, une ou deux tablettes de chocolat [prendre soin de ne l'avaler qu'en dernier ressort pour éviter les problèmes de vomissement], des biscuits bon marché, si je suis raisonnable ou plus onéreux et meilleurs si je me sens "folle" et que je veux crever après la crise. À la caisse lors du paiement, j'entends rarement le montant de mes achats, empressée que je suis de payer, de signer mon chèque et d'aller bouffer.

Afin de bien vomir, il faut ramollir la bouffe dans l'estomac. Donc, une heure environ après la première bouchée, il faut boire du thé au lait ou de l'eau, 750 cl environ. Au total, il faut avoir bu un litre et demi de liquide pendant la crise. Ne jamais oublier de boire au risque de souffrir le martyre pour expulser l'importante quantité de nourriture agglutinée, compacte et dure, car avalée avidement, sans même avoir pris le temps de mastiquer soigneusement. Je ne sais ce qui soulage le plus, la sentir dans ma bouche ou l'avaler pour remplir mon ventre. Ma position choisie et préférée pour bouffer, sur le lit, les jambes repliées sous mon torse penché en avant, les coudes posés sur mes genoux pour avoir les deux mains entièrement libres. Je reste deux heures dans cette position. La circulation sanguine dans les mollets est gênée, j'aurai très vite mal au dos, aux épaules, au cou, mais je ne sens rien sinon ma bouche remplie et mon estomac gonflé. La télé est allumée, ou bien la radio, mais dans ce cas, j'ai un stylo en mains et j'essaie de trouver un temps mort au milieu de cette précipitation pour remplir une grille de mots fléchés. Mais remplir l'estomac avant tout ! Je coupe des tranches de pain encore et encore, que je tartine de beurre. Je n'ai pas le temps de l'étaler, alors je le pose par plaque et je mange le fromage. Je pourrais dire : je l'accompagne du fromage, mais c'est trop raffiné, trop propre, trop bienséant. Je suis en crise, alors je parle salement, je bouffe salement, je rote, je pète, je souffle, je suis la bête vorace qui dévore et que rien ni personne n'arrête. Je veux tout manger, encore une fois j'ai acheté trop de choses, les yeux plus gros que l'estomac ; je pourrai encore faire une deuxième, puis une troisième crise. Mes doigts gras beurrent, coupent, vont de ma bouche au pain, du fromage à ma bouche, je n'avale pas assez vite, je salive en voyant ce qui reste encore de victuailles. J'ai toute la journée, toute la vie, l'éternité, le temps absolu et infini pour bouffer, bouffer. D'ailleurs, pendant deux heures, il n'y a plus de temps, seulement le temps de la boulimie, celui que je ne sens pas, qui ne m'ennuie pas, un temps qui n'appartient qu'à moi, mais va toujours trop vite et que je devrai immanquablement interrompre. Un temps-oubli, un temps-plaisir, un temps-absence, un temps-fuite, un temps en apesanteur. Je fais corps avec le temps, mais quand je ne peux plus rien avaler, il me rappelle à l'ordre et redevient ennui, longueur, douleur.

Après la crise et le vomissement, mon visage est tuméfié, mes glandes parotides hypertrophiées par les efforts d'expulsion, mes yeux sont tout petits au milieu de ce visage difforme, déformé, dif-formé. Il n'est qu'à voir les photos prises de moi en période de boulimie intense et en période d'abstinence. Et là, il n'y a pas photo ! Il s'agit bien d'une autre Véronique, celle que je distords, que je torture, que je défigure.

Après la crise, même si je vomis, je sens mon corps encore marqué par la distorsion. C'est comme s'il s'était élargi, transformé, contorsionné. Alors je sais que le lendemain, il faudra redoubler d'efforts physiques pour éliminer cette journée de crise et la prise éventuelle de quelques grammes. En période de boulimie intense, je grossis toujours, les vomissements ne suffisent pas à éliminer l'excès de nourriture.

16 février 2005

Je fais une découverte extraordinaire. Je retrouve l'enfant qui a été en moi avant le début des troubles alimentaires à la préadolescence. La rencontre avec « ma petite fille » a lieu un jour où je regarde des photos prises de moi à l'âge de six ou sept ans, chez ma mamie, aujourd'hui ma mamie du ciel, ma mamie bleue. C'est une révélation, j'avais oublié cette enfant, elle était morte, je l'avais tuée en quelque sorte.

Voici ce que j'ai écrit à cette période sur mon cahier. Arlette et le Dr B. m'ont particulièrement soutenue et accompagnée dans cette période heureuse, certes, mais aussi bouleversante, bouleversifiante pourrais-je dire.

C'est la seule boulimie qui t'a chassée, toi, ma petite Véro, ma petite fille. Je me suis débarrassée de toi comme si je ne te voulais plus, je t'ai abandonnée, délaissée pour ne plus me consacrer qu'à elle, m'y sacrifier jusqu'à la mort. Je ne sais pas à quel moment je t'ai rejetée, toi petite fille. Te retrouver me remplit, me réjouit, mais me laisse assommée, désarmée, perdue. Je ne sais que faire. Je suis mal. Cela fait du bien sur le moment puis c'est violent, très violent. Je n'arrive pas à écrire et quand je ne peux rien faire, j'ai envie de bouffer, mais je ne veux pas bouffer.

Ma petite Véro jolie, ma petite fille en moi, belle et intelligente, douce et forte, si malheureuse, si révoltée, si silencieuse, si seule, si esseulée.

Je t'ai serrée contre moi toute la journée, Arlette et le Docteur B. m'y ont aidée. Je ne t'ai pas écrasée ou rejetée avec la boulimie, je t'ai prise et gardée contre moi, au chaud. Nous avons des choses à nous dire, à retrouver toutes les deux, nous avons à revivre ensemble et peut-être, à nous fondre l'une dans l'autre un jour. C'est à moi qu'il revient d'aller te chercher, là, quelque part au fond de ma vie, de ma chair, de mon cœur. Tu es le début de ma vie, les premières heures, qu'es-tu devenue ? Entre toi et la boulimie, il y a la « part manquante », ce pan de notre vie dont je ne sais plus rien.

Aujourd'hui, j'ai su et voulu te protéger. Je ne sais pas pour demain. Ma petite fille et moi allons dormir ensemble, dans le même corps, dans le même lit, dans la même nuit.

La continuité permet d'instaurer une certaine relativité (on est plusieurs parts dans un même être et on passe de l'un à l'autre, on accepte les uns par rapport aux autres). La petite fille n'est pas encore « je », car je l'observe. La relativité permet d'éviter la dichotomie, les dégroupages ou les cassures, les interruptions répétées, ce qui est source de combat. Boulimie/anorexie, corps/esprit...

Quand j'ai peur, je pense à toi petite fille. Je te garde là, dans moi, je te sens, je ne sais pas si je peux te serrer avec mes bras, mais je ne te lâche pas. Tu es là, j'ai besoin d'y penser continuellement tellement je ne veux plus que tu sois seule. Je te garde et tu me gardes. Tu es si douce, si vivante ma petite fille. Je veux rester avec toi.

Je ne veux pas que l'on (qui est-ce on ?) me bouscule, que l'on te bouscule. Je veux ÊTRE avec toi. Je ne veux pas que l'on te touche, que l'on te fasse mal, c'est moi avec toi, seule toi et moi à être toutes les deux. Tout l'espace et le temps pour toi et moi, moi et toi petite fille. Ton cœur et mon cœur. Tu peux rester là avec moi, autant que tu veux, tu peux venir quand tu veux, tu ne me déranges pas, tu n'es pas de trop. Rien n'est plus important que toi. Je n'ai pas peur puisque tu es avec moi. Toi, tu as toujours été là, c'est moi qui suis partie.

C'est comme si je pouvais faire les choses avec toi en sécurité.

J'ai besoin de passer du temps, beaucoup de temps avec elle, cette petite fille si subitement retrouvée. Je veux la voir tout entière, qu'elle soit bien dégagée et libre, qu'elle fasse ce qu'elle veut, comme elle veut.

Elle a droit à tout, tout est pour elle, elle est si petite. Je l'aime comme je n'ai jamais pu aimer aucune autre enfant jusqu'ici. Elle n'a pas une relative importance, elle a toute l'importance. À exister, elle existe (ra) tout entière, pleinement, sans condition.

Je ne veux pas intellectualiser cette relation, ce sentiment, je veux y penser et le sentir, c'est tout. Je veux le suivre, juste répéter encore et encore qu'elle est jolie et que je suis avec elle. Pas question de lui mentir, être vraie et authentique avec elle, la respecter, car elle est une belle petite fille. Je pourrais encore en vouloir au monde entier, mais pas à elle. Tout ce qu'il y a de plus beau et de plus doux est pour elle. Je partage tout avec elle. Je lui montre tout. Je suis fière d'elle. Je n'écris pas pour écrire, c'est parce que je suis avec elle que j'écris. Je trouve qu'elle est très courageuse cette petite fille. Toute petite comme elle est, elle a su supporter, survivre sans personne. Pas un reproche, pas de caprice ni de cri. Elle n'est pas haineuse ou vindicative. Elle mérite amplement que je commence à la laisser vivre. Elle a besoin d'exister cette petite fille parce qu'elle a attendu longtemps. Personne, pas même moi, surtout pas moi, ne la voyait. Elle a besoin de parler, même si elle ne dit rien encore. Aucun mot, elle est là simplement. Rien que pour elle, tout se résume à cela, rien que pour elle. Ça me plaît qu'elle soit une petite fille, une enfant. Je ne savais pas que cela pouvait être aussi mignon une petite fille comme ça.

Je ne veux pas lui faire peur. Je veux qu'elle profite de sa vie de petite fille. Elle doit savoir ce qu'elle aime bien faire.

Elle m'a laissée libre de partir, de l'oublier, de l'éteindre en moi et malgré tout, elle veut bien que je sois avec elle. Elle a droit à sa liberté, tellement droit.

Elle est ma plus forte certitude, comme une évidence, c'est comme si je ne pouvais pas expliquer pourquoi et comment je l'aime. En prenant sa place à elle, toute sa place, elle me donne la mienne. Mais c'est parce qu'elle se sent bien que je me sens bien. Peut-être ne veut-elle même pas comprendre, expliquer, elle veut être tranquillement une petite fille dans son monde de petite fille. C'est comme si je n'avais pas besoin d'aller chercher ailleurs. Elle me donne de l'énergie tranquille. Quoi que je fasse et où que je sois depuis trois jours, c'est avec elle, ou peut-être avant ou après elle, je ne sais pas trop. Mais elle est toujours là.

Comme hier dans le café, cette seconde où je l'ai sentie très fort. En même temps, je me disais : « là, je n'ai pas peur », je suis si bien, si en accord, si en continuité, d'elle à moi. Je la sentais comme je la sens en moi, comme je la vois. Je ne peux même pas dire comment je la vois.

Le Docteur B. se demande ce qui s'est passé avec cette petite fille. Je m'approprie ce souvenir retrouvé. Il se demande si par le truchement de mes crises de boulimie, je ne cherchais pas, quelque part à retrouver cette petite fille. Je cherchais d'autres choses aussi c'est-à-dire que d'autres choses se rattachaient à la boulimie, mais il y avait cette recherche-là. Comme elle fut longue et chaotique !

Je ne sais pas ce qu'on lui a fait à un moment donné... Nous cherchons ensemble, Docteur.

Comment ce souvenir me remplit.

Vous m'avez écoutée Docteur, vous l'avez écoutée. Elle, on ne lui laissait pas le temps, ce temps, elle n'avait pas le temps, il fallait qu'elle aille vite. Elle n'avait jamais le temps de dire, de faire, alors elle ne disait pas.

Vous Docteur, vous lui reconnaissez sa part de tristesse. Ce n'était pas qu'une enfant gaie et dynamique, droite et fière sur son petit vélo blanc, dans son T-shirt orange et son petit short rayé.

Pourquoi on ne lui laisse pas le temps, pourquoi elle sent qu'elle ne peut pas prendre le temps, qu'on ne l'entend pas, que ça lui fait mal, mais qu'elle est empêchée de le dire ? À 6 ans, on ne dit pas, on tait, on se tait. Elle s'est tue. Elle ne sait pas à qui le dire qu'elle n'est pas importante, qu'elle ne compte pas. Personne n'avait le temps. Trop de travail, trop d'autres enfants, pas assez de maman.

Se dépêcher, ne pas prendre son temps de petite fille sinon ils ne vont pas l'entendre, l'attendre.

À propos de ce concept de relativité, entendez-vous ceci Docteur qui vient de me traverser l'esprit : par exemple ce soir, je peux regarder Arte et me concentrer sur le téléfilm que j'aime sans pour autant être tourmentée à l'idée d'abandonner la petite fille. Je suis tranquille, je peux mener les deux choses de front. Il y a le film et il y a elle. Elle est bien là, pas de côté, pas rejetée, elle est tranquille aussi, comme moi, elle n'a pas peur, car je n'ai pas peur. Tout cela s'inscrit dans la continuité, je vais du film à elle, d'elle au film. C'est rassurant d'avoir ces deux choses réunies. Rien n'est abandonné. Comme si je ne me sentais pas coupée en deux, soit l'une, soit l'autre, jamais entière, jamais en repos, jamais bien ni dans l'une ni dans l'autre.

Impression que ça reste, que les choses restent, que je peux les laisser un moment sans craindre de les perdre.

Docteur, vous qui regardez avec moi les photos de la petite fille, pourquoi est-ce que je me sens blessée ou diminuée quand je parle ce matin à Pascale (l'infirmière) de la petite fille ? Comme si elle ne prenait pas cela assez au sérieux, peut-être parce qu'elle ne me connaît pas assez. Arlette, elle, me prend dans ses bras.

La petite fille et moi avons confiance en vous Docteur, une telle confiance.

M'enfermer, me retenir, m'empêcher, me sanctionner par rapport à la boulimie ne faisait qu'exacerber le symptôme, car dans mes crises je cherche/je cherchais la petite fille – entre autres – donc, c'était comme la nier, m'empêcher d'essayer de la re-trouver. Vous avez si bien compris cela Docteur, merci.

Pourquoi on l'empêchait de pleurer cette petite fille ? Pourquoi c'était mal ? Pourquoi cela ennuyait tout le monde ? Ne l'empêchez plus de pleurer, elle a mal, elle est triste, elle s'ennuie, elle a mal, partout, à l'école, à la maison, elle a mal, elle pleure et ça ne compte pour personne. Elle gêne, la boudeuse.

Je pleure fort, si fort et ce sont les pleurs, les sanglots qui font le lien entre elle et moi.

Mais qu'est-ce qu'elle a à pleurnicher, pourquoi elle boude ? Laissez-la pleurer ou je vous tue. Je vais lui demander moi, pourquoi elle pleure, je vais la laisser pleurer, l'écouter, comme je n'ai jamais laissé pleurer aucun enfant par énervement, par exaspération. Cela m'était insupportable. Le souvenir de Jean-Baptiste n'est pas loin. À travers lui, c'est tous les enfants du monde que je détestais parce que mon enfant à moi, ma petite fille, elle, on ne l'a jamais laissé pleurer ou bien on l'a trop laissé pleurer.

Un jour Docteur vous me parlez de la mère calmante et de la mère apaisante. Enfant, je ne supportais pas l'absence de maman. Ma mère n'a pas su me donner les moyens de m'apaiser pour gérer son absence. Pas de mots apaisants tels que « Ne t'inquiète pas, je ne suis pas loin, je vais revenir ». D'où une insécurité permanente. Elle, cela ne l'inquiétait pas que je sois seule, à bouder dans ma chambre. Ça va lui passer, ça lui passe toujours.

Moi, ça m'angoissait de ne pas l'avoir tout le temps avec moi, pour moi. Je ne la voyais pas et j'étais incapable de la faire vivre ou de me rassurer avec des pensées d'elle.

Le doudou, ça sert à psychiser l'autre, la mère.

Mais pourquoi ça ne l'inquiétait pas ? Dites-moi Docteur, s'il vous plaît.

Pascale ne peut pas remplacer Arlette pendant son absence. C'est avec mes pensées que je fais exister Arlette et que je me dis « bien, elle n'est pas là pour le moment, mais elle sera là à nouveau, bientôt. » En attendant, je peux temporiser, différer le moment où je vais la retrouver sans me sentir abandonnée. Il y a une continuité.

J'ai besoin d'aller doucement, de faire les choses l'une après l'autre, de ne pas me précipiter pour mieux te sentir ma petite fille. Quand la foule va trop vite ou que je me sens bousculée, happée par les gens, la vie autour, j'ai besoin de me serrer contre toi.

Oui Docteur, faire des crises de boulimie c'était tenter de faire entrer quelque chose en moi de cette petite fille. Alors depuis mercredi maintenant j'essaie de me l'approprier, de la retrouver, de la faire vivre à travers le souvenir, l'émotion. J'ai toujours peur de la blesser quand je ris ou que je plaisante, comme si ma joie ou mon empressement, mon enthousiasme, pouvaient lui faire mal.

Bernadette (une hôtelière) m'appelle Mimi. Tu es douce Bernadette, forte, mais douce, rassurante. Je t'ai caressé le bras, ton gros bras, mais un bras qui a envie de toucher, qui ne dégoûte pas. Je t'ai fait un gros bisou sur ta joue douce et bien en chair et tu n'as pas eu l'air dégoûtée du tout (cette impression toujours que je gêne l'autre dans mes élans, dans mes gestes), tu étais contente, je n'étais pas ridicule. C'était la joie de la petite fille qui t'embrassait et te touchait. Elle devait avoir la peau douce, laiteuse et tendre, comme toi. Si seulement elle avait senti les bisous sur ses joues, elle aurait senti ma joue contre la tienne Bernadette et le bien que ça fait, ce contact. Je sentais Bernadette vaquer à ses occupations en salle à manger et je me sentais rassurée, acceptée, sans effort particulier à devoir faire pour être vue, pour exister. Bernadette prenait soin de moi sans se forcer, juste par plaisir, me voir lui faisait plaisir. On ne se parle pas, mais je suis bien avec elle, sa présence me fait du bien. Elle a un regard qui regarde. C'est comme une mère, je suppose, ce que devrait être une mère. Sent-elle la petite fille en moi ? Dit-elle Mimi pour nous deux ? Je regarde ta photo, ton petit T-shirt orange, ta petite tête bien haute, altière, ton joli visage, ton petit vélo blanc. Tu es ma Mimi.

Souvent, j'ai besoin de pleurer contre toi, avec toi. Je viens de finir la lettre à Jill et cela m'a épuisée, vidée. Je l'aime, mais je ne le lui ai pas écrit, c'est trop tôt. C'est toi petite fille avant elle et néanmoins, j'aime Jill comme ma fille, depuis toujours. Je veux rester sur mon lit et ne pas entendre le bruit du monde. Juste t'écouter toi, me replier sur toi.

Tu es celle vers qui je regarde quand je me sens un peu perdue ou « contrariée ». Tous mes mots sont pour toi, je dors et me réveille avec toi. Je vis à ton rythme. Je te suis et je te suis. Vis en moi, prends ton temps, prenons ensemble notre temps. Tu es mon cœur et je suis le tien. J'ai besoin de t'écrire encore et encore, quitte à me répéter. À nous deux, nous sommes notre propre force, toi et moi ensemble, plus jamais séparées ni seules. Nous pleurerons ensemble, nous rirons. Nous sommes les seules à nous aimer aussi fort, aussi fusionnellement, et nous affronterons ensemble nos peurs et nos découvertes.

Nous nous préserverons, protégerons. Bientôt, je sais que tu me parleras. Prends ton temps ma jolie petite fille.

Entretien avec le Docteur B. ce soir (toujours pas de date dans mon cahier). « Gardez-le, faites-le vôtre. » Ce petit bonheur est nouveau pour moi. Je vous ai dit : « Je trouve que c'est bien ce que je suis » et vous m'avez dit quasiment simultanément : « Oui, c'est bien ». Regardez ces photos, elle n'est pas triste cette petite fille, elle vit, elle est en mouvement. Je me suis sentie très joyeuse avec toi ce soir et pouvoir le partager avec vous Docteur est une joie supplémentaire, une fierté. Je vis au présent, ici, et je me sers du maintenant pour faire le lien avec toi. Je ne veux pas me torturer, nous faire du mal. Il y a un demain, il y a un sens.

Je reste ici, à A. et je profite de toi et de moi. Je m'en repais. Je reste avec vous Docteur, avec Arlette et Laurence. Je me sens aimée de l'intérieur.

Dimanche 27 février 2005

Je suis tranquille avec vous Docteur car vous n'êtes pas ambigu et que vous comprenez comment je fonctionne. Nous travaillons ensemble. Vous êtes le psychiatre dont j'ai besoin, sinon j'aurais déjà abandonné. J'ai besoin de vous en tant que professionnel, humain, vous faites votre travail de façon remarquable.

Je sais que je peux vous faire confiance. Je vous ai demandé un jour si vous aimiez votre métier. Je ne fantasme pas sur vous. Je suis simplement très fière de vous avoir comme psy et que vous m'accompagniez. Confiance réciproque. Si vous êtes « content » de voir que je vais mieux et bien c'est tant mieux, car vous voyez votre travail récompensé. Mais vous n'utilisez pas vos patients pour valoriser votre ego. Vous êtes « carré » et net, droit et ferme. On croit ce que vous dites.

Un crétin de garçon que j'avais rencontré avant d'entrer à A. et qui m'a lâchement laissée tomber par peur m'a dit « Tu es tombée amoureuse du Docteur B. » Cela m'a offensée, comme s'il bafouait le vrai travail d'analyse que nous avons entrepris. Même si je sais qu'il ne s'agit pas d'analyse en clinique, mais d'un simple suivi thérapeutique. Mais nos entretiens me laissent croire, et cela ne se démentira pas à l'avenir, qu'il s'agit plus d'une psychothérapie analytique que d'un simple suivi clinicien.

Mercredi 2 mars 2005

Même quand je suis triste, ce n'est pas comme il faut, c'est associé à la colère, comme vous dites. Je ne sais rien faire « en » émotion sans que cela soit dénaturé par la colère ou la haine, la jalousie ou le manque. J'ai toujours si peur de ne pas avoir le temps, la place. Alors il faut faire vite, fort, je crie, je parle vite et fort, je cogne, je tape sur tout, sur les gens que j'ai adorés deux minutes avant. Je brûle tout. « Le tout ou le rien » comme vous dites. Mes actes sont calqués sur le fonctionnement boulimique : plein ou vide. J'aime ou j'adore, puis je brûle, j'écrase. Oui je me sens violente, car j'ai l'impression de m'être tue trop longtemps. J'ai boudé, j'ai pleuré puis j'ai bouffé. Pour faire taire quoi ? Comment voulez-vous que l'on m'entende si je ne crie pas, si je ne suis pas en colère ? La petite fille dans le contexte familial qui « sentait » ce que les autres ne sentaient pas, pourquoi n'était-elle pas en colère ? Pourquoi boudait-elle, se taisait-elle, pleurait-elle ? J'existe aujourd'hui seulement si je crie, si je suis violente ou si je violente, moi-même et les autres. Il arrive que je me sente profondément joyeuse, je me sens alors en paix, forte et tranquille, rassurée. Je me sens bien en vie sans avoir à le crier haut et fort, à le faire savoir par un comportement bruyant. Je me sens alors remplie, je n'ai plus de haine.

Je ne suis pas en paix aujourd'hui. Je veux que l'on reconnaisse que j'ai besoin de temps, que je veux prendre le temps, et que oui, j'ai le droit de ne pas avoir à me battre pour vivre, à me débattre, à lutter, toujours, à forcer. J'ai le droit à ce que ce soit moins « dur », moins douloureux. Oui j'ai le droit de me faire plaisir. Je veux qu'on me laisse tranquille, en paix, pas que l'on m'abandonne, mais que l'on me laisse vivre.

Je n'ai pas d'idée morbide, même quand je vais au cinéma voir des films, disons, difficiles. C'est parce que je me sens faire partie de cette vie, que je n'ai pas ou plus envie d'en être exclue, de m'en exclure. J'ai gagné l'envie de vivre, je ne sens plus le couperet de la mort. Donc, je ne veux pas me remplir d'autre chose que de moi en ce moment, me récupérer, me ramasser, me rassembler, me réunir.

On ne m'a jamais appris la tristesse en douceur. Il faut que je coupe la parole de peur que l'on ne parle à ma place ou que l'on ne m'écoute pas. Faut-il que l'on ne l'ait pas fait pendant si longtemps ? Il faut que j'écrase, que je réduise le bonheur de l'autre en miettes (boulimie oblige !) violemment à coups de pieds, de gestes violents ou de sales mots de peur qu'il ne soit heureux à ma place parce que je ne supporte pas son bonheur, son contentement, son enthousiasme. Je trouve cela nul, niais, béat. J'ai envie de le CASSER. Je ne veux pas qu'il soit heureux à ma place. Qu'a-t-il donc fait de mieux pour mériter ce bonheur ou ce bien-être ?

Qu'ont-ils fait de si dur, ont-ils eu à lutter, à résister, les « heureux », les gamins et les autres pour être en vie, pour aimer la vie ? Ils n'avaient rien à craindre puisqu'ils étaient aimés sans condition, sans le moindre doute ? L'amour offert, illimité, gratuit. Pas de peur, pas d'effort à faire pour se faire aimer, rien à prouver, l'amour à discrétion, sans condition, à jamais, en toute sécurité. Ce sont des gâtés pourris de l'amour, de l'affection rassurante, je les déteste. Je me sens volée, on m'a volée parce qu'on ne m'a pas donné alors que je n'aurais dû connaître que cela, que vivre grâce à cela. Enfant, on ne doit pas avoir à faire d'effort pour recevoir l'amour. C'est un dû inaliénable.

J'ai l'impression d'avoir toujours été sur le qui-vive, menacée, en danger, que je ne pouvais attendre le soutien de personne. Ni parents, ni maîtresse, ni frères et sœurs. Personne. Tout était sans arrêt remis en question. Il aurait fallu me perfuser d'apaisants (pas de calmants) en permanence.

Je ne suis pas tranquille ce soir, je suis en colère, méchante. L'écrire et le dire ne m'apaise pas. Je n'entends que mon vacarme intérieur. Je n'aime plus être comme cela. J'ai toujours été occupée à survivre et pas à vivre. C'est de la colère ça ? Je n'ai pas envie de bouffer, je veux autre chose. C'est moi qui veux. C'est moi que je veux, je veux être à moi, pas à l'autre. Je n'arrive pas à me reposer ni à me poser ce soir. Je voudrais rester active, mais ne plus me harceler ainsi, être inquiète de tout. Ne pas pouvoir me laisser aller, lâcher ce truc toujours à faire. Je n'arrive pas à être à moi. Où est la petite fille debout qui regarde là-bas, les mains sur son vélo ? Je ne sens rien, je suis dure, pas contente, pas satisfaite. Néanmoins, je ne suis pas comme avant.

Jeudi 3 mars 2005

Pleurer, bouder, c'était pour attirer l'attention et par là, l'amour et l'intérêt de maman. Mais ça ne marchait pas.

Je n'aime pas les cris, les voix fortes (la vôtre est si douce, si apaisante, si constante Docteur), les gestes bruyants, les portes qui claquent. Il y a des présences bruyantes qui prennent de la place. Quand je suis en colère, c'est pour prendre toute la place, pour que l'on n'écoute que moi.

J'aime l'énergie, mais celle qui ne fait pas de bruit. Sa voix me rend nerveuse et agressive, sur mes gonds. Il est impatient, il stresse, bouscule, malmène, « Allez allez, on n'a pas que ça à faire aujourd'hui ». Manger vite, marcher vite, claquer les portes plutôt que de les fermer. Pourquoi passer inaperçu quand on peut faire du bruit et attirer toute l'attention à soi ? Il ne parle pas, il gueule, il commande, il critique surtout, rien n'est mieux fait que par lui-même, vérifié, contrôlé, refait. Il crève de trouille sous ses grands airs de patriarche, c'est pour tout cela qu'il ne supporte pas le repos, c'est une maladie pour lui, une anormalité, de la fainéantise, de la perte de temps et donc d'argent. Si on l'attaque, il met son travail et son argent en avant. Il est imparable. Cher papa.

Sur qui d'autre que moi-même puis-je compter pour m'apaiser, me rassurer ? Sûrement pas sur la peur et sur l'angoisse de ma mère, ni sur la cyclothymie et l'hypocondrie, la violence, le bruit et la fureur, l'état d'urgence permanent de mon père. Quand il parle, il menace.

Alors, être ici à A., se reposer et prendre le temps, ne pas travailler alors que j'en suis capable, ce n'est pas permis, ça lui est insupportable. Travail et argent, le nerf de la guerre. Ne pas oublier. Travailler est forcément un signe de bonne santé. Soit ! Il n'aime pas les assistés, les fainéants, les petits, les médiocres, « ceux qui ne feront jamais rien de leur vie », qui n'ont pas d'ambition. Et vlan ! Prends-toi ça dans les dents ma fille ! Heureusement, tu ne sais pas que je suis ici. Tu ne le sauras jamais puisque ma lettre arrivera le jour de ton AVC. Drôle de coïncidence, comme s'il importait peu au fond que tu saches. Mes frères parlent très calmement, ça l'horripile, ça le désarme. Lui, il ne parle pas, il GUEULE.

Vendredi 4 mars 2005

De 20 h 30 à 21 h 45. Voilà, ma petite fille a pleuré. Pas de colère. Pas envie de bouffer non plus. Elle, elle ne savait pas qu'elle pourrait pleurer sans colère et sans bouffer pour étouffer.

Juste pleurer parce qu'elle était triste. Elle a pu pleurer autant qu'elle a voulu sans crainte d'être vilaine ou pleurnicharde, se laisser aller à pleurer comme jamais elle n'avait pu s'autoriser à le faire. N'être que triste, triste et tranquille. Je n'ai pas su lui parler avec des mots quand le Docteur B. me l'a demandé ce soir, mais là, maintenant, je te berce, par terre, dans moi, contre moi. Elle n'avait plus à se taire ni à se cacher. Elle n'avait plus peur de ne pas être entendue. Elle a pleuré très fort et on l'a entendue. Peu importe par qui, mais elle a été entendue « Tiens, on pleure dans la chambre d'à côté. » C'est normal que ma petite fille triste pleure, c'est parce qu'elle est malheureuse, qu'elle souffre et qu'elle ne peut le dire à personne, surtout pas à sa mère. Mais ce soir elle me l'a dit à moi. Et moi je lui ai dit que c'était bien qu'elle pleure et qu'elle savait bien pleurer, qu'elle pouvait prendre tout son temps, que jamais plus personne ne lui prendrait ses pleurs, que je la prenais dans mes bras et que je la protégeais pour qu'elle puisse pleurer sans être seule. Avant elle ne pouvait pas, elle était trop petite, trop seule. Maintenant, je suis là et je ne l'abandonne pas. Je lui demanderai pourquoi elle pleure et je l'entendrai toujours quand elle sera triste et qu'elle me dira qu'elle veut pleurer. Quand elle aura bien fini de pleurer, je serai là, elle ne sera pas dans le vide, dans le noir, isolée, cachée. Après avoir sangloté, je voudrai qu'elle n'ait plus mal.

C'était doux comme tu as pleuré ma petite fille à moi, comme tu avais besoin de pleurer ainsi. Quand tu pleurais, c'était pour avoir un câlin, des mots doux et rassurants. Tu voulais qu'on pousse la porte, qu'on sache que tu étais là, toute seule et que tu avais du chagrin, que tu voulais juste que l'on t'entende, que l'on vienne, que l'on te dise « Pourquoi Véro », simplement. Mais non, tu faisais ta boudeuse, disaient-ils. Et jamais l'on n'a poussé la porte pour toi.

Juste qu'on câline et qu'on apaise ta colère, ta tristesse, ta solitude, ton chagrin et après, retourner t'amuser avec les autres. Juste que l'on s'arrête pendant ta tristesse, sans que tu aies à le demander. On ne laisse pas pleurer une petite fille, on lui parle et on la serre fort jusqu'à sentir son petit cœur meurtri s'apaiser et respirer calmement. En finir avec cette grosse peur terrible et terrifiante contre laquelle elle ne peut pas se défendre toute seule et qui fait si mal et plus mal à chaque fois encore, car elle ne voit aucune main tendue, elle n'entend aucun mot derrière la porte, aucune voix chaude et douce.

Tu auras toute ma douceur ma petite fille.

Après ces gros pleurs, on est allées toutes les deux écouter *La jeune fille à la perle* parce qu'on ne voulait pas de parole entre nous deux, juste la musique.

Ce soir, j'ai été capable de t'apaiser, tu n'es pas coupable d'avoir pleuré, j'étais là pour prendre soin de toi. On est main dans la main, cœur dans le cœur désormais ma petite fille, mon petit cœur, ma douceur. Tu ne m'avais jamais dit autant de choses avec tes pleurs. Nos pleurs et nos tristesses se sont parlé. C'était notre tristesse, notre histoire, notre rencontre.

Samedi 5 mars 2005

La colère génère une vengeance immédiate sur le corps. La petite fille vient à peine de naître (dix-huit jours ce matin) que déjà on lui demande d'être une adulte.

« Fais-toi confiance », me dit Nicole, l'infirmière. Elle m'énerve. « Tu es en train de grandir. » Elle ne voit pas, elle ne comprend pas la petite fille. Seule Arlette comprend, me serre dans ses bras et me dit : « Prends le temps, respire. »

Lundi 7 mars 2005

Mes yeux ne sont pas beaux que de leur couleur ou parce qu'ils sont maquillés, mais parce qu'ils ont la couleur de la vie, de mes larmes.

« Autre sensorialité » évoquez-vous Docteur. Je suis plus fatiguée de mes émotions que de mes exercices physiques.

Je n'aime pas la normalité, l'anormalité non plus. J'aime la vie et l'amour, la joie et la tristesse, le soi, l'intérieur.

J'aime profondément la différence, plus encore l'indifférence à la différence. *Autoportrait au radiateur*, de Christian Bobin. Merci Arlette. « Un livre dont on se nourrit ». Un livre que je prends le temps de lire, de sentir, de ressentir, un livre que je fais mien. La vie qui entre et non que je prends. La vie ne m'appartient pas. « Merci la vie » comme tu aimes si souvent à le dire Arlette.

Merci à vous, Docteur B. de m'accompagner. Ce n'est pas vous que j'aime, c'est l'amour. On ne prend pas l'amour de quelqu'un, on aime parce qu'il y a l'amour. Il neige, j'aime. Neiger, aimer, c'est la vie.

Docteur, êtes-vous mon psychiatre ou mon psychothérapeute comme vous l'avez dit samedi ?

Je ne sais pas encore que ce matin, à 5 h, papa a eu un AVC sur un champ de foire dans l'Aveyron. Ses jours sont comptés. Sur les conseils d'Arlette et bien que je ne l'aie pas vu depuis des mois et qu'il ne sache rien de mon séjour à A., je vais me rendre à son chevet, mercredi, à l'hôpital de V.

Papa, es-tu en train de m'abandonner ? Que vais-je devenir sans toi ? Tu m'as fait tant de mal, mais tu m'as tellement protégée. Non ! Ne pars pas.

Mercredi 9 mars 2005

Depuis lundi matin tu es parti mon papa. C'est comme si tu étais parti. Ce soir, sur ton lit d'hôpital tu m'as dit, comme tu le pouvais, avec tes yeux, avec ta main encore valide, tu m'as dit de tout ce qui restait encore de toi et qui pouvait encore bouger « Ne me laisse pas comme cela ». Ils vont vouloir que tu luttes papa, moi je t'écouterai. Choisis de vivre ou de mourir mon papa. Je ne veux pas que tu souffres. Tu m'as montré avec ta main cette jambe et ce côté de ton corps qui ne peut plus bouger, tu as posé la tête sur mon épaule, je t'ai soutenu, tu t'es levé de toutes les forces qu'il te restait, tu te cramponnais comme dans un ultime effort à cette barrière et à ma main, tu tirais sur mon bras, tu me montrais que tu voulais partir. Moi seule sais combien c'est insupportable, que rien dans ton être ne pourra supporter cela. Baisse les bras mon papa, laisse-toi partir, ne lutte pas si tu ne le veux pas. Pas un mot, tu ne diras pas un mot, tu ne peux plus. Plus de parole, plus de corps valide, mais comment pourrais-tu encore avoir envie de vivre, de survivre ? Je sais que tu ne voudras pas de rééducation, quel terme ignoble. Toi, tu es entier ou tu n'es pas. Pas un rééduqué, à moitié valide, incapable de faire une phrase ou un geste de façon autonome, incapable de faire obéir ton corps. J'ai senti ton désespoir et ton abandon. Tu ne veux pas. Je voudrais que tout ait lâché dans ce cerveau que cette artère de merde bouche tout et finisse son sale boulot. Elle t'a pris ton corps et ta tête alors qu'elle en finisse et te laisse en paix. Ils disent qu'il ne faut pas te dire trop de choses, te parler, évoquer ton travail à la ferme, tes enfants, tout ce qui a fait de toi l'homme que tu étais. Moi je voulais te dire que je suis avec toi pour te laisser partir, pour que tu ne souffres pas, que ça ne dure pas, que tu n'avais pas à endurer cet emmurement, ce semblant de vie. Je les hais avec leur espoir qui les rassure eux et qui toi te fait peur. Je le vois trop dans tes yeux. Tu t'en vas au moment où j'arrive, où je reviens, mais nous nous retrouvons pour toujours. Je n'ai plus de larmes pour aujourd'hui. Ta peau était douce, je ne savais pas, tes belles jambes blanches et lisses et si fines d'un jeune homme de soixante-seize ans. Tu as tout compris, tu m'as tout dit ce soir à cinq heures avant que je ne reparte à Toulouse. Comme si tu avais eu ce sursaut de force pour me dire avec ton corps malade ce que ta parole ne pouvait plus exprimer. Je déteste ces barrières de lit qui te retiennent, si tu pouvais les enjamber. Ce n'est pas faute d'essayer. Tu es enfermé mon papa. Je veux seulement les bras de Valentin (ton petit fils) autour de ton cou et tes mains vivantes, tes grandes et grosses mains sur les siennes. Nous trois si souvent complices dans nos plumées.

Jeudi 10 mars 2005

Aujourd'hui, c'est comme si ce qui m'avait pesé de papa jusqu'à présent, je pouvais le porter maintenant. Je ne sens pas sa vie comme un poids, une entrave qui m'empêche moi de respirer. Il m'aide à dire ma tristesse.

Je ne veux pas que mon corps m'empêche d'être triste. Il peut trouver tant de moyens pour ne pas l'être : la gym, la marche, la boulimie. Je ne veux pas que ma mère m'isole de mon père. Je lui fais peur, je le sens bien. « Arrête maman, ne crie pas sur papa ainsi », lui ai-je dit maintes fois à l'hôpital. Je lui pardonne aujourd'hui, tant de ressentiment et de colère entre eux durant toute une vie de presque cinquante ans.

Je prends la souffrance de papa dans l'état où il est, mais pas celle de ma mère, comme si je la reniais. « Une autre Véro, un autre papa » comme dit Colette ma tante, sœur de papa et tata si accueillante à ses heures.

Oui mon papa je te porterai. Tu m'as portée, je te porterai de toute ma force. Je t'attends.

Vendredi 11 mars 2005

J'ai toujours vécu en pensant que mon papa me survivrait et qu'il serait là jusqu'à mon dernier jour. Mais il est dans l'ordre de la vie que je te survive papa, comme si je savais maintenant que j'avais continué à vivre pour t'attendre toi et prendre soin de toi jusqu'à la fin de ta vie terrestre et physique. Après ma réaction défaitiste lors de ma visite à l'hôpital mercredi, j'envisage aujourd'hui que tu puisses vivre et surtout que je puisse prendre soin de toi, chez moi, dans un appartement approprié. Ce serait le but de ma vie : m'occuper de toi. J'y pense très sérieusement. Mais la situation est trop prématurée. Des sept enfants, je suis la plus disponible et peut-être la plus apte à te prendre en charge. Il y a une telle empathie entre nous. Ce soir, j'ai dit aux étoiles que tu n'étais pas seul dans la nuit. C'est la même nuit pour chacun de nous tous papa. N'aie pas peur.

Le Docteur B. m'a dit que j'étais très courageuse de ne pas avoir fait de crise de boulimie. Il sait comment je fonctionne. Il ne fait pas de faux pas. Il a confiance, j'ai confiance et cela me donne de la force. Tu voudrais tant que je guérisse mon papa.

Arlette est là ce week-end et elle sifflera ce matin. J'ai changé de chambre, mais ceux que j'aime et qui me soutiennent sont toujours là, dans ce même service où je viens depuis 1997.

Ce qui me rapproche de papa, c'est de savoir que c'est dans sa tête qu'il est enfermé maintenant, qu'il ne peut plus exprimer ses émotions. Pas seulement dans son grand corps malade et paralysé. Moi aussi je suis enfermée dans ma tête.

Papa est mort le 15 mars 2005, à 1 h du matin, seul à l'hôpital sans aucun de ses sept enfants ni sa femme à ses côtés. Chacun doit réfléchir à son absence cette nuit-là. Pourquoi l'avoir laissé seul ? Espérons que nous pourrons gérer cela en notre âme et conscience.

Vendredi 18 mars 2005 — au matin

Composé dans ton lit papa, après une nuit d'insomnie.

Jour de ton enterrement. Il fait un soleil éclatant et une chaleur douce.

Poème lu sur ta tombe, devant ta famille et tes amis réunis.

Papa
Autant que toi tes yeux
Autant que toi tes mains
Autant que toi ta force
Autant que toi ton urgence
Autant que toi tes colères
Autant que toi tes exigences
Autant que toi ta résistance
Autant que toi l'énergie
Autant que toi la pression
Autant que toi à fleur de peau
Autant que toi la tourmente et l'insatiabilité
Autant que toi le calme et la solitude des petits matins
Autant que toi les éclats de rire
Autant que toi l'énorme besoin de tendresse, l'énorme besoin d'amour
Autant que toi l'intelligence et la lucidité
Autant que toi la fierté, la prestance
Autant que toi contenues dans la noblesse de notre âme
Autant que toi le tranchant, le vif, l'acéré
Autant que toi la rudesse et la finesse
Autant que toi la caresse, la chaleur, la douceur
Autant que toi la simplicité complexe
Autant que toi nos différences, nos divergences, nos impatiences
Autant que toi notre attirance

Autant que toi notre complicité sous-jacente
Autant que toi la paix et le repos autorisés
Autant que toi qui m'as portée, me portes, que je porte et porterai
À la force de mon cœur
Je sais que tu m'attendais. Je suis là
Ta poulette t'embrasse Patchoune

Samedi 19 mars 2005

7 h 40. Lettre à ma fratrie à la suite du décès de papa, remise à chacun de mes frères et sœurs :

Bruno, Patrick, Didier, Marie, Pierre-Yves, Isabelle,

L'aube est cruelle qui ne peut se remplir que du manque de papa. Il aimait touiller son café pendant une heure avant de le boire à petites gorgées. À chaque gorgée, entre chaque gorgée, autour de chaque gorgée, des pensées et des calculs dans sa tête pour chacun et chacune, pour l'ouvrage du jour à accomplir, mais aussi au-delà, pour demain et pour loin. Pas seulement pour lui, comme je l'ai longtemps cru, mais pour tous, que personne n'en doute même si la colère est là, encore. La colère et la haine sont des hyènes insatiables et méchantes qui rongent le cœur, les pensées, dénaturent tous les sentiments et émotions, les détournent pour s'en nourrir, inlassablement. Il est vain de se demander si l'on doit lâcher ou non sa colère. Il faut simplement la dire haut et fort, on croit qu'une fois ne suffira pas tellement elle vous tient debout, depuis si longtemps, comme une béquille. Mais c'est une traîtresse. On ne battit rien tant qu'elle vous dévore et vous dissuade d'essayer autre chose. Et puis elle jaillit, on la crache, on l'expectore, on transpire, on en a les yeux révulsés, le visage rouge et noir, pas de larmes, que des cris, des hurlements, des mots immondes, des mains avec des griffes au bout, tout explose, monte haut, très haut, le bruit assourdissant que cette colère faisait à l'intérieur empêchait d'entendre sa propre voix et aussi les bruits du monde autour. La colère et la haine sont des bêtes féroces, dévoreuses. Elles sèment le doute et entretiennent la sécheresse, vous privant de nourrir votre amour de vos larmes.

Aujourd'hui, je peux aimer papa sans doute, sans peur. Je peux être TRISTE, d'une belle tristesse, le pleurer parce que je sais que ma vie, que la vie de chacun de nous sept, a été étouffée et entravée à un moment ou à un autre, ça, c'est à chacun en son âme et conscience de le dire à papa. Il ne faut pas culpabiliser de cela, il faut le dire à papa si vous avez quelque chose à lui dire, il peut l'entendre et le comprendre, puisqu'il m'a entendue, moi. Croyez-le tous, sans exception aucune. Je ne suis pas le Messie, loin de là, mais l'amour, la paix, la compassion, l'humilité, la gentillesse, l'attention des uns pour les autres, la chaleur, la douceur, le cœur, la sagesse, la JOIE d'être en vie, ici et maintenant, sont la seule FORCE, la seule vie à vivre. Occupons-nous bien de notre vie, de celle de nos proches, aimons-nous, re-serrons-nous. Je vous le dis aussi fort que je le peux, aussi fort que la mort de papa.

Je vous aime, je vous garde parce que je sais désormais que l'on peut recevoir et donner, que cela ne fait pas peur, ne met pas en danger de se perdre, de se diluer, d'exister moins. C'est tout le contraire. Recevoir, laisser entrer la vie, cette lumière que l'on ne peut agripper et contraindre. Non la vie ne nous appartient pas, on ne l'attache pas, nous sommes tous des petites vies, comme des flocons de neige dans le grand ciel gris. C'est tout simple.

On a tellement de choses et on reçoit tellement de choses à être simplement gentils. On ne construit pas sa vie pour ou contre quelqu'un, parce qu'on est en colère. On la construit pour soi et l'on s'aperçoit que plus on se construit pour soi-même et plus la colère se dilue, se délite, prend sa raison d'être, tombe, se défait et soulage.

Être tous les sept ensemble, une seule et même fratrie, c'est être chacun individuellement et dans sa différence membre à part entière de la « tribu », se poser comme individu libre, libre d'être qui il est, et donc libre d'être réuni avec tous ses frères et sœurs quand il en a envie, sans colère, sans ressentiment, sans rancœur. On ne perd rien, on ne se trahit pas à se retrouver ensemble. Nous sommes tous dépendants les uns des autres (les choses et les êtres vivants, ici et ailleurs), pas seulement sur terre, mais dans « l'autour », dans l'univers des univers des univers ! Alors, ne nous prenons pas trop au sérieux et vivons notre petite vie humaine ici et aujourd'hui.

Si j'ai un vœu à formuler, c'est simplement celui que chacun, tranquillement, dans le calme, au moment qu'il choisira, qu'il sentira, lise cette lettre. Peu importe que ce soit aujourd'hui, demain ou plus tard. Chaque chose en son temps. Que chacun le fasse en son temps, s'il en a envie et s'il le veut, en toute liberté, pour lui.

Tout ce que je viens de dire est de l'ordre du cœur et non du matériel, bien sûr.

Ordre de naissance oblige, je commence par toi : Bruno

Merci pour ta profonde gentillesse et ta bonté, ta sensibilité, tes attentions délicates (dire bonsoir à papa et maman le soir après avoir tiré le vin à la cave, savoir juste si tout va bien, remplir la chaudière, veiller sur eux, pas parce que tu en as l'obligation en tant qu'aîné, mais parce que ton cœur est doux. Tu n'as jamais manqué de venir me dire bonjour quand je venais en week-end dans l'Aveyron.

Patrick : merci pour le beau visage que tu nous donnes à voir, nous qui ne t'avions pas vu ni touché ni serré depuis bientôt deux ans, loin là-bas dans ton pays d'adoption le Paraguay. Merci pour la confiance que tu as eue dans l'amour et le soutien de Papa et de nous tous dans ta maladie, merci de l'avoir accepté pour t'en servir comme d'une force.

Didier : merci pour ta main sur mon bras, hier au cimetière, en même temps que ton petit mot glissé à l'oreille après que j'aie lu mon poème à papa « C'est très beau Véro ce que tu as dit ». J'ai été profondément touchée vu ton naturel habituellement pudique. La vie, c'est cela : des touches de peinture, ici et là, des tout petits riens les uns avec les autres.

Marie : merci pour ta résistance, ton souci de l'autre, ta ténacité, ton plateau à Noël. Merci de m'avoir permis de comprendre par moi-même que le flot de tes paroles ne cache qu'une profonde générosité. Tu écoutes et tu retiens et tu attends que « cela vienne enfin un jour ». Tu fais vraiment, tu laboures ton champ, pour toi et pour les autres. Merci grande sœur.

Pierre-Yves : merci pour ta douce petite voix de « Rassou » jeudi matin quand tu m'as répondu au téléphone. C'est cette voix calme, apaisante, rassurante, forte, parce que douce, que j'aime. Tu m'as tellement portée petit frère... par monts et par vaux. Je pouvais compter sur toi même et surtout quand je pestais contre toi parce que ces satanés GR n'en finissaient plus « On est bientôt arrivés, une demi-heure (tu parles !) On passe ce col et après ça descend tout le temps ! » Comme tu m'as appris le bien-être et la satisfaction après l'effort, moi qui étais chaque fois au bord de la mort. J'étais fière d'être celle que tu « traînais » dans le Cantal ou dans les Pyrénées (tu disais de moi, mais pas à moi, trop de pudeur entre nous, que j'avais une sacrée résistance pour une fille !) Ne le prenez pas mal, Marie et Isa ! C'est moi qui en ai bavé !! Pierre, notre cousin t'aime profondément, comme un frère. Tu sais ça ? Oui, comme un frère. Tellement de souvenirs, mon Rassou, tellement d'amour pour toi, ne te détache pas de ça, ne t'en prive pas, lâche prise mon Rassou (pas sur la paroi, hein, on se comprend bien !) Tu es une belle personne et un beau et bon papa. N'en doute pas. Essaie de pardonner à papa, si tu peux.

Isabelle : merci de m'avoir dit à Noël, pas le dernier, mais le précédent « Tu as le droit de garder ton invalidité et de ne travailler qu'à mi-temps, si c'est comme cela que tu peux arriver à vivre pour le moment » (tu entendais par là « reste en vie » quelque part). Tu avais compris mon rapport difficile au travail et au plaisir. C'est énorme de ta part. Mesure bien cela. Merci d'avoir aussi compris mon histoire avec les enfants... OK ? Salut petite sœur. Nous avons mis du temps toutes les deux à nous retrouver.

Merci à tous, merci la vie.

Maman, tu n'es pas oubliée, car parler à mes frères et sœurs, c'est parler aussi à toi et à papa. Vous écoutez tous les deux et vous entendez tous les deux parce que mes frères et sœurs sont vos enfants.

Allons et soyons dans la paix et dans la joie.

Véro

Merci à Arlette pour son enseignement sur la vie et la mort. C'est grâce à elle et à nos longues discussions que j'ai pu appréhender et accepter la mort de papa et croire dans quelque chose de l'au-delà.

Sans elle, sans toi Arlette, cette mort aurait été insupportable, inacceptable. Elle m'a rendue sereine.

16 avril 2005

J'ai eu beaucoup de mal à me poser à la maison ce week-end. J'ai fait une crise de boulimie. Comment le gérer par rapport à maman ? Le lui dire ou pas ?

Docteur, pourquoi est-ce que je mange toujours le dimanche soir en rentrant des week-ends dans l'Aveyron ? Pourquoi est-ce si dur de laisser ce secret, ce caché, ce « rien qu'à moi » de la boulimie ? « Ça » me manque. Envie de m'échapper. Que puis-je faire de cette envie de fuir ? Il y a une jouissance dans ce caché (ce caché, c'est moi qui l'ai fabriqué, c'est pour cela qu'il m'est si cher). Il va falloir que je construise un autre jardin secret bien à moi qui ne passe pas par la crise de boulimie.

Je veux comprendre cette colère et apprendre à la démanteler. Quand on souffre, on se défend par le biais de la colère et de la violence et c'est épuisant.

Vous m'assurez Docteur que la boulimie et l'anorexie ne constituent pas et ne construisent pas une identité. Cependant, la boulimie est la seule jouissance que j'aie pu nommer, identifier.

L'aliment est à la fois l'extérieur et l'intérieur, c'est comme un prolongement de l'intérieur vers l'extérieur.

19 avril 2005

Empruntée, fausse, pas naturelle, comme si je jouais en permanence un rôle. J'ai du mal à écouter l'autre, je ne vois que mon apparence, n'entends que moi, dis des choses qui sonnent faux. Je sonne faux. Je ne suis pas accordée.

Vous me demandez si je me sens dépressive. Je vous réponds : « non », mais vous, le psychiatre, me croyez-vous ? Que vaut mon « non » face à votre diagnostic ? Quel est votre diagnostic, by the way ? Faut-il que je prouve que je ne suis pas dépressive ?

« Au péril de votre vie » me dites-vous par rapport à mon comportement alimentaire. Vous avez donc mesuré la gravité de mon « cas ». Merci Docteur. Mon père et le respect : il n'était pas où il fallait et il était où il ne fallait pas. C'est cela le non-respect, l'intrusion.

Patrick (ce garçon est mon seul ami, je l'ai rencontré à la maison de la philo un soir de juin 2004, depuis, nous sommes restés amis et il est venu plusieurs fois me rendre visite en clinique. Je l'aime beaucoup) m'a dit la même chose que vous par rapport à l'attente, la continuité.

« Le Docteur veut que tu fasses des choses de toi-même. Toi, une fois que tu as tes repères, tu te dis : c'est bon, je peux organiser ma boulimie autour de ça... » C'est exact, Docteur ?

J'ai besoin de repos, de tranquillité, de nouvel espace rien qu'à moi, car guérir et lutter contre la dépendance et m'ouvrir au monde me demande beaucoup d'énergie.

Pour écouter, j'ai besoin d'être écoutée, et vice versa.

Patrick dit que j'ai une mémoire impressionnante (il est gentil !) Les études et les défis intellectuels (que je vouais à l'échec d'emblée par ailleurs) ont aggravé les symptômes. À propos de vous Docteur, Patrick dit que vous avez l'air sévère et que vous dégagez une grande force.

Patrick me respecte et tolère mon fonctionnement. Il m'a autorisé le plaisir sexuel bien que nous n'ayons jamais fait l'amour ensemble, mais il m'a suggéré la masturbation et c'est grâce à lui que j'ai découvert l'orgasme clitoridien. Merci Patrick, ce fut une grande découverte à 42 ans ! Il m'autorise à ne pas travailler, car je ne trouve pas un travail qui ait du sens, qui ne soit pas aliénant.

Par rapport à mon père, je refuse depuis toujours le modèle qu'il représente ou qu'il m'offre comme le seul et unique. Sans le travail, mon père se serait suicidé. Je n'aime pas cette conception du travailleur-forçat, elle ne me va pas.

Vous souvenez-vous Docteur du jour où vous m'avez dit que mon père serait déçu que je sois ici puisque je le rappelle, il l'ignorait ? Il ne savait pas que j'avais laissé tomber mon travail. Seule ma mère était au courant. Il la harcelait pour savoir, mais je lui avais demandé de garder le secret. J'ai compris le jour où vous m'avez dit cela que ce n'était pas pour moi qu'il s'inquiétait, pour ma santé, mais qu'il avait peur de perdre son pouvoir sur moi. Inadmissible pour lui que je veuille vivre en dehors de lui.

Patrick m'a expliqué que nous disposions de dix outils réflexes comme capital de départ, et ce, pour la vie. Si on en enlève un, la personnalité s'écroule (le travail par exemple). Car créer un nouveau circuit automatique nécessite un apprentissage très long et difficile, quasi impossible, entraînant dépressions, suicides, etc. Patrick représente tout ce que détestait ou méprisait mon père, à savoir l'oisiveté. En effet, Patrick ne travaille plus depuis qu'il est en retraite militaire, mais il demeure quelqu'un de très actif et très curieux. Il m'aide beaucoup dans la valorisation de mon estime de moi. Il apprend de moi, il a besoin de mon savoir et de ma culture et inversement, il a lui aussi besoin d'être valorisé et touché par moi. Nous avons essentiellement une relation « intellectuelle ». Il a un problème avec la tendresse, il a peur de se lâcher, mais il cherche. Il est distant physiquement (ce qui me rassure de la part d'un homme), mais très délicat, réceptif et sensible. Jamais de mépris entre nous. Il a toujours besoin de réitérer qu'il n'y a aucune ambiguïté dans notre relation, comme s'il en avait peur. Ce que je lui dis de lui l'effraie parfois. Peut-être parce que je le cerne bien et qu'il n'est pas habitué à ce genre de relation avec une fille. C'est un être exigeant avec lui-même et donc avec autrui, ce qui n'est pas pour me déplaire. Il ne veut pas être manipulé. Il est intelligent, car il a besoin de tester les informations et de se les approprier ensuite par lui-même sans subir les influences médiatiques ou autres. Il revendique sa liberté et ça me plaît. Il me dit être persuadé que pour accéder au bonheur, il faut passer par les sens, sans cela on reste dans le paraître, l'acquisition, la possession, mais sans le ressenti et les émotions. Même si je me sens attirée par Patrick (nous avons tout de même eu des jeux sexuels ensemble pendant l'été 2004) je veux garder cette distance. En ce moment, je ne peux pas partager quelque chose d'amoureux avec un homme. Confiance et respect en priorité, dégagés de la séduction. Avec Patrick, je peux me livrer sans avoir l'amer sentiment d'être un livre ouvert. Je ne regrette en rien de lui avoir confié des choses intimes. Je ne calcule pas. Je ne me sens ni spoliée, ni volée, ni trahie.

20 avril 2005

Grand mal-être intérieur. Tout ressort dans le souci de l'apparence. Agitation, je ne peux plus m'arrêter, me poser, c'est le tumulte. Je suis bouffée dans ma tête et partout envahie, assommée, droguée par l'envie de bouffer. Rien ne m'intéresse. Déconcentration totale. Il faut que tout soit parfait, je ne tiens pas en place, je m'arrange de tous les côtés, sur toutes les coutures et plus je m'acharne, plus je suis mal. Pourquoi faut-il que tout soit parfait, maîtrisé, fait et refait, bien mis, bien rangé, changer trente-six fois de vêtements, rien ne va, rien ne remplit, rien n'arrive à aller autant que je le voudrais, autant que quoi en fait ? Comment partir ailleurs ? Comment casser le rythme que je connais trop bien, ne pas prendre le chemin habituel, le seul depuis toujours ? Même écrire n'inverse pas le cours des choses, ne me calme pas. Je n'ai aucun pouvoir, c'est cette envie de bouffer, de fuir, de me sauver qui mène mon monde. Je ne suis plus qu'une bouche et un estomac, plus qu'une matière qui ne sait rien faire que vouloir bouffer, engloutir toute la vie autour, tout avaler, tout faire rentrer, tout manger, je sais que c'est bon, que ça calme, ça au moins, je le sais. Les engloutir, tous et toutes et tout ce qui va avec, tout ce de quoi ils vivent eux. Manger leur vie pour ne plus avoir à les supporter. J'enrage, je les tiens, je vais les bouffer, je serai la seule à rester, je me nourrirai d'eux. Je prendrai tout d'un seul coup d'un seul comme cela je n'aurai plus à refaire sans arrêt les mêmes choses ; je les aurai à moi une fois pour toutes et comme je ne peux pas tout avoir de tous et de tout, les bouffer est le seul moyen de leur prendre ce que je n'ai pas et qu'eux trouvent, que moi je ne sens pas. Ce bonheur-là qui ne vient pas, cette envie de vie non plus. Je suis paniquée, perdue, bête affolée et traquée par l'« autre ». L'autre qui ? L'autre boulimie ou l'autre tout court ? Les deux mon capitaine !

Mais que cet autre n'existe plus, car son existence à lui me fait mal. Je ne peux pas rivaliser. Je veux que ce soit parfait. Le parfait, ça n'a aucune vie, ça ne ressent rien. Ça ne fait qu'avaler.

Je ne veux pas être fausse, en toc, fabriquée de rien, de trucs qui vont et viennent et qui ne restent pas, qui rentrent et qui sortent, qui s'échappent, qui me leurrent, qui ne font que me calmer pour deux ou trois heures. Je ne suis pétrie que de factice, je n'arrive même pas à hurler « saleté de bouffe », je n'arrive pas à la rejeter, à la repousser. Comment repousser de la bouffe alors que je ne suis que de la bouffe ? Je suis toute seule. Je ne veux déjà plus que l'on me regarde parce que je suis toute seule, toute sale, nulle, vide.

Si je reste ici dans ce qui est mon espace, quand elle n'est pas là, ce n'est pas parce que j'en ai envie. Ça me fait mal de ne pas pouvoir lui laisser la place, ne pas être qu'elle, au moins un peu, un moment. Elle arrive même à empêcher la musique d'entrer. Je sais que le monde autour va m'interdire de me jeter dans elle tout entière. Je ne supporte plus de me regarder, d'être encore en vie, je veux tous les tuer et moi aussi, moi tous et tout ensemble. Fermer les fenêtres, ne rien entendre, ne rien voir, ne rien sentir, ne rien souffrir, ne rien endurer, ne rien parler, ne rien rire, ne rien vivre. Ne pas dire pour qu'il n'y ait enfin qu'elle.

Je veux être une laideur et une saleté. Ça ne se voit pas, n'est-ce pas, ce vide, ce trou noir, ça ne se voit pas quelqu'un en bouffe, pas en vie, en bouffe. Comment continuer à respirer quand on est en bouffe, faite de bouffe et immergée dans la bouffe ?

21 avril 2005

Docteur, le fantasme de la bouffe dont vous me parlez, il part de quel sens ? La vue, le goût, le toucher, l'odorat, l'ouïe ? Quel rôle le psychisme, la pensée, jouent-ils dans l'élaboration du fantasme ?

Les instruments du psychisme sont les sens. On construit les pensées à partir des sens, des perceptions, du ressenti, du vécu. (Je pense à moi bébé et à ma difficulté, mon désarroi, mon sentiment d'abandon dès que maman n'est plus là).

Cette notion des sens est une découverte pour moi Docteur. Tous les autres psychiatres avant vous se sont fourvoyés, renvoyant la boulimie à un problème purement intellectuel. Je fais référence en particulier au célèbre Docteur S. ! Professeur de son état.

23 avril 2005

Te garder pour toi, à toi Véro. Ne pas te perdre dans les autres. Tout garder et ne laisser échapper qu'un très mince filet de ton ruisseau de vie intérieure. Ne pas le laisser s'assécher, accepter les saisons et la pluie rares qui donnent envie de se mouiller à la vie. Eau qui donne envie de poussière séchée dans le vent qui cuit. Baigner dans toi, dans ton liquide.

Respirer le monde, mais avec tout le monde.

Écouter, mais savoir laisser partir la voix, les mots comme ils sont venus, sans rien faire, comme la goutte le long de la vitre qui trouvera bien son chemin de goutte sans moi. Les autres n'ont pas vraiment besoin de moi, je n'ai pas besoin d'eux autant que j'ai besoin d'air et d'eau, de lumière, d'encre dans mon stylo.

Ne jamais laisser entrer la pensée de l'autre dans la mienne. Être en retrait. De même, ne pas entrer ma pensée dans celle de l'autre. Elle y serait mal à l'aise et maladroite, à l'étroit par peur d'être en trop ou pas assez.

Ne pas préméditer, anticiper, imaginer. Être dans le seul instant où je suis. N'être que dans l'improvisation, être dans le « je ne sais pas ce que je vais être et ne veux pas le savoir ». Tout improviser, hormis l'improvisation.

J'aime les choses remplies à ras bord (les bols, les assiettes de soupe, les tasses de thé, les verres). J'aime être au bord pour être libre de choisir à tout instant l'intérieur ou l'extérieur, le dessus ou le dessous, le chaud ou le froid, l'air ou le liquide. Pas le vide ou le plein, même vide, une tasse n'est que vidée. Elle contient un bout d'espace, de temps, d'infini.

Ne laisser entrer que la musique, celle que j'aime et qui n'a pas besoin de frapper. Être en retrait ou ramassée sur moi, repliée, resserrée avec soi dans soi, ce n'est pas s'enfermer, se murer. Libre d'aller et venir de soi à hors de soi. Cela a à voir avec mon travail de ne pas me déverser, raconter, montrer, prouver.

Je n'aime pas que l'on fasse du mal, que l'on se moque, que l'on rejette, méprise les gens que j'aime et qui me font du bien.

L'agression verbale (je ne connais pas la violence physique sur moi en tout cas ; je ne l'ai pas connue dans mon milieu familial. Mon père était d'une extrême violence, mais envers les choses et les animaux, pas envers les êtres humains ; c'était son exutoire), la brutalité, la violence, sont intimement liées, évoquent immédiatement l'intrusion, la force. L'autre vous piétine, vous saccage, regarde en vous et il est fort, il se sent fort et moi, toute petite, mais mauvaise, coupable. Je sais que c'est du mépris, de la méchanceté gratuite pour se faire du bien à lui, pour se soulager de son impatience, de sa contrariété ou de sa dépression, son abattement subit. Mais malgré cela, vous lui donnez raison (c'est lui qui dit qu'il ne faut pas faire de chèques sans provision quand vous n'avez plus d'argent), c'est lui qui a raison. Il s'appuie sur cet argument pour vous culpabiliser et ensuite seulement il offre sa « générosité ». Ce qui fait une double culpabilité et un doute se met en place : est-il vraiment généreux ou est-il généreux parce qu'il a pu me culpabiliser et m'humilier au préalable ?

26 avril 2005

Je l'ai construite cette sale bête pour résister, pour rester en vie, pour me protéger. Mais à présent, elle me met en danger, me menace, m'attaque. Elle croit qu'elle existe, qu'elle a des droits sur moi, qu'elle peut penser à ma place. Mais la boulimie, ça ne pense pas. Hier, c'est comme si je l'avais sentie qui voulait s'emparer de ma tête. Donc elle, elle est dans le corps et elle voudrait aussi occuper la tête, la pensée.

Elle n'est qu'une espèce de corps, de matière qui n'a pas de psychisme, elle est faite d'automatismes, de circuits, c'est une machine infernale, sans vie. Il y a elle et moi Véronique. Je l'écarte, je l'écartèle, je lui couperai les membres puis la tête et elle perdra tout son pouvoir, son emprise. Même si elle a l'illusion d'être là encore en moi. Elle saccage ma tête, mais je résiste. Elle n'a aucun repère, elle veut tout pulvériser. Elle est furieuse de sentir que j'occupe l'espace de ma tête avec ma pensée à moi, mes idées, mon imaginaire, ce que j'aime, ce que je sens. Mais si je l'ai construite, installée, mise en place, je la démantèlerai, je la mettrai en pièces, elle sera tout éparpillée, elle ne pourra plus fonctionner, ma force et ma pensée corroderont son mécanisme, elle rouillera, ne servira plus à rien, une épave. Mes pensées et mes larmes sont mes plus fortes armes. Je les aime, je peux compter sur elles depuis que je les ai (re) découvertes.

Je mesure combien elle m'a isolée, coupée, privée de tout, enfermée. Tout pour elle, rien des autres ou vers/pour les autres. Rien pour moi non plus. « Au péril de votre vie », « envahissante », « plus de psychisme » me dites-vous, Docteur. La boulimie contrôle corps et tête. Elle m'inflige des choses dures : remplir, vider, salir, laver, rincer, vider pour remplir à nouveau. Et si elle n'avait pas mon corps pour se manifester, que ferait-elle ? Elle est dans le faire, dans le physique qui fait mal, elle tient mon corps entre ses griffes comme une poupée de chiffon, elle le secoue, elle l'aplatit, le gonfle, l'écrase, le tord, le torture, l'éventre, lui laisse un répit et revient à l'assaut. Vingt-cinq ans que cela dure.

Hier après-midi sous la douche, la petite fille me disait avec ses pleurs qu'elle n'était pas une boulimie, elle, quand elle était petite, qu'elle n'était pas cette chose, ni dans sa tête ni dans son corps. Elle me disait qu'elle n'était pas attachée, ligotée puisqu'elle ne la connaissait pas. Elle n'était qu'une petite fille.

Hier pendant la crise, j'ai souffert physiquement surtout quand j'ai commencé à pleurer à la fin des vomissements. Je ne pouvais pas pleurer et boire mes litres d'eau en même temps. C'était terrible. Je me suis sentie volée, violée, abusée, séquestrée, humiliée, maltraitée, torturée. Je subissais, je me soumettais parce que je devais finir de boire et de vomir, finir son sale boulot à elle, après le plaisir de l'empiffrement.

Esclave, voilà je me suis sentie esclave. C'est ma tête qui a eu très mal hier. Elle n'a rien compris, comme si on voulait la brûler vive, l'attraper et la tuer. J'étais en danger réel. Être esclave de son plaisir à elle, croire qu'elle peut m'en donner, c'est atroce. Elle se rit de moi. Je la crois donc encore toute puissante. Et si je la croyais pour toujours, moins souvent, mais à jamais tout de même, comme si ses stigmates étaient indélébiles.

Peut-elle encore semer le doute, Docteur ? Tant qu'elle arrive à maintenir l'envie de bouffer, elle est bien là, je ne peux pas passer outre ce constat. J'ai peur. Elle sait que je n'arrive pas à lâcher le contrôle alimentaire, physique, le poids, le sport, tous les éléments qu'elle domine d'une main de fer. Elle se nourrit de cette dépendance.

Si je fais moins de gym, je ne serai pas satisfaite, « tranquille » comme après le devoir accompli, si je mange des pâtes et du riz, je ne penserai qu'à cela toute la journée, jusqu'à les éliminer.

Elle a tapé très fort hier, j'ai du mal à me remettre, je suis nouée d'angoisse. J'ai peur. Elle sait que mes points faibles sont ses points forts à elle : sa bouffe contre mon contrôle des repas. Si je n'ai pas fait le régime et la gym, en lisant ou en tricotant, je pense à mon corps et à l'exercice qu'il lui reste à faire avant la fin de la journée. Harcelée, je suis harcelée.

Ce matin elle attaque tout : la douceur, la beauté, la tranquillité, la chaleur, l'amour, la paix, j'ai peur. Elle m'oppresse, me presse, m'appuie dessus. Comme si elle me disait : « Je t'aurai, d'une façon ou d'une autre. » Elle m'angoisse, je l'entends qui me parle dans la tête : « Aujourd'hui, tu n'as pas envie de bouffer, et bien je vais t'en faire voir d'une autre façon. Je vais te faire peur. Tu as peur du repas de midi ? Et s'il y a trop de féculents, pas de légumes verts et du fromage à la place du yaourt, ou trop de sauce dans la salade. J'en ai des milliers de peurs comme cela en rayon. Tu vois que tu vas récupérer aussi vite que tu le pensais ? Je t'empêcherai de penser à autre chose qu'à moi. Je ferai tout pour t'envahir, j'userai de mille astuces. Je te tiens. Que tu en arrives à ne même plus aimer ce que tu aimais hier, pour que tu te souviennes bien du pouvoir que j'ai sur toi. Peux-tu nier que je te donne du plaisir, que tu as envie et besoin de moi, allez, réponds. »

Elle est effrayante aujourd'hui. Je l'entends qui me dit : « Si une seconde je te prends à être bien, tranquille, je le sais, rien de toi ne m'échappe. Je te tiens, tu restes là, tu ne bouges pas. »

Comment ne pas la craindre, la redouter ? C'est ma seule, mais pire ennemie.

« La pensée qui ne pense à rien », mais le rien est encore quelque chose. Il y a aussi « la pensée apte à ne pas penser », elle reste existante, mais elle décide de s'absenter d'elle-même, elle se met en retrait pour regarder couler la rivière. Cette pensée a la liberté et la faculté de penser à ne pas penser. La boulimie est antinomique avec cette pensée. La boulimie peut se passer de la pensée, mais elle veut des obsessions à la place.

La boulimie est la négation de la pensée. C'est le chaos organisé. En quelques minutes, elle s'accapare de ce qui lui est le plus intolérable : la pensée libre et vagabonde, qu'elle broie. Elle se sert de moi pour exécuter son insatiable besoin de destruction. Elle est une mécanique froide qui ignore les sentiments, les émotions, elle ne respecte rien, elle s'immisce, s'impose. C'est l'intruse. Et je suis l'instigatrice de ce monstre, impalpable et d'autant plus redoutable.

Elle me séduit pour mieux me ligoter, me laisser vautrée au milieu de sa bouffe éventrée et bâfrée, sa bouffe de vomi, son vomi de bouffe, son désordre, sa puanteur. Mon corps est déformé et ma tête est perdue. Hagarde, dévastée, pillée.

Elle confond tout : l'intime, le secret sacré avec le dérobé, l'usurpé, l'extorqué, qu'elle emporte en cachette pour le dévorer.

La boulimie, c'est mon palais écorché et l'œsophage brûlé qui me le rappellent à chaque déglutition. Et aussi ce point de douleur non exquise toujours le même, dans le dos, entre les côtes, en haut à gauche.

Cet après-midi, les petits et les grands oiseaux volent au-dessus des Pyrénées. Je vois les montagnes enneigées, je vois les ailes déployées, je sais bien qu'il y a la distance, mais comme Rimbaud, mes yeux les font aller ensemble. Elle ne peut rien contre cette beauté.

Le printemps la dérange cette année, il ne m'a jamais été aussi beau. Les racines sortent de la terre jusqu'au bout des branches, un oiseau ou une respiration du vent les offre à mes yeux, qui les offrent à ma tête, qui les offre à mes jambes.

27 avril 2005

Si mon paradis devait exister un jour, il y aurait dedans tout plein d'aujourd'hui, et les aujourd'hui sont faits de maintenant.

J'ai eu de l'émotion à lire *La chambre* de F. Chandernagor qu'Arlette m'a prêté. Le plaisir de retrouver les mots que l'on a écrits sur soi-même le jour d'avant, le lendemain de la crise de lundi donc, pour chasser l'angoisse, le doute, la bête. Retrouver les mots que l'on a lus dans le récit d'une autre, ce n'est que du plaisir, de la chair de poule, du chaud, du réconfort.

F. Chandernagor est très érudite, mais son style et son écriture coulent dans la pensée, dans le corps. (Il est rare que j'arrive à parler ainsi d'un livre, j'ai d'énormes problèmes de concentration en lecture et je ne sais toujours pas si pour moi lire est un plaisir. Comme me le dit le Docteur B., je lis les mots, mais je ne rêve pas au-dessus d'eux, ce qui rend la lecture ardue et ennuyeuse.) Comme c'est le livre d'Arlette, je ne peux pas le gribouiller, alors je sème des petits cailloux de papier entre les pages.

Notes à l'intention du Docteur B. : je ne suis pas psychotique, vous me l'avez dit. Suis-je bipolaire ? Mon frère l'est, alors je me pose la question.

Le week-end avec maman s'est mal passé, car elle ne me sent pas prête à sortir de la clinique et moi non plus. C'est ma plus grande angoisse. Elle n'est pas capable de me soutenir, de me garder à la maison, de prendre soin de moi, elle est fatiguée par tout cela, par moi, par la boulimie. Elle est encore dans le schéma « si Véro fait des crises c'est parce qu'elle n'est pas guérie ».

Que vais-je dire à ma famille, à maman, à Marie qui me demandent : « Sais-tu combien de temps encore on va te garder ? », c'est un réconfort pour eux.

Je vous en veux Docteur d'avoir attendu tant de temps à poser clairement les choses alors que vous saviez que la sécu n'accepterait pas une hospitalisation sur plusieurs mois.

Vous n'avez même pas réagi après le week-end, il y a dix jours, quand j'ai crié haut et fort que je voulais, que j'avais besoin de rester à A. pour me soigner, pour rester avec vous. Dans ma tête, j'étais partie de chez moi pour plusieurs mois d'hospitalisation et on me la refuse. C'est injuste et dangereux pour moi.

Je suis en colère, Docteur. Vous soignez des patientes ayant des TCA. Honnêtement, combien y en a-t-il qui se font vomir depuis plus de vingt ans et de façon aussi intensive ?

« Boulimie/anorexie sévère » sur l'arrêt maladie. Des mots ? Ou la réalité ? C'est vrai, vous n'êtes pas mon psychothérapeute. Il faut que je fasse la part des choses entre le travail de psychothérapie et le travail à A. Excusez-moi, c'est un peu confus pour moi et je n'ai pas la science infuse. Nous y voilà ! « Vous êtes intelligente, vous avez des capacités, vous n'êtes pas asociale, ni psychotique », certes ! Alors au travail, hein, c'est donc cela ? Le but, il est toujours là, n'est-ce pas ? Le travail, une vie normale, sociale. Trouver un travail, tu n'y échapperas pas ma petite Véro ! Eh bien non ! Travail, bouffe, je sais que tout cela va recommencer. N'oubliez pas, Docteur, que c'est aussi précisément mon intelligence et mes capacités qui m'ont faite boulimique.

Je maintiens qu'il y a des privilégiés de la sécu ici, à A. « Toi tu as ta dignité » comme me dit Arlette. La belle affaire ! La belle affaire pour la Sécu et les psys. Vous n'attendez pas après mes honoraires pour vivre Docteur, n'est-ce pas ?

Laurence me dit : « Une crise par mois, ce serait l'idéal. » Je n'aime pas que l'on m'enferme dans ce genre de diktat, qu'on me pose de tels challenges. C'est trop calculé, trop prémédité, trop rationnel. Rien à voir avec la boulimie.

Je suis triste que vous ne vous occupiez plus de moi comme au début, comme si c'était moins sérieux maintenant, comme si c'était encore trop douloureux d'avoir à avancer toute seule. Ne plus pouvoir vous « montrer » tous les jours, vous dire, vous rendre compte. Votre parole est si importante pour moi. Comprenez-vous que je sois triste et déçue ?

En même temps, le plaisir est quelque chose que je suis en train de découvrir. Quelques projets ici et là, reprendre le théâtre avec Nicole.

Comment expliquer à maman que je suis prête à sortir, que la clinique ne me met pas dehors, mais que les complications administratives veulent que les choses évoluent ainsi ?

La dépendance se mesure à la capacité à espacer les crises et à laisser entrer autre chose entre chacune d'elles, c'est vous qui me l'avez expliqué, Docteur. Rassurer maman qui a peur pour moi, pour elle, pour notre vie, car je vais me retrouver à la maison, une fois de plus et je ne le veux pas, non je ne le veux pas. Comment vous le crier, Docteur ?

Dites-lui Docteur à maman, qu'elle ne se fasse pas trop de soucis, mais j'y crois si peu moi-même.

« Par rapport aux addictions, nous sommes tous confrontés à ce que j'appelle des fulgurances », me dites-vous. Passer d'un état où l'on est fort à un état où l'on doute aussi fort, on veut, puis on ne veut plus. Ça peut aller très vite. Vous comprenez cela Docteur, vous qui êtes confronté au sevrage par rapport au tabac. Et je comprends à votre sourire que vous savez ce que je ressens.

29 avril 2005

Ne pas être née dans la culture, sinon celle des céréales et des pommes de terre, c'est ne pas savoir s'il faut dire *Turandot* ou *Turandote* (je sais maintenant, depuis que j'écoute France Musique, et ce, depuis des années, que les deux prononciations sont admises). J'ai 42 ans cinq mois et quatre jours et j'apprends cela ce matin. J'aurais pu mourir sans le savoir ! Que dire, que savoir, *Turandot* ou Turandoteuteu ! Quel malheur ! Chassez le naturel, il ne revient jamais au galop.

Ce midi, haussement de ton à table avec une dame qui utilisait son portable. Malgré ma violence, je ne me suis pas sentie violente dans mes tripes. C'est ça ma victoire. J'ai été claire, digne, je me suis insurgée contre la violation de cette interdiction, il n'y a rien que de très légitime. « C'est tout à votre honneur » comme vous me disiez dans d'autres circonstances, Docteur.

Je peux être fière de moi, car je me suis défendue contre une agression. Laurence a fait preuve de grossièreté, d'impolitesse, d'irrespect, d'indélicatesse (je n'ai pas envie de la ménager, même si je l'aime beaucoup). Elle a outrepassé son droit et son devoir dans le cadre de la clinique, c'est-à-dire dans son statut d'infirmière. C'est de l'abus de pouvoir. Je pense user du mot adéquat. Je trouve que j'ai fait preuve d'une grande maîtrise, d'une lucidité et d'une intelligence à gérer la situation par rapport aux gens de la salle à manger. Tous les regards étaient focalisés sur moi. Laurence venait de me fouiller parce qu'elle savait que j'étais allée faire des courses à B. Et il est interdit d'introduire des paquets de nourriture, notamment dans la salle à manger. Voilà pour l'anecdote. Laurence n'entend pas grand-chose dans le domaine de la diplomatie. Elle a été brutale, persuadée qu'elle allait trouver des denrées alimentaires dans mon sac, car elle sait, tout le monde sait ici, que je m'achète des fruits et autres yaourts et que je les stocke dans ma chambre. C'est un secret de polichinelle. Ça me rassure et ça fait partie de mes rituels. Cet incident aurait pu provoquer une crise de boulimie, mais je suis restée maîtresse de moi-même.

Structurer la pensée avant de pouvoir structurer le travail, un livre en l'occurrence. Vous êtes le premier psychiatre Docteur, à le formuler ainsi et cette formulation me fait du bien, me soulage, car là est le cœur du problème, la pensée et non le pur intellect. Le Docteur S.Z. me disait que je savais écrire, mais que mon travail devait être structuré. Vous, vous posez les choses autrement. On dirait proverbialement « ne pas faire passer la charrue avant les bœufs. » Dans mes dissertations à la fac ou en lettre sup, toutes les annotations à l'encre rouge sont encore dans ma mémoire : « Des idées, mais travail mal organisé, non structuré, incohérent (incohérent ! Pour quelqu'un qui vivait dans un chaos permanent, c'est un euphémisme !), travaillez votre technique. » Les mots fatals, je ne remettais pas les pieds en cours et la boulimie se délectait de mon renoncement et de ma fuite. Éliane (ma tante, prof de Français) m'a dit qu'il valait mieux avoir des idées foisonnantes et ne pas savoir les structurer, que de disposer de quelques idées générales, stéréotypées, correctes certes, mais quelque peu rebattues et ennuyeuses et de les ordonner dans un plan parfait. Dans le premier cas de figure, il y a toujours un espoir d'obtenir un devoir réussi, voire brillant, en travaillant la technique. Dans le second cas, le résultat sera correct, mais restera moyen (ici, dans ce livre, j'ai toujours l'impression de manquer de rigueur dans ma structuration, mais cela est un choix, il s'agit d'un récit, pas d'un devoir de dissertation du bac). Les UV de dissertation anglaise ou française étaient ma bête noire, angoisse et perte de confiance assurée, immédiate, brutale et invalidante psychiquement et intellectuellement. Vos mots Docteur, dits de façon posée et crédible, ont tout remis en place en une seconde après plus de trente ans de cahot. Ils m'ont apaisée et délestée d'une souffrance inutile et stérile, destructrice. Que de temps perdu, quel gâchis ! Le profond malaise par rapport au travail (ou aux études) ne serait donc plus irréversible. Par le biais de la parole écrite, posée, pesée, sereine, éclairée par la seule lumière qui puisse être, à savoir la pensée structurée, je peux m'autoriser à ne pas avoir peur de l'autre, certes, mais avant tout de moi, de la vie. Je peux m'autoriser à chaque instant de mes pensées à dire « je n'ai pas peur » et si j'ai peur là, je n'aurais plus peur dans l'après, là. J'ai beaucoup, beaucoup de choses à travailler en psychothérapie. Je m'en réjouis, j'en ai un tel désir, une telle envie, incompressible, nécessaire, vitale. Là est mon travail. Parler, écrire, vivre. Prendre mon temps, des années, entre trois et sept années, me ditesvous Docteur. Dire l'urgence, pas dans l'urgence, mais dans la longueur, l'étalé, le continu. Je fais la différence entre le manque par rapport à la dépendance et le manque par rapport à l'envie, au désir impétueux, joyeux, vital, jubilatoire, vibrant, à faire battre la chamade à mon cœur. Cet élan vital comme hier quand j'ai fait demi-tour sur la route. Il fallait écrire. Je n'avais pas de stylo sur moi. J'aurais pu écrire quelques mots sur un kleenex (pardon pour cette métonymie bassement commerciale. J'étais en manque d'écriture et « réjoyeusement » ivre de bonheur. Se réjouir de sa propre joie ! [Ce n'est pas un pléonasme pour moi.] Se réjouir d'être joyeuse, c'est reconnaître, identifier sa joie parce qu'elle se frotte à moi, se roule, fait des cabrioles et des pirouettes, se balance, cogne à mon cœur, très fort et en douceur, se berce, ronronne. Ma joie est un petit chat, elle se répand, mais ne se vautre pas, elle aime la belle, douce et chaude matière des mots. Pas la vilaine nappe tachée, grasse, puante, les miettes et les papiers gluants, les doigts collants, la bouche barbouillée, les joues remplies, bourrées, surmenées, les mâchoires en haut, en bas, à droite, à gauche, les mains dedans la bouche, dedans les sacs, les mains dans le ventre tellement la bouche ne peut plus, ne veut plus. Plus de ventre, ni de taille, ni de sexe. Que les seins grossis eux aussi, trop gros comme s'ils s'étaient empiffrés eux aussi, tous à se goinfrer sur ce lit d'ordures, poubelle éventrée où les rats grouillent comme mes mains, qui cherchent encore, ouvrent, referment, écœurées jusqu'au ventre sans cri, sans pleurs, sans tête. Juste sa douleur, une tête et un ventre de douleur, une douleur d'avoir la tête sans tête, une douleur qui s'entête, insiste, persiste, parce qu'elle est enfermée. Enfermer le corps dans la douleur d'après, de l'écœuré. Même pas la nausée, trop facile de vomir quand il y a la nausée. Non, vomir de douleur pour la faire taire, mettre une autre douleur par-dessus à la place, d'une douleur à l'autre. « L'autre », l'ultime qui m'attend depuis le début, celle qui fait bien mal pour boire les bols remplis à ras bord. On commence par un demi, c'est trop plein partout, plein le ventre, plein le bol blanc d'eau qui dégoûte et ne veut pas descendre, n'a pas la place. Vider une première fois, dégager, déblayer le plus gros et laver tout bien jusqu'à la dernière moitié de miette qui flotte encore dans les huit litres d'eau presque claire, jamais assez claire. Laver dedans avant de tout bien laver dehors. Les mots, les phrases expulsent tout, mais ne vous laissent pas vidé. Dans la boulimie, il n'y a pas d'état de « vidé » réel, car après la crise, le ventre et tout le corps sont gonflés, déformés dans toute la tête. Besoin d'air, de soleil, de lumière. Besoin de moi bien dans moi et dans l'autour. Besoin du chemin d'A., des grands cèdres « gigantesques et muets », du lilas, du ciel, des oiseaux qui s'en vont et reviendront. Besoin de l'odeur de chapelle, de la lumière au-dedans comme une pensée. Besoin de fumer ma deuxième cigarette. Aujourd'hui, ce sont de mes mots à moi dont j'avais besoin et envie. Rester avec eux, tous ensemble avec mes pensées cet après-midi, comme une sieste bienfaitrice après le pique-nique [léger le pique-nique !] Marche. Cette fois j'emporte le cahier, la plume et *La jeune fille à la perle* parce qu'elle ne parle pas, elle pense, elle voit, elle regarde, elle touche, elle sent, elle entend, elle ressent. Elle est si douce, si attentive et belle. Elle est un amour du peintre Vermeer et je l'aime à en pleurer pendant deux heures dans la salle noire. Merci au Docteur S.C.H. de m'avoir fait connaître Griet, la jeune fille au turban bleu, si douce, si forte. Merci à M.F. de m'avoir laissé écrire après le goûter, seule à ma table, une table où l'on peut écrire après y avoir mangé. Je peux faire du vélo toute seule, mais j'ai encore tellement besoin que l'on me regarde, que l'on me porte du regard, que vous me regardiez Docteur, s'il vous plaît. Remplie de mes pages de cahier d'écriture, je n'ai besoin de rien ni de personne. J'y fais entrer le temps, l'espace, la pensée, de l'infiniment petit à l'infiniment grand, tout y est contenu et libre. Je marche dans mes phrases, mes phrases sont ma marche. Une phrase puis je m'assieds sur le banc de ma pensée, il y en a toujours un au bord de son chemin. Une phrase encore le long de mes pensées, comme des grands arbres, ceux de ma tête ou ceux de l'espace unis, réunis par ma pensée, puis un banc. Je suis un arbre qui parle à ma tête, rien d'autre ne presse que mes pensées, chères petites fleurs.

18 h 15. Encore besoin du temps, besoin de l'heure… pour me rassurer ? Besoin du thé au lait, de mes cinq cigarettes quotidiennes entre mes doigts, des repas « calorifiés », malgré tout, de mes exercices physiques calculés. Docteur, pourquoi ai-je plus de capacité à lire mon écriture que celle de l'autre, aussi belle et touchante soit-elle ? Parce que mon écriture est d'une simplicité désarmante me direz-vous, tout simplement, cher lecteur ! Vous : « Parce que les livres des autres sont comme des intrus pour vous. Quand vous écrivez et que vous vous relisez, c'est comme une berceuse en vous. » Je fais le parallèle avec les enfants. Ce sont des intrus parce que je ne peux me bercer qu'avec ma petite fille à moi, la seule que j'aime à l'intérieur. Quand je lis, il faut un temps avant de raccrocher les mots à l'émotion. Les mots restent des mots, ne me touchent pas, ne s'élèvent pas et la lecture devient vite ennuyeuse. Il me faut établir un

lien entre l'émotion du personnage et la mienne, entre son vécu et le mien. Même Christian Bobin, pour qui j'ai de l'empathie, me demande beaucoup d'attention et de concentration. Je ne peux avancer dans la lecture que par émotion, pas en pages lues et tournées. Je dois faire un travail d'appropriation qui souvent me prend du temps et beaucoup d'énergie et ne me procure guère de plaisir. C'est sans doute pour cela que mes lectures préférées sont soit des autobiographies, des biographies ou des récits empreints de véracité. Écrire, inventer de l'écriture, est jouissif Docteur, me comprenez-vous ? C'est de l'ordre de l'urgence et j'ai mal si je viens à perdre la phrase qui a surgi, que j'ai tenté de ciseler sans acharnement, ou plutôt avec un bel acharnement et qui, je le sais, me donnera du plaisir, parce que « j'ai envie de ». Là, dans ma tête, mes mots sont mes plus belles envies. Je nommerais ce moment précis où je cherche la satisfaction, une « fulgurance » comme vous dites, mais celle-ci ne génère pas le chaos, ne dégénère pas en une espèce de vide insondable dont la vie serait absente. J'écris et le temps se soulève et nous ne faisons plus qu'un, le temps et moi, l'espace et moi, mes ennemis redoutés, redoutables et moi. Nous ne faisons plus qu'un tout en étant décrochés, libérés, autorisés à exister l'un à côté de l'autre, l'un autour de l'autre et non l'un sans l'autre, amputés, privés l'un de l'autre, parce qu'incapables de vivre loin de l'autre, l'un et l'autre. Ce temps, cet espace sont une vie de moi, pas un vide de moi. Deux heures et demie que j'écris, oui, je compte toujours quand j'écris, je compte tout dans la vie. Deux heures et demie de temps, d'espace, de moi. J'ai les larmes aux yeux, non les larmes ne sont pas encore aux yeux, je les sens qui viennent du plus profond plaisir. Voilà, elles retournent à leur source et c'est bien ainsi. Compter une vie, un temps, un espace, c'est terrible, insupportable. Le temps et l'espace sont-ils aussi « cet autre », « cette absente » de toujours, du plus loin de ma mémoire ?

3 h 2. « J'aime bien être à ce que je suis. » Je sens le goûter qui approche, le repère dans le temps comme chacun des trois repas de la journée, goûter plaisir, sensation de sécheresse dans ma gorge comme si j'avais pensé en respirant par la bouche. J'ai soif d'avoir pensé comme on a soif d'avoir marché longtemps. Ma pensée est essoufflée. Elle va aller goûter avec ses lèvres, sa bouche, sa gorge, son ventre. J'emporte le cahier.

30 avril 2005

6 h 55. Moment de grâce, harpe et violoncelle de Massenet sur France Musique et le gazouillis des tout petits oiseaux. Je fais ma gym. Cette clinique est un petit laboratoire humain pour moi et en ce moment, ça bouillonne dans les fioles ! Ne me laissez pas Docteur, c'est en vous que j'ai confiance plus que jamais. Encore un mois ici pour mettre de côté le nécessaire pour partir en expédition dans la vie dehors pendant dix/quinze jours à l'essai puis retour ici avec vous. J'ai hâte de retourner au théâtre avec Nicole. Je suis triste là, depuis cette phrase. Vous me manquerez Docteur. J'aime tant vous voir tous les jours, je trouve que vous faites un très beau métier et surtout que vous le faites bien, c'est cela qui importe au fond. Vous savez beaucoup de choses du psychisme humain. Vous aidez les gens qui n'arrivent pas à vivre seuls sans cet éclairage et vous aimez appliquer simplement sans grands mots savants vos connaissances pour vos patients, quels qu'ils soient. C'est peut-être le plus beau des travaux. J'ai des remords. J'aurais dû être suivie par un autre psychiatre ici, et par vous en extérieur en psychothérapie, puisque les deux sont incompatibles.

7 mai 2005

12 h. Vite, ouvrir le cahier et poser quelques mots pour voir s'ils sont toujours là de ma tête à la page. Me rassurer, même par quelques lignes. Les laisser m'attendre le temps d'aller déjeuner. Je n'écris que pour moi, je n'ai jamais appris. Mon cahier n'est pas une dissertation, il ne fait pas peur. Et s'il me fait peur, c'est seulement une peur de ne plus pouvoir le nourrir, le noircir, marquer, inscrire. Peur d'oublier, de laisser passer les impressions, avoir en tête des mots tout près, si près et n'avoir pas pu les écrire, leur donner un port d'attache, ne pas les laisser errer ainsi comme des âmes en peine. Je les porte, mais ce sont eux qui me portent quand la bête féroce et dévoreuse veut tout me prendre. Ils s'effacent sur le moment face à « elle », car je ne sais plus où je suis, je me fais toute petite, lente. Je me recroqueville sous les

coups, mais je ne les rends pas. J'attends qu'elle ait bien cogné et qu'elle se lasse de ma lenteur et de ma douceur. Je m'arrête pour l'arrêter, elle qui voudrait toujours me presser, m'oppresser, me faire aller vite, vite, cacher, bouffer. Allez allez, ça presse (comme mon père. Il est comme elle, toujours dans l'urgence, le geste rapide et expéditif. Le temps, c'est de l'argent et il reste tant de choses à faire, n'est-ce pas, papa ? Moi, je n'accepte d'être pressée que par l'urgence des mots. Travail et calme seraient-ils donc incompatibles ? Non. Moi je ne supporte plus les gens nerveux et irascibles. Le Docteur B. travaille dans le calme, l'écoute, une extrême douceur et un grand respect. À la télé, je regarde *Le Docteur Sylvestre*. J'aime bien, ça détend, ça aide à vivre, c'est même essentiel, même si « ça ne mange pas de pain », comme dirait mon beau-frère. Et la super maman secrétaire du téléfilm, c'est Arlette alias Marthe Villalonga, ou Maria Pacôme, ma préférée !

8 mai 2005

11 h. Elle est partout, elle est dans mes dimanches, dans mes lundis, mes mardis, mes mercredis, mes jeudis, mes vendredis, mes samedis et le dimanche, jour du Seigneur comme dit la chanson, ce maudit dimanche avec ce boulanger qui klaxonne. Pain frais, tout le pain, tout le camion pour moi, les gâteaux, vite couper du pain en cachette. Ne pas tenir jusqu'à l'heure du repas avec les autres. Se remplir avant puisqu'on se remplira de toute façon. Le pain frais craque. J'ai une heure à bouffer avant le repas dominical familial, une horreur, une orgie. Le poulet, trois ou quatre morceaux, la peau, le gras, la sauce. Encore du pain, je recoupe. Je sais qu'ils savent, qu'ils me regardent, mais je n'en ai cure. Moi je veux bouffer, foutez-moi la paix. Le fromage. Une fois, deux fois, trois fois. De toute façon, j'en volerai dans le frigo en débarrassant la table, en nettoyant la cuisine. Il y a le chocolat dans le placard, le café avec dix morceaux de sucre, du lait. Boire, boire, pour aller vomir ensuite. Chaparder partout où je peux, manger les restes. Angoisse de cette fin de repas dominical où je vomis pendant que tout le monde regarde la télévision. Lapsus : je déteste le sport, je voulais dire le stock ! Je fais souvent du stock quand je m'évade d'A. pour aller bouffer en ville dans mon

appartement. Autre lapsus : le chauffeur de taxi qui me ramène à la clinique me dit : « J'ai perdu ma mère à 14 ans » et je lui dis avant de descendre « Et bien moi, j'ai perdu le mien il y a un mois et ça ne me fait ni chaud ni froid. » « Elle » a pris mon corps pas ma tête. Elle n'a pas eu grand-chose cet après-midi, juste « Fais ce que tu as à faire et laisse-moi tranquille. Utilise mon corps puisque tu en as besoin. »

9 mai 2005

Les grands arbres d'A., les cèdres « gigantesques et muets » ont de grandes mains tournées vers la terre. Leurs doigts sont doux, protecteurs, ils n'écrasent pas, ces grands colosses. Ils font de l'ombre et abritent les amoureux, c'est tout. Ils sont là tranquilles.

10 mai 2005

Émission de Patricia Martin *Alter ego* sur France Inter. L'invité est le psychanalyste Francis Hofstein pour son livre *L'amour du corps*. Les ados d'aujourd'hui sont en constance surconsommation à cause de l'excitation provoquée par la société (malbouffe, mal-vêtir). Ils sont toujours comblés, remplis. Ils ne font plus la distance entre le plein et le vide. Ils ne reconnaissent plus le vide et cela tue le désir, la notion de manque. Or sans ce manque on ne peut pas vivre (cela je le retrouve dans le comportement boulimique).

13 mai 2005

Hier, Nicole m'a dit au théâtre : « C'est bien parce que c'est théâtral ce que tu as fait et très créatif. » Je ne voulais pas faire une impro intello et réfléchie, mais un truc insignifiant, bête. C'est ce qu'elle demandait, j'avais compris dès le début et j'y suis arrivée. J'aime ça, ça me met en forme. Pour la tristesse, ça va. « Elle » me fiche la paix, l'autre. Mais quand je suis enthousiaste ou que je me dis « je suis bien, j'ai envie de, ça me plaît, c'est ça que j'aime », hop, elle est là tout de suite qui me tend la main pour « m'aider », pour me rappeler combien c'est bon de bouffer des croissants aux amandes (ces fameux croissants dont je vous parle toujours Docteur « les croissants fantasme »). Vite, vite, à pleine bouche, en cachette dans ma voiture en miettes. Être obligée de continuer à bouffer pour remplir alors qu'il n'y a déjà plus de plaisir. C'est cela le plus terrible, quand le premier plaisir est passé, celui du fantasme, celui qu'elle utilise pour me faire craquer, pour me leurrer, pour m'attirer dans son antre. Oui, quand je suis heureuse, elle me harcèle. Elle ne supporte pas mon bien-être, elle veut être la plus forte, la rivale imbattable, à jamais. Elle a encore de beaux jours devant elle. Elle aura encore l'ascendant pendant longtemps, mais de moins en moins longtemps (j'entends dans le plaisir factice et brimant, frustrant sous ses airs clinquants. Une vraie ordure ! Par « moins longtemps », je veux dire qu'il faudra que la crise aille vite et sans moi, Véro, elle seule avec elle. Elle va s'ennuyer !) « Pendant longtemps », cela signifie que j'aurai toute ma vie à lui résister, à m'abstenir d'elle, à être vigilante. C'est un corps étranger avec lequel je dois vivre et non m'empêcher de vivre. Je souhaite seulement que le plaisir qu'elle me fait convoiter depuis toujours perde de son intensité, de son attirance, de son attraction comme si c'était le centre de gravité autour duquel je devrais tourner, comme si elle faisait la loi de l'apesanteur à elle seule dans mon univers. Non ! Moi je veux et je peux être en apesanteur quand je rêve (« rêvasser », dites-vous, Docteur. « Vous ne savez pas vous laisser-aller à la rêverie ») ou que je lis ou que je fais le pitre au théâtre, ou que je me relaxe au yoga ou que j'écris comme ici et maintenant, je vais rétablir mes règles physiques à moi. Je rêve et je marche sur le sol, je peux dire les deux. C'est l'antichaos. *La mauvaise vie* de Frédéric Mitterrand. Je le lis pratiquement aussi vite et aussi intensément que mon cahier. C'est dire si je suis bien dans son écriture, son identité. Je l'aime, j'aime son visage et ses yeux doux, sa pensée, sa pudeur. Je voudrais ne jamais lire la dernière page. Il y a tout plein de soleil sur ma page de cahier. Comment le garder, je l'écris, j'écris le soleil sur le cahier. « Elle » me dit que son plaisir contient le mien. C'est elle autour et moi dedans. Mon plaisir prisonnier du sien. C'est une voleuse, une intruse, une spoliatrice. Elle se nourrit de mon plaisir et d'autant plus que mon plaisir et ma joie grandissent ces temps derniers. Autant pour elle à se mettre sous la dent, dans sa bouche, entre ses mains sales et gluantes. Voilà, le soleil est parti, la page reste. Je suis rassurée par cette urgence à écrire ce matin. Docteur, le plaisir de la bouffe est-il une sublimation de mon plaisir à moi ?

Lettre au Docteur B. après son passage. Docteur, j'ai oublié de vous dire une chose très importante ce soir. Je pourrais attendre à mardi, mais je choisis de l'écrire, et si vous voulez bien joindre ces quelques mots au dossier médical, j'en serai très heureuse. Vous faites un très beau métier Docteur, vous réparez les petits cœurs tout cassés, les petits cœurs que l'on a cassés, ainsi que l'écrit si joliment Frédéric Mitterrand à propos de Bourvil, vous « remontez les pendules. » J'entends le doux tic tac de mon cœur qui fabrique les heures de mon temps pour vivre tout le temps que j'ai désormais pour vivre à vivre. Merci infiniment Docteur, Véronique.

14 mai 2005

Comme il est épuisant, mais ô combien bienfaiteur de se laisser pénétrer par la vie, les émotions, l'autre sans sentiment d'intrusion. Il y a eu tant de choses nouvelles pour moi, tant d'énergie gardée cette semaine. C'est l'antichaos. « Elle » a pourtant essayé de me prendre en début d'après-midi pendant deux ou trois heures.

17 mai 2005

Réveil en pleurs à 6 h 15, comme cela m'arrive souvent le matin, mais ce matin en particulier. J'ai fait un cauchemar effrayant de ma mère où elle voulait m'engloutir au fond de sa grosse bouche en forme de toilettes.

18 mai 2005

Après ma séance de sophrologie, Pierre-Yves, mon petit frère chéri, m'a appelée. Lui aussi me tient à l'écart de maman, de la famille en général. « Elle n'assume pas ce qu'elle a fait, ni ce qu'elle a à faire, elle se voile la face, elle fuit. » Il a dit de moi ce qui ne fait que corroborer ce qu'ont dit le Docteur S. et le Docteur B. J'ai été la charnière de la fratrie. Tout le fonctionnement de la famille s'est fait à partir de moi (cinquième position entre les petits et les grands). J'ai développé peu à peu cette pathologie pour me protéger. « On » m'a construit une fausse identité de boulimique, cela a permis d'avoir aux autres frères et sœurs un repère. Le malaise, le mal-être de la famille, c'était Véro. Selon le Docteur S., Young décrit la mère « dévoreuse, dévoratrice », je n'ai plus les termes exacts. Oui, tu as voulu me manger l'autre nuit. C'est Isabelle, ma petite sœur (un membre à part dans la fratrie puisqu'elle est la plus jeune) qui m'a sauvée de ta bouche énorme et effrayante et de ton mensonge. Ta bouche est un mensonge. Je ne veux plus te voir ni t'entendre. Pierre-Yves et Isabelle échapperont à son emprise. Isa l'a cernée très tôt et s'est par là même bien préservée. Pierre-Yves est en chemin, en psychothérapie depuis trois ans. Quant à moi, grâce à ce cauchemar, j'ai avorté d'elle pour n'être qu'avec moi.

19 mai 2005

Ce matin au réveil, j'ai pleuré. J'ai rêvé d'elle, de ma mère. Mais dans le rêve, j'étais moi, en fait j'étais Audrey (une jeune fille boulimique qui est venue me parler hier soir après une crise de boulimie). Je me traînais sur les lits, les canapés. J'étais lourde, flasque, mal, bouffie. La bouffe me faisait souffrir. Bouche pâteuse, mal au corps à la chair déformée, au ventre distendu comme celui d'Audrey hier soir. Dans mon rêve, il y avait aussi une copine de troisième, Marie-Claude B., la mince, la matheuse, la chouchoute de tous les profs, toujours bien fringuée. Jolie maman à la sortie de l'école. Une fille bien dans sa peau et Véro, qui a toujours une longueur de retard, qui supportera les fous rires, l'aisance naturelle de cette fille parfaite, normale, sans problèmes, mademoiselle série C. Moi j'étais un laideron mal habillé qui ne plaisait pas aux garçons, mal sans sa peau déjà. Elle, souriante, gracieuse, jeune et jolie, coupe au carré, pantalon fuseau et boots derniers cris et onéreux du meilleur chausseur de la ville. Mon symptôme ne sera plus que de la dépendance physique. Je ne suis pas boulimique, je ne le suis plus, pas par rapport à ma mère en tout cas depuis le cauchemar. « Gagnez votre liberté, Véronique, gagnez votre liberté », m'avez-vous répété, Docteur, quand je vous ai dit de toute ma force « Jamais plus je ne permettrai que l'on me piétine et qu'on me maltraite. Je suis belle et respectable. J'ai fait tout le travail sur moi. Elle, ma mère, rien, aucune remise en question. Alors je mérite tout le bien et le beau de la vie. Je me mérite moi et je me remercie. » Je remercie mon corps, comme dit la sophrologue, d'avoir obéi à mes exigences et d'avoir résisté. Vingt-cinq ans de résistance, quelle force, quelle envie de rester en vie malgré tout ! Dans le rêve de cette nuit, on nous filmait, mais moi personne ne voulait me filmer. Je me suis vue à l'écran avec ce sourire laid et mal à l'aise de moi que je déteste. La caméra me déformait. Je mastiquais un chewing-gum et le mouvement était amplifié à l'image. Les glandes sous-maxillaires se gonflaient comme le goitre d'une grenouille. Puis il y a eu une image furtive où mon visage a changé, est devenu beau et calme parce qu'il avait rencontré un visage à regarder qui l'a apaisé, pour qui il se sentait « aimable et beau ». J'ai penché mon visage vers cette chaleur humaine et j'ai souri paisiblement. Mon visage à l'écran est alors devenu supportable. En faisant ma relaxation, le mercredi 15 mai (deux mois après la mort de mon père jour pour jour) dans ma chambre, à l'évocation d'un souvenir calme, j'ai vu la dépouille de mon père dans la salle à manger. Je suis contente de voir le soleil ce matin, le ciel bleu pâle et les oiseaux excités. J'ai théâtre cet après-midi. Je vais réviser un peu mon monologue.

Le 17 mai, Jill m'a écrit. Elle n'a pas de copain, « ne plaît à personne » et « personne ne lui plaît ». Ne t'inquiète pas, ma minette, ils n'en valent pas la peine cette bande de boutonneux. Et n'aie pas peur pour ton audition de piano le 2 juin. Tu vas être parfaite comme d'hab, je t'aime ma fifille. Tu es la petite sœur de la petite fille.

21 mai 2005

Ce mot « sensualité » Docteur, ça s'approche du « plaisir » ? Alors j'y vais tout doucement.

Je n'ai aucune obligation et tous les droits dans la mesure où je respecte l'autre.

10 h 15. Mon besoin de bouffer est à la mesure de mon besoin de m'aimer et de me faire du bien.

23 mai 2005

Plus que la révérence, je m'évertue à pratiquer l'art de l'irrévérence. Pas trop courbettes moi, quoique je peux l'être aussi quand je suis mal à l'aise en public. Tantôt sauvage, isolée, à part, tantôt à faire des courbettes pour essayer d'exister.

Je suis libre Docteur, les carcans ont éclaté. J'ai besoin de laisser libre cours à tous mes sens. Mon corps prend ses aises. Je ressens vraiment ce besoin physique d'éclater, de rayonner, sans avoir peur, simplement parce que je suis naturellement comme cela, explosive, un geyser, expansive autant que solitaire, profondément solitaire et autonome, intelligemment instinctive.

Dans ma tenue de soie indienne (c'est ma période tissus de soies indiennes évaporées), Laurence m'a dit : « Princesse des mille et une nuits ». Je suis toute mince et toute légère.

24 mai 2005

Avez-vous lu ma lettre, Docteur ? Je sais que si je ne vous le demande pas, vous n'en direz rien. Juste vous dire Docteur, que c'est grâce à vous et auprès de vous que je suis née, que je suis saine et sauve. Il fallait rencontrer LA personne qui me sortirait de cet abîme, de ce néant, de cet enfermement. Voilà pourquoi vous n'enfermez pas les boulimiques anorexiques. Tout simplement parce qu'elles sont déjà enfermées en elles-mêmes. Vous avez tout compris, tout bien fait comme il fallait. Juste garder mes pleurs pour vous pour moi, rien que pour moi. Vous m'avez rendue à moi-même, vous m'avez remise entre mes propres mains, les seules qui aient désormais le droit de me toucher. Pour ce faire, il fallait que ma parole fût remise et partagée. Merci Docteur, tellement merci. J'allais mourir. À vous, je peux lire, j'accepte de lire ces quelques lignes, marque indélébile d'un respect, d'une confiance et d'une estime dont vous ne vous êtes jamais départi. J'ai touché la vie grâce à vous. Je ne vous adule pas, je vous respecte trop pour cela. Vous êtes juste le psychiatre et l'être humain qui a su me VOIR et me dire : « Gagnez votre liberté Véronique », les trois mots que je n'oublie pas. Juste m'accompagner encore un peu, s'il vous plaît. Je ne serai plus jamais seule au monde, puisque je serai avec moi… et aussi avec vous qui m'accompagnez. Un jour, il y aura quelque part sur la page blanche de garde d'un livre, un exergue qui dira « Merci au Docteur B. » Docteur B., c'est ainsi que vous nomme Valérie, la psychothérapeute du groupe de l'association de boulimiques où je vais toutes les semaines.

25 mai 2005

Hier, seule Arlette pouvait entendre mes pleurs et ma tristesse.

26 mai 2005

Dimanche dernier, j'ai fait du « crising ».

Le naturel, le naturel, moi, moi, vrai et rien que vrai. Quand je plais, je me plais avant tout. Je ne veux pas provoquer, mais il n'y a que moi qui aie droit de regard sur moi. Je fais et je suis comme je veux. Je ne veux plus prendre les couleurs de l'autour, les couleurs, c'est moi qui les choisis. Je suis féminine et plaf plaf, je n'ai pas une démarche sophistiquée, pincée et coincée. J'aime que çà bouge, mais je peux aussi la jouer top model. J'appuie sur mes talons quand je marche, et j'appuie sur les « p » quand je parle. Je suis tranchante et vive, mais aussi délicate et attentionnée, je n'aime pas blesser gratuitement. Si je réprimande quelqu'un méchamment, c'est parce qu'il m'a fait du mal, mais je n'aime pas le mépris et la moquerie. Se moquer et dénoncer la bêtise, oui, mais alors à la Coluche. Je ne supporte plus de me donner une contenance, quelle horreur ce mot, paraître, non, je ne suis pas d'accord avec Jeanne Moreau qui disait « Paraître aide à être ». Pourquoi ai-je cette impression que mes sœurs Marie et Isa ne sont pas empruntées, obsédées par leur tenue et leur apparence ? Penser sans cesse à mon « aspect sensible », ma peau extérieure, celle qui est en contact avec les autres, le regard des autres, m'empêche de communiquer, de me concentrer sur ce que dit l'autre. Cela me « bouffe » et le malaise grandit, grandit, c'est atroce. Je veux n'être belle que pour moi, pas pour parader, pour être en paix avec moi-même. Aujourd'hui par exemple, je m'étais mis du mascara puis j'ai pleuré avec le Docteur B. et tout est parti. Tant mieux, je n'ai pas envie d'avoir du mascara aujourd'hui dans le but de plaire, d'être maquillée pour plaire absolument. Non, je me plais sans mascara, alors je reste naturelle, maquillée de mes seuls pleurs. En ce moment, je joue au va-et-vient avec mes vêtements. J'achète des vêtements indiens réversibles, qui vont et qui viennent, endroit, envers. Forcer le naturel pour que le naturel devienne naturel. Penser, agir, être dans l'instant et dans l'unité en même temps, c'est cela le spontané, le vrai, le naturel. Au théâtre pour moi, l'improvisation n'est pas une épreuve. Il n'y a qu'en ayant cette liberté dans l'impro que je parviens à faire un jeu, une scène, à créer une histoire à partir d'un rien. Cet après-midi, une dame m'a vu marcher dans le parc dans une de mes tenues indiennes évanescentes. Elle a revu une image de la maison de Monet à Giverny avec les nymphéas, le petit pont japonais et une Indienne en sari qui traversait le pont. Quand elle m'a vue dans le parc dans ma tenue de soie bleue, le vent et le tissu fluide, elle a eu ce flash/vision/instant dans l'instant d'un souvenir d'il y a quinze ans. À Nicole, au théâtre, je dis : « Je fais semblant que ça me gratte, alors que ça ne me gratte pas » pour me donner une contenance, un maintien parce que je suis mal à l'aise. Je me gratte l'oreille et je n'entends pas l'autre, je ne pense qu'à moi, je déteste ça en moi ou alors je tousse alors que rien ne m'irrite la gorge, ou je ne sais que faire de mes mains, elles deviennent pataudes et ridicules dans ma tête. Rien qu'en regardant mes mains, on peut voir que je ne suis pas présente dans l'instant, naturelle. Elles pendent au bout de moi, ça me le fait souvent ce truc avec les mains. Nicole au théâtre : « C'est comme Devos, il part d'un truc tout bête, et puis il développe. » « Voyez Véronique, elle a bien senti ce qu'il fallait faire avec cette impro sur la tasse de thé remplie à ras bord. » Merci Nicole, tu m'as fait du bien, tu m'as donné une confiance et un enthousiasme que je ne suis pas prête d'oublier. « Parce que tu as de l'humour, tu sais nous faire rire ». Ne penser à rien, ne pas calculer, ne pas prévoir, cela aide à faire quelque chose de rien. Moi, en tous cas, ça m'aide. Pour m'aider cet après-midi au théâtre, je pensais au Docteur B. et à l'entretien de ce matin par rapport à mon accent aveyronnais que je déteste et dont je me gausse. Je lui avais expliqué que tout au long de ma vie, cette histoire d'accent m'avait pourchassée, toujours dans le ridicule bien sûr, et je n'en suis toujours pas débarrassée. Pour moi, il y a les gens qui parlent « aveyronnais » et les autres. J'en ai assez de copier l'autre comme un caméléon pour entrer en communication avec lui. Cela fait tout le contraire, je me perds, je me dilue, c'est l'autre qui a toute la place. Même vous, Docteur, ne parlez pas Aveyronnais ! Vous ne comprenez pas mon complexe, et pourtant il me pourrit la vie. « Vous écrivez par association » me dites-vous, Docteur. C'est le petit rien qui fait mes phrases. J'associe des mots et ça me fait écrire. Ne jamais s'oublier pour mieux s'oublier, s'oublier pour mieux créer. Le chanteur Arno est une référence pour moi. Il tire sa révérence dans l'irrévérence « savoir partir quand vous vous emmerdez », dit-il. « Vous avez peur de ne pas pouvoir partir ? » m'a demandé le Docteur B. Non, j'ai peur de ne pas pouvoir partir de la clinique, peur de ne pas pouvoir partir quand je sentirai qu'il faut le faire... Chez Marie, ma sœur, par exemple car les autres ne comprennent pas, ils se sentent rejetés, il faut leur expliquer, leur justifier pourquoi je suis en clinique depuis autant de temps. Marre de vouloir être toujours tout et partout, de vouloir tout savoir faire, de faire le tour de tout, d'être dans le faire tout le temps. Cela veut dire que l'on se refuse le droit à ne rien faire, ne pas savoir, ne pas connaître, ne pas maîtriser, ne pas s'arrêter, se poser. Marre d'être efficace, rentable, c'est lourd, épuisant et peu confortable. Rares, très rares sont les gens avec qui je me sens paisible et tolérante et moi-même, le Docteur B. en premier. Je n'ai même pas besoin de lui dire, il sait. Je sens qu'il sent que je sens qu'il sent. Je le sens « se poser » pour m'écouter, rassurant et réceptif, perceptif. Je n'ai plus d'effort à faire pour lui parler, lui expliquer. Je suis bien à ma place. Je m'étale en moi, je m'accueille comme au yoga quand on laisse s'étaler son corps sur le sol comme un liquide. Et si mon corps se rebellait ? Pourquoi assumerait-il tout, pourquoi ferait-il tout au moment où je le décide, pourquoi ne pas lui demander ce qui est difficile pour lui, s'il a mal, s'il en a assez ? Par exemple là, il me dit qu'il n'a plus le coup de poignard dans les côtes dorsales. J'ai fait quelques étirements pour le soulager et le relâcher. Il n'en pouvait plus. En sortant du théâtre, une vraie bête de somme : porter les courses, tout tenir, la cigarette, le sac à main, marcher. Il ne savait pas s'il fallait regarder les gens ou pas, s'il devait se contenir ou être naturel. Je le ballottais d'un côté à l'autre. Marre de marcher trop vite, de lui faire des plans dans la tête pour le lendemain. Comment pourrait-il gérer tout ce désordre et cette agitation perpétuelle ? Il ne veut pas être abandonné, il veut pouvoir s'abandonner, lâcher prise de son propre chef quand il en ressent le besoin. Moi je ne comprends rien à ce corps. Il est 23 h 15. Il a la tête très lourde, il veut dormir et je ne le laisse pas. Néanmoins si je veux que l'on fasse la route ensemble, il faut s'épauler, se relayer, faire ensemble, d'un commun accord. Jamais le temps pour méditer, toujours passer d'une activité à une autre. Je n'écoute pas ses sensations, car tout part de là, je vis grâce à lui, et lui grâce à moi. Je voudrais le bénéfice des sens, mais sans avoir à le remercier. Je le méprise, je ne lui donne pas sa place, alors il se sent abandonné, utilisé, objetisé. Il savait bien lui tout à l'heure qu'il ne fallait pas s'acharner après ce marque-page égaré. La preuve, je l'ai retrouvé en faisant pipi accroché à je sais quoi, bref dans ma culotte ! À peine l'émotion des mots ressentie, je l'enferme dans un trait d'écriture comme si ce ressenti ne suffisait pas. C'est pour mieux me l'approprier, mais le plaisir du ressenti est instantané et ne peut être enfermé dans un après. Je ne peux pas le retenir ainsi, ça ne sert à rien, il se retiendra tout seul. Je n'ai pas à intervenir pour le capturer.

Une histoire, mon histoire, mon livre seraient-ils autre chose qu'une rivière qui coule devant moi ? Que fait-on d'une rivière ? On la regarde, on l'écoute, on la touche de la main, on s'y trempe, on se laisse emporter, mais on ne la retient certainement pas, quelle chimère, quelle vanité. Allez, éteins les mots ce soir, Véro et dors.

27 mai 2005

J'avais déjà porté de la soie, jamais je ne l'avais sentie sur ma peau et sur mon corps, comme une peau sur ma peau de chair. J'aime quand le soir arrive et que je suis doucement fatiguée de mes émotions. Elles sont posées en moi. Je repense à la dame qui a eu cette vision de moi sur le pont de Giverny. Cette vision était une Indienne en sari qui visitait le jardin de Monet, comme cette dame il y a quinze ans. Et elle se souvenait de cet instant, de cette image qu'elle avait dû trouver belle et qui l'avait touchée. Je lui ai rappelé cette Indienne, moi Véro, dans un paysage de peinture de Monet ! J'étais très flattée à vrai dire. Je ne suis pas une femme libérée, je suis une femme libre. À toi mon corps, je sais parler, mais je ne sais pas t'écouter. Les gens arrêtent de plus en plus de fumer. C'est pour cela qu'ils allument un portable en sortant du métro pour remplacer la clope. Je dois aller passer quelques jours à Lyon chez Marie pendant ma sortie essai de quinze jours. J'ai une peur panique de tout perdre à Lyon, de ne pas être aussi bien qu'ici, à la clinique A. Comme si j'avais des preuves à faire. C'est trop récent tout ça, toutes ces émotions, toutes ces découvertes sur moi. J'ai peur du décalage entre Marie et moi, peur de devoir lui justifier que je vais bien. Je me sens à la fois forte et fragile. Pour moi ce qui est dur, ce n'est pas de faire de la gym et de la marche intensément tous les jours, c'est de ne pas en faire. Je me fais violence, et j'en pleure tellement c'est dur, tellement j'ai peur de lâcher prise.

29 mai 2005

Ce matin je raconte à Marie que j'ai fait un lifting à mon appartement hier et que je suis contente de comment il est maintenant. Je voulais déménager, mais j'ai réussi à en faire un autre studio, à lui donner une autre âme, à me l'approprier, à le faire ressembler et sentir comme moi à l'intérieur en ce moment. J'ai envie que lui et moi nous soyons bien, alors je dis à Marie : « Tu sais, je lui parle à mon appartement » et elle me répond : « Et il vous répond ?! » À mon appartement je lui dis, je te ferme le store pour que tu n'aies pas trop chaud et je te fais le grand ménage, je te nettoie pour que tu sois beau et tout léger, que tes couleurs et tes formes me plaisent avec les meubles disposés tout autour des murs, ça fait comme un cocon, un petit ventre où je suis au chaud. Le soleil couchant qui était là quand je suis partie et que j'ai rouvert la porte pour jeter encore un coup d'œil et lui dire « A lundi, on va passer l'été ensemble, toi et moi et on sera bien ». La commode est vidée, les étagères épurées, la kitchenette propre et « coquette », comme dirait Patrick Timsit. Les placards sont propres, la moquette bien nettoyée, plus rien sur les murs à part le tapis péruvien et les dessins d'Emma et le visage de Jill au crayon. Mon lit regarde vers le ciel, la penderie est prête à accueillir mes nouvelles affaires. Voilà, mon appart est prêt à m'accueillir pour mon retour. Marie me demande quand je lui parle de la nouvelle déco et nouvelle ambiance « Et vous y êtes parvenue ? » (sous-entendu à lui donner une autre couleur, senteur, chaleur, douceur, luminosité, j'y mettrai tout cela de ressenti pour effacer les images d'avant) et moi j'entends « Vous y êtes revenue ? » Ce n'est pas un lapsus de Marie, c'est moi qui entends autre chose, ce que mon inconscient entend en fait. C'est drôle. Il est vrai que quand j'y suis retournée pendant ces quatre mois pour faire les crises de boulimie, je n'y suis pas revenue ni pour y habiter ni pour y vivre bien, seulement comme un courant d'air, je l'ai utilisé comme un objet, réduit à un WC pour vomir, un appartement WC.

J'écoute une émission sur Brassens sur France Musique.

« Par l'âme à laquelle on a mis des coups de pieds au ventre

Par le baiser perdu et l'amour retrouvé, je vous salue Marie »…

30 mai 2005

Je n'écoute plus que France Musique, pas de télé ni journaux, ni radio généraliste, même pas France Inter. La revue de presse d'Yvan Levaï me suffit. Ce matin, je discute avec Élodie, la petite hôtelière qui fait le ménage dans ma chambre, elle fait ce boulot alimentaire entre deux études et deux voyages. Je lui parle de mon travail d'employée de maison. « Je n'ai pas vraiment la fibre crèche, je lui lance, alimentaire mon cher Watson ». J'aime me surprendre à délirer avec les mots, ça me met de la joie au cœur. Hier, j'ai écrit une lettre délirante à Iris sur l'histoire du chat immigré espagnol qui doit arriver avant moi mardi à Lyon. J'y ai passé l'après-midi. Je me suis éclatée et Iris aussi en la lisant ! L'imaginaire a bien fonctionné ! Je rentre chez moi avec toutes mes émotions, pour la première fois. Joie, tristesse, lenteur, paix, imagination, plaisir, temps, douceur, rêve, pas de travail. Il faut de la place pour tout ça, toute ma place. Je me suis fait de la place pour y mettre ma vie, à l'image de mon appart. « On n'est obligé à rien. » Oui, Arlette, je ne suis obligée à rien, je suis libre, je gagne tous les jours ma liberté. Non, n'aie plus peur Véro de te faire souffrir et de te faire mal. Sortie de la clinique d'A.

31 mai 2005

Dans mon appartement. Combien je sens la vie pleurer et rire en moi, elle coule le long de mes joues ce matin, en mangeant mon orange au petit-déj. Mon petit Pierre (mon cousin), je t'écrirai un mot, je n'ai pas pu te rappeler hier soir, trop de précipitation, je me protège du « tout faire dans un temps donné ». Tu sais Arlette, je m'installe dans le confort : le matin, c'est tout de même plus pratique d'écrire chez moi qu'à la clinique (cette manie que j'ai d'écrire en prenant mon petit-déj.), car je peux installer le cahier grand ouvert à ma droite sur ma table et non sur le lit ! À la clinique A., c'était des contorsions pour écrire depuis la table sur le cahier ouvert sur le lit, alors le confort tout de même ! Autre chose : pas besoin de me déplacer pour aller chercher le petit-déj, je me sers moi même quand je veux, j'ai tout sur place, on dira ce qu'on voudra, mais quand la kitchenette est à un bras tendu de la table de petit-déj/bureau/table du salon, c'est quand même on ne peut plus pratique ! Du luxe, dirais-je ! Ah comme je dis moi, le luxe est dans l'économie des moyens (de locomotion, de gestion…) Retrouver de vraies marques, celles de son espace, de son intimité, de ses désirs, de ses plaisirs, de soi tout entiers, du senti. Ah tiens, la fenêtre s'ouvre tout en grand ici. Si tu savais, Arlette comment mes idées font les folles, j'ai même entendu les oiseaux piailler, alors qu'il n'y a pas d'arbres ici, surtout vers six heures du matin, mon heure préférée. Je ne les vois pas, mais je les entends. « Ça pioute » dirait-on en patois de chez moi. Ce sont des oiseaux « pioutaïdes ». Tu connais pas ça dans ta Bretagne natale ? Je suis une scribouilleuse pioutaïde, « je traîne », comme tu dis Arlette, en parlant de ta fille et de toi. Trois quarts d'heure pour prendre mon petit-déj. Georges Brassens parle de Paul Valéry : « Si les oiseaux savaient pourquoi ils chantent, ce qu'ils chantent et en quoi ils le chantent, ils ne chanteraient pas ». J'emporte mon cahier à Lyon. Ça, c'est l'indispensable luxe, le papier à carreaux, la couverture cartonnée verte. Et le beurre, Arlette, laisse-moi te parler du beurre : une vraie plaquette de 125 g que j'ouvre et que je referme. Je pourrais n'utiliser que des petits beurres (hi hi !) comme à la clinique A., mais c'est mieux une vraie plaquette, ça fait vraie vie, vrai petit-déj et vraie Véro qui se l'est préparé ! Et le robinet de l'évier sous lequel je peux passer la bouilloire, pas comme à la clinique A. Là, je tiens la bouilloire droite et je la remplis, impec, rapide, efficace. C'est pas du luxe ça et une économie de temps ? La vie est courte, il faut rentabiliser chaque geste, chaque instant, en ne le vivant pas, en étant déjà dans je ne sais quoi d'après. Vite, vite, la bouilloire sous le robinet, qu'est-ce que j'apprécie ! Le luxe, les valeurs retrouvées, moi je dis qu'il n'y a que ça de vrai de nos jours ! Mes valeurs à moi oui, je sais bien où elles sont, pas chez l'autre ni l'autre chose, ni l'autre je ne sais quoi d'autre. Et faire son ménage et sa vaisselle ! Soi-même ! Il faut en avoir été privée pendant quatre mois et demi pour apprécier comme il est bon de passer l'aspirateur énergiquement, c'est bien dur, ça fait un peu mal au dos et à la tête, et après on fait « aspire, inspire, expire ». Le luxe, c'est de se passer de tout, même d'une femme de ménage, je fais moi-même le ménage et je me rémunère bien pour ça. Ah les vraies femmes, femmes de ménage, les multitâches, on n'en trouve plus guère ou alors, c'est cher... comme les produits bio parce que c'est naturel, savoureux, vrai, ça prend son temps pour germer, naître, pousser, profiter de l'eau et du soleil pour profiter et mûrir. Et après, il y a des palais gourmands qui croquent dedans, surtout les beaux fruits de toutes les couleurs et les légumes verts, qui sont trompeurs et cachottiers d'ailleurs, car ils se déguisent en rouge, en jaune, en blanc, en orange, en rose. Dans le voyage aller Toulouse Lyon, entre 16 h et 18 h, je lis *Ibrahim et les fleurs du Coran* d'Éric-Emmanuel Schmitt. J'ai annoté quelques pages de ce livre tellement je l'ai aimé, je ne le donnerai à personne, je l'offrirai peut-être à Arlette, je ne veux pas que l'on lise mes annotations, jardin secret défense. Je fais la vie à l'envers, à quarante-deux ans, je rêve, et je fonctionne enfin en imagination, plus en action. Les autres ont rêvé enfant, aujourd'hui ils font, ils ne font plus que cela : faire. Moi je n'ai eu ni ma part ni ma place, aujourd'hui, ici et maintenant, je me pose et je vole dans mon espace, dans tout l'espace, je me fais toute belle de vie, je suis là, belle de VIE, je suis la belle de vie. Chez les Indiens d'Amérique, je suis « danse avec la lumière », cette force à se soustraire du regard, à s'en défaire.

2 juin 2005

J'avais inscrit dans mon carnet de poche ces quelques mots et je les avais aussitôt « montrés » à Marie. Toujours ce besoin de montrer pour exister. Je le regrette encore aujourd'hui, mais je ne regrette pas mes mots.

Je suis en soie

Je suis la soie

Parce que je suis moi

Véro est en soi... m'aime.

Le seul endroit où elle peut être

ENFIN LIBRE (en chemin, tout au début du chemin, une belle histoire à vivre que celle de vivre).

Tu m'as rendu un fier service ma chère sœur, en me disant que mon écriture te « fascinait », ce qui m'étonnera toujours d'ailleurs. Je ne vois rien de fascinant dans cet art que je ne maîtrise pas, sans fausse modestie. Ton mot t'a trahie et m'a donné ma victoire, il n'a fait que renforcer mon envie et ma motivation à travailler dans ce sens, à cultiver mon petit art et mon petit talent (toi tu avais la couture, moi l'écriture), pour mieux décocher ma flèche verbale un jour. J'ai payé cher ce séjour, je mérite une belle récompense, un dédommagement dont je saurai tirer un jour le plus large profit, j'espère (!) Si ton comportement odieux et jaloux devait me permettre un jour de gagner ma vie, je t'en saurais gré, crois le bien (car par « profit », j'entends financier aussi), car peut-être un jour, liras-tu mes mots, non parce que je te les aurais confiés « au péril de ma vie » comme dit le Docteur B., mais parce qu'ils m'auront appartenu avant que je ne les livre (que je ne les mette en livre à lire après les avoir mis en boîte, enfermés, serrés comme de malheureuses sardines, usinées et bassement vendues dans n'importe quelle épicerie, dévorées à pleines mains, jetées à la poubelle, parce que mal conditionnées et donc écœurantes et décriées... tellement meilleures à la criée sur le port de quelque ville de bord de mer, fraîches et passées au grill, régal pour les papilles des pays méditerranéens aimant manger tard dans la nuit encore chaude). Mais que voulais-je donc te dire, chère sœur ? Juste merci de m'avoir donné cette belle occasion d'écrire, fut-ce à ton sujet. Oh que j'aime que tu ne me laisses pas de répit, cher cahier, pour toi je ferai n'importe quoi ! Tu aurais bien voulu que je te donne raison en tombant en morceaux à tes pieds et que je tremble devant ton laid et long nez atavique. Tu enrages de ma rage à te résister, tu te défais, c'est toi qui vas tomber en pièces toute rouillée et inutile. Ton modèle n'a plus de pièces de rechange, même pas intéressant pour un collectionneur qui sentirait illico l'arnaque et le toc ! Aucune valeur, vieille fausse antiquité ébréchée, vieille relique qui a vraiment mal vieilli, impossible à ravoir même avec les meilleurs produits et les plus beaux chiffons. Tu ferais tache dans une vitrine, tu aurais aimé ne voir de moi que ce que tu n'as jamais voulu voir : une malade rongée par la boulimie et perdue, à ta merci, à votre merci à tous, la horde répugnante, voleur d'âme et de richesse, voleur de petite fille piétinée, méprisée, humiliée, ignorée, utilisée, corvéable à merci. La bonne à tout faire qui « ne voulait rien faire », ce sont vos mots, qui a fini bonne à tout faire chez les autres après avoir fait ses armes et rendu trente ans de bons et loyaux services à sa famille ingrate, malade, gravement malade et délétère (cf. ma position dans la fratrie qui lui a permis de bien fonctionner, tous les malaises de la famille se focalisant sur moi). Trente et une pages sur mon cahier depuis le 3 mai 2006, dont vingt-trois depuis hier. Toujours ce besoin de comptabiliser pour me rassurer sur mon travail quel qu'il soit. Pourquoi la vie va-t-elle si vite du matin jusqu'au soir depuis que ma vie va lentement ?

Minuit moins vingt. Je ne fais rien. Je regarde l'air du soir dans le rideau, j'écoute les bruits de la nuit de Toulouse, au loin, qui m'accompagnent sans m'agresser. J'ai mon livre de Frédéric Mitterrand à peine achevé, mes cigarettes, ma pomme du soir, ma tisane, je regarde ce que j'imagine existant ou non, je suis inépuisablement épuisée de ce jour rempli de ma vie. Ma lessive qui finit de sécher bien propre. Pas été au ciné, pas grave, demain, un autre jour, il y aura plein d'autres jours. Aucun parasite sur les ondes de mes pensées. Charles Bukowski m'attend, les livres muets qui parlent avec des pages sont patients et respectueux de mon rythme, de mes envies, de mes désirs, de mon plaisir à passer un moment avec eux. Ma pomme. Je mange tout, les pépins et le trognon parce que c'est bon et que ça ne se fait pas. Je dors bien, j'ai même fait la sieste et rêvé, il y avait beaucoup de monde, j'étais serrée, enserrée, j'avais du mal à m'extirper de tout ce monde qui ne comprenait rien, cette agglutination de corps, comme le jour de l'enterrement. C'était une sorte d'enterrement, et moi, je ne me sentais pas concernée, j'écris sans avoir l'air d'écrire, je ne me mets pas à écrire, je suis toujours en train d'écrire.

5 juin 2005

Séjour chez ma sœur Marie à Lyon et ce qui est encore mes minettes chéries. Les choses vont rapidement se dégrader. Ce crétin de beau-frère qui me dit : « Mais ma mère est intelligente », certes, quoique, l'intelligence n'autorise pas à faire ou à dire n'importe quoi, bien au contraire, donc elle ne l'est pas. Aucun tact, sous ses airs de bourgeoise qui se la joue cultivée et raffinée. Elle est tout ce que je déteste et que je fuis. « Tu n'as pas l'intention de travailler, mais alors tu ne crains pas de générer de l'angoisse auprès de ta famille et des gens qui t'aiment et te soutiennent ? » me dit-elle. Occupez-vous de vos fesses, vous êtes intrusive et très mal placée pour juger de ma place au sein de la famille et des sentiments qu'ils peuvent chacun et chacune avoir à mon égard. C'est mon problème, foutez-moi la paix avec vos remontrances et cessez de regarder ma maigreur comme si elle n'était que le signe apparent, évident de ma maladie, car à vos yeux je suis malade et loin d'être guérie. Je vous méprise madame K., je ne peux plus, je ne veux plus après ce séjour dans cette maudite famille K. demander un sou à cette famille (j'entends ma famille en général, ma mère notamment), me prostituer. Ils me le doivent pourtant, mais je ne peux plus m'humilier, notre rapport à l'argent est trop conflictuel et pathogène, d'autre part, je ne veux pas travailler, je ne suis pas prête. Reprendre le travail abandonné en janvier, hors de question, je rechute illico. J'en ai longuement parlé avec le Docteur B. et les choses se sont avérées après la mort de mon père : je ne reprendrai pas le travail, pas avant des mois en tout cas. Des semaines à la clinique A. ont été nécessaires pour que je puisse poser un non ferme et définitif pour les mois à venir, donc il va falloir apprendre à vivre modestement et à être vigilante par rapport aux dépenses de la boulimie, ce qui m'angoisse terriblement, car cela représente un deuil que je n'ai pas encore fait, même si je le crois au moment du séjour chez ma sœur, parce que je suis maigre et que je ne fais pas de crise. Je sais que je ne peux plus compter que sur le partage de la maison familiale comme maigre héritage à venir, le dernier os à ronger. En attendant, il faudra vivre des subsides sociaux. J'en viens à appeler ma mère « Foissac » et la somme de me payer mes loyers à l'avenir, ce qu'elle fait comme si elle avait peur de moi quelque part. Je les entends d'ici dire de moi : comment accorder une quelque crédibilité à cette pauvre Véro malade et invalide, c'est elle le problème, pas nous. Par nous, j'exclus Pierre-Yves et Isabelle, mon petit frère et ma petite sœur, qui ne me jugent pas ainsi. Comment serait-elle apte à prendre une décision, à affronter un problème, une bonne grosse réelle situation concrète et dramatique comme celle d'un frère bipolaire qui se poignarde loin là-bas, au Paraguay ? Toute la famille m'a caché cet incident, chut, il faut la ménager, elle est encore bien malade et si irresponsable ! Retrouver mes mots, leur force, c'est avec cela que je me battrai pour moi, pour les repousser eux, ils ne me toucheront plus, ils ne me feront plus de mal, n'auront plus de regard sur moi, je refuse de retranscrire les mots de mon cahier concernant ce séjour à Lyon. Ils sont durs et sans pitié pour la famille de ma sœur. Elle les méritait à moitié, elle a été si odieuse et si envahissante avec moi, ne supportant plus ma maigreur et ma métamorphose après le séjour à la clinique A. J'avais tout de même pris de l'assurance, mais pas assez encore, faut-il croire, au vu de ce qu'il s'est passé. Je ne désire pas attiser cette haine qui remonte maintenant à trois ans et qui n'entre nullement dans le projet de ce récit, d'autant plus que la famille est bien réunie et harmonieuse aujourd'hui. Au retour de mon séjour écourté à Lyon début juin 2005, j'ai encore une semaine à passer avant de retourner à la clinique d'A. Balade à travers la prairie des filtres, les gens faisaient des pirouettes dans l'herbe, jonglaient, jouaient de la musique. Couleur, bonne humeur, ciel bleu pur, air bon, doux et frais, douceur qui revient à moi, je retrouve mon rythme lent et apaisé heure après heure, je peux parler lentement à nouveau. Ma sœur n'est plus là pour me presser et m'envahir de son flot de paroles incessant et bruyant, rien ne m'oblige à aller ni à dire vite. Je regarde qui et ce que je veux au rythme qui me convient, celui qui me va, dans lequel je suis bien, mon souffle intérieur, mes mots à moi, mon corps à moi, mon écriture à moi, ma vérité à moi, je me récupère, je me retrouve. « Et chaque jour, peu à peu, recommence la vie », oui, Arlette, je m'écoute, je m'entends, plus de vacarme autour de moi, plus d'agression, plus de pressions. Mon point douloureux à l'omoplate a disparu ce soir, tenace depuis une semaine. Je ne suis plus obligée de me battre contre leur bruit, leur envahissement, écrasée, étouffée, essoufflée, épuisée, je ne les entends presque plus, je peux m'aimer à nouveau sans leur prouver quoi que ce soit, je suis à l'abri en moi, loin d'eux.

6 juin 2005

Régler les comptes avec la famille, avec mon père... mais sur le cahier seulement. Mes mots sont si durs qu'il n'en sera pas fait état ici. Je ne veux plus de cette haine qui avait besoin de temps pour s'apaiser. La vie avec papa n'a pas été facile, pour aucun de nous, mais beaucoup d'hypocrisie et de non-dits ne nous ont pas aidés à nous rapprocher les uns des autres après sa mort et encore moins autour de l'héritage ! Le problème essentiel, c'est que c'est de moi dont il s'agit dans ce récit, de moi et de mes hospitalisations. Pour eux, je reste la malade, l'invalide, la précaire. Je refuse d'écrire davantage sur mon père, car je pense que cela ferait l'objet d'un récit à part. Cela n'a pas sa place ici et maintenant, pas plus que les imbroglios de cette famille au demeurant pas plus compliquée que n'importe quelle autre. Si, tout de même ! Tout est noté ici, dans mes cahiers, en sécurité. J'ai ma réalité-vérité pour moi, libre à moi d'en faire ce que je voudrai un jour. Pour le moment, elle va dormir encore.

7 juin 2005

7 h 25. Ma trilogie. Il est mort « le père ». Elle est morte, avortée en rêve « la mère ». La sœur : je la désarme avec mes mots et mon humour caustique. Elle reste en vie pour que je savoure tous les jours ma revanche et le plaisir que j'aurai à lui donner de la lecture. Tout cela depuis le 15 mars 2005, à peine trois mois, trois morts en trois mois. Pauvre grande et chère sœur au cœur sensible et si généreux. Elle avait été si peinée, si touchée par la lettre que je lui avais écrite il y a deux ans. Je lui disais que je ne comprenais pas pourquoi elle était réticente à me laisser les filles quelques jours à Toulouse chez moi. Toujours de bonnes excuses « C'est trop petit chez elle, elle n'a qu'à venir les voir dans l'Aveyron ».

Ici suit un passage que je choisis de couper volontairement et qui concerne ma sœur aînée. Très en colère à l'époque suite au séjour désastreux chez elle à Lyon — séjour pendant lequel elle était censée m'accueillir- j'avais écrit une véritable diatribe à son encontre. Je ne publierai pas ces mots inspirés par la colère. Je les trouve aujourd'hui vains et méchants. Ce séjour restera en moi pour toujours, mais du temps a passé et j'ai un peu oublié mon amertume et ma violence.

Être en colère contre un mort peut paraître incongru. Mais je sais que papa m'y autorise. Depuis qu'il est parti, je m'octroie cette colère nécessaire, c'est entre nous. Comme si toi, papa, baissais enfin un peu les bras pour me les tendre. L'été précédent ta mort, tu m'avais soutenu à la maison par rapport à cette histoire de télé que mon beau-frère tient absolument à regarder en mangeant. Je t'avais senti proche de moi, les derniers temps avant ta mort, tu ne m'agressais pratiquement plus, tu faisais attention à ce que tu me disais, faisant même preuve d'une certaine délicatesse, comme si tu comprenais pourquoi j'avais souffert, comme si tu me donnais enfin un petit espace. Notre complicité (retrouvée ?) s'est avérée un soir, ce fameux soir du jambon. Maman avait préparé un repas léger, trop léger pour toi qui travaillais dur, alors j'ai proposé de servir du jambon de pays à table pour compléter le menu soupe de légumes haricots verts. Maman est entrée dans une colère noire je ne sais pas pourquoi, sans doute parce qu'elle nous a sentis complices (contre elle ?) Tel n'était pas le but de ma démarche, je voulais simplement te faire plaisir papa, te servir un mets que tu appréciais par-dessus tout, te récompenser de tes efforts, et aussi, je dois l'avouer, te faire plaisir « contre » maman, comme pour nous rapprocher tous les deux face à elle. Nous n'étions que tous les trois à table. Je me souviens, moi qui étais au régime et qui ne mangeais pas de charcuterie, avoir pris du plaisir à partager une tranche avec toi, une tranche que tu as coupée spécialement pour toi et moi. Tu t'es régalé, nous nous sommes régalés au grand dam de maman qui était rouge de colère. Cette petite complicité autour d'un repas, elle était si rare que je ne l'ai pas oubliée. Quand j'arrivais en retard à table, tu t'inquiétais « Mais où est-elle la Véronique ? Elle ne vient pas manger ? » J'aimais cette inquiétude à mon égard, cette petite preuve d'amour, tu n'étais pas en colère, juste inquiet et un peu malheureux comme s'il n'y avait plus de temps à perdre. Parfois à table, je surprenais ton regard insistant et perçant sur moi, que pensais-tu dans ces moments-là ? Moi, j'y voyais beaucoup d'amour et de compassion, quelque chose d'assagi et de compréhensif chez toi, envers moi. Il n'y avait plus de conflit entre nous, plus de disputes. Un jour Docteur, je vous ai demandé pourquoi mon père avait « cessé » de m'aimer comme une enfant. Vous m'avez expliqué que c'était la peur incestueuse, inconsciente chez toi bien sûr, tu ne savais pas que de telles choses pouvaient exister... Œdipe, etc. Quand tu me regardais en fait, c'est toi que tu voyais (outre le fait que j'étais « ta préférée, ta si à part des autres, ta si différente ». J'ai appris cela le jour même de ton enterrement, une cousine de maman me l'avait confié à l'oreille au cimetière, en catimini. Quel bonheur et pardon pour Marie et Isa, elles comprendront, j'en suis sûre). Tu m'aimais pour cela, donc tu aurais pu t'aimer pour l'image de toi que je te renvoyais, mais tu avais peur, peur de trop m'aimer, d'un danger inconscient sûrement, c'est le lot de tous les pères envers leur fille, tu sais, mon pauvre papa. Quand tu as « cessé » de m'aimer, en toute complicité, comme nous l'avions fait jusqu'à l'âge de six/sept ans, tu as reporté tout cet amour et toute cette affection sur ta filleule, ma rivale, ta « Sylvinou ». Je l'ai toujours haïe et le sentiment perdure, elle m'avait volé mon papa, mais j'étais trop petite et trop immature pour en avoir conscience. Peut-être avais-je eu peur moi aussi de t'aimer ? Je n'ai pas assez d'éléments psychanalytiques pour analyser le phénomène et je ne suis plus sûre que ça m'intéresse autant aujourd'hui. J'ai conscience que toute la famille a dit et pensé ceci le jour de tes funérailles « Ça va être terrible pour Véro », comme s'ils disaient « surtout pour elle ». Comme s'ils savaient cette complicité, cette chose à part que nous avions toi et moi, cette exception, cette brillance. J'étais si fière de toi. Éliane (ma tante) m'avait dit un jour lors d'un séjour en Espagne à propos de ma vivacité, de mon énergie, de mon sens de l'efficacité, de mon intelligence : (faut-il m'excuser de tout cela ?!) « Tu tiens cela de Jean sans doute. » Notre ressemblance était on ne peut plus évidente, elle crevait l'écran. Qui va leur dire aux autres, aux frères et sœurs qui me jalousent et me font passer pour une voleuse, une profiteuse, une escroqueuse de tes biens ? Tu n'as rien fait pour moi, rien dit, rien laissé à lire ou à respecter après ta mort, c'est arrivé si vite, huit jours. « J'ai prévu quelque chose pour toi, car je sais que tu en auras plus besoin que les autres... », mais rien de tout cela, je me suis sentie abandonnée à ta mort, oubliée, tu n'avais pas tenu tes promesses, toi qui étais pourtant si prévoyant. L'année avant ta mort en juin, tu avais dit cela en présence de maman, c'était un après-midi un peu après le 18 juin où j'étais venue par surprise de Toulouse. Tu étais si heureux de me voir, nous avions discuté deux ou trois heures, toi, maman et moi, sur ma vie, mon avenir, mon travail. « On est si content que tu travailles, tu ne peux pas nous faire un plus grand plaisir. » Je ne sais pas si je dois te remercier, papa, pour ces paroles. Travailler, ce ne serait dans tous les cas jamais aussi bien et autant que toi. Depuis cette discussion entre nous trois, tout était allé mieux entre nous, comme un apaisement, les choses posées et avouées enfin. Tu n'as rien laissé pour moi à ta mort, pas de dispositions particulières et je t'en veux, j'en aurais si besoin, notamment pour ne plus avoir à demander à maman de payer mon loyer. Tu me laisses dans la précarité papa, mise à l'épreuve ? Pour que je me prouve que je peux faire face aux contingences matérielles sans toi ? Envoie-moi un signe alors, et dis-leur à eux de cesser de me traiter « de profiteuse et de rentière qui se la coule douce. » « La liberté a le goût de la solitude », m'a dit Valérie, la psychothérapeute du groupe. Et la tristesse aussi, je ne veux pas partager ma tristesse de toi avec eux, je suis seule avec toi. Où est le père « indigne » s'il en fut un ? Où sont les enfants du père indigne, aucun salaud dans l'histoire, seulement des victimes, des victimes, des victimes sur plusieurs générations, et moi en bout, qui veux comprendre et vivre, seulement vivre et respirer tranquillement. Tu m'as laissée petite fille et tu m'as retrouvée boulimique, c'est cela que je sens en moi, ce hiatus entre la petite fille et la boulimique. Que s'est-il passé entre ? Tu ne m'as pas tout pris, papa, et je n'ai pas tout pris de toi non plus, beaucoup de choses me déplaisaient que je regrette aujourd'hui, complices fille et père, complices pas dans le dialogue, mais dans le senti, l'instinctif, le brut, l'intelligence animale. Mais moi j'avais besoin de raffinement : les livres, les mots, les belles lettres, le savoir, un certain monde de douceur. Toi aussi tu aimais le doux, le tendre, le « qui se touche » (et qui se voit et s'entend surtout), une certaine forme de beauté. Te rappelles-tu la belle sculpture thaïlandaise que tu nous as ramenée un soir à la maison, je l'adore, et je voudrais bien l'hériter un jour. Inculte et grossier, bruyant, oui tout cela, mais jamais vulgaire, tu étais bel homme, racé, fin, altier, tu aimais les senteurs des parfums raffinés et en user plus que de raison (tu te maquillais même à l'occasion pour amuser la galerie, tes petites filles te passaient du vernis à ongles sur les ongles des pieds et des mains à ta plus grande joie, tu te prêtais bien au jeu !), la bonne cuisine, faire bonne chère (quant à la chair, je ne sais pas, mais tu étais plutôt bel homme avant ton mariage et tu ne déplaisais pas aux femmes…) Tout ce que je cultive et recherche aujourd'hui et qui m'a manqué, tu en as manqué aussi, mais tu n'as pas su l'exprimer, le demander, tu gueulais, tu mordais, tu cognais (sur les bêtes), mais tu ne savais pas te faire comprendre et aimer. Marie disait de toi que tu étais « un handicapé du langage » (pas pour tes discours de maire ou tes relations sociales, mais je parle de ta famille). Ce n'est pas de ta faute papa, tu as travaillé trop dur et trop tôt, ça fait beaucoup de frustrations et de refoulé tout ça, une vie durant, dont cinquante ans peu ou prou, marié, et quarante-neuf ans, chef et père de famille nombreuse. Nous, semblables dans nos différences. Je pense que je tiens de toi mon amour pour le théâtre, l'improvisation et l'imitation. Si je brille aujourd'hui, ce n'est pas toi qui m'as fait reluire, non, car tu m'as suffisamment humilié sans scrupules. Pas de cadeaux sur ce point papa, désolée, mais je brille de ce que tu m'as transmis et de ce que j'en fais surtout. Je ne regrette pas d'être allée de voir sur ton lit d'hôpital, des trois filles, je suis celle qui a le plus « parlé » avec toi, sans paroles, sans mots, juste avec le peu de gestes qu'il te restait. Et tu m'as dit avec tes yeux, moi, c'est fini pour moi, regarde-moi, regarde ce que je suis devenu, dans quel état je me suis mis, comme si tu y étais pour quelque chose. C'est moi Véro, je suis venue de Toulouse, je suis là pour t'encourager, juste pour être là et que l'on se regarde, que je te tienne un peu, que tu t'agrippes à moi comme un enfant. Avais-tu peur de là où tu étais dans ta tête, avec ton corps inerte, avais-tu peur ? As-tu désiré que je vienne, toi qui ne savais plus où j'étais depuis des mois ? Ai-je dit les mots que tu ne pouvais plus dire ? Si maman n'avait pas été là en face de moi, de l'autre côté du lit à barrière, je t'aurais dit mieux et plus, toujours plus. Après tu étais mort au cimetière et depuis tu es encore mort, à part cet après-midi où tu pleures dans mes larmes. Je te les prête, je te prête aussi mes mots, tous mes mots contre tes larmes, sens comme mes larmes te rendent tout doux et paisible. Je ne suis pas triste toute seule, je suis triste avec toi, on est main dans la main, et notre tristesse dans le creux. Eux ils ont repris la ferme, moi je veille sur ton âme, elle n'est pas en peine, je te prête ma douceur et ma paix pour y loger ton âme, c'est ma mission et je la porterai haut, voyage tranquille et léger, j'ai la grâce et je suis toujours sur terre, mes mots viennent au rythme de mon cœur et de mon corps apaisé depuis quelques minutes. J'entends les oiseaux et le soleil entre nous et aussi le trombone un peu au loin par-dessus les toits, dans l'immeuble d'en face. Je le connais bien, je n'ai besoin de rien, juste d'une feuille, d'un stylo et d'un support pour écrire sur mon ventre. C'est lui qui souffle ma pensée. Pas besoin d'avoir un balcon ensoleillé et chaises longues, je suis le balcon et le soleil, je suis la lumière qui entre et sort, son souffle, je suis où tu es papa, au-dessus des mots et des maux, je suis où tu es, pas un « je suis impossible à être où tu es », mais un « je suis et tu es où le tu es à tué le tu hais, où le tu et le tuer ne sont plus. »

18 h 40. Le 7 mars vers huit heures, tu es déjà parti de ta tête et de ton corps, tu es sorti, tu es libre et tout le monde te croit enfermé. Mais avant d'être tout à fait libre, papa, il faudra mourir. Je remonte le store, et le soleil m'aveugle. Il me dit « Sors, va faire un tour de soleil ». Je me chausse, j'attache mes cheveux longs comme des pensées, je suis prête. Eh ma fille, n'oublie pas ton carnet et ton Bic. Le jardin des plantes est plein de mots, souffle le lumignon du brûleur d'encens avant de partir. Qui sait, peut-être suis-je arrivée là où je crois qu'il faut encore aller.

20 h. Au bord du canal du midi, boulevard de la Marne ! À l'ombre des grands platanes. Plus besoin de faire de bruit, ni de parler haut et fort, à présent que tu me vois et m'entends. Plus besoin d'aller vite non plus pour te rattraper. Pour aller où tu es, mon corps ne s'agite plus, ne s'affole plus, il écoute et c'est quand il n'entend plus le bruit, qu'il s'entend et qu'il sait. Il pourrait encore tout faire à la fois, mais il n'est pas pressé. Il préfère seulement écrire, seulement lire, seulement écouter, seulement parler, pleurer, rire. C'est dans ce seulement qu'il aime à vivre, un seulement juste, « juste ça », comme dirait Nicole au théâtre. Juste là. Il ne sait pas encore flâner en marchant, mais il flâne en rêvant dans sa pensée. Pendant la marche, il parvient à s'arrêter, quand ses pensées lui font « un deux trois soleil ». Il est somme toute bien content de porter le carnet et Le Bic. Mon corps se promène avec des mots-valises. Avec la mort de papa, c'en est fini du bruit et du vide. Avec ma mère et le rêve, fini de la

peur et du mensonge, fini d'être dévorée, à moi mon jardin secret. Fini de me déverser ou inversement d'être envahie de ses paroles. Avec ma sœur et l'écriture, j'ai enfin ma place, fini de l'écouter, de me taire, de me nier, fini de la chercher. Véro est une artiste, elle aussi.

20 h 40. Retour de ma balade au bord du canal, le soleil sur le tapis péruvien n'attendait que moi.

8 juin 2005

Extrait d'un opéra des années trente illustrant la revue de presse d'Yvan Levaï ce matin : « C'est pas l'impôt sur les salaires, c'est l'impôt sur les fainéants qu'il faut faire »... à méditer Véro.

9 juin 2005

8 h. Deviner à l'épaisseur de la peau de l'orange que sa chair sera juteuse, fine et savoureuse. Moi je savais avant que papa ne meure que les âmes existent autour de nous quand elles n'ont plus de corps. Je n'ai pas attendu que papa parte, comme un animal j'avais pressenti la mort après son AVC. Seule pour penser, seule pour respirer, seule pour penser, rêver, écrire, marcher, aller au ciné, manger, rester dans mon appart, dormir, lire, écouter la radio, faire les courses, SEULE, SEULE, SEULE, mais heureuse après le brouhaha du séjour à Lyon. « Madame Nicole, Madame juste ça », ma prof de théâtre, m'a dit aujourd'hui : « Si tu as envie de faire le stage de théâtre, fais-le, si tu ne le sens pas, ne t'y oblige pas, il y en aura d'autres ». Oui, Nicole, c'est vrai, on ne rate jamais rien de si important ou essentiel que ça au fond...

11 juin 2005

Coup de fil de Colette, ma tante, la sœur de papa. C'est avec elle que je parle de la mort de papa, que je parle à papa par personne interposée. Papa est mort, je n'ai plus à me cacher, à être menteuse. Il n'est plus là et néanmoins, il ne m'a jamais aussi bien et autant vue. Les yeux fermés, il me voit, mais son regard n'a rien d'intrusif, il n'a rien d'un censeur, je sais qu'il me voit, mais cela me rassure, c'est un regard de vivant au-delà de la mort. Pas besoin de courir, de parler ou de mentir pour qu'il me voie. Toi non plus tu n'es pas pressé papa maintenant, nous avons tous les deux tout le temps de vivre côte à côte à notre rythme. Où que l'on soit, on est ensemble. Plus de cris ni de haine, ni d'effort pour se prouver ou s'ignorer, ni trop s'aimer, ni pas assez. Dans notre absence, nous nous trouvons. Même quand je suis nue, tu me vois alors ! Mais c'est moi qui ne pense pas à toi ou plutôt qui ne veux pas que tu me voies dans ce moment-là, qui ne pense pas à y penser, peut-être que la prochaine fois... ! Te sentir là tout le temps, partout, n'est pas un fardeau, c'est rassurant, apaisant. Je puis être tranquille parce que tu te sens enfin tranquille. Plus jamais tu ne t'énerveras, plus jamais tu ne seras en prise avec l'angoisse. L'angoisse est un mal de vivant en chair et en os. La partie vivante qu'il me manquait, c'est toi mort qui me l'as donnée. Il faut du temps pour écrire, pour s'échauffer, même si j'ouvre le cahier et prends le stylo dans l'urgence. Il faut le faire pour savoir ce que l'on a à faire pour soi. Toi sur terre, je craignais ta présence, même en ton absence, toi partout sans être, tu es devenu léger et je me sens bien avec ta légèreté. Tu ne m'encombres pas et je ne me sens plus une charge, ni pour toi ni pour moi. Dans la légèreté et enfin dégagés de la confrontation physique nous nous parlons, aucun de nous n'est étouffé, ni ignoré, ni rival. Rester avec toi comme dans un livre, papa, parce que les livres parlent sans faire de bruit, du moins ceux que j'aime.

12 juin 2005

Sur le dossier de bail caution de mon appart, je regarde ton beau paraphe, papa, « lu et approuvé » et ta signature, une calligraphie à ton image, fière, altière, élancée. Cet après-midi j'ai croisé le sourire de cette Indienne bleue, quand je lui ai dit qu'elle était belle, c'était sur la promenade du cours Dillon. M'éloignant, je me suis retournée, elle a donné le bras à l'homme qui l'accompagnait. Petit instant de grâce, de beauté, de confiance, d'amour, déposés dans ce sourire noir et blanc. Noire la peau, noirs les cheveux, éclat blanc des dents, un noir et blanc de là-bas, dans le sari bleu turquoise et mer. Le sourire et le bleu et rien et tout, autour.

13 juin 2005

22 h. Je ne crains plus d'être dans la mort ou d'avoir envie de mourir, car tu as pris la place papa. Tu es comme un garde-fou, un garde mort, tu me protèges. Les mots écrits sur ce carnet en décembre 2004, je ne les veux plus, je ne veux plus les lire ni les écrire, ni même les imaginer. De ta mort papa, tu es toute la vie, tu me laisses toute la vie. « Vous sentez-vous apaisée de revenir à la clinique A. Véronique ? » Bien sûr Docteur. Après quinze jours d'absence, je reviens enfin. C'est l'espoir de la clinique A. qui me fait vivre.

14 juin 2005

Ne me cherchez pas des poux dans la tête, vous n'y trouverez que des mots et des idées qui sautent de partout. À peine de retour à la clinique A. et j'écris, j'écris, enfin j'écris avec ma tête. Papa, je sais dans la vie ici et maintenant combien je suis dans ton cœur et combien tu es dans le mien, ne nous inquiétons pas. Papa, toi et tes contraditions, si moi. Ce que tu refoulais de tes goûts instinctifs, souvent trop arbitraires et sources de nos conflits, de nos batailles, c'est ce que je préférais en toi. Ce dont je suis tout autant fière que de ta réussite matérielle, visible, tangible, mesurable, vérifiable, incontestable. Le Docteur B. m'avait demandé hier d'être là vers 17 h. À 18 h 30, j'ai entendu Arlette dire dans le couloir à une patiente qu'il arrivait...

Il est 20 h 15, personne. Je n'aime pas que l'on ne me prévienne pas, toujours cette peur, cette angoisse viscérale que vous ne passiez pas Docteur. C'est plus fort que moi, je peux comprendre que vous ne puissiez pas faire votre visite, mais je veux qu'on me le dise. Cela me perturbe, je n'arrive pas à lire, même pas à écouter de la musique, je ne comprends pas, il ne fait jamais cela. Sur ce, le Docteur B. arrive dans le couloir, je reconnais toujours son pas pressé, il frappe, entre, il a un visage calme et doux, je suis rassurée, il s'assied, et je lui dis que je viens d'écrire. Il a son petit air qui écoute, ni sourire, ni surprise, lui tel qu'il est, calme et réceptif, même à 20 h 30. Il a dit « Je passerai » donc il passe. Je ne lui ai pas encore dit entre hier soir et ce soir que d'autres personnes pendant ces quinze jours d'absence avaient pris le relais : le Docteur S., Valérie la psychothérapeute de Récifs, Nicole, ma prof de théâtre, Claudine du yoga, mais que LUI, j'avais besoin de lui, encore, ici et même après, de temps en temps, comme repère dans mon travail. En fait, vous êtes mon repère essentiel Docteur, il faut que vous le sachiez. Je vous parle autant que je peux écrire, vous m'êtes indispensable et si précieux. Sur mon agenda, j'ai vu que papa était mort le jour de la fête de ma mamie du ciel. C'est bien, ça va bien comme ça, mamie est si douce.

15 juin 2005

Samuel Barber sur France Musique, magnifique. Rêve de cette nuit : j'avais mes règles, ça débordait de partout, du sang rouge vif partout, comme jamais ça n'est le cas, quand j'ai mes règles, or il y a six mois que je ne les ai pas eues, à cause de ma maigreur probablement.

18 juin 2005

Comment peut-on être libre Docteur, si on n'a pas de pensées ? Quand il devient trop insupportable de n'être remplie que des autres, et que je n'arrive à rien m'approprier, à ne rien faire de bon pour moi, rien qui me nourrisse, me comble, m'enrichisse, me procure du plaisir à recevoir, alors je m'ENFERME et je fais entrer en moi la seule chose que je puisse faire de façon autonome et que je sache faire vite et bien : bouffer. Là plus besoin des autres, j'ai au moins l'impression que je suis à moi, que c'est « à moi » le temps de quelques heures. C'est mon seul espace de liberté, d'autonomie. Ca, la boulimie, je suis la seule à le faire et je ne suis pas obligée d'en faire quelque chose, je n'ai pas à avoir de pensée pour faire cet acte, la pensée n'intervient pas, elle n'est pas sollicitée, ni désirée dans l'acte de bouffer donc ça me repose. Pourquoi est-ce que je me sens mieux si je peux m'exprimer sans parler ? Juste faire de mon corps un instrument de dialogue. Ce soir quand j'ai passé le nez par la porte de l'infirmerie, la langue pendante tellement j'avais chaud, je n'ai rien dit à Caroline, l'infirmière de nuit, juste mimé mon abattement sous la chaleur caniculaire, même à onze heures du soir. Je venais prendre un peu d'airs conditionnés dans l'infirmerie, je n'ai rien dit, elle a ri, je suis allée à la douche, je n'avais pas eu à parler, le malaise avait été évité. C'est si bien de ne pas avoir à parler, le corps est bloqué par la pensée qui l'entrave, le rend maladroit, toujours en décalage. Pensée/corps/attitude/geste, faire coordonner les deux, je me sens en deux. C'est pénible et pas réconfortant du tout, toujours dans l'effort, le calcul, l'application, le travail, difficulté à être toujours dans l'improvisation, le spontané, où pourtant je me sens le plus exister par moi-même, c'est ainsi que je me sers le mieux de moi. Un peu le fantasme de bouffer ce soir. Vais-je partir demain après-midi à l'appartement ? Je serais chez moi seule, je serais sortie pour acheter de la bouffe comme dimanche dernier à la nuit. Que faire Docteur, que faire de moi quand il n'arrive pas à être moi ?

19 juin 2005

Bonne fête papa. 22 h. Je suis ta fierté, en tant que fille de toi, je suis ta fierté, tu peux être fier de toi autant que je le suis de moi. Je suis faite de ta fierté, je la porte en moi. Le secret de ta mort, c'est le secret de ma vie, de ma naissance. Ma vie et ta mort se sont croisées, serrées la main et ont conclu un pacte. Quand je pense à toi, je te parle, je sens ma consistance. Mon rêve s'autorise au désir, au plaisir, je me sens vivante, aussi vivante que tu es mort. Ta mort et ma vie sont deux certitudes complémentaires, indissociables, remplies et nourries l'une de l'autre. Nos deux vies se frottaient, faisaient des étincelles sans jamais parvenir à garder la flamme, de sorte qu'elles se seraient usées à s'entrechoquer encore et encore. Sans doute leur manquait-il une main experte qui aurait fait ce petit miracle, cette rencontre de la matière avec la vie. Désormais nos étincelles sont lumière. Quand je dis que nos vie et mort se sont serré la main, je fais allusion aussi à cette lettre que je t'ai écrite de la clinique A. et que tu as reçue le jour de ton AVC, comme si tu ne devais jamais la lire. Pourquoi est-ce que quand je parle à maman de toi, je perds ma confiance, cette assurance, cette croyance inébranlable en toi et en moi hors d'elle ? Je ne supporte pas sa voix, je ne veux pas la voir, je ne veux pas qu'elle me voie, je ne la veux pas là, dans ma vie. À son seul contact, je n'ai plus d'importance, de grandeur, de beauté, elle me gêne, m'angoisse, me perturbe. Elle a l'odeur de la peur, je ne peux plus la respirer. Il est vital pour moi de me tenir à distance, de ne pas la laisser s'approcher, je ne veux plus qu'elle habite ma pensée, elle n'a plus la place qu'elle seule s'est donnée et que je n'ai pas choisie, que je n'ai certainement jamais choisie. Désormais c'est moi qui choisis, pas elle. Les choses et les rôles impartis jusque-là ne sont pas immuables. À cette heure ta vie met la mienne en danger, tu n'es pas une mère protectrice, tu ne l'as jamais été. Je ne suis pas une part de toi, je veux vivre à part de toi, pas par toi. Tu ne m'as pas dévorée dans mon rêve, tu ne me dévoreras pas dans la réalité, dussé-je souffrir encore de ton ascendant, d'autant plus pernicieux qu'il est sournois. Peu à peu je me guérirai de toi. Rien n'est riant ni lumineux avec toi, tu es une contre-indication à mon bonheur, tu es et tu restes la mère « calmante », mais pas « apaisante ». Boulimie calmante à défaut d'être apaisante, je n'aurais plus besoin de la boulimie, je n'aurais plus besoin de toi, elle et toi, toi et elle, une seule et même dépendance. Tu m'as nourrie, plus exactement tu m'as donné à manger, mère qui remplit son devoir, elle survient au besoin de la survie alimentaire et permet un développement physique normal. Les apparences sont sauves. Les années passant, le lien affectif jamais tissé et les choses fonctionnant bon an mal an pourvu que tu te caches bien la face, tu as laissé faire... la boulimie m'a laissé vivre en paix, elle et moi, ou elle seule je ne sais, t'a laissée te débarrasser sans trop mauvaise conscience de ton rôle de mère. T'en débarrasser, si tant est que tu ne l'aies jamais assuré. Tu as mal fait ton travail au départ, tu m'as ensuite abandonnée à l'hyène. Je pensais m'autoriser ma liberté parce que bouffer, c'était cacher, tu ne devais pas savoir, c'était contre toi, sans ta complicité, sans ton accord. Au fond, que j'en parle ou que je la dissimule, tu n'étais pas concernée. Je m'avilis et perds mon éclat de belle et précieuse Véro que tu n'as jamais reconnue. Je sais qu'il ne faut plus attendre quelque reconnaissance, quelle qu'elle soit. Je n'avais nullement besoin de partager la fête de papa avec toi ce soir au téléphone, sinon pour te mettre à mon épreuve. En deux minutes, avant même que tu n'aies commencé à parler, tout était posé, vérifié, diagnostiqué, disséqué, analysé.

20 juin 2005

La confiance, la bonté, la vérité, la lumière, la vie, c'est Nadine, ma chère hôtelière. Maman, c'est Arlette, c'est Nicole, c'est Valérie, c'est Claudine, c'est tous les gens que je ne connais pas et qui me trouvent belle dans une rue ou ailleurs, c'est le Docteur B. La vie, c'est quand je suis belle de tout moi. Toi, tu ne vois pas ma force. J'écoute Jean Rochefort qui parle de « l'excellence pour tous dans le plaisir » comme sa définition du théâtre dans l'esprit du TNT de Jean Vilar. Le côté ludique des choses à apprendre et à vivre est capital pour lui, il aime l'ascétisme, il est devenu « ascétique », il ne l'était pas à quarante ans. Cet homme est tout simplement adorable et délicieux, il donne confiance. L'écouter me fait du bien, sa voix m'apaise et me rassure, comme un bon père attentif et affectueux. Il aime la trivialité autant que le raffinement, il ne se prend pas du tout au sérieux, il est sensible, pudique, il aime les émotions colmatées, contenues. Il dit tout simplement à propos d'une émotion : « Cela m'a fait beaucoup souffrir. » Moi, je me sens ascète, j'aime cet état d'esprit en tout cas : la privation, l'effort, l'endurance, la solitude. Hier sur la route de la clinique A., j'ai croisé une dame qui m'a dit que je lui faisais penser à Géraldine Chaplin, et aussi à une danseuse classique connue, mais dont elle n'a pas su retrouver le nom, qui a fini sa vie dans un couvent. Elle a ajouté : « Mais que faites-vous ?... Je vous imagine bien artiste ». Oui Docteur, vous avez tout bien vu depuis longtemps, j'ai des qualités artistiques, ce sont peut-être d'ailleurs elles qui me constituent, reste à découvrir, et qui sait me structureront différemment. Ici à la clinique A. les gens se vautrent dans les fauteuils, dans leur lit et dans leur tête. Docteur, pourquoi m'avoir dit qu'il fallait au minimum trois ans de psychothérapie ?

22 juin 2005

Je fais souvent une crise de boulimie pour me remettre dans le vrai, dans le naturel, comme s'il fallait en passer par le sale, le sali, comme si cette apparence que je donne de moi en ce moment de danseuse ou d'artiste était insupportable, trop belle. J'aimerais être une enfant ou une vieille personne pour n'être plus dans le souci de la séduction. Pourquoi y a-t-il des personnes avec lesquelles tout coule de source ? C'est simple et si reposant. Là, le dialogue et l'échange sont possibles. La crise de boulimie, c'est pour arrêter le « pressé », « l'emballé », je suis obligée de ralentir, soit parce que je suis fatiguée, soit parce que je suis secouée par les émotions, les pleurs notamment. Après la crise, j'arrive à aller au fond de ce qui me préoccupe et que je n'ai pas pu formuler, verbaliser comme je l'aurais voulu. Vous Docteur, êtes le repère, le psychiatre primordial. Je ne peux pas minimiser cette importance, cette place que je vous fais, je ne veux pas être détachée de ça, de cette relation de confiance qui m'a sauvée. C'est comme si je m'abandonnais, si je sacrifiais une si belle rencontre et qu'il faut s'en séparer. Pour quelle raison devrais-je le faire tant que j'ai autant besoin de votre « accompagnement » ? Ce mot est de vous et je l'aime. C'est un mot que vous avez dit pour la première fois il y a des mois, et qui me fait encore pleurer. C'est gentil, doux, rassurant, bienfaisant, apaisant, c'est mieux qu'« aide » ou « soutien ». On accompagne un enfant pour qu'il n'ait pas peur et qu'il puisse se confronter à ce qu'il appréhende, qu'il ne connaît pas, mais qu'il a envie de connaître, on lui montre et on lui dit : « Essaie, n'aie pas peur » et après il y arrive. Vous ne faites pas les choses à ma place, mais vous posez les mots, l'attitude, l'écoute qui me conviennent, me rassurent et m'apaisent. Je peux faire les choses après parce que je me sens bien, je suis tranquille, vous me tranquillisez. Je ne trouve pas cette « tranquillisation » ailleurs auprès des autres psys. Vous n'exacerbez pas les conflits, vous ne les sous-estimez pas, mais vous calmez les tensions, vous me montrez une solution possible, un espace où je vais pouvoir faire comme je le sens, pas sans vous, mais pour moi. Votre « but » n'est pas de me faire plaisir, mais de m'aider. Comme il est confortable de ne pas avoir à faire de longs discours pour que vous captiez les choses, ça fait tilt chez vous, vous êtes d'une vivacité surprenante et rassurante, je sens tout de suite que vous avez saisi, c'est mon ressenti, donc ma vérité. Vous n'avez pas la science infuse, mais vous vous adaptez très vite et vous savez aussitôt comment bien faire, en tous cas ça marche pour moi, et c'est précieux, vital, je ne veux pas que l'on me le prenne. Enfin, je dispose de quelqu'un qui m'aide et m'entend, me guide sans me diriger, parce qu'il y a longtemps que j'ai compris que c'est moi qui veux faire les choses. Je veux de la pâte pour modeler mes trucs à moi. Pourquoi ai-je autant été blessée par un détail hier après-midi : le fauteuil dans lequel vous prenez place pour m'écouter dans ma chambre n'était pas à la même place, donc vous non plus, et cela m'a perturbée, parasitée. Cela ne me gêne pas d'être aussi sensible, je ne veux pas changer cela, juste pouvoir m'en servir. Je ne suis pas masochiste, je n'aime pas les gens négatifs qui s'apitoient ou se flagellent. Vous me suggérez d'écrire à maman et de lui demander son aide, c'est une bonne idée (comme quand Nicole l'infirmière l'avait fait par rapport à mon père pour lui dire que j'étais hospitalisée à la clinique A.) Cette proposition m'a beaucoup apaisée hier soir, je me suis dit « oui, c'est possible de faire ainsi, je ne suis pas obligée de rester dans la colère et dans la culpabilité. » « Vous savez très bien que votre mère acceptera de vous aider. » Vous faites en sorte que les choses soient envisageables, vous me montrez des petites fenêtres que je peux ouvrir sans avoir peur. Je peux essayer, me lancer sans crainte puisque vous êtes là, il y a vos mots, mais s'il n'y avait pas la confiance, cette confiance absolue, sans limites, sans condition, les mots seraient vides et ne me soutiendraient pas, je ne les ressentirais pas et donc ne m'en servirais pas. Bien souvent, quand j'ai encore peur ou que je suis en colère, vous me « consolez » : « Ce n'est pas grave Véronique, il y a un moyen de régler cette difficulté ». Même si je ne veux plus y croire, je suis obligée de vous croire, cela me permet de mettre en œuvre les moyens pour agir contre la difficulté. Pouvoir vous parler ainsi dans une totale confiance a pour effet de diminuer l'importance du corps, du temps, de l'urgence, du pressé, du vite. Edwige Antier vient de dire sur France Inter : « Il faut dire aux parents qu'il faut entendre les pleurs des enfants. » Vous n'êtes pas mes parents Docteur, mais entendez mes pleurs quand ils sont là, s'il vous plaît, je sais que vous savez le faire, je ne vous ai pas épargné ! Ceci a été lu au Docteur B. le 22 juin 2005. « Vous avez raison Véronique, de ne pas rester dans la haine, mais il est important de le dire, sinon la situation se retourne contre vous. » « Alors vous avez peur de me perdre ? », m'avez-vous dit quand j'ai eu fini de lire. Vous êtes adorable, j'aime ces moments de complicité et de total bonheur. Quand j'ai dit : « Je vais écrire à maman », je vous ai entendu acquiescer après le mot maman, vous êtes si réceptif, si juste là où il le faut, mais je sais bien vous capter aussi. Vous êtes persuadé que le travail avec le Docteur S. est complémentaire. Je ne le suis pas autant que vous, j'essaie de ne pas la rejeter, car vous m'invitez à la consulter (elle me connait depuis trois ou quatre ans). Mais je n'avance pas avec elle, le travail est superficiel. Faire une crise c'est un peu retourner aux sources, être toute petite, bébé « le poing dans la bouche » comme le dit Winnicott. Merci Docteur, de m'avoir rapprochée de maman, de ne pas être restée dans ma haine.

23 juin 2005

22 h. La plus belle façon de te pleurer papa, c'est d'être vivante, de manger une pomme cuite, de cueillir un bouquet de fines fleurs fra-

giles et éphémères, jaunes et oranges, et de les mettre au pied de ta petite photo (celle avec ton bob sur la tête), celle qui dort auprès de moi. Regarder les balles de paille rondes dans les champs et me dire que la terre est sèche et qu'elle a soif et que ce serait bien qu'il pleuve, ainsi que tu l'aurais dit toi-même. Lire Christian Bobin et t'y trouver. Aucune larme, que de la joie de vivre et toi qui me regardes et fais ton petit sourire coquin et fier. Papa, tes petites pommes jaunes, grosses comme des abricots, piquées et tachées mais tellement bonnes, un goût différent pour chaque pomme et pourtant toujours le même, si bien que les yeux fermés, on pourrait les reconnaître entre mille autres variétés. Les petites pommes jaunes et rouges, et les rouges aussi, conservées une bonne partie de l'hiver à la cave dans de la paille comme autrefois. On pouvait en manger dix, une seule bouchée par pomme. Dans le panier à fruit, il y avait toujours des brins de paille. Longtemps j'ai eu honte de cela, aujourd'hui, tes pommes me manquent avec leurs brins de paille, leur terre séchée collée à la peau, et tes grandes mains qui les épluchent avec ton couteau de poche Laguiole. Ces petites pommes, c'était que de l'amour. Toi, le grand homme, le maire du village, tu ramassais les pommes dont personnes ne voulait, les imbéciles (chez nous on ne les cueille pas, on les ramasse), car on n'en laisse aucune, ni sur l'arbre, ni dans le fossé, ça vaut de l'or une pomme, c'est un don du ciel des pommes comme cela. À l'automne, j'irai peut-être les ramasser à mon tour comme je l'ai fait quelques fois avec toi. Tu me diras où les trouver n'est-ce pas, car je sais que tu avais tes petits secrets, qu'elles ne périssent pas, abandonnées et malheureuses de n'être vues de personne, ni de ne plus régaler aucun palais. Ce sont des pommes de palais, des pommes rustiques et royales, comme toi, comme moi, comme nous. Des pommes que l'on mange la bouche grande ouverte en faisant du bruit tellement elles sont bonnes.

24 juin 2005

Hier dans le bus, discussion « à sens unique » avec un patient de la clinique A. Un CC (cadre commercial, casse-couilles), nostalgique de son soi-disant poste de DRH dans une grande entreprise. Quelle déchéance à le voir aujourd'hui, sa femme est partie, il est seul avec son fusil. Mais vas-y, fais-toi sauter le caisson, à ta place, j'hésiterais pas. Il ne supporte plus sa solitude alors il vient en villégiature à la clinique A. Non, mais j'y crois pas. Son fils a réussi, sa femme s'est bien occupée de lui, et le voilà parti dans l'étalage des concours polytechnique, centrale, et autre ENA, tout pour me plaire, pauvre type aux allures d'alcoolo. Le tableau était complet, à ras bord, il ne manquait que la touche finale « T'as fait quoi en ville ? » Moi : « Du bénévolat », même si ce n'est pas vrai. « Du bénévolat ? » Tu vas la fermer connard, respire Véro, gonfle le ventre, sors le nombril, dégonfle (quand on te gonfle), rentre le nombril dans la colonne, dans le sol, cache-toi sous terre ou dans le ciel, mais ne reste pas en face de cette médiocrité. Ver de terre, taupe ou hirondelle, oui, ça m'irait bien comme réincarnation momentanée, échappatoire, salvatrice, salutaire. Docteur, ce genre de personnage ne dégage que des ondes négatives et me donne envie de fuir. « La préférence de soi-même » dirait Christian Bobin.

Si on me voyait lécher la table quand je fais tomber du lait au petit-déj, personne ne voudrait vivre avec moi ! De toute façon personne ne veut (j'avais écrit ne vaut) vivre avec moi. Je ne veux vivre avec personne ceci dit, je ne vivrai jamais avec personne, avec moi-même et les autres, oui, mais avec quelqu'un, un homme, me partager, me couper, ne serait-ce qu'un bout de moi, le donner en pâture à l'autre, jamais. Je ne suis pas à manger ni à vivre. Je me nourris de vie et il se trouve que dans la vie, il y a les autres — entre autres choses. Il paraît que les hommes chantent ou fredonnent moins que les femmes parce qu'elles le font notamment en repassant… en « ménageant ». Normal, vu le temps que les mecs consacrent aux travaux ménagers ! Les ténors, qu'est-ce qu'ils ont dû faire comme repassage pour en arriver là, au sommet de leur art lyrique ! Comme quoi toutes les voies (voix) sont issues, question de tessiture de voix.

Le Docteur B. est passé avant mon cours de yoga. C'est gentil d'y avoir pensé, car la semaine dernière il avait oublié et j'ai raté mon cours, du coup j'étais en colère pendant l'entretien. Il s'en est souvenu et très délicatement excusé le soir à l'infirmerie quand je suis remontée du dîner. « Véronique, il fallait me dire que vous vouliez aller au yoga, c'est pour cela que vous êtes en colère. » J'aime vos petites attentions Docteur, j'y pense et j'y repense après et ça me fait du bien. Aujourd'hui, il est passé en début d'après-midi après ma sieste. J'ai parlé de théâtre, de mon rêve pendant la sieste (je rêve toujours beaucoup pendant mes siestes), de ce que j'écris sur le cahier. En partant, il m'a dit : « En tout cas, c'est ce qui vous tient en ce moment... c'est extraordinaire ». Je ne savais pas quoi dire, donc je n'ai rien dit, mais toute la force et la conviction étaient dans son « extraordinaire. » « Extraordinaire. » Pourquoi ? Parce que je ne fais pas de crise de boulimie et que j'ai des occupations qui me portent, auxquelles je crois ? Le ton de sa voix, son contentement, je l'ai dans mon cœur, dans mon intérieur, dans mon émotion de l'instant, je ne peux pas décrire cela, c'est trop fort et trop ressenti. Il m'a aidée à trouver ma voix/voie. Je ne peux jamais faire le choix entre les deux mots, et c'est grâce à lui que j'avance seule, avec lui et avec les personnes que j'ai rencontrées, Nicole au théâtre (que j'ai connue par l'intermédiaire du Docteur B., merci Docteur), Claudine au yoga, Arlette essentiellement ici, Christian Bobin dans ma lecture. Ce sont à peu près tous mes repères, mes relais d'avec vous, Docteur. Bobin dit qu'il suffit d'un ou deux ou trois visages pour que notre vie soit éclairée et tienne debout. Moi j'ai trouvé ce visage dans celui du Docteur B., le visage d'une personne qui m'a sauvée du désastre, du chaos, de l'effritement, des ruines, mais surtout de l'enfermement. Seule, j'aurais été incapable de me relever, de continuer à lutter pour juste survivre. Bientôt six mois que nous travaillons d'arrache-pied. Il y a des moments où j'ai si peur de le perdre, je suis très attachée à lui, il est le repère des repères, celui d'où part chaque chose. Il éclaire l'ombre, l'obscur et me dit : « Allez-y Véronique, n'ayez pas peur, allez voir si cela vous plaît, si vous avez envie. » Ce ne sont pas ses mots exacts que je retranscris, seulement le ressenti bien sûr. Éclairez-moi encore, tenez la lumière pour moi, je ne peux pas tout faire. Pendant mon entretien aujourd'hui, je vous parlais Docteur, de ce que j'avais écrit au petit-déj, que je n'étais pas à manger ni à vivre, que je me nourrissais de la vie et que je ne voulais pas me partager avec quelqu'un, que je ne vivrais jamais avec un homme, car je ne le supporterais pas et inversement. Moi, je n'ai rien à donner, pas le moindre bout et puis me sont venus ces mots « Je ne veux même pas donner le trognon, ni la peau, ni rien de moi. »

Cela me ramène aux petites pommes de papa hier soir. Je suis une petite pomme des fossés, sauvage, une de ces pommes de ces vieux pommiers dont on ne sait même plus le nom de la variété, mais qui, s'ils se perdent, seront perdus pour toujours. C'est un vrai drame écologique et humain et personne ne s'en soucie. Papa, lui, se souciait de ramasser les pommes, par souci de ne rien laisser se perdre, en bon paysan qui se respecte, par égard pour les vieux arbres, qui, bien qu'aussi esseulés que des vieillards, donnent leurs pommes à pleines branches et pleurent en silence comme savent le faire les vieux pommiers oubliés, de ne régaler aucun promeneur, aucun paysan (devenus gros mangeurs de grosses golden calibrées et formatées, si grosses et si infâmes, qu'on est en droit de se demander si elles viennent d'un arbre), de ne remplir aucune cave pour l'hiver, de n'être sur aucune table à la fin des repas, au chaud, dans une corbeille, entre les brins de paille, la paille qui garde, qui assure la survie pendant le long hiver. Oui, dans les magasins, il y a bien sûr de quoi se goinfrer, des tonnes de pommes, mais point de pommiers d'on ne sait où, tellement ils ont toujours été là, dans ce pré, au bord de ce chemin.

« Sinbad le marin » m'a dit une dame au goûter. Toujours dans le monde des mille et une nuits, à cause de mon pantalon indien en soie bleue probablement.

25 juin 2005

« Véronique, quand cesserez-vous d'être en rivalité avec les autres ? » me demandez-vous Docteur ce matin. J'ai assisté au spectacle de Nicole hier soir. Pas un acteur qui avait l'accent du sud ! Je n'ai pas aimé le ton de votre question Docteur, il m'a blessée. Peut-être avez-vous raison, je m'apitoie, mais cette histoire d'accent est un point particulièrement sensible, vous le savez. C'est une histoire de toujours, de l'enfance, je suis traumatisée par mon accent. Nous avons maintes fois évoqué ce complexe ensemble. Votre remarque ne m'aide pas, je ne sais qu'en faire, je suis en colère après vous, je me sens délaissée, esseulée, perdue, avec cette question laissée en suspens. Je sais que j'exacerbe, que je dramatise alors je n'écris pas ce soir.

29 juin 2005

Nier mon naturel, ma spontanéité (dont mon accent), m'empêche d'imaginer, bloque ma fantaisie, mon délire aussi bien verbal que corporel, donc ma créativité. Docteur, vous m'avez parlé de la boulimie comme d'une extension des techniques de communication, c'est paradoxal, car le fondement de la boulimie, c'est l'enfermement, n'est-ce pas ? Quand la boulimie apparaît au début de mon adolescence, je n'arrive plus à me concentrer, à faire travailler l'intellect, alors que j'avais été brillante jusque-là. Vous m'expliquez alors qu'il « s'agit de protéger, de préserver l'essentiel, à savoir le psychisme, donc vous ne pouvez plus laisser entrer l'intellect, les études… » Je ne comprends pas, car je pensais que boulimie et psychisme étaient incompatibles. Si, précisément, le psychisme avait été préservé, il n'y aurait pas eu de développement boulimique d'une part, et d'autre part, le psychisme étant bien préservé, je n'aurais pas eu de problèmes, ni affectif, ni intellectuel. Tout ceci me pose problème et réflexion. Docteur, l'illusion de plaisir et de sécurité par la bouffe est-ce « l'illusion » de Winnicott ? Quand j'ai parlé de Laure du groupe de parole, en disant qu'elle était très boulimique vomisseuse, vous m'avez dit « Ce qui ne vous concerne plus », je suis revenue sur ce point, en vous demandant pourquoi vous aviez fait cette remarque, car il est vrai que je ne me sens plus du tout dans « l'identité boulimique » de Laure par exemple. Vous m'avez expliqué que dans les groupes de parole de boulimiques anorexiques, il y avait comme une compétition dans l'identité boulimique ou anorexique. La quête identitaire est si forte que les personnes ont besoin de revendiquer la gravité de leur cas. S'instaure une sorte de compétition à savoir qui sera dans la situation la plus boulimique ou la plus anorexique. Moi je suis sortie de cet « envahissement » (j'avais le mot dans la tête deux ou trois secondes avant que vous ne le prononciez, Docteur). La pulsion est encore là, par phases aiguës, mais pas toute la journée comme au tout début du sevrage. Si je ne suis plus aussi envahie, c'est donc que la construction, si infime soit-elle, est commencée, perceptible, tangible. À propos des techniques de communication, je vous demande, quelles sont-elles ? « Je ne sais pas, à quoi vous pensez ? » me demandez-vous. Je n'ose pas vous le dire, mais je sais que cela a un rapport avec la sexualité et je vous dis que je pense à quelque chose, mais que je n'ose pas vous le dire. J'ai envie d'en parler, alors après que vous m'ayez invitée à le faire, je dis enfin « Je ne sais pas... le sexe ». « Oui », me dites-vous. « La sexualité entre autres, ce peut être la séduction aussi, ou la lecture, et tout ce qui est de l'ordre de la sublimation ». Là, vous regardez les livres sur mon lit. Il faudra m'expliquer mieux ce terme Docteur, c'est un peu confus pour moi. Comme il est essentiel pour moi, Docteur, de communiquer dans une telle empathie avec vous, je ne peux rien faire sans cela, et vous captez tout si bien depuis toujours. La séparation va être très dure et le suivi avec le Docteur S. différent, inégal et inférieur selon moi quoique vous en pensiez. Hier, on a parlé du transfert et vous m'avez expliqué que le transfert ne portait pas que sur le transfert amoureux, c'est réducteur et en l'occurrence, ce n'est pas de ce transfert dont il s'agit (si je m'inquiète tellement à ce sujet, c'est par rapport à mon premier séjour d'hospitalisation à la clinique A. avec le Docteur SZ., où là, le transfert n'avait été qu'amoureux et destructeur pour moi au final). Il y a certainement le désir de plaire de ma part, mais cela fait partie du jeu de la séduction. Je suis votre patiente à la clinique A. et j'existe aussi à travers ce statut, et votre regard par là même. Dans ce cas, on peut parler de transfert amoureux, mais je vous dis que je n'ai jamais fait de rêves érotiques de vous, je n'ai même pas l'interdit à poser et vous ne le posez pas non plus, puisque vous n'êtes pas dans le rapport amoureux avec vos patientes. Bien sûr, au-delà du souci de vous plaire, je vous suis d'abord et essentiellement reconnaissante. Vous êtes le psychiatre et l'homme qui m'a aidée, qui m'a sortie de moi et de mon enfermement, de ma mort lente, de mon épuisement. Je n'aurais pas pu entamer le début du début de ma reconstruction sans vous, c'est clair et indubitable. Vous êtes très fort, le plus fort pour moi, « brillant » a dit Laurence un matin dans ma chambre, alors que nous évoquions notre travail ensemble. Cet attachement que j'ai pour vous ne s'étiolera jamais, j'en suis sûre, autant que je vivrai, et j'en suis sûre, autant que je suis vivante. Alors c'est vous dire la force de ma conviction, pour que le déclic s'opère, il faut rencontrer le bon psy, c'est le passage obligé, que l'on ne me raconte pas d'histoires, c'est MA vérité. Moi qui me disais ce matin « je n'écris guère ces jours-ci… », me voilà rassurée, écrire me rassure et me construit, c'est un besoin et un réel plaisir. Ma psychothérapeute de groupe, Valérie, nous disait lors d'une séance « Est-ce qu'on est importante pour son psychiatre. » Oui, c'est important pour moi d'exister psychothérapeutiquement parlant pour vous, car je suis fière de vous avoir vous, Docteur B., comme psychiatre psychothérapeute (bien que nous ne soyons pas en psychothérapie, vous me le rappelez suffisamment) et je suis fière que vous m'ayez moi comme patiente, je ne risque rien avec vous, je suis en totale confiance. Y a-t' il frustration de ne pas être aimée, amoureusement s'entend ? Non, je ne crois pas dans la mesure où j'ai le regard que je cherche, pas un regard d'amour, un regard de confiance, de respect, d'intérêt pour ce que je représente pour vous, c'est-à-dire quelqu'un qui est en difficulté, et qui a besoin d'être aidé, accompagné. Il n'y pas d'ambiguïté là-dessus. Le regard mutuel et réciproque est le même.

16 h 30. Je suis quasiment aphone depuis deux jours. Le Docteur B. m'a demandé à quoi était dû cet état. « C'est d'avoir chanté et d'être heureuse », lui ai-je dit. « C'est là que vous avez chanté des chansons de votre père en patois », m'a-t-il dit. Lundi, à propos de mon père, il m'avait fait remarquer que « j'étais en train de me le réapproprier ». Oui, par rapport à sa fille aînée notamment, que j'ai toujours pensé être sa préférée ! Disons que j'essaie de trouver ma place. Je me disais en marchant tout à l'heure que je me sentais comme protégée par ma voix qui ne sort pas. Quand je parle à voix basse, ma voix est normale, mais si je veux parler aux autres, elle est toute voilée, j'allais écrire éraillée ou enrouée, mais voilée est le terme adéquat. Je me sens bien dans cette voix qui n'est pas audible et qui sort déformée à l'oreille de l'autre. Je ne suis pas nue, quand je marchais, c'est comme si je ne voyais pas les autres, ou plutôt qu'eux ne me voyaient pas. Bien sûr, ils voyaient mon corps, mon apparence, ma tenue, mais ils traversaient, ils ne s'installaient pas en moi, ils ne me perturbaient pas, ne me gênaient pas. Ils ne pouvaient pas entrer, je me déplaçais, j'étais un point qui

croisait quelqu'un et c'était le même moi avant et après l'autre. Cette situation et cet état d'esprit sont très confortables et apaisants. N'appartenir à personne qu'à moi. Ensuite, quand je descends au goûter, après cet intense moment d'intimité pendant la sieste, je me dis, je leur dis : « Vous ne savez rien de tout ça, vous ne savez rien de moi en fait. C'est à moi, je ne vous le montrerai pas et vous ne pouvez pas le voir parce que c'est dans moi ». C'est pour cela que je me sens à l'abri même quand je leur parle parce que c'est fermé, là où je suis, là où je ne veux personne, ni physiquement ni psychiquement, ni corps, ni pensée de l'autre, écran total. « FILTRE », comme vous me dîtes, Docteur. On ne passe pas, ni père, ni mère, ni homme, seulement mes pensées, mes désirs, mes fantasmes à moi. Ce que je sens et que j'ai toujours eu là à l'intérieur, c'est resté intact depuis que je suis toute petite fille, comme si ça n'avait pas été assouvi. Seulement quand je sens que je suis seule et tranquille avec moi, que personne ne verra ni n'entendra, ni n'écoutera, j'ai alors des envies de sexe. On ne peut pas me voler ou me prendre, ou changer ce qu'on ne voit pas en moi, il suffit que je le garde bien caché. Quand j'en ai besoin, je m'en sers comme il me plaît, sans rien en demander à personne, c'est ma plus grande liberté, ma plus grande autonomie. Ce que j'ai expérimenté cet après-midi pendant cette sieste, c'est du solide, ça me tient bien assise, accrochée à moi-même, je sens que c'est encore là, que cela me tient bien droite, forte, puissante. Je crois qu'il faut transposer ce « tuteur », cette construction intérieure solide, fiable, et bien à moi, dans le relationnel, le social, l'échange, la communication. Comme un modèle, un repère, cette solidité que je ressens m'aide à rester bien en moi, dans mon cadre propre, fabriqué par moi et de moi pour me poser face à l'autre bien fermement. Cela me permettrait de me trouver partout comme je suis, c'est-à-dire moi, Véronique, ni coupée en deux, ni tiraillée par tous les bouts, désintégrée, obligée de faire (comme) l'autre. Je me sens moi jusqu'au bout de mes mains qui se balancent quand je marche, je sais où me mettre. Si je pouvais être à l'extérieur avec l'autre aussi bien que je l'étais avec moi aujourd'hui, je pourrais ne pas changer de place parce que je change d'endroit. Pas besoin de tirer le rideau, de mettre le filtre en place, il est là, posé tout autour, partout et je le soulève quand je veux, comme une moustiquaire. J'arrive même à ne plus entendre mon accent. Je ne m'entends pas parler, c'est plus facile pour être à l'écoute, pour me concentrer sur ce que je dis et pour rassembler, mobiliser mes capacités et mes connaissances. C'est un chamboulement émotionnel et profond, être soi avec soi, c'est soit avec soi, soit avec l'autre, pas la tête entre deux têtes, pas hors de soi, fragile et paisible, fragile encore néanmoins. J'ai marché sur cette route barrée à la circulation (des voitures, pas à ma libre circulation à moi), tout était à moi parce que j'étais à moi, c'est-à-dire, j'étais en haut, en bas, à droite, à gauche, sans être écartelée pour autant, je me déplaçais tout entière, j'entendais mes nus pieds claquer, et j'allais comme une petite fille sur un chemin désert, sans peur, seule d'elle-même, remplie d'être seule et libre. Le vent hululait, il faisait frais, les autres étaient comme les pensées au yoga dans le ciel, au-dessus des têtes. Ni ne les retenir, ni ne les chasser, les laisser passer comme des nuages dans le ciel et continuer à respirer. Plénitude, cette sensation, ce retour sur mon désir de petite fille et son assouvissement sont un repère et une assise fondamentale, fondatrice parce qu'inébranlable. Je sais aujourd'hui que la petite fille avait une raison d'exister, tenait sur un fil, si ténu fût-il, il y avait quelque chose sur quoi je peux rebâtir un vécu. Quand on est dans le plaisir (sexuel), la jouissance, on est tellement avec soi que l'on s'oublie, c'est l'état qui me paraît être le plus proche du vrai, du naturel, du spontané, l'essence même de l'identité peut-être, en tout cas du ressenti et du lâcher-prise. Le point du plaisir suprême, le sublime de la jouissance, c'est le total abandon, le détachement, l'esprit fondu dans le corps, dans la jouissance du corps. Je ne peux garder cela pour moi seule Docteur, j'ai besoin de vous restituer cette intimité, du moins en partie. Je sais que je peux tout vous dire, sans doute parce que je sens que cela fait partie de la thérapie, de la reconstruction, bien que nous ne soyons pas en psychothérapie, dois-je le rappeler.

30 juin 2005

Dans la voix qui mue (parce que je suis toujours aphone depuis trois jours), moi je n'ai vu qu'une protection, mais vous Docteur, vous me dites en partant que cela vous fait penser à la mue qui n'est attribuée normalement qu'à la voix des garçons adolescents. « Donc on peut y voir un changement par le corps et par la voix, c'est très intéressant psychiquement », avez-vous dit auparavant. Oui, mon corps mue, change de peau, ma voix change de son et j'aime ce son nouveau, même si je sais qu'il est provisoire. Je me désire moi avant de désirer l'autre, je me coule dans ma confiance, celle que vous m'avez donnée Docteur, ce jour de février, sur le pas de la porte. Souvenez-vous : « J'ai confiance en vous, Docteur », vous dis-je. Vous : « Moi aussi, Véronique et c'est la base de notre relation et de notre travail. » Avec vous, ce que je dis n'est jamais ridicule, déplacé ou mal placé, tout a de l'importance pour vous. Je sais que c'est l'apanage de tous les psys, mais je sens chez vous une acuité que n'ont pas les autres. Les enfants ont cette capacité extraordinaire de pouvoir s'isoler et de lire avec du bruit autour, moi je ne peux pas, je n'ai jamais pu d'ailleurs, même enfant. Il est vrai aussi qu'enfant, je ne lisais pas du tout. Ce que je vous dis Docteur est intéressant et d'autant plus vivant que vous savez l'écouter et l'entendre. Ces propos ne sont pas entièrement de moi, mais d'un cinéaste qui filme les hommes politiques et que j'ai entendu sur France Inter. Je peux faire confiance à ma mémoire et à ma pensée, à ma capacité à retenir et à garder les choses. Et moins je m'efforce à le faire, moins je m'en soucie. Moins je le veux et je le cherche à tout prix et mieux j'y parviens. Comme le désir qui appelle le désir orgasmique, il s'isole, il n'écoute que lui, que les sensations et l'instant, et c'est seulement s'il ne cherche pas, s'il n'est pas perturbé par l'esprit ou tout ce qui peut exister hors de lui, qu'il trouve son plaisir, c'est une communion entre eux. Mon esprit, mon psychisme me dites-vous Docteur, savent bien ce dont ils ont besoin pour fonctionner et se nourrir, tout comme mon désir sait ce dont il a besoin pour le plaisir de mon corps. Séduction, c'est comme féminité, fluidité, une grâce, oui, je me sentais très gracieuse.

1er juillet 2005

Dernière revue de presse d'Ivan Levaï sur France Musique : « Je suis au regret de vous dire que je m'en vais. » Je suis toute triste tout à coup, je n'aime pas les gens que j'aime et qui s'en vont. « Plus le four reste fermé, plus il dégage de la chaleur », aphorisme de je ne sais plus qui, cité par Ivan Levaï ce matin. Critique de ces radios bavardes et soûlantes, éloge du silence. « Le silence est le cri le plus puissant du monde. » Tous ces interviewers qui harcèlent, martèlent leur interlocuteur de questions dont ils font les réponses, c'est « la défaite de la pensée ». Chanson de cette ultime revue de presse d'Ivan Levaï : *Summertime* , chantée par Louis Armstrong et Ella Fitzgerald. Belle journée, non ? Merci Ivan Levaï. Quand on a envie d'un orgasme, on n'anticipe rien. Appliquer ce respect de l'écoute du désir vers/pour le plaisir, ce serait, ce doit être génial dans la vie. Pour l'écriture, il en va de même, ne pas s'écouter écrire, le faire du tac au tac, comme l'impro au théâtre, il faut que cela fuse. Pourquoi est-ce si difficile pour moi d'affirmer que « ça va bien » à une personne qui me connaît depuis longtemps et qui m'a donc vue très mal (comme Arlette ce matin par exemple) ? Je ne veux pas qu'on m'aime parce que je vais mal, ou bien d'ailleurs, ou que l'on sait que je peux éventuellement aller mal, je ne veux pas avoir à justifier que je vais bien, c'est épuisant. Dans mon monologue de théâtre, j'avais écrit : « J'aime le dépareillé harmonieux, le décousu incohérent, la danseuse classique qui danse la danse du balai. » J'aime me sentir comme cela, féminine, assise, les jambes écartées, mais on ne voit rien, faire la démarche déhanchée top model, mais pas dans un défilé, dans une cuisine entre poêles et casseroles. Il faut que cela soit incongru, que l'association de deux attitudes ou deux idées paraissent bizarres, distordues, déformées, décriées. Je prends les mots, je m'en sers comme d'un objet et je les repose. Il faut que ça étonne, que ça détonne ou du moins attire l'attention, suscite une réaction et surtout que ladite réaction ne soit pas préméditée. Je ne lance pas une idée, un jeu de mots, un trait d'esprit, un geste ou une grimace dans le but de le faire, ça sort, ça jaillit, tout ce qui est à l'extérieur peut servir. Au théâtre, je suis assise, et on parle des impros qu'on prépare pour l'atelier suivant, et moi tout à coup, je fais un lien vif et imprévu avec un truc lu dans Dostoïevski. Mais c'était quoi déjà ? Oublié ! Souvent, je me réfrène quand je délire, quand je pars dans mes pitreries, car ce sont surtout les facéties que j'affectionne. Je culpabilise d'étonner l'autre comme si ça le gênait, du coup c'est moi qui suis mal à l'aise. Tout le monde part en vacances ou ailleurs, et moi je me sens comme une enfant qui ne pense pas à la mort parce qu'on lui dit que quelqu'un est mort. Je ne ressens pas les mots « je pars » ou « il est mort » au moment où on me les dit ou alors je simule. Souvent au théâtre, je fais des commentaires ou je lance des idées, oui c'est cela même, je « lance » et Nicole ma prof me regarde, sourit et acquiesce immédiatement. On est sur la même longueur d'onde toutes les deux, c'est pour cela que j'aime tant les ateliers de théâtre avec elle. Arlette m'exaspère quand elle regarde mon livre de Dostoïevski et qu'elle me dit : « Oh moi j'adore Dosto... » Et la voilà partie dans une tirade d'arguments, elle a besoin d'expliquer pourquoi elle aime, et moi je n'ai pas envie d'expliquer, de donner une raison verbale, formulée, à ce que j'aime. Je n'ai pas envie de convaincre l'autre. Je m'en fous au fond pourquoi elle aime Dosto, la densité des personnages, etc. J'ai aimé *Les pauvres gens* de Dostoïevski, parce que quand le personnage parle de sa misère et de son humiliation devant son Excellence à son travail, il raconte la scène où le bouton de son pantalon lâche et roule à terre du côté de son Excellence, dans le plus grand silence. On ne voit, on n'entend que le bouton, pas besoin de dire « c'est dense comme roman parce gnagnagnagnagnagnagna ». Ainsi, au théâtre, pour le monologue « j'aime, je déteste » que l'on doit construire individuellement, toutes les filles sont parties, dans des grands items du style « Qui suis-je ? La mort, c'est quoi pour toi ? Et l'amour ? », rien que de grandes théories clichées, rien de fantaisiste. Moi, j'ai dit que j'adorais tout ce qui était plein à ras bord et que je détestais les gens qui écoutent leur musique à fond dans leur voiture, entre autres. Il y a des jours, des moments où je me fiche complètement de la beauté de la nature, des jolies fleurs, des petits oiseaux. Quand je lis et que je n'arrive pas à me concentrer, c'est parce que je pense à mon dos que l'autre voit. Je l'imagine, « il » est derrière moi et il m'observe. Me sentir, me retrouver petite fille, ça me fait grandir et me sentir femme.

15 h 30. Non, la vie n'est pas sombre, oui nous allons tous mourir, merci Arlette. J'ai perdu une longue partie de la vie, mais ma vie, celle qui est en moi, je ne l'ai pas perdue, elle attendait simplement de pouvoir vivre. Le plaisir c'est quand on écoute, il n'y a pas de hiatus entre lui et les choses. Le plaisir est dans ce que l'on est, en même temps, il est de ce que l'on est, et ce que l'on est, c'est du plaisir. En marchant tout à l'heure, je repensais au « dépareillé harmonieux » et

je faisais d'autres associations. « Le dégingandé, désarticulé, disloqué/cohérent » qui tient la route, qui certes marche comme un zigzag (Charles Bukowski), joli comme métonymie, le « comme » fait du zigzag, non plus une attitude, mais un personnage. C'est le zigzag qui marche et la personne ivre, par exemple, marche comme le zigzag. On l'imagine, forme de zigzag, comme sur le panneau de la route Z ou le Z de Zorro, il est personnifié, c'est une métonymie anthropomorphique ! « Je suis fière de toi » et tu ris et tu m'embrasses, Arlette. Comme tu l'as fait ce matin quand j'ai bondi sur toi de derrière la porte de la chambre, mais à toi je ne fais jamais peur. Tu me dis : « Je dis à tout le monde ici que je suis fière de toi. » J'ai compris ce que tu veux dire, mais je feins d'être naïve et je dis « Quoi, aux patients ?... » « Non », me rétorques-tu, « à Madame F. » (Psychiatre, directrice de la clinique.) « Même le Docteur B. n'en revient pas des progrès que tu as faits. » Moi : « Je ne sais pas, je ne le questionne pas là-dessus », toi : « Mais moi je le vois quand je discute avec lui. » J'adore que tu discutes de moi avec le Docteur B. Arlette, si tu savais. « Tu étais si butée, si enfermée, si déterminée à rester boulimique, je suis sûre que tu es sortie de cette boulimie, de ce fonctionnement. » Tu poursuis : « Tu peux écrire sur n'importe quoi, car tu as cette fibre, c'est plus fort que tout. » C'est vrai Arlette, même dans les pires moments d'envahissement boulimique, j'ai toujours écrit, il y a eu au moins cette continuité dans ma vie. « Tu es la patiente qui travaille le plus et le mieux dans le service, il y a peu de gens qui font le travail que tu fais. » « Tu vois, tu pourrais être ma fille. » Oui, si tu n'en avais déjà une, tu m'aurais adoptée. De Véronique à Véronique, il n'y a qu'un pas... « Mais tu sais, je suis un peu chiante comme mère. » Oui, mais une mère chiante comme il faut ! « Comment se fait-il que tu n'aies plus de voix toi, depuis tout ce temps ? » Ça, c'est mon problème. « Ça viendrait pas un peu de là ? (tu montres ma tête) » Ah mais tu en vois des choses toi. « Eh oui, on est en psychiatrie ici. » Certes Arlette, mais tu es Arlette avant que d'être infirmière psy à la clinique, ça fait toute la différence. C'est pourquoi je t'aime et pourquoi je me suis attachée si fort à toi. « Tout le monde t'aime bien ici ». Oui, je le sens, Arlette, que ce soit dit ou pas, je le ressens dans le ton de la voix, dans un sourire, dans un frôlement ou un croisement, à l'accueil ou dans un couloir. Je sais que l'autre sait qui je suis. Je ne fais pas ma grande ni ma fière avec ça, mais je suis tellement heureuse néanmoins de le savoir. Ce n'est après tout que le juste retour — modestie oblige — de ma richesse et de ma valeur, de ma gentillesse, car je suis une fille gentille et simple, de ma vitalité naturelle, de mon énergie, « ma belle énergie », m'a dit Nicole au théâtre. Et puis il y a tant de larves ici qui se traînent dans le salon en attendant que la guérison tombe du ciel… ou du haut des grands cèdres, on ne sait jamais ! Arlette, quand je repasse devant l'infirmerie, tu me dis « Tu sais pourquoi tu n'as plus de voix, peut-être parce que tu n'as plus rien à dire ». Oui, vois-tu, des choses comme celles-là, moi je leur ai donné une autre signification, et le Docteur B. encore une autre, alors…

20 h 20. J'ai besoin d'un interlocuteur pour écrire, j'écris pour quelqu'un en particulier, pour Iris, pour Arlette, pour Laurence, pour vous Docteur, bien sûr, avant quiconque. Cela me permet d'une part d'avoir une cible, une assise, un point de départ, et c'est un tremplin pour sauter de mot en mot, un trampoline pour faire des sommersaults et des chandelles, des écarts en l'air. Je redescends, je rebondis, et hop, une pirouette. Avoir un auditeur ou un lecteur fictif potentiel d'autre part, suscite, émoustille mon imagination et mon imaginaire. Je ne peux pas écrire pour l'inconnu, j'ai besoin d'un repère, d'un esprit, d'un corps qui me donne envie d'écrire. J'écris, car je vais rendre mon travail, le communiquer, soit pour de vrai, c'est-à-dire je remets l'écrit ou je le transmets, soit l'écrit me sert à fixer l'autre, à l'ancrer, à le garder, sans l'envahir. Ça lui prendrait trop de temps pour m'écouter, alors je lui écris et ainsi j'ai tout mon temps et ma lucidité. C'est un moyen de me l'approprier sans le phagocyter, le manger. Il ne faut pas fluctuer selon les humeurs ou les états d'âme de l'autre, même pas, et surtout pas les vôtres, mais avec vous, c'est d'autant plus difficile que vous rassemblez toutes les personnes, toutes les figures sur lesquelles je travaille : le père, la mère, les hommes. Donc quand je sens que votre disposition n'est pas celle de la veille, je suis perturbée et inquiète. Mon père et ma mère me troublaient beaucoup par leurs changements d'humeur imprévus, imprévisibles et redoutés, aussi subreptices fussent-ils. J'ouvrais la porte ou bien j'entrais dans la pièce, et immédiatement il y avait le frisson d'inquiétude. « Il n'est pas bien ce matin, il n'est pas de bonne humeur, qu'ai-je fait de pas bien, pourquoi n'est-il

pas comme il y a une heure, pourquoi change t'il, à cause de moi ? » Ce soir, Docteur, vous avez démonté mon entretien, vous analysez c'est normal, mais j'étais stupéfaite. Vous avez établi le parallèle entre la peur de ne pas pouvoir vous dire : « Non, je ne suis pas d'accord avec le fait que vous soyez en retard » et le « non » au théâtre quand j'émets une critique, un point de vue, une suggestion autre, différente de celle du groupe. J'étais très en colère pendant l'entretien. « Essayons de comprendre », me dites-vous. Puis, par la pensée et les associations, j'ai glissé de cette colère vers le théâtre (inconsciemment pour moi, mais cela ne vous a pas échappé bien sûr, comme vous devez entendre les choses que je ne dis pas !) Vous déduisez : « Vous voyez que l'on peut poser un non sans qu'il soit destructeur. » Il faut que je vous demande, Docteur, est-ce destructeur seulement pour moi ou pour l'autre ? Qui ai-je peur de blesser ? Oui, l'écriture est une extension de moi, elle part de moi et va vers l'autre, c'est un outil, une « technique de communication » comme le dit Winnicott, c'est le mien propre et unique, c'est pour cela que je l'aime autant. Les lignes et les carreaux ne servent à rien sinon à être dépassés. Je reviens toujours à cet autre dont j'ai besoin pour l'écriture. Je suis comme le chat noir, là-bas au fond du parc, il chemine dans l'herbe, il fait ce qu'il veut, seul, il s'arrête, il écoute, il est tranquille et aux aguets à la fois. Il n'a besoin de rien ni de personne, mais s'il repère un oiseau ou un mulot, son instinct de chat le fera bondir. Je remonte dans ma chambre, je suis allée trop vite depuis le repas, je vais faire un peu de yoga pour me recentrer et ralentir.

2 juillet 2006

19 h 45. Grosse émotion de pleurs ce matin après la visite du Docteur B. J'ai pleuré même sous la douche. Comme le disait je ne sais plus quel quidam, « le plus dur sous la douche, c'est de sécher les larmes ». Arlette m'a accompagnée dans la chambre et serrée dans ses bras, je ne disais rien, elle caressait mon visage. « C'est le Docteur B. qui t'a mise dans cet état, je vais lui dire deux mots moi ! » On a parlé de sensorialité ce matin. « Le corps et l'esprit ne sont pas clivés, donc vous voyez que vous avez besoin de passer par la pensée pour ima-

giner ce que vous sentez ou que vous pourriez ressentir à l'évocation d'une image. » Par exemple, un sycomore, c'est comment ? Il faut le toucher, le voir pour savoir ce que c'est. Mais avant d'en venir au senti, au ressenti, il faut que je puisse m'imaginer en train de le toucher, par exemple après avoir lu une description de l'arbre. Je suis faussée dans mes appréciations ou mon utilisation des sens. « C'est là où il faut vous aider par rapport à votre corps et ce à quoi vous l'utilisez ». J'ai une sensorialité, mais je ne suis pas réduite à cela, sinon je ne pourrais pas imaginer. Cela a été difficile à comprendre, ça l'est Docteur. « Vous êtes à vif, comme si encore le filtre n'était pas bien posé. Pourquoi êtes-vous en colère ? » Je ne me sentais pas en colère, mais vous m'avez dit percevoir de la colère en moi. J'ai dit que je ne voulais pas perdre ma voix éraillée, voilée, que je voudrais toujours parler ainsi désormais. Je l'aime, cette voix. Je pense aux séparations aussi, d'avec vous, d'avec Arlette. Je suis libre Docteur, mais sans vous je ne peux pas mettre en place cette liberté. Sans le travail que je fais avec vous, sans votre accompagnement sur la longueur, au jour le jour, dans le temps, je me sens perdue, donc restez avec moi s'il vous plaît. C'est ma seule peur, celle de ne plus vous VOIR. Il faut que j'invente un nouveau genre littéraire : un mélange « d'histoire courte et ordinaire, délirante, conte épistolaire », pas fantastique. Délirant et fonctionnant, s'articulant sur l'association d'idées, le saut d'un mot à l'autre, d'une idée à l'autre, une boule de neige de situations délirantes. Mais cet exercice est difficile, car je ne sais qu'écrire pour le jour sensation après sensation.

3 juillet 2006

7 h. J'ai horreur des gens qui se bavent dessus, qui dégoulinent de leur trouille ou de leur couardise, leur lâcheté, leur apitoiement facile, leur autocommisération. Ils ne parlent que d'eux, mais jamais vraiment de ce qu'ils sont. Tels sont leurs propos : « Je voudrais bien avoir votre courage et votre énergie. » D'abord, pas touche ! C'est à moi ! Ne compte pas sur moi pour t'en filer un bout. Deuzio : vous voulez toujours ce qu'ont les autres, ça vous évite de le faire vous-

même. Tertio : « Moi c'est pas pareil, j'ai pas votre énergie, donc je pourrais pas y arriver. » Tout est bon pour ne pas se remettre en question, se bouger les fesses pour faire ce qu'on est vraiment. Faut-il encore savoir, chercher à comprendre qui l'on est et ce que l'on veut. Non, on préfère pleurnicher sur ce qui ne va pas. « Donnez-moi un moyen, un cachet, une croyance, un dieu, un conseil, une personne qui me rendra heureuse. Le bonheur, pourquoi n'y ai-je pas droit au bonheur ? » et gnagnagnagnagna. N'importe quoi, ils prendraient n'importe quoi pourvu qu'ils n'aient pas à trouver en eux-mêmes et pour eux même la solution. Et pour se laver de leur propre culpabilité (ou sale) qui manque de les étouffer, ils vous font culpabiliser avec leurs remarques du style : « Mais si toi tu as de belles jambes musclées, c'est parce que tu as le temps et la volonté ou bien, est-ce pour ne pas penser, pour être toujours dans l'action ». Comme si je ne pensais pas en levant la jambe ! « Elle est toute mince, elle peut manger ce qu'elle veut, quelle chance ! » Ont-ils essayé eux, au moins une fois ? Il faut qu'on les aime, qu'on s'occupe d'eux, qu'on les soigne, et qu'on les guérisse à leur place. Qu'on les plaigne, qu'on les écoute, qu'on les reconnaisse alors qu'ils ne se connaissent même pas eux-mêmes. Ils ne se voient pas et ils voudraient que les autres les voient, c'est pitoyable. Moi, il n'y a que du Docteur B. que je veux être reconnue, mais pour le travail que je fais avec lui, pour moi, et il le sait. C'est à cette seule condition, et à ce seul prix qu'il m'accordera sa reconnaissance, pas comme cela, juste par compassion. Il n'est pas vraiment quelqu'un de compatissant et encore mois de complaisant. Ils ont peur ces gens, de ce qu'ils pourraient être amenés à expérimenter. Alors, ils disent que c'est l'autre qui leur fait peur. L'autre matin, l'infirmière de nuit ouvre la porte de ma chambre et s'écrie en me voyant faire ma gym à sept heures du matin : « Vous m'avez fait peur quand j'ai ouvert la porte », a-t-elle dit. « Mais madame, je ne faisais que ma gym du matin, pourquoi avoir peur ? » « Mais j'aimerais tellement avoir votre courage (et c'est reparti pour les jérémiades !) de si bon matin. Moi il faudrait que je fasse de la gym, je suis grosse et laide et raide, snif snif snif snif ». « Mais madame, la force c'est à vous de la trouver ». Là-dessus, elle referme la porte, et elle fuit en disant : « Bon là, il est trop tôt pour parler de ça (!), nous verrons cela ce soir ». On ne verra rien du tout, tout est vu ma chère dame, c'est ça, casse-toi avec ton gros cul ! D'un coup, je me sens presque coupable d'avoir été si ferme (pas seulement des cuisses et des abdos), si franche, quelque peu abrupte, car exaspérée par tant de bêtise. Eh merde, ras le bol de les ménager, tous ces vautrés du cerveau. Jean de la Fontaine ne disait-il pas « Travaillez, prenez de la peine, c'est le fond qui manque le moins » dans *Le laboureur et ses enfants*. S'approprier, c'est mettre au présent, pas posséder pour soi, car on ne possède pas un souvenir. Le souvenir passe, et je le saisis avec ma pensée. Dans l'instant, je me l'approprie. À propos de souvenir, papa ne mettait jamais le beurre et la confiture sur sa tartine, le beurre et le miel. C'était soit l'un soit l'autre. Le pain, s'il est bon, n'a pas besoin de fioritures et puis pas tout le même jour en même temps à la campagne ! Un jour la viande, le lendemain, les patates ! Le reste à l'avenant... Le matin, j'aime manger mon pain tout seul, ce qui fait dire aux infirmières que je fais ça par souci des calories. Peu m'importe, je les laisse parler... Ne pas compartimenter « graduer » : il est intelligent/con, il est beau/laid, il travaille/il ne travaille pas », me dites-vous Docteur, ne pas mettre sur des échelles de valeurs « ceci par rapport à mon problème de rivalité » : un tel m'énerve ou il est adorable, je le hais/je l'aime, je le prends/je le jette, je l'encense ou je lui crache dessus, je l'adule ou je l'envie (donc je le déteste, car je ne peux pas faire ce qu'il fait). « Ce n'est pas un jugement, Véronique, quand je vous dis quand cesserez-vous d'être dans la rivalité. C'est simplement que vous ne fonctionnez pas dans la rivalité, ça ne vous va pas. Ceux qui veulent et ont besoin d'être supérieurs, de dominer, d'être dans cette rivalité, qu'ils le fassent, mais ça ne vous correspond pas à vous, c'est tout ». Donc vos mots Docteur étaient « juger » et « graduer ». Hier soir, je lisais Krishnamurti, et il parle de pensées « compartimentées », « d'existence émiettée ». La pensée émiette tout. Je vous aime, je vous hais, vous êtes mon ennemi, vous êtes mon ami, mon mari, j'ai ma femme, mon job, mon pays, le vôtre, mon dieu et votre dieu. Tout cela est de l'ordre de la pensée fragmentée (pas de vue d'ensemble). La pensée émiette, coupe en petits morceaux, hache menu, disperse en quelque sorte ce qui était total, global, ensemble. Donc pour avoir une vue globale, il faudrait arrêter la pensée ? Vous avez lu Krishnamurti ou quoi Docteur ? Vous ne pouvez pas parler qu'en psy sinon, tous les autres parleraient comme vous. Je pense aussi à ce que vous m'avez dit sur les « comme ». Je parle toujours avec des « comme » : comme un tel, comme une telle. Ce qui est rigolo avec vous, Docteur, c'est que vous reprenez toujours si exactement les mots du patient. Vous laissez le patient s'exprimer avec son propre vocable, puis vous le reprenez pour lui expliquer le pourquoi du comment. C'est rassurant de se voir restituer ainsi son discours.

9 juillet 2005

Entretien avec vous Docteur, au sujet d'un rêve. « Cela prouve que vous avez une imago figée de moi, par exemple, j'ai un côté agressif, j'ai ma façon personnelle de le régler et vous la vôtre. De même, vous pouvez voir un père protecteur en moi, mais aussi une menace, car il verrait tout. C'est un comportement infantile (qui remonte à l'enfance) parce qu'enfant, on s'imagine que ses parents voient tout et souvent tout de nous. Ce n'est pas vrai. Chacun a son identité, son intimité en quelque sorte que l'autre ne voit pas. À travers ce rêve, où vous me voyez dans le rôle du tireur qui va vous abattre au moindre mot, je représente une menace, celui qui surveille, qui épie, qui surprend, qui devine, l'intrus, l'intrusif. Même si on sait que c'est un comportement infantile de croire au regard tout puissant des parents, on y revient souvent ». Quel éclairage Docteur, merci ? Pour moi, ce regard tout puissant est focalisé surtout sur la nourriture. L'impression que papa et maman savaient tout de mon comportement boulimique. Pour moi, il était évident qu'ils savaient que je faisais une crise de boulimie, ou que je volais, ou que je mentais, d'où la nécessité de me cacher, de faire des trucs en secret pour ne pas être vue, pour leur échapper. L'enfant pense que s'il fait des choses en cachette, c'est dégoûtant, vicieux, sale, pas normal. « Le côté obscur ne définit pas la personnalité » me dites-vous Docteur, donc je ne suis pas vicieuse ou malsaine de penser à certaines choses. Voilà ce que je pense de vous Docteur aujourd'hui, que vous voulez vous débarrasser de moi. Elle déborde, elle n'est jamais où elle devrait être, elle prend trop de place, allez hop vivement que je la refile au Docteur S., parce quelle devient pénible et envahissante avec ses rêves. Je sais que ce n'est pas vrai, mais c'est ce que je ressens après vous avoir raconté mon rêve. Je suis en train de lire *Lambeaux de mémoire* de Jeanne Champion. En exergue de ce magnifique livre, il est écrit ceci : « C'est commettre une effraction qu'envoyer un livre à quelqu'un, c'est un viol de domicile, c'est empiéter sur sa solitude, sur ce qu'il a de plus sacré, c'est l'obliger à se désister de lui-même pour penser à vos pensées ». *Écartèlement* Cioran.

10 juillet 2005

Il y a les crises « je sais pas quoi faire, pas quoi faire pour éteindre le temps » et les crises « je pourrais faire, mais je ne veux pas, je choisis de bouffer ». Pourquoi est-ce que je préfère le plaisir de la bouche (pas au sens gourmet), la bouche/bouffe à tout autre plaisir qui passerait soit par le même orifice, soit par les yeux, le toucher, l'ouïe ou l'activité psychique qui se fait à partir d'un ou de plusieurs de mes sens ? Encore très souvent, la seule corde qui vibre dans mon corps est celle qui suscite l'envie de bouffer, qui amène le fantasme de la bouche pleine de bouffe bonne et qui s'engloutit sans avoir rien à faire. Ce sera juste et rien que du plaisir. Le seul fait d'écrire cela, là, à dix heures du matin, cela pourrait exciter la bouffe. Y aura-t-il un jour dans mon corps et dans ma tête autre chose que des images et des sensations de plaisir à dévorer comme une bête, en grosse quantité, seule et vite ? Je la mâche et l'avale cette bouffe, seulement parce que je sais que je la vomirai. Autant je fais descendre, autant je fais remonter. Mon corps et ma tête réclament l'assouvissement du désir de bouffer par l'enfouissement de grosses bouchées de bouffe et il réclame ensuite de n'être plus gros et sale, sali par ça, alors il faut que je le fasse ressortir. Mon corps veut et prend et puis, il ne supporte plus, il lui faut revenir à l'avant crise. Ce n'est jamais nouveau le plaisir de la bouffe, c'est la répétition sans aucune variation. Je peux dire que tel ou tel aliment m'a fait envie et plaisir dans le magasin et j'ai alors imaginé que ce serait l'extase, l'orgasme de le manger à moi toute seule, mais quand je le mange et plus je les mange et moins ça me contente, car je gonfle, et je suis saturée, écœurée. Le pire, c'est que je suis obligée de bouffer ce putain de gâteau au chocolat et à la chantilly sans être arrivée à l'orgasme. Cet écœurement et ce trop-plein n'arrivent jamais à l'orgasme, aussi forts qu'aient été l'envie et le désir, le fantasme. Pourquoi ai-je besoin de passer par vous Docteur, pour me faire dévier de l'envie de bouffer ? Pourquoi vous et pas une autre personne ? Les autres ne sont pas assez PUISSANTS. C'est votre image que je vois, que j'affiche dans ma tête à côté de l'envie de bouffer. Ca s'enchaîne, bouffe, non, vous.

13 juillet 2005

7 h 20. Hier matin, poids : 46 kilos. J'ai maigri, ça me rassure en ce moment. Sans doute l'angoisse du prochain départ de la clinique A. pour les vacances d'été et le retour dans mon appartement, et surtout pour la séparation d'avec le Docteur B. Plus le départ approche et plus j'ai besoin de me sentir maigre. Être plutôt maigre que mince, qu'on voie mes os en haut du corps et mes jambes toutes fines, mes fesses plates, musclées, musclée de partout, mais maigre. C'est pouvoir être vue, donc être « remarquée » par l'extérieur, mais sans peser, sans être lourde, encombrante, pesante. Maigre et élancée, légère et osseuse, qui a sa place, mais ne prend pas de place. Pouvoir s'asseoir dans un canapé entre deux personnes sans gêner, sans m'étaler, même si c'est l'autre qui est plus gros que moi, qui prend plus de place ? J'ai toujours l'impression que c'est moi qui dépasse, qui déborde, qui suis « trop », « de trop », « en trop ». Hier soir, Docteur, vous avez réitéré que j'étais anorexique boulimique parce que j'avais porté le malaise de cette famille, qu'elle avait pu fonctionner grâce à moi. Ce point reste encore à être élucidé pour moi. Qu'y a-t-il donc de si lourd derrière cette famille qu'il ait fallu que je serve de bouc émissaire, qui prend les maladies des autres, afin qu'ils puissent, eux, vivre ? Comment ai-je senti, ressenti, que j'avais ce rôle à jouer ? Cette charge à porter, moi, toute seule, depuis toujours ? Est-ce que je voulais les sauver, les épargner, les protéger « au péril de ma vie » comme vous dites, Docteur ? Que ne les laissai-je s'assumer eux-mêmes face à leurs parents ? Un adulte éclairé aurait pu, aurait dû me dire : « Véro, ceci n'est pas à toi, ne le prends pas à ta charge, ne te fais pas mal, ne reçois pas les coups à leur

place ». Mais non, j'étais toute SEULE. Depuis la petite fille et vous, Docteur, je ne suis plus seule. Il y a une autre vérité, un autre monde, une autre façon de vivre que celle que j'ai pratiquée de force plus que de gré au sein de cette famille pathogène. L'épaisseur de la forteresse que j'ai dû construire pour les protéger, pour brûler sur le bûcher quand il le fallait ! Quand il fallait protéger maman des humiliations de papa et de sa belle-mère, quand il fallait à six ans écouter maman se plaindre de sa situation maritale, de ses nombreuses grossesses, de son travail, etc. Une petite fille n'est pas à même d'entendre de telles choses si lourdes. L'épaisseur de cette forteresse, c'est l'épaisseur de ma boulimie et aussi l'épaisseur de ma force à reconstruire. Tous mes plaisirs, je les ai investis dans la bourse de la boulimie. Et c'était le krach de Wall Street tous les jours de ma vie. Moi, j'étais du côté des miséreux et des Chaplin errants, qui étaient donc les spéculateurs ? Le Père, c'est sûr, lui toujours le premier à se servir pour assouvir tous ses désirs et ses impulsions. La Mère, aussi, frères et sœurs à l'avenant, mis à part les deux derniers, ceux qui sont nés après moi. Petit-déj : Docteur, pourquoi cette question sur « employée de maison ». Venant de vous, elle m'humilie. Ainsi cela vous gêne d'associer Véronique et employée de maison. Il faudrait trouver quelque chose de mieux de plus brillant. Je sais pourquoi je ne tolère plus de réflexions sur mon corps par rapport à l'hospitalisation. Ce serait dire que vous ne faites pas votre travail alors que c'est tout le contraire. C'est du vol à vue, mais la vue de cet esprit, le vôtre, n'est pas une vue de l'esprit. Elle est large et bien structurée, « brillantissime » dit Laurence. Oui, tout à fait d'accord avec elle. Vous avez un accès direct au psychisme. Vous interprétez bien et finement, subtilement. Vous donnez la confiance qui donne envie de s'aimer, et d'aimer, mais c'est si fragile encore en ce qui concerne « faire, passer à l'acte, bouger, entretenir, cultiver, prendre soin, maintenir, perpétuer ». Savoir, apprendre à garder le plaisir pour soi, pas pour prouver. La liberté ne se prouve pas, ne se montre pas, elle se vit. « Vous pouvez donner des preuves à votre famille de votre liberté, mais si eux ne les voient pas, ne veulent pas les recevoir, prendre ces preuves, vous ne pouvez rien contre cela » me dites-vous Docteur. Oui, je n'y peux rien, et c'est terrible, ce sentiment d'impuissance, d'inaccessibilité à l'autre, aux autres, ceux qui nous sont malgré tout les plus proches. Je ne peux pas leur poser les preuves sur les bras et leur dire : « Allez, prenez et tenez-les, vous les sentez, elles sont bien vraies n'est-ce pas, vous me croyez à présent ? » « Ils peuvent vous entendre, mais ils n'ont pas votre vécu », me dites-vous. Beaucoup de parents disent « Mais je n'ai pas fait ou dit ceci ou cela, je ne comprends pas pourquoi elle prend les choses comme cela, parce que nous, nous n'avons rien fait pour que cela arrive ». Il y a une totale incompréhension, un total hermétisme entre parents et enfants, entre des parents et un enfant, ici, en l'occurrence, moi. Valérie, la psy de groupe m'a dit aussi : « Le ressenti de l'enfant est à lui, c'est la façon dont il a vécu personnellement les choses. C'est son histoire. Les autres, autour de lui n'ont pas les mêmes antennes, ne reçoivent pas comme lui ». Ainsi, la vérité psychologique ou psychique n'existerait pas ? On n'est pas dans un contexte juridique avec des lois disant qu'un tel a tort et l'autre raison. Oui, Docteur, la COLÈRE fait partie des armes que j'utilise pour me battre, pas pour me détruire ou tout casser. La phrase de Jeanne Champion « l'homme qui ne vous a pas permis d'être », juste un déplacement de négation et ma vérité à moi est posée. « Vous êtes exigeante, mais je ne pense pas que vous ne pardonniez rien » me dites-vous Docteur, alors que je vous explique que je ne laisse rien passer du défaut d'autrui, ou du petit agacement qu'il peut provoquer en moi. Quand je vous dis que j'ai vu *Mon oncle* de Jacques Tati, vous me dites : « Ah oui, c'est bien. » Je ne sais plus les mots exacts que vous m'avez dits, mais j'ai eu aussitôt envie de vous demander : « Vous aimez bien aussi… ? » « Oui, je ne l'ai pas vu, mais il paraît que c'est très bien. » Oui Docteur, c'est tout ce que j'aime, Tati. Cela me rattache encore plus à vous, j'y ai beaucoup pensé, à ce que vous aimez, et que j'aime aussi, c'est toujours une si belle rencontre. Je suis sûre que vous avez tout bien compris quand je vous ai parlé de mon problème par rapport à la notoriété. C'était votre mot d'il y a quelques mois. Mon désir d'être connue, reconnue, que je fais mine d'occulter, mais qui m'obsède. Un jour, il y aura un livre, quelque chose de moi, je ne sais ni quand, ni comment, mais il y aura un exergue, pour vous, pour une personne, et pour deux autres personnes. Je n'oublierai pas. Ce sera ma revanche, ma victoire, une liberté concrétisée. Je garde cela pour moi pour le moment, mais j'ai les capacités de faire quelque chose d'intéressant, d'écrire sur cette foutue maladie en des termes jamais utilisés au préalable, parce que ce seront les miens et seulement les miens. Devenir celle que j'aurai faite de moi, de ma vie, comme Jeanne Champion, comme Madame de Maintenon, partie de rien et parvenue au sommet de la hiérarchie monarchique. Pas de médiocrité, ni de petite vie, une élégance, une prestance, une personnalité unique, forte, « glorieuse ». De tels personnages m'inspirent. Je suis modeste de cœur, mais pas d'ambition, je veux être connue, lue, je veux que les autres lisent sur ma page de garde « Véronique Foissac ». Et pourquoi pas ? Il y aura un jour sur une page blanche, celle qui suit la couverture avec mon nom dessus « Merci au Docteur B. » C'est avec vous que j'aime le plus parler et être.

14 juillet 2005

Arlette, j'avais tellement besoin de ta chaleur, encore, aujourd'hui. À toi seule je voulais demander des bras et un réconfort. Tes mots, te sentir contre moi, je ne pouvais même pas pleurer pour te parler, rien ne sortait, à peine une douleur à la gorge. Personne sous la main à qui je peux demander cela, cette chaleur, alors tu m'as prise dans tes bras par texto interposé et tu as dit les mots qui font les pleurs, enfin : « Oui, ma belle, je te prends dans les bras, je te berce doucement. N'oublie pas que rien n'est grave, tu es vivante dans l'univers magique. Je t'embrasse. » C'était ta réponse chaude et apaisante à mon « Arlette, prends-moi dans tes bras ». Merci à toi aussi, Nicole, pour être venue voir si j'avais besoin de parler ce soir dans ma chambre. Je sais que tu es très sensible, et que tu sais bien écouter les petits cœurs en peine, mais je sais aussi que je ne peux pas te demander cette chaleur du corps. Il n'y a qu'Arlette que je laisse me mettre contre elle autant que je veux et qui m'embrasse toujours si spontanément. C'est une maman formidable, elle sait faire avec les Véro. Vous Docteur, vous savez comment Arlette sait me prendre dans ses bras. Par deux fois, vous êtes entré dans ma chambre, et j'étais en pleurs dans ses bras, contre elle, dans son cou, sur ses épaules. « Elle est la seule de qui vous acceptez recevoir », m'avez-vous dit un jour. Oui, il faut des années pour une telle confiance. Ce « rien n'est grave » m'apaise, c'est une caresse, un baiser de tendresse, d'affection, d'amour, de confiance, de repos. Pour dormir comme une enfant paisible, parce qu'apaisée après la douleur et le chagrin. Six mois d'ici Docteur, qui se battent contre quarante-deux ans, la bataille est pour le moins inégale, mais rien n'est perdu, vaillant petit soldat. Je sais que je me fais payer des choses dont je ne suis ni responsable ni fautive, mais il y a l'accoutumance, la dépendance, les réflexes premiers invétérés. Là est la force, le poids du passé, mais pas sa victoire, pas sa toute-puissance absolue et irréversible. Rien n'est figé jamais, je le sens, je le sais désormais. Il y a des gens merveilleux qui vous aident à vivre. C'est là qu'il faut aller, c'est là qu'il faut vivre, sortir de la crypte sombre et froide pour se chauffer l'âme à la lumière des voûtes romanes que pas même un vitrail ne tamise. Que de la chaleur, de la lumière. Ce souvenir de cette chaleur qui descend du ciel par la voûte jusque dans le corps et en avoir envie à nouveau.

15 juillet 2005

7 h 10. Le bébé ne peut supporter plusieurs heures d'absence de la mère, après quelques heures son psychisme ne se « souvient plus », ne peut plus faire exister la mère, car il n'est pas autonome, il fait un avec elle (phase d'illusion décrite par Winnicott). Moi Docteur, quand je ne vous vois de plusieurs heures ou plusieurs jours, c'est un peu le même phénomène, vos paroles s'étiolent, je ne les sens plus, je ne les entends plus aussi fort (j'ai du mal à intérioriser les choses de l'extérieur, à les imprimer et à les garder en moi), et cela fait venir le vide. Comme le bébé, il y a déni de l'absence ou du manque (agitation, énervement), puis il faut palier l'absence, trouver un substitut à ce prolongement de soi que l'on ne sent plus, et qui me perd et me perturbe jusqu'à la crise de boulimie. Retour à cette phase « illusion » des premières semaines, des premiers mois. La bouffe remplace la mère, l'extension mère ou la mère extension, mais c'est un leurre, car la bouffe ne peut pas avoir cette fonction. Elle doit s'en tenir à assouvir la sensation de faim et à être agréable au palais. Le bébé aime le bon lait chaud ou la bouillie, c'est un plaisir de l'avoir dans la bouche et de téter, sucer, avaler et remplir son petit ventre. Mais si c'est la

mère qu'il voulait et qu'il a dû avoir recours à ce truchement, à ce seul moyen qu'il a trouvé pour faire revenir la mère auprès de lui, il va s'en servir. Il réclame, il pleure, et la mère vient et le nourrit, car les pleurs signifient la faim. Puis elle part à nouveau et le bébé n'a pas eu son compte : son besoin, son manque d'elle n'est en rien satisfait, donc il se retrouve repu, mais malheureux. C'est la mère qui est responsable de cette déviation, de cette tromperie, elle fausse le jeu, la relation affective, elle n'entend pas son enfant. Et si, quand je pleurais, elle me disait avoir tout fait pour moi, qu'est-ce que je fais moi, Véro, quand elle quitte la pièce et part à nouveau ? Je me dis dans ma tête de bébé : « Combien de temps encore où elle ne sera pas là ? » Combien de temps ? Et que puis-je faire ? Je pleure, rien, je ne pleure pas, rien, qu'est-ce que je fais, Docteur ? Elle ne peut pas, elle ne veut pas répondre à ma question « Comment je faisais moi tout bébé sans toi ? » Je ne saurai jamais ce qu'elle faisait de moi, mais je sais ce qu'elle ressentait : elle n'avait pas envie, pas la force de s'occuper de moi autrement que dans des gestes élémentaires de survie : nutrition, hygiène, surveillance plus ou moins lointaine, et/ou déléguer à une bonne ou je ne sais qui d'autre. Aucune maltraitance, seulement l'absence. Docteur, pour construire les ponts, il faut le faire des deux côtés. Les ponts que je construis au-dessus de l'absence entre moi et vous, moi et Arlette, ou moi et l'absent, c'est pareil. L'absence, c'est le vide du précipice. Il ne faut pas tomber dans le vide et il faut trouver un moyen de passer de l'autre côté, encore et encore des vides et des abîmes à franchir. Le livre qu'Arlette m'a prêté de Françoise Chandernagor *L'allée du roi* porte en couverture un médaillon de Madame de Maintenon. Ce livre me porte pendant l'absence d'Arlette, je le porte comme je le porterais en guise de galet, sur la poitrine ou autour du cou. Je me retrouve beaucoup dans le destin de cette future reine, née noble, mais miséreuse, qui a bâti sa réputation et sa « carrière », dirait-on aujourd'hui, à la force de sa force. Admirable femme qui a connu l'extrême pauvreté avant « d'être en faveur », première dame du royaume. D'autre part, je me régale de la richesse du style et du lexique du XVIIe siècle, si bien rendu par l'auteure. Elle était « glorieuse », modeste, mais fière. « La vie est une aventure terrible et une aventure qu'on court si seul qu'on se trouve parfois bien aise de se croire accompagnée sur un bout de chemin. » N'en est-il pas de même dans ce travail d'écriture que j'accomplis jour après jour et dans lequel je suis si seule ? Travailler papa, encore et encore travailler.

17 h 30. Vous êtes passé plus tôt Docteur, aujourd'hui. J'ai pensé : « Il est passé, il va aller vite, car il est déjà parti en congé. » Je vous l'ai dit et vous avez renchéri : « Oui, il n'aura pas le temps, il va aller vite, je n'aurai pas le temps... » « Vous connaissez la chanson », vous ai-je dit. J'ai lu les deux petits passages précédents sur l'absence. Vous n'avez rien dit, sinon un petit signe d'approbation, pas de mot. Vous m'avez donné mon ordonnance, fixé ma rentrée au mardi 31 août avec un rendez-vous avec vous à la clinique A. le 16 août. Vais-je faire une crise de boulimie demain en sortant de la clinique ? Probablement, à mes risques et périls, car ma gorge est douloureuse. Le bleu ciel et le bleu marine vont si bien à votre teint mat, chemise lâchée sur un joli pantalon de toile. Je sais Docteur, que vous êtes totalement opposé à ce fétichisme, mais c'est tant pis. Je vais garder précieusement la carte de rendez-vous sous mon oreiller, et le double de prescription avec votre écriture dessus. Votre écriture comme un doudou pendant l'absence. Dire, faire, continuer à vivre par vous, pour vous, je ne peux pas faire autrement. L'attachement est si fort.

16 juillet 2005

Nous parlons de violence évacuatoire (flot d'émotions, gestes...), la violence constructive dont on tire quelque chose. Mais elle peut aussi ne servir à rien, et donc c'est bien d'arriver à la verbaliser (comme je l'ai fait aujourd'hui Docteur avec vous, à propos de la lettre écrite à maman). Il faut utiliser cette violence pour soi et non contre soi.

SORTIE DE LA CLINIQUE A. JUSQU'AU 31 AOÛT 2005.

21 juillet 2005

À l'appartement.

Aidez-moi Docteur, pas une ligne, pas une émotion depuis votre départ. Je n'ai rien fait de ce que j'ai mis en place avec vous, grâce à vous. Je sais que je suis simplement en plein déni d'absence comme le bébé qui, en l'absence de la mère, ne peut plus l'imaginer, la psychiser, et s'agite, s'énerve, pleure. Puis il se calme forcément puisque personne ne vient. Pas ouvert ce cahier pour ne pas pleurer, pas fait une seule chose pour me faire plaisir, car peur de ne pas savoir qu'en faire, ne pouvant vous le RESTITUER à vous comme je le fais depuis plus de six mois. Le samedi matin, quand vous êtes passé avant de partir en congés, vous m'avez dit en vous levant : « Faites face Véronique, comme vous avez toujours su le faire. » J'ai encore tellement besoin de votre regard Docteur, je l'appelle, personne, je ne parle à personne, pas même à Arlette. Je garde tout dedans pour vous. Comme si je ne voulais avoir affaire qu'à vous en ce qui concerne ma thérapie, mon choix. Il n'y a que vous qui sachiez m'apaiser. En quelques mots, vous remettez tout sur pied. Là, il faut que je fasse toute seule, faire face toute seule. C'est dur et même si je sens qu'il y a des petites graines là-dessous qui voudraient bien sortir, je ne leur donne rien à boire, alors elles attendent. Il n'y a qu'avec vous que je peux pleurer comme je le fais enfin ce soir, après six jours de « rien ». Je ne retournerai jamais au rien, à ce qu'il y avait à ma place avant la petite fille, avant tout ce que nous avons fait ensemble à la clinique A. et que je GARDE Docteur, comme un petit morceau de ma vie. Je sais grâce à vous que je peux écrire. Que je suis créative, imaginative, que j'aime faire du yoga, du théâtre, que je ne veux pas abandonner ça, parce que ce sont comme des petits bouts de moi, des petits moi que j'aime, qui m'aideront à m'aimer tout entière, un jour. Le 30 août, je reviens à A. pour un dernier séjour avec vous et je travaillerai encore. Je ne serai plus jamais seule, parce que vous m'accompagnez et que vous m'accompagnerez encore, n'est-ce pas Docteur ? Docteur, à la clinique A., quand je vous vois tous les jours, j'ai toujours cent mille questions à vous soumettre. Je vous parle en moi toute la journée. Alors, ne plus vous voir chaque jour, c'est un choc psychologique que je gère mal pour le moment. Je n'irai pas dans l'Aveyron à la maison, trop de souvenirs encore douloureux. Je me sens si fragile et incapable de « les » affronter. Le passé écrasant est encore bien trop tout puissant. Docteur, c'est bon et ça me rassure d'écrire ce soir, c'est être avec vous, comme vous parler dans la chambre quand vous passez en visite. C'est cela que vous entendez par « faites face ». Servez-vous de ce que vous savez et aimez faire. Avec mon cahier je me sens à ma place chez moi, avec moi. Cela me donne confiance, cela me dit que oui, je peux compter sur le travail fait, que je n'ai pas œuvré pour rien, que c'était pour moi, avec vous et pour moi, pour être autonome petit à petit. Il faut des mois, des années pour cela. J'écoute les *Gnossiennes* d'Érik Satie. Je suis calme, apaisée depuis que j'ai pleuré avec mon cahier, c'est mon doudou mon cahier. C'est un lien avec moi, quelque chose que je tiens de moi pour ne pas m'échapper de moi et me perdre, me sentir perdue. Je n'ai pas envie de parler avec les « autres » pour le moment et je ne sais pas pour combien de jours encore, car « ils » ne savent rien de tout cela, de la clinique A., de mon histoire. Et je veux la garder pour moi, rien que pour moi. Je ne peux faire autrement, écrire c'est comme me sentir, me toucher, je ne peux pas toucher mon corps, alors je m'approche et je reviens à moi avec mes mots. Je regarde les pages noircies et je n'ai pas envie de partir du cahier, même s'il est tard. Cela me fait du bien parce que je n'y suis pas obligée et que je me laisse faire par moi. Il y a cette trace noire avec mon stylo encre, la même trace que quand j'écris à la clinique A., le même lien. Je suis là où je veux être. Je sais que vous aimez quand j'arrive à être comme cela, Docteur, alors je l'aime aussi. Je vais dormir à présent, je n'ai pas mal au dos, en tout cas, pas autant que j'y ai mal depuis plusieurs jours, tendue que je suis. Il y a le souffle du yoga, juste le souffle, car je n'arrive pas à faire mes séances toute seule. Écrire dans mon cahier, c'est plus important que le cinéma ou le monument à visiter. Cela n'exclut pas le reste, mais tout commence par là, ce n'est qu'en faisant quelque chose qui part de moi que je peux faire le reste. Il faut que cela m'appartienne, que ça soit de moi, créé par moi et moi seule. C'est cela qui me tient, qui me structure, comme l'impro au théâtre. Tout ce que j'invente, que j'imagine, que j'élabore, avec ce que j'ai au-dedans de moi, m'aide à prendre du plaisir dans les autres activités : lire notamment. Écrire est le commencement, mais a besoin de nourriture.

23 juillet 2005

Tu étais trop grand pour la vie sur terre, alors la mort t'a fait arrêter de respirer et t'a fait tout froid et tout raide en apparence. Toi, tu habites désormais un espace où nous, petits ou grands, ne peuvent être. Un vivant qui est mort, ça ne tient pas de place. C'est parce que ça peut s'étirer, être à la fois nulle part et partout, et que c'est léger pour moi, vivante. « Eux », ils sentent l'odeur au cimetière, moi je n'y vais pas. Je suis sûre que tu t'amuses bien depuis que tu vas partout sans bruit. Mais pour ne pas regretter ou être en manque de la Terre et de la vie ici, il faut partir sans l'avoir prévu ou décidé, il faut que ce soit une fatalité. Si tu te suicides, ça ne marche pas. C'est pour cela que je ne l'ai pas fait et que je ne le ferai pas, je veux voyager tranquillement moi, après ! En mourant, tu m'as appris bien plus de choses sur la vie et la mort que tous les livres et tous les hommes. Pourquoi est-ce que je continue à me gâcher la vie ainsi, comme toi de ton vivant ? Je n'aimais pas comme tu croyais vivre, je n'y ai jamais cru. Remarque bien que tu as tout fait pour m'en dégoûter !

30 juillet 2005

Après-midi avec Arlette et Laurence à la clinique A. Voyage en vélo aller et retour malgré mon accident l'autre jour.

6 août 2005

Hier matin, un monsieur m'a dit très gentiment : « Vous avez un joli sourire, gardez-le ». Ce n'est rien, juste un monsieur à qui je demandais où je pouvais trouver une presse ouverte en ce satané mois d'août.

14 août 2005

19 h 5. Trop peur d'écrire. Ma vie n'est jamais bien loin de se décrocher. Mon silence vous parlera de ma dignité. Le bout de ma tresse qui n'est pas tressé et qui s'échappe du chouchou, ondule au soleil qui se couche sur la table, dans le seul coin de ce maudit studio où il y ait du soleil. Ce petit bout de tresse est comme celui de mamie, dans le carton où je préserve sa tresse entière. Prends-moi dans ton sourire et dans ta voix, mamie, je ne peux pas aller dans ton monde. Viens un peu dans le mien, s'il te plait.

Je n'ai rien compris à l'expo de Max Ernst. Je me fous de son imaginaire et de son rêve, ce ne sont pas les miens, je ne veux que les miens, mes mots à moi, qui sortent de je ne sais où, mais je sais bien d'où.

15 août 2005

Je crois qu'il y a des êtres qui naissent sans la vie, je ne sais pas si ma vie est éteinte, mais là, je ne sens rien. Où puis-je aller Docteur, pas dans la vie, pas dans la mort où il est déjà depuis cinq mois, alors où ? Je pensais qu'une fois qu'on avait décidé de vivre, c'était pour toujours. Que mourir on ne voudrait plus jamais. Je me suis bien trompée. Depuis toujours, je sens, je sais que je n'arriverai pas à me mettre à vivre, parce que je ne le veux pas, ni assez, ni un peu, ni beaucoup, ni rien. Il n'y a rien. Peut-être que pas même vous ne pouvez mesurer jusqu'où je ne veux pas. Vous, votre métier et votre qualité d'homme, d'être humain qui vit, ne peuvent pas aller où moi je suis, ne pourront ni ne voudront jamais y aller. Je croyais que la mort de mon père m'avait rendu ma vie volée, je me suis trompée, la vie ce n'est que cela, une vaste supercherie, si tant est que je n'y aie jamais cru. Je pense néanmoins y avoir cru un tantinet ces derniers mois avec vous, Docteur. Mais rien ne perdure, il faut se méfier du mauvais jeu de la vie, on ne compte vraiment pour personne. Moi, je ne compte même plus pour moi. Je demande à mamie de me prendre, mais depuis deux jours, je ne la sens plus. Si toi aussi tu m'abandonnes mamie ! Je suis refroidie comme la lave du volcan, même écrire ne me fait rien, je peux gratter, il n'y a que de la peau morte et rien en dessous, rien de vivant, même pas de l'« à vif ». Et c'est moi qui me suis fait ça toute seule, dans ma grande solitude.

20 août 2005

C'est avec une grande froideur et une grande détermination que je sais qu'il n'y aura pas de remise de peine. La majorité des êtres humains sont animés de l'envie de vivre plus forte que tout, je n'ai pas cette envie-là, je ne l'ai jamais eue. J'ai eu des embellies, des périodes heureuses, j'ai été très heureuse auprès du Docteur B. à la clinique A., jusqu'en juillet 2005. Depuis la fin juillet, quelque chose s'en est allé, quelque chose qui m'habitait depuis quelques mois, comme un plaisir à vivre. J'ai beaucoup travaillé sur moi, mais je n'ai pas envie de vous parler de ça, de vous parler de moi, à vous qui ne savez rien de moi. Aussi m'en tiendrai-je à des considérations pratiques. D'abord, ce que j'ai décidé, ma mort, n'a rien à voir avec la mort de mon père. Il m'a tuée pendant plus de quarante ans, alors je ne vais pas en plus pleurer sur sa disparition. Je ne sais pas où il est, jusqu'à récemment, j'ai pensé qu'il était dans un au-delà. Depuis quelques jours, je ne sens plus RIEN. Et ça ne m'intéresse pas. Depuis que je l'ai vu mort, étendu, dans la salle à manger, je sais que moi aussi je devrai en passer par là.

30 août 2005

Stage de clown-danse-théâtre avec Nicole et Nathalie. Les rires du public dès qu'on les entend, on ne les entend plus, on oublie parce qu'on est entière dans ce que l'on fait, là, à l'instant, seule sur la scène et eux dans le noir.

RETOUR À LA CLINIQUE A. APRÈS UN MOIS ET DEMI D'ABSENCE.

2 septembre 2005

« Tout ce qu'il y a de savant dans la simplicité », dit Éric-Emmanuel Schmitt à propos de Mozart. Il ne parvenait pas à pleurer une personne chère, disparue et c'est en entendant Mozart, un jour que tout est remonté et il a pu pleurer. Quand il était à Normale Sup. dans les années quatre-vingt, c'était mal vu d'aimer Mozart pas assez contemporain ! Mozart, c'est la vie, la lumière, l'optimisme, c'est « l'air de rien », toujours cette apparence de la simplicité. Savant en musique, il a opté pour un art simple. Entretien d'Éric-Emmanuel Schmitt sur France Musique.

En fait, c'est le « juste ça » de Nicole qui est juste. Merci Nicole pour ta simplicité et ton humanité dans le théâtre. Pourquoi cela me fait si mal le « c'est plus pareil », « ce ne sera plus », ce glissement vers quelque chose de nouveau ? Si je le garde, je ne le perds pas, il faut longtemps pour renoncer et saisir autre chose, aller ainsi de branche en branche, quitter, être quittée. Pourtant il n'y a rien à faire contre cela. Accepter que les couches de la vie se déposent ainsi les unes sur les autres. Celle qui se forme en ce moment se nourrit sûrement de la précédente sans pour autant la laisser vide. Celle d'avant est mise en sommeil, je ne veux pas qu'elle meure, j'ai existé dans elle, alors pourquoi dois-je l'abandonner, accepter qu'elle m'abandonne ? Le « plus pareil », c'est ce que vous sentez quand l'autre vous laisse un peu, le regard change, il n'éclaire plus de la même façon, ou n'intéresse plus autant. Rien ne dure, n'est sûr, là, pour toujours, il faut se préparer à être autre chose (en relisant j'ai lu séparer au lieu de préparer). On ne peut rien retenir, agripper, rien ne vous appartient. Comment se nourrir de l'autre sans en dépendre ? Comment renoncer à cette si douce et apaisante accoutumance ?

Comment continuer (à avoir envie, à sentir sa belle énergie) sans son regard qui ne regarderait que vous ? Entendre ce « je reviens », ce « je pars, vis, je serai là de nouveau ». Il manque le troisième élément, se passer de l'autre, ne plus se servir de lui comme énergie. Prendre ce qu'il vous a remis, qui n'est autre que ce que vous lui avez tendu, confié, avoir pu vous lâcher et marcher un peu parce qu'il vous entourait de mots qui protègent et rassurent. La liberté fait mal, j'ai besoin de mes larmes, elles m'aident à faire face, accepter d'avoir une vie, d'être une vie à soi toute seule. Est-ce la vie (au sens « c'est la vie, c'est normal »), est-ce l'apanage de la vie de croire que le présent sera du toujours ? Sinon, comment y croire ? Comment tenir debout tout simplement, toujours en équilibre précaire entre ce qui est et ce qu'on vous dit, et ce qui sera, ce qui restera de cela, de l'instant ? Si on aime quelqu'un et que ce n'est pas pour toujours, alors à quoi bon ? Ainsi il faut accepter d'être aimé (d'être digne d'intérêt) et de ne plus l'être ? Il n'y a aucun amour inconditionnel si ce n'est celui d'un père et d'une mère, parce qu'on est leur enfant, une part de leur vie, ils ont notre vie en eux.

3 septembre 2005

9 h. Besoin de participer, de faire, d'entrer dans la danse, car malgré la peur et quoi qu'il arrive, quand je fais, quand j'y vais (sur scène, au stage), je sais qu'il restera quelque chose que j'aimerai. Ce que j'arrive à faire, cela m'appartient ensuite, même si je me suis inspirée de l'autre, c'est tout de même moi qui ai agi, réagi. J'ai besoin du « maintenant à moi de faire, c'est mon tour. » Ce qui me freine, ce sont les plats, les moments où il ne se passe rien. Mais j'essaie malgré tout qu'il viendra ce moment vibrant, qu'elle viendra cette impulsion, cette énergie, cette vie qui sort d'un coup d'un seul dans un geste, dans une mimique, dans un regard et là, c'est magique. Vous n'entendez même plus les autres applaudir ou rire, si on anticipe la réaction de l'autre, on ne peut pas être vrai et l'émotion est faussée. Quand je suis face aux autres et que je fais le numéro, si j'arrive à émouvoir, ou à donner quelque chose de moi à l'autre et qu'il est tou-

ché, c'est en parfaite adéquation avec l'instant où je m'oublie. C'est l'autre, celui qui a regardé, écouté, qui me dit, qui me renvoie l'émotion. Au théâtre, j'ai réussi à m'oublier, j'en ai presque oublié ce que j'avais fait tant l'émotion était intense. Je n'ai pas calculé mon jeu, c'est venu de je ne sais où et c'est bien ainsi de ne pas savoir, de ne pas analyser. Le moment où l'on s'oublie et que l'on crée doit être un moment où l'on a du plaisir. Ce plaisir-là est sublime, sans peur, imprévu et imprévisible. Je n'ai pas eu le temps de me l'interdire.

En sortant de l'atelier de Nicole à 18 h, j'étais contente comme si je partais remplie. Le théâtre stimule certes, mais il calme, il ralentit, il libère et resserre les émotions en même temps. On se sent bien ferme, consistante. Alors, ce qui est autour est moins pesant, moins obsédant. On est détendu, content, tranquille parce qu'on a bien travaillé.

Le samedi soir du stage de théâtre, je ne suis pas arrivée à faire l'impro du conférencier et de l'interprète parce que j'étais bloquée, à bout, vidée de toutes mes forces après un mois et demi de boulimie non-stop. Je revenais à une vie puissance mille après un enfermement total pendant tout l'été passé dans mon appartement. Ce soir-là, je n'ai pas eu envie de manger. Le dimanche, je ne suis pas retournée au stage. J'ai forcé la boulimie à venir pour qu'il y ait autre chose à la place du théâtre. Je ne pouvais ni aller au théâtre, ni ne pas y aller, c'était le dilemme, mais la boulimie l'a emporté. Comme pour effacer toute la joie que j'avais eue à faire ce stage. Le théâtre permet de s'approprier des choses et l'on ne ressent plus le besoin de s'accaparer de tout ce que les autres ont. On n'est pas jalouse ou envieuse, on est comblée. Cela rend plus patiente, moins privée de, moins lésée, on est lourde et légère à la fois, lourde, mais pas sale, il n'y a pas de dégoût, de rejet, même si ce que l'on a fait certains jours n'était pas génial. Au moins avait-on essayé. Bien sûr, il y a ce côté séduction au théâtre, sinon on s'agiterait tout seul chez soi. Mais il ne s'agit pas d'une séduction qui ne s'occupe que d'elle-même, enfermée, coincée, stéréotypée, calculée. On a envie de plaire pour que l'autre dise : « C'était drôle ou inventif ». Il peut arriver aussi que l'on soit ennuyeux (ou que l'on s'ennuie) et pas créatif du tout. C'est une frustration à gérer comme dans la vie. Au théâtre, on est moins dans le rituel ou alors on l'accentue, on s'en sert comme un jeu de rôle. On est moins dans le « tout bien aligné, rien qui dépasse, le bien arrangé, parfait, figé. Là, je le mets comme cela et il ne faut plus que ça bouge ».

Apprendre et réciter des poèmes me rassure, me donne confiance en moi. Je me dis : « Ah oui, je n'ai pas oublié, j'arrive à m'en souvenir, à le garder ». Faire moi-même et valoriser ce que je fais peut m'aider à aller contre cette emprise de la rivalité, de la comparaison. Si moi, je ne peux pas faire, je parle toujours de ce que font les autres, de leur vie, de leur création, donc je cite, je me compare, je fais des « comme » (comme un tel, comme ceci ou cela...) Eux, ils sont et font et moi je suis là, je reste passive, je n'ai rien à montrer. Ne pas avoir d'assise sur soi-même, sur son propre travail fait que je suis obligée de me repérer par rapport à l'autre.

4 septembre 2005

8 h 20. Tout comme en musique, tout n'est que répétition, variation, variation sur la répétition. Du même et du différent, du différent avec du même. Prendre goût... plus on fait et plus on prend goût. Pourquoi cette phrase me fait-elle peur et m'envoie t'elle la mort à la figure ? Quand je joue, que j'improvise, j'ai l'énergie, mais cette énergie a une rivale aussi grande qu'elle : l'autodestruction boulimique. Et à nouveau la question du travail, tout ce travail à fournir pour être comédien, pour apprendre. La vocation n'est pas là d'emblée, elle vient après avoir résisté longtemps aux échecs et aux difficultés.

6 septembre 2005

Les choses ont du sens quand on les désire. Utiliser mon corps m'aide à être attentive, à me concentrer, ça me « plante », mon corps me plante en terre comme un arbre bien enraciné qui ainsi peut tenir debout et grandir. J'ai appelé Nicole, Nathalie (la prof de danse du stage), et elles ont parlé de moi, merci Nicole. Être dans le jeu, en jeu, en je, sans enjeu, « Gardez ce que vous avez fait au théâtre, métabolisez-le », me dites-vous Docteur.

7 septembre 2005

Mot du jour de Camille Saint-Saëns : « Quand un compositeur ne sait plus que faire, il fait une fugue ». Il avait beaucoup d'humour, il pouvait être d'une humeur très sombre, mais aussitôt après, très fantaisiste, légère. C'est un compositeur sous-estimé aujourd'hui, mais que j'aime beaucoup. Sur mon cahier, il y a une petite boulette de papier collé sur la page en souvenir de l'anecdote suivante : « Cette petite boulette de papier que vous lancez en vous énervant, ça vous donne l'illusion d'évacuer », me dites-vous Docteur, comme tout ce que je fais physiquement (symptôme de la boulimie, vomissements, gym pour éliminer les calories des repas pourtant peu copieux...)

« Pourquoi est-ce ce qui est bien qui est tout de suite dangereux ? » « Ce que je vous demande de garder, vous êtes en train de tout mettre en œuvre pour l'évacuer, vous me dites que c'est à cause de la mémoire que vous ne pouvez pas faire la formation intensive de théâtre, alors que vous avez répondu vous-même au pourquoi hier. » Oui, c'était un pourquoi qui expliquait que cette formation était réservée à des gens qui avaient déjà une petite expérience théâtrale (spectacle ou formation autre sous différentes formes, stages, etc.) Oui, il est vrai que je me cherche des raisons pour ne pas y arriver et donc me dévaloriser. « Vous allez le dégueuler ça aussi ? » me demandez-vous assez brutalement (c'est la première fois que vous utilisez ce terme), à propos du stage de théâtre. Vous parlez fort et fermement, vous n'avez pas envie de rire ni d'être complaisant, je n'ai pas grand-chose à ajouter. « Mais vous allez en garder quelque chose de cette expérience, Véronique... à demain ».

« C'est votre fonctionnement psychique qui pose problème, pas la boulimie (par rapport à ce problème de garder et de métaboliser). »

En fait, je crois que j'essaie de m'entraver moi-même, de me mettre systématiquement en échec : une fois j'invoque la boulimie, une fois la mémoire (mémorisation, concentration qui sont perturbées, ça, c'est vrai Docteur), une fois mes complexes par rapport à l'accent, une fois les autres, une fois le travail que je ne fournis pas assez, une fois l'envie/le désir (c'est-à-dire la non-envie), une fois l'impossibilité de se tenir à une activité, y être assidue, une fois encore la non-confiance en moi, etc. Une fois l'imagination qui se bloque, une fois, les formes du corps que je n'aime pas, une fois en disant et criant aussi fort que je peux, que moi seule ai un handicap de cette taille (la boulimie et ses ravages).

Il y a toujours une raison que je suis prête à me servir en pâture pour me flageller et me prouver que je suis capable du pire. Certes, j'ai eu du plaisir, mais le retrouverai-je la prochaine fois ?

Est-ce que prendre les choses à cœur ou au sérieux, c'est forcément dramatiser et faire dans la douleur ?

Suite dans la liste des « une fois » cités ci-dessus : une fois que vous allez m'abandonner.

Nicole m'a dit au téléphone : « Un peu plus de légèreté Véronique, ce n'est pas la fin du monde, la légèreté, c'est cela qui nous manque. » Est-il vraiment important, vital et urgent, là, aujourd'hui, de savoir par cœur Hamlet, d'être capable d'enregistrer un texte plus ou moins long en un temps record sans une seule erreur, un seul trou de mémoire ? Cela sert à quoi de me dire ça, sinon à paniquer, à me dévaloriser par comparaison/rivalité et à me fabriquer de toutes pièces une bonne raison de douter et de tout casser ? Est-ce que je trouverai mon compte dans ce fonctionnement ? Je suis en droit de me le demander.

« Ronde et abandonnée », a dit Nathalie la chorégraphe-danseuse quand j'ai fait le duo de séduction avec Jacques au stage. Moi qui n'avais montré de moi que mon aspect raide et maîtrisé, j'avais réussi à me laisser aller, ronde au sens sensuel et non grosse, car j'étais maigre à ce stade-là. Cela avait été la condition pour que je le fasse d'ailleurs !

L'homme ne peut pas voir son visage sinon dans un miroir, c'est peut-être pour cette raison que Picasso a eu envie de peindre des visages à la fois de face et de profil, yeux sur le côté ou en bas, et le nez pas là où la représentation normale, formelle, le veut. Le tout fait néanmoins un visage, ce n'est pas déstructuré ni torturé ni douloureux, c'est très jouissif à regarder.

J'ai lu dans Winnicott que le bébé, quand il regarde le visage de la mère, attend d'y trouver son visage à lui, donc l'expression de la mère doit être celle que lui, lui a envoyée, elle lui sert de miroir.

Au théâtre, le public, ceux qui rient, écoutent, applaudissent, me font comme un miroir, ils réagissent et cela me procure du plaisir. J'ai le retour immédiat du message envoyé. Ce qu'ils expriment et ressentent est en adéquation totale avec ce que je voulais donner à voir, exprimer, montrer. Tout cela est inconscient, car je ne sais ni pourquoi ni comment c'est arrivé. Là, je suis assurée d'être vraie, juste ce que je suis, je ne me retiens pas, ne me juge pas, ne me censure pas, je ne m'interdis pas ni la spontanéité ni le plaisir en retour.

Au théâtre, on peut arriver à séduire, à plaire sans l'avoir voulu, calculé, prémédité. Même si c'est une pièce ou un numéro maintes fois répété, il y aura toujours une touche d'impro, la touche de l'instant. Lors du stage, Nicole a dit devant tout le groupe : « Véronique est dans l'obsessionnel. Et c'est cela le clown, le côté burlesque. » Nathalie a rajouté : « Elle est aussi dans le rituel... » Cela se voit donc tant que ça ?!

Très bon entretien avec le Docteur B. ce matin, je voulais lire mes écrits du cahier et on a commencé à parler de la colère d'hier soir et c'est mieux ainsi, parler que lire. Vous m'expliquez Docteur, que comme je ne peux pas que « suggérer » avec mon corps, parce que j'ai besoin de sentir physiquement (en me frottant, en me faisant mal souvent), je ne comprends pas pourquoi les autres acteurs arrivent à simuler, à jouer. Il me semble que je ne suis pas assez vraie si je ne vois pas les traces sur mon corps. Vous me faites remarquer aussi Docteur, que « comme par hasard », quand j'arrive ici après le stage, je ne peux plus marcher (je précise ici que je suis revenue à la clinique A. après mon stage de théâtre). Pour moi, les preuves sont physiques avant tout, comme si je n'arrivais pas à garder les choses directement dans mon psychisme. Tout passe par le corps, la sensation physique exagérée jusqu'à la douleur ressentie après. Est-ce que je déplace le « garder », est-ce que je ne veux pas que cela ne reste que dans le corps et pas dans la pensée ?

C'est encore une illusion que forcer ainsi avec le corps, frotter, toucher, en exagérant pour mieux sentir. Dans l'exercice avec la barre en bois, je ne peux pas me contenter de la toucher, de la frôler, j'insiste en frottant de plus en plus fort, parce que si je ne frotte pas jusqu'à ce que cela agisse sur mon corps, il me semble que je n'ai rien fait, qu'on n'a rien vu.

Est-ce que le corps n'est pas le premier récepteur donc le médiateur ? On a une idée par le fait, on le sent, le ressent physiquement pour en prendre conscience dans sa tête pour le psychiser, si ça ne sert pas à sentir, ça sert à quoi un corps ?

Le corps, je l'implique partout, pour faire ou exprimer quelque chose, il faut qu'il serve, qu'il soit en action, qu'il fasse beaucoup sans se ménager. Je n'arrive pas à relativiser, à doser l'intention et l'effort, à simplement suggérer. Le bon devient une menace, un danger.

À propos du clivage, vous m'expliquez que dans la justesse, il y a une balance. Chez moi, tout penche d'un côté ou de l'autre. « Ce que vous avez fait de bon, qui vous a fait plaisir, cela vous servira de repère si vous le gardez », me dites-vous. Docteur, cela menace quoi le bon que je dois garder ? Pourquoi cela me fait-il peur ?

Le corps, c'est comme si c'était le seul outil que je pouvais utiliser et que je dois utiliser. C'est le seul repère.

Métaboliser, ce serait donc cela, envoyer dans la pensée ce que j'ai eu comme plaisir, ce que j'ai ressenti ? C'est stocker pour après, mais c'est peut-être cet après qui me fait peur, parce qu'on vous demande toujours ce que vous allez faire après, ce que vous projetez de faire. Donc pour pouvoir projeter, il faut accumuler, mettre de côté, produire, faire grossir, grandir et garder ce que l'on a fait pour plus tard. Cela veut dire que je devrais être là encore demain (dieu que cette impression me terrifie, cette ambition du lendemain sans cesse renouvelée chez les gens normaux), et faire encore. Mais alors ça ne s'arrête jamais ? On ne peut jamais faire les choses une bonne fois pour toutes, il faut continuer et être dans cette fatale continuité, il faut les exploiter toutes ces choses, les enrichir, les étoffer, les faire fructifier, les VALORISER (en faire encore quelque chose de bien, de bon pour moi).

Quand la douleur physique est là, je peux me concentrer sur elle et ne m'occuper qu'à cela. Quand elle s'en va, je me dis : « Que vais-je faire si je ne la sens plus. Au moins un peu ?) Comme avoir mal aux jambes après avoir fait beaucoup de gym ou après avoir beaucoup marché. Cela rassure sur ce que l'on a réellement fait.

« Il faut toujours que vous trouviez un moyen pour que ça s'arrête, pour arrêter ». Qu'entendez-vous par là, Docteur ? Que je mette en échec, en rupture ? Le corps qui a mal, c'est la récompense de tous mes efforts, il peut endurer, il faut qu'il soit capable de subir ce que je veux, la douleur, les jambes qui tirent, cela m'autorise (un temps seulement) à me reposer, mais s'il n'y a plus de douleur, pourquoi continuer à être bien ? Bien par rapport à quoi ? Cela n'a plus de sens dans mon fonctionnement à moi. Il faut refaire sans cesse la douleur, car elle est une mémoire. Elle me rappelle et me dit : « Oui tu as fait ». Par et grâce à la douleur ou la sensation physique (gym, marche intense, toutes activités physiques qui demandent beaucoup d'énergie, de mouvement), je n'ai pas autre chose à faire, pas à utiliser la pensée. Je garde tout pour le corps, je ne laisse rien à la vraie mémoire, je mets tout dans l'illusion, dans ce qui va disparaître, ne pas rester, car le corps seul ne peut pas garder, il a besoin de la pensée.

Atelier de jeux d'écrit : Norbert a écrit dans son poème : « Garder la chaleur, éviter la douleur, l'amour trace la voie comme un ruban de soi ». Là, en notant ces mots à lui, il me vient ceci : « L'amour tisse la voie comme un ruban de soie, comme un ruban sorti de soi, un ruban de soie, bien assorti à soi ».

De mon texte, Francis a dit : « On dirait du Devos ». Cela me rappelle ce qu'avait dit Nicole au théâtre à propos de mon délire autour de la tasse de thé qui est remplie à ras bord. Ce sont les petits riens qui m'inspirent, les choses absurdes et insignifiantes, pas les grands concepts du style « l'amour, la mort, la violence, le racisme, etc. »

Devos, sketches, théâtre, clown, mots, scénario, il y a un petit embryon artistique… non ?

Docteur, j'ai toujours eu du mal à écouter une histoire. Quand Francis a lu son texte en jeux d'écrit j'ai saisi des bribes, mais pas l'histoire dans son ensemble. C'était sous forme de contes, c'était agréable à entendre, fluide, mais j'ai très vite perdu le fil de la narration. Quand je lis une histoire à un enfant, je ne comprends pas ce que je lis, la progression de l'histoire, je veux tellement comprendre que je ne comprends rien, je m'écoute raconter, mais je n'entends pas l'histoire.

10 septembre 2005

J'ai plaisir à ce que l'autre goûte à mes mots (que ce soient les miens ou ceux que j'utilise pour raconter quelque chose que je sais, qui m'a plu, que j'ai analysé par rapport à moi). Pas pour faire « la grande dame » sic, Madame de Maintenon. Les mots se sautent dessus et me surprennent et me font rire, ils me font plaisir, ils me font contente. Je trouve qu'ils sont coquins, je ne sais pas ce qu'ils préparent en coulisse, mais moi je suis au spectacle avec eux. Parfois ils me jouent des tours de magie. Par exemple, je suis en train de me réciter un extrait de *L'allée du roi* où l'auteure dit : « Pas plus qu'on ne se donne une naissance, on ne peut se l'ôter ». Et moi j'ai dit : « on ne se (peut l'ôter ?) » Si c'était une pièce du répertoire classique, ce serait plus qu'une boulette : une vraie pelote avec un fil qui sort et qui s'entortille, on se prend la langue dedans et langue fourchue, bouche cousue. Toujours dans *L'allée du roi,* je trouve cette expression : « gueux revêtus » pour se faire nobles, nobles miséreux, gueux (dé... lasse !!! C'est la misère dans mon esprit ce matin !), filant leurs misérables guenilles sur la quenouille de leur destin, destin qui n'est autre que leur naissance.

Forcer le trait sans forcer les mots ou les gestes... suggérer...

Quand je dis des choses que je sais, que j'ai apprises d'un livre ou d'une émission, d'une discussion, d'un film ou autre, ce n'est pas pour faire du « comme ».

Ce que je retiens le mieux dans ma mémoire (particulièrement à partir d'une lecture), c'est ce que j'arrive à mettre en images dans ma tête, mais cela reste une grande difficulté pour moi. Je reste collée au texte comme si mon imaginaire ne fonctionnait pas. Quand je lis, je ne vois pas le mot comme un support, seulement quelque chose qu'il faut lire, apprendre, savoir, reconnaître, réutiliser, citer. Je ne me laisse pas porter par les mots, je ne lis que du texte. C'est vous, Docteur, qui m'expliquez cela par rapport à mes difficultés de concentration dans mes lectures. Parfois je me sens disloquée, découpée, démantelée. Cela me fait penser à cette image que j'avais découpée au premier atelier de jeux d'écrit. La légende en était : « Je suis multiples ». J'avais découpé ces trois mots dans une phrase et je les avais isolés ensemble pour qu'ils commentent l'image : un homme découpé en trois cubes empilés et décalés. Mais le tout faisait bien une forme humaine. Elle avait la tête d'intello à lunettes qui se prend la tronche, le tronc d'un businessman et les jambes d'un footballer.

Je me sens disloquée quand j'ai la tête d'un côté, le corps de l'autre et que la pensée n'arrive pas à réunir les deux. Je ne me laisse pas être juste dans l'histoire que l'on me raconte, je suis happée par la pensée de l'autre. Comment fait-il cet autre pour être aussi bien, aussi « dedans », aussi « dans ce qu'il dit » ? Il doit percevoir que moi je fais semblant d'écouter, que je me donne l'air d'écouter, que je m'applique. Je fais tellement d'efforts pour écouter que je n'entends rien comme quand je veux bien écouter la musique classique ou les paroles d'une chanson. C'est parce que je le veux que je n'y arrive pas. Ce que dit l'autre est pour moi une suite de mots toute fragmentée et sans aucun sens.

11 septembre 2005

Hier j'ai fait trois choses vraiment importantes, essentielles ! J'ai oublié :

– d'appuyer sur le bouton d'arrêt du bus occupée que j'étais à me réciter un passage de *L'allée du roi*

– de prendre le pain hier soir au repas pour le petit-déj du dimanche, car je ne peux pas manger le croissant du dimanche matin. Moi, oublier la bouffe !

– de préparer la rituelle boule de thé avant le coucher pour le premier thé matinal

Je suis fière d'avoir été distraite, oublieuse, occupée ailleurs, moi qui calcule tous mes gestes, qui ne sais pas me laisser aller à la rêverie. Ce sont des actes manqués fort réussis.

La liberté essentielle est sûrement là : dans le plaisir pour soi seule sans le regard de l'autre. Cela n'interdit pas de le faire partager à l'autre, mas ne pas le faire pour l'autre, c'est cela qui est dur. Pourtant je sais que c'est le passage obligé vers la liberté (« gagner sa liberté ») et vers ce « je veux être heureuse » parce que ça me fait plaisir et que ça me correspond.

Arlette a raison quand elle dit que l'on veut toujours faire les choses vite, dans l'urgence, tout le temps, comme si l'on voulait se débarrasser du temps et ensuite on n'est même pas content, joyeux et rempli de ce que l'on a fait. Se presser pour aller où ? Si on fait, on fait, si on ne fait pas, on ne fait pas, c'est tout simple. « Et ce n'est pas grave » comme tu dis, Arlette. Qui a le droit de me dire que c'est grave, important, nécessaire, obligatoire, de faire ceci ou cela, c'est moi seule qui m'y contrains, qui me fais du mal avec ça. Arlette me dit : « Si on t'y obligeait, tu dirais non ». Alors pourquoi va t'on contre soi, on ferait bien mieux d'aller à la rencontre de soi bien plus qu'à l'encontre.

15 septembre 2005

Ce matin, mon pot de lait a le bec en cœur. On dit que les distraits ont la tête en l'air, c'est faux, ils ont la tête dans leurs pensées, dans leur imaginaire, pas dans le monde, mais dans leur monde. Ce qui apparaît comme de la distraction au sens commun n'est autre qu'une intense, entière et pleine concentration. On reste très mobilisé physiquement et psychiquement au moment même où l'on commet la distraction, on est seulement dans l'instant : on récite son texte dans sa tête, on a la scène sous les yeux, on ne voit rien, ni le paysage derrière la vitre, ni la tête des gens autour, on ne sent pas ses fesses sur le siège, on ne se voit pas être ce que l'on est depuis le regard extérieur, et ça ne se voit pas. C'est comme si on poussait les choses dans tout soi pour dégager, faire de la place, pour installer ses pensées, un décor, des voix, des gestes qui sont à la fois dans la tête (sinon tout ça ne rentrerait pas réellement !) et réels, au sens vivant, animé.

Quand je ne suis que là, dans le moment, je ne vois rien autour, je ne sais pas de quelle couleur c'est, pas la couleur du vide, peut-être la couleur de ma vie.

Une dame qui admire mes cheveux m'a dit ce soir que j'avais une allure « aérienne », j'étais très touchée.

16 septembre 2005

Vivre à l'extérieur, mais besoin d'une solitude, d'une indépendance, pas celle d'avant, de l'enfermement, une solitude où je fais des petites choses que j'aime pour moi, à partir de ce que je fais à l'extérieur avec les autres. J'ai besoin d'être tranquille avec moi-même, de faire à ma guise, à mon rythme et pas forcément « avec » l'autre.

18 septembre 2005

J'écoute France Musique, Nadia Boulanger, musicienne et compositrice. Elle a aussi dirigé des orchestres, du moins une fois en 1937, ce qui était choquant à l'époque ! Fille d'un musicien, elle a cessé d'écrire des pièces à la mort de sa sœur Élisa, car elle était persuadée que sa sœur était bien plus douée qu'elle. Elle est morte en 1979. J'aime quand France Musique parle des femmes compositeurs, on entend souvent des interprètes, mais si peu de créatrices. Injustice !

19 septembre 2005

6 h 30 du matin. Hier, vu *Rimbaud/Verlaine* à la Cinémathèque. Que dire, sinon se redire les mots de Rimbaud.

Au milieu d'un repas ennuyeux de pseudo poètes/écrivains/lettrés, il s'ennuie à mourir, monte sur la table, balaie tout sur son passage et hurle : « Sous François Ier, les dissidents, pour dire ce qu'ils pensaient des pédants, des imbéciles et des artistes sans talent, leur pissaient dessus. » Et il pisse sur les feuillets qu'Aicard est en train de lire à voix haute, se gargarisant de son « authentique merde », lui dit Rimbaud. En rentrant, il confie à Verlaine : « L'ennuyeux à Paris, c'est que les bourgeois sont plus bourgeois que la bourgeoisie. » Sa mère s'inquiète pour lui : « Est-ce que ce travail va te mener quelque part ? ». « Je ne sais pas, mais c'est mon travail », lui répond-il. Sa mère, qui vient de finir de lire ce que Rimbaud a écrit pendant plusieurs jours sans s'arrêter, frénétiquement, s'interroge : « Je ne comprends pas ce que tu veux dire. Où cela te mènera-t-il ? À quoi va te servir ce que tu fais ? » « Je ne sais pas, je le fais, c'est tout. » Il écrit seulement chez lui à Charleville dans une remise près de la meule de foin sur laquelle sont nichées les poules, une table en bois, des bougies, de l'encre, une plume, du papier, de la lumière (de l'Éternité, de ce qu'il voit avant d'avoir vécu, pendant et après la vie). On entend les bruits de la ferme, il y a la boue partout. Il imite beaucoup les gens dans la rue, il observe tout.

On dirait qu'il est à la fois à l'extérieur et à l'intérieur, autour et dedans, ni contenu (ça, c'est sûr ! Irrévérencieux, intransigeant, entier, authentique, fougueux, impulsif, passionné, rieur, railleur, puis ce sont les larmes d'une vraie tristesse sans complaisance aucune, « Tu es vieux et laid, tu avais l'air si con », dit-il à Verlaine) ni contenant. Comme s'il coulait son imaginaire dans le moule de chaque chose du monde terrestre, mais le moule, ce qu'il voit comme forme, couleur, dans sa tête, c'est lui qui le recrée. Il démoule le monde/moule et son imaginaire, ses ailes font d'autres formes selon la forme de son esprit d'ailleurs, d'en haut.

« Je veux créer l'avenir. »

« C'est si difficile », dit-il à Verlaine. « Quoi ? » lui demande Verlaine. « L'écriture. » Il est à la bibliothèque de Paris et il n'arrive pas à écrire.

Rimbaud dit ce qu'il pense au moment où il le pense, sans compromis, sans regret. Les autres prennent cela pour de l'incorrection, de l'irrespect, de l'indélicatesse, de l'indécence, trop de franchise dans ce monde qui étouffe sous son hypocrite poussière. Il n'a rien à apprendre des autres poètes « sauf d'un mauvais », dit-il à Verlaine.

« J'ai un don, j'en fais ce que je veux », dit-il à Verlaine qui veut le retenir. Bien sûr, tous ses dialogues sont fictifs et inspirés par la passion et l'imagination que chaque réalisateur prête à son film. Mais Rimbaud reste libre et loin, très loin. Intouchable et si réel.

Je suis avec lui, mais pour le moment, je vis sur Terre.

20 septembre 2005

L'impression, Docteur, depuis quelques jours, que vous restez moins longtemps en entretien comme si vous veniez juste constater et vous assurer que je progresse bien. Cela ne me rassure guère, toujours cette peur d'être un peu lâchée, abandonnée. Personne n'a jamais rien compris à mon fonctionnement sinon vous, personne n'a su tirer sur le bon fil. Je n'avais pas encore eu accès à moi-même.

Hier, quand je vous expliquais le dessin d'Escher, j'ai achoppé à un mot précis que je voulais employer dans ma description et je sais pourquoi. Je n'ai pas pu finir mon explication parce que vous êtes revenu dans ma tête, dans ma pensée, à la place des images, des couleurs et des formes. Vous avez arrêté le mouvement qui me faisait voler dans le dessin. Quand vous êtes trop « présent », quand je prends trop conscience de vous en tant qu'homme, la communication spontanée et naturelle est plus difficile pour moi, comme s'il fallait que je vous oublie pour être plus moi-même.

Il faut toujours avoir une aisselle (une échelle veux-je dire, mais je me trompe !) sous le bras. Même quand on est au premier barreau, c'est plus utile !

Je suis déjà quelqu'un, mais un jour, je serai quelqu'un qu'on verra. Après, je pourrai disparaître, bien bien après comme Rimbaud, retourner à l'Éternité. Je suis immense, sans limites.

La sculpture que j'ai vue dans la galerie de Matabiau avec les mains qui sortaient du ventre de la femme, c'est comme si elle naissait d'elle-même.

Jean-Jacques Rousseau dans *Le paradoxe* : « L'important, dans le travail pour apprendre, n'est pas de gagner du temps, mais de savoir en perdre ». Cette réflexion est à relayer à une émission que j'ai entendue sur le travail culturel mené sur le savoir et la mémorisation. Réorganiser la façon d'enseigner et d'apprendre. Associer plusieurs activités, émotions et savoirs est plus efficace que plusieurs cours de quarante-cinq minutes d'affilée, ainsi que c'est pratiqué dans notre enseignement professionnel. Le stimulant le plus fort pour l'élève est la passion de l'enseignant pour ce qu'il transmet et ce qu'il échange avec l'élève. Je pense qu'il en est de même dans la relation psychiatre/patient.

JE N'IRAI PAS VOIR UN AUTRE PSY QUE LE DOCTEUR B. Il m'a donné l'énergie, la vie, il a compris, m'a fait confiance, a toujours positivé, m'a toujours encouragée.

Face à une difficulté à comprendre et à assimiler, si l'élève a le sentiment qu'il a réussi quelque chose et qu'il a une récompense, qu'il est reconnu, si peu ait-il fait, il a du PLAISIR. De l'opium est envoyé au cerveau, d'où le plaisir. C'est prouvé scientifiquement.

Pendant le sommeil, le cerveau travaille à son maximum. Les odeurs aident à mémoriser. Une grosse peur peut annihiler tout ce qu'on vient d'apprendre. L'amour est essentiel pour apprendre. Le stress peut détruire des neurones pour toujours.

Vous, Docteur, vous m'avez toujours dit ou fait comprendre que je pouvais faire par moi-même, trouver ma façon à moi de faire, vous m'avez accompagnée en confiance. Mon imaginaire est né depuis peu avec vous. « Tout cela nourrit et fait fonctionner votre imaginaire, Véronique, et l'imaginaire, vous savez combien c'est important pour vous ». Oui, Docteur, je sais. Il fallait y arriver enfin, le laisser aller, vivre, exister librement. Vous êtes la première personne qui associe le mot imaginaire à Véronique.

Vous et vous seul Docteur, m'avez amenée à l'art, au plaisir de travailler autrement, à associer travail et plaisir. Parce que vous savez que « ça » marche comme cela. Vous êtes un très très bon psychiatre, un enseignant remarquable. Vos mots « association d'idées, imaginaire, pensée, rêverie, liberté à gagner, création, créativité, travail au sein d'une association, d'un groupe », tout cela je le tiens de vous. Parce que c'est là que je suis bien, que je m'épanouis. Comment reprendre cela avec un autre psychiatre, quelle perte de temps ! Et que n'ai-je perdu comme temps jusqu'à présent !

Trouver et accepter des relais, oui oui et oui. Nicole au théâtre, la danse, le corps, la voix, le modelage, les jeux d'écrit, tout cela, je le fais et vais le faire « dehors », en dehors de la clinique s'entend, mais le suivi psychiatrique, il n'y a qu'avec vous que je veux le faire, je ralentis et je perds mes moyens et ma motivation si je ne vous ai pas. Bon sang ! Comment puis-je l'exprimer plus fort, comment renoncer à cela ? Puisque ça a marché avec vous. Nicole a raison : « Tu le gardes, tu le vois quand tu le vois (si peu pour moi, une fois par mois, autant dire presque rien), quand tu en as besoin, et pour le reste (la créativité), tu te débrouilles très bien, tu peux me croire, il n'y a pas de problème, tu as tout ce qu'il faut ». Non, Nicole, je n'ai pas assez de « Docteur B. »

Ce n'est pas un hasard Docteur, si j'ai découvert grâce à vous que j'aime l'art et que je suis une artiste à ma façon, pas un hasard si j'aime le théâtre de Nicole (que j'ai connu grâce à vous, grâce à l'association Récifs, vers laquelle vous m'avez orientée il y a quelques années déjà), qui est tout sauf de la technique traditionnelle et ennuyeuse. C'est parce que je trouve en vous et en elle ce dont j'ai besoin pour me nourrir et faire après par moi-même. Vous stimulez ma créativité. Art, théâtre, danse, psychisme, tout ce qui fait que je suis, s'éveillent à votre contact, je ne peux rien faire seule au départ, sans vous. Je pars de vous, je vais vers vous, je prends, je garde comme vous me l'avez « appris », puis je m'approprie et je fais, je crée, j'imagine, j'exploite, je cultive, j'enrichis, je vis.

22 septembre 2005

Interdit de faire toutes ces choses avec mes mains, les arts plastiques, la danse, la terre, interdit, je me suis interdit ce plaisir, le plaisir tout court pour te laisser tout à toi, chère grande sœur, toi, « l'artiste » de la famille. C'est toi qui m'as fait me recroqueviller, m'atrophier, ne pas oser, ne pas faire. Tout le monde pouvait faire quelque chose de ses mains dans cette famille, Véro, non. Elle, c'était le sport, l'effort, le dur, écrire à la limite, mais la terre, comment penser qu'un jour je pétrirais de l'argile et que je ferais une forme avec, que je sentirais la matière dans mes doigts à pleine main, ou du bout des doigts, pétrir, lisser, chercher des formes avec ses mains, des doigts à la tête, l'échange entre ce bout de terre qui m'attend pour être prise, elle prise, moi surprise. « Quand j'animais des ateliers de sculpture et de peinture, je me suis surpris, moi qui animais, de ce que je pouvais faire », m'avez-vous dit ce matin Docteur. Merci tant et tant Docteur, combien vous m'avez accompagnée, aidée, « aimée », mise en confiance jour après jour pour m'autoriser enfin, après toutes ces années, quarante ans et plus, à me donner du plaisir avec ce que j'apprends à faire.

C'est à moi ces deux petites choses dans l'atelier modelage, ici à la clinique A., à moi. Elles sont posées là parmi les autres terres des autres patients et je ne les détruirai pas. Je ne peux que les garder, les emporter, vous les montrer, Docteur. Oui, je vous les montrerai, elles sont un prolongement de moi. La nouvelle à l'atelier, ce matin, était la seule à travailler sans modèle, comme moi et elle a fait une belle tête sans jamais avoir fait de modelage. Un instant, cela m'a quelque peu agacée, puis je suis vite revenue à mes capacités à moi, à ma richesse. Ne pas envier ni copier les autres, me faire confiance. Avec la terre ce matin, c'était un peu comme dans la vie, rien ne s'arrête, on n'abandonne pas ou on n'est pas abandonné à cause d'un passage plus creux où l'on n'a plus d'idée, où l'on piétine un peu en s'acharnant sur sa terre. Idem au théâtre, où il y a beaucoup de passages à vide. Je crois que le cerveau doit se recharger en énergie et en créativité, se mettre en jachère un moment pour se ressourcer. Et voilà, la magie a opéré vers la fin de l'atelier, le bras de la femme au buste de tête couchée sur le flanc droit est apparu sous mes doigts et je l'aime cette forme. On ne repart jamais de rien, on laisse l'ébauche au repos dans l'atelier, la forme est là et dans quelques jours, on la retrouve. Ce n'est pas sale, moche, gauche, ce qui sort de moi, c'est du moi mélangé, des trucs de dehors avec mes idées et mes mains à moi. Je me sers de tout ce que j'ai sous la main ou sous les yeux, il n'y a pas de limites, pas d'interdits ni de complexes.

22 h. Je vais chercher mes médocs. Suzy (l'infirmière de nuit) est occupée avec une emmerdeuse. Je me dis, je vais attendre longtemps encore ? Et sur le badge « Suzy », qu'elle porte accrochée à sa blouse blanche, je lis « Busy » !

23 septembre 2005

7 h du matin. Cette nuit, j'ai rêvé de toi chère grande sœur. Tu écrivais en dessinant, c'est-à-dire que tes phrases étaient des dessins (je dois préciser que toi, l'artiste, tu sais peindre, dessiner, coudre, bricoler, bref, une vraie petite fée aux yeux de maman). Je vois la tête d'un cheval qui formait je ne sais plus quelle lettre, des nuages au-dessus de la mer en paysage, le cavalier sur le cheval qui donne son élan à la phrase. C'est au crayon à papier et tu fais cela avec une aisance et une rapidité que je ne comprends pas. Comment fais-tu ? Le dessin apparaît sans que tu aies dessiné devant moi. Je suis bouche bée. C'est toi l'artiste. Écrire et dessiner, tu prends bien ta revanche dans mon rêve !

J'ai entendu des études pour piano de Chopin ce matin de bonne heure (réveil à 4 h 30). Gainsbourg a dû s'en inspirer pour Lemon Incest. « Rencontre fortuite, mais non moins musicale » comme disait le chroniqueur de France Musique cet été à propos des artistes de variété qui se sont inspirés de plus ou moins loin de la musique classique. Il y a pléthore !

22 h 40. Caroline (l'infirmière de nuit) ma petite tortue préférée, trottine. Je bois la tisane exténuée, mais bien… heureuse. J'ai aimé le cours de danse primitive. J'ai l'air du dernier enchaînement dans la tête et les mouvements que je me répète sans cesse pour ne pas les oublier d'ici le cours prochain. Dodo j'ai très sommeil.

24 septembre 2005

Vous écoutez si bien Docteur. Ce matin je vous ai « montré » plus que dit ce que j'ai fait et ressenti à l'atelier « corps et voix » hier soir en danse primitive. Sans avoir à vous demander si je pouvais vous montrer, c'est venu spontanément. Je faisais les mouvements sur mon lit et par terre dans ma chambre ! Quand je vous ai expliqué que c'était difficile de se concentrer, de coordonner les mouvements dissociés et d'y associer la voix, vous m'avez dit sincèrement : « Cela me paraît effectivement quelque chose de difficile à faire. » J'ai entendu cela au sens : « J'aurais du mal à faire ça. » Voilà, montrer avec mon corps, mes bras, mes jambes plus que parler et expliquer. Voilà comment je me sens bien. Avant de partir, vous m'avez dit : « Que de choses nouvelles Véronique, c'est bien. » Vous ne dites pas souvent : « C'est bien ». Vous n'avez pas à le dire, cela se voit dans vos yeux. Vous êtes si simple, si dans le vrai, le juste, vous aussi. C'est formidable de partager mes émotions et mes sensations avec vous. Votre écoute est dense, vous recevez mes mots et me les restituez toujours. Montrer, vous montrer à vous, j'ai tellement besoin de cela.

Hier vous êtes passé à 15 h parce que je vous avais dit que je devais partir à 17 h pour une activité à l'extérieur. C'est très gentil, vous savez comme c'est important pour moi. Je vous ai demandé si je pouvais avoir l'autorisation de sortir cet après-midi ou demain éventuellement, que je n'avais rien décidé, mais que… « Aucun problème Véronique. » Nous n'avons pas encore parlé de ma sortie de la clinique. Moi, je pensais que je partais en fin de semaine. Un mois de réhospitalisation, c'est ce qui était prévu. Arlette m'a dit : « On n'en a pas encore discuté avec Mr B. » Je vous fais confiance. Peut-être attendez-vous que j'aie mis mes ateliers en place à l'extérieur. Merci Docteur.

25 septembre 2005

J'aimerais n'être bavarde qu'avec mon corps, mes gestes, mes doigts qui touchent, mon corps qui joue au théâtre, être bavarde de l'imaginaire pour ne me déverser que dans les mimiques, les imitations, les explosions de joie ou les retenues, l'instant. Être bavarde dans ma tête parce qu'une phrase ou un mot que j'entends me rebondit dessus et c'est parti, j'enchaîne, j'associe, je croise les mots, les trimballe ailleurs pour m'amuser avec.

Regarder un dessin d'Escher et m'amuser à commenter : « Et là on dirait un poisson qui fait la gueule, ou bien, mais qu'ont-ils à tourner en rond ceux-là et ces autres, les bras en l'air qui courent comme des dératés, ou le roulenboule, cette bête bébé étrange et rigolote. »

La sculpture que je me suis offerte, mon « Je vous aime », je ne le montrerai qu'à vous Docteur, parce que je ne veux pas l'abîmer dans le regard des autres. On se perd dans l'abîme, dans le regard des autres. Vous, je sais que vous la « regarderez », que peut-être vous ne direz rien, mais vous me la restituerez. Comme mes mots, « parasités », « montrés », « comme ».

Poser ma voix sur une chanson ou sur une mélodie comme je pose ma main sur un vitrail de Guérin ou sur une sculpture.

Cet après-midi, j'ai dessiné pour la première fois de ma vie. Une jeune fille sirène. Enfin, « sirène », c'est vous qui avez prononcé le mot Docteur.

26 septembre 2005

En me baladant avant le repas, je me disais : « Oui, je suis boulimique avec la terre » (comme avec les mots ou les mimiques au théâtre), mais je ne bouffe pas la terre avec ma bouffe (lapsus, je voulais dire bouche). Je la bouffe avec mes mains, mes mains qui viennent de la tête. Il m'est impossible de me concentrer sur une seule pièce de terre globale et de faire un seul visage pendant trois heures. Il faut que les gestes s'enchaînent, se suivent, travaillent, tournent, fabriquent des pieds à la place de la tête, et une tête en bout de jambe, mais que l'ensemble soit harmonieux, riche de plusieurs formes en une seule.

« Canaliser cela », me dit l'animatrice. Ne pas se laisser déborder par l'imaginaire, sûrement pas. Pourvu que j'aie des idées, que je voie des images, des formes, des lignes, je laisse aller le geste des mains. Ce qui est terrible, c'est d'être figée, d'arrêter le mouvement. Qui d'autre que moi peut être dans ma tête ? Je tourne ce que j'élabore dans tous les sens, et hop, en une mini fraction de seconde, il y a une fulgurance, un éclair. Cette vision qui surgit, jaillit dans ma tête, elle est en parfaite adéquation et synchronisation avec la partie de terre que je suis en train d'aplatir et de tordre, de lisser ou de creuser.

28 septembre 2005

Je n'ai rien à écrire.

Je n'ai envie que de danser aujourd'hui, de chanter des airs d'opéra, je n'en connais pas d'ailleurs sinon des bribes que je chante sous ma douche. J'ai envie d'aller « là-haut » avec ma voix et de bouger mes bras et mes jambes, mon buste, mon torse. J'ai envie de demander à Nicole le téléphone de Nathalie la chorégraphe danseuse. Elle donne des cours de danse contemporaine. Peut-être pourrait-elle me dire si je pourrais trouver un cours de mon niveau, c'est-à-dire débutant, au ras des pâquerettes !

J'écris vraiment n'importe quoi parce que je me force à écrire en attendant le Docteur B. Et ça m'énerve d'attendre, d'être dans une situation d'attente. Je n'arrive pas à réfléchir, ni à lire, ni à regarder le « livre d'images » d'Escher sereinement. Je ne peux rien faire. J'ai entendu le Docteur B. passer dans le couloir il y a vingt-cinq minutes. Vingt-cinq minutes avec la même personne ! Moi je vais avoir droit à dix/douze minutes, toujours cette peur d'être lésée. Nous allons sûrement parler de la sortie. Quand il m'a demandé le premier jour de l'atelier d'arts plastiques en ville, j'ai bien compris qu'il signifiait : « On attend que vous ayez mis tout en place et puis la clinique A. s'arrête là. » On va voir comment je vais être chez moi par rapport aux ateliers, rentrer seule après. Ici je peux rester seule parce qu'il y a des repères autour, surtout vous Docteur, Laurence, Arlette, Marie,

Nicole. Je peux à tout moment sortir de ma chambre même si j'aime et préserve ma solitude.

9 h 20. Bien ! Le Docteur B. m'a dit que pour le moment il n'était pas à l'ordre du jour de sortir. Tant que la sécu ne coupe pas les vivres, je reste ici en « chambre d'isolement thérapeutique. » Il m'a demandé de réfléchir au délai que je me donnais pour envisager la sortie. Vous me demandez Docteur : « Quand le pourrait-on ? Et moi j'entends : « Quand le couperet tombe ».

"Couper", comme si j'avais à fixer la date de sortie, comme une sanction, une condamnation à partir. Je vois les choses tranchées, brutales, soudaines, définitives, comme le couperet, la tête d'un côté, le corps de l'autre. Je crois que je vais dire au Docteur B. que j'aimerais voir comment ça va se passer à l'atelier "confirmés" au théâtre avec Nicole et même inclure un week-end de formation prévue pendant le temps où je suis encore à la clinique A. Une sorte de mise à l'essai et pouvoir rentrer ici et en parler calmement avec l'équipe et surtout avec vous Docteur.

En parler, montrer les choses ici encore à vous Docteur avant de partir, vous montrer dans ma chambre, ici, à l'abri. Que vous, vous veniez dans mon petit espace, c'est cela qui compte pour le moment. Les activités n'ont plus aucun sens si je ne peux plus vous les "montrer".

En fait à propos de cette curieuse expression "Quand couperait-on", j'ai mal entendu, ou de façon incomplète. Vous parliez du lien avec la clinique A., quand couperait-on ce lien ? Je n'avais pas entendu le mot "lien". Vous avez ajouté "enfin c'est une image ce que je dis." Pourquoi ai-je besoin d'insister sur cette "anecdote" de couperet ?

29 septembre 2005

Merci à la contralto (nom ?) et à la pianiste qui l'accompagne ce matin sur France Musique pour ce qu'elles ont dit sur la musique et l'art en général. L'intellectuel est l'ennemi de l'art. Peu importe les fausses notes, ce qui est essentiel c'est l'émotion, c'est le corps, l'instinctif, le charnel. Cette contralto raconte que Mac Enroe à qui l'on demande comment il fait pour réussir son coup droit lifté comme personne dit : "Ben je ne sais pas". Et il montre avec son corps et son bras comment il procède, il fait le coup droit, mais il ne peut pas expliquer comment il fait. C'est un geste instinctif. Il ne peut l'expliquer ni mécaniquement, ni intellectuellement.

Laurence m'a dit que Pina Bausch était votre danseuse préférée, votre "chouchou" Docteur.

Hier Nicole m'a dit quelque chose d'important et d'émouvant pour moi. Nathalie la danseuse lui a parlé de moi et lui a dit "Véronique est une danseuse. Son corps est toujours là où il faut." Elle ne me connaît pas beaucoup, seulement depuis le stage de cette fin d'été. Nicole va me prêter un très beau livre de Pina Bausch en noir et blanc.

Je vous garde Docteur jusqu'à lundi. Vous n'êtes pas là demain ni samedi. "Ce sera un peu long Véronique. J'avais oublié de vous dire cette mauvaise nouvelle. Excusez-moi." Vous aimez Pina Bausch aussi Docteur, cela me réjouit et m'enthousiasme. Alors vous pouvez comprendre pourquoi j'aime autant danser. "Il faut que tu fasses de la danse", m'a dit Nicole.

Hier je suis allée à la librairie *Oh les beaux jours* spécialisée dans les arts du spectacle. J'ai feuilleté des livres de Pina Bausch entre autres. Je suis allée au CDC aussi pour la première fois de ma vie. J'étais un peu intimidée. Cet univers de la danse m'est étranger et m'impressionne. Rivalité… J'ai besoin de vous dire et de vous montrer tout cela Docteur parce que sûrement je sais que vous aimez aussi la danse. Pour partager avec vous.

30 septembre 2005

"Et vous pouvez le faire ?" demandez-vous Docteur alors que je pleure en criant presque tellement je veux vous dire combien j'ai envie de danser, d'être en mouvement dans le mouvement, d'allonger les jambes, la tête, les bras, les pieds, les doigts, de plier, de m'enrouler, dérouler, sauter, tourner. Je vous explique que j'ai contacté Nathalie par téléphone. Elle a pris un congé sabbatique donc elle n'assure plus les cours de danse contemporaine cette année. Mais elle a une maison à la campagne avec un studio de danse. Là elle anime des week-ends sophrologie/danse environ une fois par mois. "Et vous pouvez le faire ?" Oui je peux, c'est possible. En partant et en me serrant la main, vous me dites "vous n'avez pas besoin de vous mettre en colère, ni de pleurer Véronique, vous le ferez."

Je me revois petite fille. Sept, huit ans, neuf ans ? Je danse dans ma chambre sur mes pointes devant la glace. Il y a ma sœur aînée à côté de moi, elle l'artiste, la gracieuse, la musicienne en herbe et moi rien. Je chante aussi comme si j'étais à l'opéra et elle me dit "On dirait un éléphant et tu ne chantes pas tu gueules !" Alors je me tais et je vais me taire pendant toutes ces longues années. Jusqu'à ce qu'un autre regard celui de Nathalie se pose sur moi.

Il est établi que c'est elle qui sait danser, chanter, coudre, faire des vêtements aux poupées, lire, broder, tricoter, crocheter, peindre, dessiner. Maman dit qu'elle pourrait jouer du piano s'il y avait des cours à proximité, du temps, de l'argent aussi. Et moi je fais quoi ? Je reste collée à elle, je la regarde et je dis "JE M'ENNUIE." "Qu'est-ce que je pourrais faire, hein maman ?" Véro, elle fait le ménage, elle range, nettoie, frotte, astique, balaie cette baraque toujours en bazar et grouillante, envahie, "serrée", laide, jamais en ordre, pas comme la maison bien rangée des copines du village. L'évier est sale, la gazinière graisseuse, toujours de la vaisselle partout, cette cuisine de guingois avec des trucs qui débordent de tous les placards, les portes ne ferment jamais, on ne peut pas bien ranger, ordonner pour que ce soit joli, apaisant, joli comme une petite fille rêve que ce le soit.

1er octobre 2005

Hier, cours d'expression primitive. J'étais bloquée au début. Je ne me suis relâchée que dans la dernière partie de la chorégraphie parce que la prof m'a dit de ne pas réfléchir et de moins compter, que si je me trompais ce n'était pas grave. Il vaut mieux sentir les mouvements avec la musique et au bout d'un moment les erreurs ou les hésitations s'estompent et les mouvements deviennent automatiques. Je me regarde dans la glace et je me trouve maigre. Je suis maigre et ça me va. Pour danser, il faut être irréprochable, du moins est-ce ma conception du corps et de son mouvement en danse. Toute rondeur pourrait enlaidir le mouvement dans l'espace et compromettre « la grâce ».

J'ai peur d'oublier Docteur. Quand je sors du cours, je danse sous l'abribus pour ne pas oublier la chorégraphie. Je fais et refais jusqu'à l'obsession. Mais il y a toujours un mouvement oublié et c'est le drame. La danse, ce que je fais avec mon corps, c'est inexprimable parce que ça s'exprime tout seul. C'est une envie, un élan, un besoin d'être libre. Je veux tout garder, que ça reste imprégné, imprimé, que je bouge avec ce que j'ai appris pendant le cours. Si je perds cette sensation, mon corps tient moins bien. La danse ou l'expression corporelle dansée me donne de la consistance, de l'existence. Mais j'ai du mal avec la technique, avec la mémorisation des gestes, de la chorégraphie, les mouvements dissociés. C'est dur.

2 octobre 2005

Hier je suis allée au CDC voir un spectacle de danse, mon premier. J'étais stressée et impressionnée, mais tout s'est très bien passé. Même si je n'ai pu m'empêcher de me demander si tous les spectateurs ou spectatrices étaient danseurs, danseuses !

J'ai vu un homme en noir devant le CDC quand je suis arrivée. Il m'a regardée fixement, un regard qui disait : « Je sais qui tu es » et aussi : « Qui es-tu ? » J'ai soutenu son beau regard sombre, c'était bien moi qu'il regardait parmi la petite foule en attente du spectacle. Dans le hall regard à nouveau alors qu'il est devant moi, mais retourné vers moi. Puis nous nous sommes assis pas très loin l'un de l'autre, je sentais sa présence noire. Je ne l'ai plus vu ensuite, il est sorti, l'homme habillé en noir, aux cheveux noirs, aux yeux noirs. Il aurait pu être danseur, oui… et moi danseuse dans mon petit corps tout fluide et tout léger. Était-ce une danseuse qu'il regardait, qu'il voyait quand je suis arrivée ? Fantasme de ma part ? Depuis que Nathalie m'a dit que j'étais une « danseuse » (au sens « un être dansant » puisque je n'ai aucune technique), je suis flattée, mais perturbée. Qui suis-je vraiment ? Les gens me disent effectivement que j'ai l'air d'une danseuse, à la clinique notamment, des gens inconnus qui me demandent si j'ai fait de la danse.

J'aime cette photo sur le magazine du *Printemps de Cahors* avec en vitrine des gants et autres accessoires de femme. Et l'histoire autour de cette photo : une femme qui aime un homme qui ne l'aime pas. Elle invente plein de petites astuces techniques pour se rendre invisible afin d'être toujours à ses côtés sans que lui ne s'en rende jamais compte.

C'est souvent comme cela l'amour. L'amour débordant, il faut le contenir, le retenir en soi pour que celui qui n'aime pas ne le voie pas. Picasso ne pouvait pas créer s'il n'aimait pas. À chaque nouvelle liaison, il était plein d'idées et d'envies nouvelles. Il était enthousiasmé, porté, emporté, jeune, régénéré.

Jennifer Lacey (dont j'ai vu le spectacle au CDC) dit dans sa vidéo qu'elle trouve que son corps d'il y a dix ans était masculin, que son « cul » était plus large. Elle a réfléchi sur elle-même et sur son rapport à son corps. Elle a décidé qu'elle serait « un homme gay ». Si j'étais un homme, j'aimerais les hommes, car je suis une femme…

Pas trop inspirée pour mon collage ce soir. On continue d'imaginer même quand on n'imagine pas Docteur, m'avez-vous confirmé. Comme la pensée pendant le sommeil. La pensée au repos dans un corps qui semble ne pas bouger. Mais c'est peut-être parce que le corps lui fait la place qu'elle prend la forme qu'elle veut : le rêve.

Je n'étais pas vraiment à l'aise avec Françoise, la prof d'expression primitive, trop « parisienne », trop précieuse. Une remarque sur mes doigts que je trouve raides : « Les doigts ne sont pas raides, ils sont juste tendus vers le haut », dit-elle. Raides, faux, forts, gauches, lourds, minces, mais pas gracieux pour autant. Tout découle en une seconde de ce mot « raide », de mes doigts raides, tout est raide. « Tu as de gros os Véro, aussi mince sois-tu, tu auras toujours les os forts » m'as-tu dit maman pendant longtemps.

Tout ce que j'ai envie d'aimer aujourd'hui, mes cheveux défaits, mon allure, mon élégance et mon port altier, naturel, ma grâce, tout cela vous me l'avez refusé. Comment Véro pourrait-elle avoir envie de danser ou de faire du modelage ?

À côté de la prof de danse primitive, je me sens lourde et balourde, maladroite. Elle n'encourage guère à part quelques : « C'est bien » de temps en temps, guère convaincants. On dirait qu'elle fait le cours plus pour elle que pour moi, et moi j'ai besoin d'un regard sécurisant, rassurant, encourageant, confiant, qui ne juge pas.

4 octobre 2005

Je déteste le Docteur A. parce qu'il vous oblige à aller vite Docteur. Vous le remplacez donc vous restez moins longtemps en entretien. Huit minutes ce soir ! J'aurais préféré ne pas vous voir du tout. Je suis triste. C'est comme si je ne vous avais pas vu avec le remords de vous avoir vu trop trop vite.

5 octobre 2005

La nuit dernière j'ai rêvé que je volais. Je sentais que je pouvais m'appuyer sur l'air, il était solide et il me tenait, me soutenait, je faisais de grands ralentis fluides et même le grand écart en l'air. C'était le long d'une route dans mon village. Je tournais, bras et jambes étirés, mais arrondis à la fois, je me voyais moi-même voler le long de la route. Je me disais que je savais déjà voler depuis l'été, mais que là, j'avais une structure, je pouvais me diriger, j'avais le « pouvoir » de faire déplacer le corps sur l'air, le faire descendre, monter, de poser pied-à-terre, de remonter, c'était vertigineux. J'étais sûre d'avoir le don de voler, que moi seule détenais ce secret. Puis je me suis retrouvée dans un supermarché encombré à déambuler entre des cartons. Il y avait aussi de gros godillots noirs, comme ceux que portait Jennifer Lacey, la danseuse dans son solo, filmé il y a dix ans et projeté pendant son solo en direct sur scène. Ce matin au réveil, je me demandais s'il y avait de la bouffe dans ce supermarché. Non, c'était des rayons de jouets d'enfants. Toujours cette angoisse que mes rêves soient habités de bouffe. En général, si je rêve de bouffe, j'ai une compulsion boulimique dans la journée qui suit.

Je m'ennuie beaucoup aujourd'hui. Je suis un peu énervée contre tout. Le Docteur B. va passer et je n'ai pas envie de parler, la colère sans doute. Moi, j'ai besoin d'un entretien de quinze minutes minimum, sinon je me bloque, je me ferme, j'ai envie de hurler de colère, ce que je fais d'ailleurs.

Je n'ai pas envie de remuer, de bouger, je n'ai pas dormi pendant la sieste et j'ai peur pour l'atelier théâtre de jeudi soir. Trois heures et demie sur les planches, c'est parfois long pour moi.

J'ai très mal au nerf sciatique et le long du dos à gauche. J'ai un muscle tout dur et tout gros. Cela me fatigue et me rend nerveuse. J'ai tout le temps mal au dos depuis quelque temps. Peut-être trop d'exercice physique. Mais je n'abandonnerai pas pour autant.

23 h 15. Rester attachée tout en étant détachée. Oui Arlette, il y a des moments où je les aime tous ceux de cette famille pas parfaite, comme moi du reste. Ne pas casser le lien.

Combien il est difficile encore de faire avant tout les choses pour soi en premier lieu ! Un jour je vivrai seulement avec moi et les autres autour, en pointillé, un jour avec, un jour sans. Mais moi toujours avec moi. Le temps s'étire, mais la mort reste la même. Depuis combien de temps est-il mort ?

6 octobre 2005

Avant toute chose je veux m'excuser et je pèse bien mes mots Docteur, pour ma conduite d'avant-hier au soir. J'ai perturbé vos entretiens parce que je parlais très fort depuis ma chambre et que je pleurais bruyamment avec Caroline l'infirmière de nuit. Les cloisons entre les chambres sont très minces et on entend le moindre bruit.

Hier soir vous m'avez dit que vous aviez été gêné dans vos consultations et ça, c'est intolérable de ma part. Vous êtes un très bon psychiatre, depuis le début vous avez toujours bien fait votre travail avec moi, s'entend les jours où j'avais particulièrement besoin de vous, disponible et réceptif, vous ne vous êtes jamais « débarrassé » de moi. Je vous respecte et je n'ai rien à dire sur la façon dont vous travaillez avec vos autres patientes. Ce que vous faites avec moi vous le faîte avec chacun et chacune de vos patients. Et c'est plutôt rassurant, car cela fait de vous un médecin intègre et exigeant, consciencieux et pas complaisant. Vous êtes gentil, attentionné, délicat, réceptif, fin analyste, vous anticipez bien les comportements et les réactions. Vous savez parfaitement utiliser le matériel que je vous donne à analyser tous les jours. Cela c'est très très fort. Vous avez la passion de votre travail comme un enseignant a celle de donner son savoir. Mais hier j'ai dépassé les bornes et vous ne m'avez pas ratée ! Et comme vous avez bien fait ! J'ai été odieuse et orgueilleuse. Quant au respect de l'espace d'autrui, j'ai encore fort à apprendre.

En ce qui concerne l'idéalisation et le fétichisme à propos de cette histoire de fauteuil sur lequel vous prenez place pendant les entretiens, vous ne le dites pas pour m'humilier ou me rejeter ou me dire que je suis malsaine ou que ce n'est pas « bien ». Vous le dites parce que d'abord vous ne saviez pas ce que je faisais avec ce fauteuil : je le protégeais et empêchais quiconque de l'approcher jusqu'à votre prochain passage. Pour vous garder dans la chambre avec moi. Laurence vous a raconté « l'anecdote » et vous avez immédiatement réagi. Vous voulez juste que je comprenne que ce pourrait être dangereux pour moi, destructeur dans le sens où je ne vais pas emporter le fauteuil chez moi en partant. D'autre part après l'idéalisation vient la désidéalisation. Et là, c'est le vide, le rien. Et le rien il se retrouve chez moi, dans mon appart.

Nathalie a répondu à mon appel téléphonique par une lettre adorable et touchante et si bienveillante à mon égard. Elle m'encourage à aller vers la danse. Elle m'a vue sur scène cet été, elle sait comment je fais avec mon corps. Je suis rassurée, car elle me dit que j'ai une énergie pour danser, pour m'exprimer, que je maîtrise bien mon corps et qu'il serait dommage de ne pas utiliser ce potentiel, de ne pas laisser s'exprimer ce corps. Je ne veux pas Docteur que vous pensiez que je veux faire de la danse pour vous plaire, parce que vous aimez cet art aussi. Nathalie ne vous connaît pas, vous ne la connaissez pas, c'est donc tout mon mérite qui est en jeu. C'est MOI qui aime danser avant tout, et Nathalie a su le capter, c'est du vrai, de l'authentique, pas du « fait exprès pour vous plaire. »

C'est dans le mouvement, dans le geste, dans le déplacement que je sens ma douceur. Nathalie avait vu cet abandon, cette « rondeur ». Il y a donc quelque chose de bon à exploiter pour moi dans tout cela.

Le plaisir, cela doit venir de moi, entrer, sortir je ne sais pas encore comment, mais le plaisir ne doit pas se situer par rapport à vous. Je crois qu'elle serait là l'idéalisation et son danger. Vous avez bien fait de m'en parler, car ce serait aller crescendo, sur une mauvaise piste. Vous idéaliser ne vous rend pas plus crédible ou plus accompagnant. La confiance est le seul cadre, le seul décor où le plaisir puisse naître, où l'on puisse se laisser aller. Par rapport à l'idéalisation, ce n'est pas dans ce sens que j'ai travaillé, que nous avons travaillé. C'est dans la confiance. Un mot que je vous ai dit en février un soir. Docteur, je vous ai caché « le fauteuil ». Est-ce que ce rituel est du même ordre que le fait de ne pas vouloir que vous me voyiez au petit déjeuner avec toute ma petite organisation ? Et surtout le fait que vous me voyez manger. C'est insupportable pour moi encore.

Je n'aime pas faire du bruit pour me faire remarquer. Je ne veux pas avoir à utiliser cela pour exister par rapport aux autres. Je crois que j'ai un gros travail à faire par rapport au plaisir. Hier soir, j'ai demandé à Arlette : « Pourquoi est-ce encore si dur de dire : pour moi ? » J'ai besoin de dire des choses dont je ne peux pas vous parler à vous parce que nous n'avons pas le temps, mais surtout parce que je ne peux pas les aborder, ce n'est pas avec vous qu'il faudra le faire. Sur l'arrêt maladie d'octobre, vous avez écrit ceci : « Troubles du comportement alimentaire graves. Trouble de la personnalité. Sortie libre à visée thérapeutique. »

Je vous ai demandé ce matin pourquoi il était si dur de dire « pour moi ». J'ai mon moi à construire. C'est parce que je n'ai pu laisser aller l'imaginaire (essentiel pour Winnicott m'avez-vous dit), enfant, que je ne n'ai pu me construire pour moi seule, mais toujours par rapport à l'autre ou au regard (la mère, puis l'entourage, les hommes...) L'anorexie-boulimie a été une chose qui était bien à moi. Mais ce symptôme ne peut pas être une identité. J'ai trouvé et mis en place ce symptôme pour survivre et aussi pour ne plus m'ennuyer, car je m'ennuie beaucoup dans la vie.

L'ennui selon vous est mortifère. Oui Docteur, si vous saviez à quel point ennui et envie de mourir se rejoignent.

À propos du symptôme, vous me dites que je serais tombée dans la psychose (c'est quand on n'a pas d'identité) si je n'avais eu recours à ce moyen d'exister bon an mal an. « C'est pour cela que je dis que dans le cas des troubles de la conduite alimentaire, il ne s'agit pas que d'une toxicomanie sinon les gens n'auraient qu'à arrêter et le problème serait résolu. D'autre part la bouffe n'est pas une dépendance au même titre que la drogue ou l'alcool. Il ne suffit pas d'enlever l'élément pour remédier à la dépendance. La bouffe est une nécessité, pas la drogue ni l'alcool » me dites-vous. C'est un problème d'identité. Je n'ai pas pu construire mon identité par moi-même et pour moi-même.

Pour revenir à Pina Bausch, je vous ai dit : « Pina Bausch, c'est comme le fauteuil, je ne veux pas en parler, car c'est comme si je l'aimais par rapport à vous. Or je connais la compagnie de Pina à travers Dominique Mercy, son danseur, un de ses danseurs, mais c'est surtout par rapport à la réflexion de Laurence sur Pina. « Ah bon, qu'est-ce qu'elle dit Laurence ? », me demandez-vous. « Eh bien qu'elle était un peu votre danseuse chouchou. » Ouf ! Vous souriez ! Ce n'est pas tabou, nous pouvons donc parler de Pina Bausch sans que cela tourne à « l'idéalisation. » Pour le CDC c'est pareil, je ne me suis pas abonnée par rapport à vous. C'est pour voir de la danse. Ceci dit j'aime bien que nous parlions de danse tous les deux.

J'ai déplacé le fauteuil et je me suis même assise dessus pour écrire ! Idéalisation, suite et fin !

7 octobre 2005

Densité-danse-identité-entité-denséité

De mon corps en danse/dans mon corps en danse, densité se fait entité

Danse en S et en T

Déité du corps-danse, denséité

8 octobre 2005

Réveillée à cinq heures et quart. Sept mois et quatre heures que tu es mort papa. J'écris et les pleurs cessent. Je ne peux pas pleurer parce que tu es mort, je pleure pour ce qui a été vivant. Je pleure ta force, ton énergie colossale, tes grands abattements, tes sombres humeurs de quelques heures souvent seulement, de quelques jours guère plus. (Aujourd'hui, plusieurs années après ta mort, je me demande si tu n'étais pas bipolaire, dépressif, ça c'est sûr…) Et à nouveau le travail, non le travail toujours, même épuisé ou inquiet, garder le travail, garder cette dignité, la garder, la tenir comme le manche d'une faucille, le bâton qui frappera la bête au cuir épais, la bête qui ne criera pas, qui subira, enverra son sabot dans tes genoux ou dans tes jambes pour te dire qu'elle a mal et peur. Le travail qui ferme tes yeux le soir à neuf heures devant une télé qui t'ennuie, tes yeux que tu veux fermer bien vite sur tes pensées et tes rêves nocturnes. À quoi rêves-tu papa ? Tu parles si fort la nuit, entre tes ronflements bruyants ! Tu remues ciel et terre dans ce lit où tu dors seul depuis pas mal de temps. Maman dort près de toi, mais dans un autre lit, dans une autre chambre, la vôtre. Vous entendre (vous aimer ?) peut-être sans vous voir ni vous toucher. Juste être l'un et l'autre dans votre intimité si particulière.

5 h 20. Une larme à gauche longue à déborder de mon œil, sous le pli extérieur de la paupière, qui, bien pleine et bien ronde, fait sa glissade jusqu'à la joue. Pleurer de ne pas pleurer. Pleurer de cette tristesse rassurante de savoir que je n'aurais pas pu m'empêcher de te

montrer tout ce que je fais, pleurer de voir tes yeux tout vivants en moi. Je ne me suis pas fondue, perdue en toi, je t'ai enveloppé comme une statue de terre dans le linge humide de mes larmes pour te garder vivant et souple, pour t'empêcher de durcir, pour te lisser encore de mes mains, pour arrondir ta fermeté, préciser le contour, le creux et le relief, le coin d'une bouche, ne pas toucher à la forme, à l'élan premier, à l'image première magique et comme venue du hors de moi. Te voir, t'avoir sous la main, dans mes mains, contre mes doigts, un moment, puis te laisser là replié, au repos dans la terre. Je te redonne une vie, une vie de terre, un corps de terre avec une âme de ciel.

Un corps avec des mains puissantes au bout de tes grands bras maigres et musclés jusqu'à la peau, tes mains aux gros doigts et aux fortes articulations, pouces incurvés et relevés, tes mains qui sont tes yeux du toucher, tes mots qui te manquent, la poigne qui empoigne la vie et la brasse, l'embrasse, la heurte, la cogne, la crie, la hurle de violence, d'impatience d'y aller encore et encore, être là sur ce champ de foire le… quel jour déjà, pourquoi le 8, mais tu n'es pas mort le 8, tu es mort huit jours après le 7 mars jour de ton AVC, le 15 mars et on t'a enterré le 18. Sept, huit, quinze, dix-huit, depuis le début je ne m'en sors pas avec ces dates. Impossible de dire spontanément la date exacte de ta mort. Donc tu n'es pas encore mort pour moi. Moi je t'ai vu le mercredi 9 mars à l'hôpital. Sept, huit neuf dans mon panier neuf, rions papa puisqu'il faudrait être triste.

Tu vois je ne peux m'empêcher de te montrer sans te voir, je te montre mes mots qui parlent de toi, toi qui sais avant même que je ne les aie écrits, mais qui aimes (hein ? Malgré tout, tu es fier papa ?) que je les dise exprès, rien que pour toi. Je cesse de pleurer dès que je pense à ta mort. C'est pour cela que mon corps n'a plus pleuré quand j'ai allumé ce matin à l'aube et que j'ai écrit. Le corps ne fait pas s'il ne sent pas.

Une fois de plus au théâtre il n'y avait que des gens qui ne parlent pas « comme » moi. Je m'en suis aperçue surtout à la fin, à la lecture des textes. Je n'ai rien écouté de ce qu'ils lisaient, des histoires de Massif Central à décentraliser, de bouchon, de bouteille, des histoires absurdes comme Nicole les aime. Comme cette histoire qu'on a lue à Récifs (autre association où je fais du théâtre, mais plus en dilettante dirons-nous qu'à l'atelier en semaine et en week-end) : une histoire de promeneur qui croise une personne qui a une bête à quatre bouches. Le jeu était de lire d'un jet une seule fois l'histoire et de la restituer en impro avec une partenaire (il n'y a que des femmes à Récifs vu que c'est une association pour femmes ayant des problèmes d'addiction, dont la boulimie). On s'en est bien sorties pour restituer l'histoire bizarre parce qu'on était en confiance ma partenaire et moi et puis aussi parce que Nicole nous avait aidées avant à reconstituer le fil grosso modo. Donc jeudi soir à l'atelier hebdo de théâtre je n'ai lu aucun texte, tétanisée. Je n'ai pas envie de changer mon accent. Si je lis en « les » imitant, je vais être maladroite et pas juste du tout. En déjeunant, je me faisais la scène dans ma tête devant eux : « Une fois de plus, je constate que je suis la seule à avoir l'accent de Toulouse (de l'Aveyron plus précisément). C'est vraiment l'apanage de tous les ateliers de théâtre que d'attirer des gens qui parlent « pointu ». Comme si aucun Toulousain ne faisait de théâtre. À moins qu'ils ne masquent leur accent, ce qui est un passage obligé pour faire du théâtre « parlé ». Il semble que seules les pièces rapportées, les « pas d'ici » comme dirait Goldoni aient des activités « culturelles », « artistiques » en général dirons-nous. Donc je vais me faire le parangon de l'accent de sud, du Sud ouest, de Toulouse, de mon Aveyron, de mon Rouergue, de Montbazens, de Guiraldenque (ma ferme), de Toi papa qui ne l'as jamais renié. Le porter haut et fier tel un ci-devant, bien vivant, pas une tête tranchée plantée sur une pique à la Devos. Mon Rouergue rebelle, envahi par les Romains, les barbares de tout poil, aux prises avec les guerres de religion, les albigeois et d'autres avant eux sûrement dont je ne sais rien, rattachés enfin à la couronne par Henri IV, trouvant ainsi un semblant de paix. On inféode des hommes et on annexe des territoires, mais on ne soumet pas une âme, pas même un accent.

Discuté de mon éternel problème d'accent avec vous Docteur ce matin. Vous m'avez écoutée vous parler longuement de mes vacances en Espagne où le fameux accent était souvent brocardé. « En tout cas il faudra qu'on y revienne », dites-vous. Je ne sais pas si nous avons eu le loisir d'y revenir effectivement. Mais vous ne m'avez pas suggéré cette fois de reprendre ce problème en psychothérapie (c'est-à-dire en dehors de vous) comme vous l'avez fait une fois à propos de mes rêves et de mes masturbations autoérotiques. Hier reçu la première lettre de Nathalie la danseuse que je garde précieusement et où elle me dit que je suis une « artiste ». À partir de ce moment, il y aura toute une série de lettres entre nous Nathalie que je garde tout aussi précieusement comme le témoignage de notre amitié même si nous ne nous voyons plus au moment où je retranscris ces lignes (en 2008).

Quand je me rends à une expo, je ne cherche absolument pas à lire les légendes ni à retenir les artistes et leurs techniques sinon cela m'empêche de ressentir. Je regarde et je me laisse accrocher/approcher par ce qui s'offre à moi. Mais j'aime pouvoir m'imprégner d'un dessin ou d'un graphisme en le mimant avec mon corps. Je prends des poses, je fais des formes que je vois avec mon corps.

9 octobre 2005

Ce soir, très belle chorégraphie sur Arte danse. Complètement déjanté !

10 octobre 2005

« Véro ressemble à une madone italienne de Botticelli. Tu pourrais la peindre Gérard ». Blancheur, pâleur, candeur, douceur.

Crétine de tante ! Qu'est-ce que tu me gonfles avec tes références culturelles ! Quand je parle de la boulimie et de la bouffe, j'écris b. Laurence son b. pulsion boulimique c'est la batavia ! René Char avait l'accent du sud. Je l'ai entendu réciter un de ses poèmes sur France Musique ce midi. Il a un beau phrasé, il articule bien, si bien que je ne trouve pas son accent disgracieux ni « bouseux » comme vous dites. Il dit « convaincre », « urgence » sans le dire pointu et c'est beau. Sa voix va bien avec son poème et le rythme de son accent. Peut-être aussi parce que ses poèmes sont si beaux. Certes, il a fait un peu l'« E. » muet, mais ce n'est pas pour imiter l'accent du nord. Je pense le prononcer comme cela moi aussi. Il y a des mots d'ailleurs que j'aime bien prononcer autrement que dans l'accent aveyronnais. Justement parce que ça me plaît et que j'aime bien changer d'accent au fond. René Char a une belle diction et ça me fait du bien et plaisir qu'il n'ait pas peur que l'on dise de lui qu'il a l'accent du sud.

11 octobre 2005

8 h 20. L'art contemporain pour moi représente la liberté. Dans le geste, le trait, le mouvement, la parole, l'image. L'idée autorisée. C'est de l'imaginé à imaginaire encore et encore. Je sais qu'il y a de la technique en filigrane, qu'on ne s'improvise pas artiste, que c'est beaucoup de travail et de recherche, mais pour le côté purement créatif, imaginatif, explosif, c'est un espace idéal, un espace avant d'être un art. Je n'écouterais pas du Bartók ou de l'Hindemith dans ma chambre pendant une heure, mais avec la danse contemporaine, ça va bien. Ça fonctionne, le corps va dans la musique. Ils se prennent l'un l'autre. En danse, je n'ai pas d'images a priori dans ma tête à refaire, à recopier, je sens, en fin du moins je ne cherche pas, je laisse faire les bras, les jambes, les pieds, l'élan, l'envie du corps d'aller là ou là. Mais j'ai besoin de tous mes muscles et de toute ma souplesse et mon agilité pour me déplacer d'autant plus librement. C'est pour cela que j'entretiens ma gym et mon stretching tous les jours pendant des heures.

12 octobre 2005

Ce n'est pas vous que je perds Docteur, c'est « l'immédiateté » ici à la clinique. Vous trouvez toujours le mot juste qui rassure et apaise, posé là où il faut comme il faut. Vous tentez de me rassurer : « Mais vous savez que si vous voulez être réhospitalisée, vous le pourrez, Arlette vous a même donné son numéro de portable, vous pouvez passer à la clinique A. quand vous le souhaitez et moi je continuerai à vous voir en consultation. » Une fois par mois Docteur, c'est si loin, si peu. Merci de m'avoir écoutée si longuement ce matin. J'étais si tendue, en colère, agressive. Je vous ai lu la lettre de Nathalie pas pour vous prouver quoi que ce soit, mais juste pour vous dire que d'autres personnes que vous me « regardent » aussi. Parce que c'est comme cela que je suis, je suis ce qu'ils voient de moi et qu'ils me renvoient. Bien sûr c'est grâce à vous que j'ai découvert l'expression corporelle et artistique parce que j'ai travaillé depuis janvier à cette évolution, à ce cheminement. Oui Arlette il y a des moments où l'on fait les choses avec plaisir rien que pour soi, sans être « regardée ». Il le faudra du moins quand je serai partie d'ici.

Après l'entretien, vous êtes revenu Docteur pour me dire que vous ne seriez pas là vendredi et samedi. « Il faut que je vous le dise Véronique... ce doit être par rapport à ma culpabilité, car je viens de réaliser que j'avais oublié de vous en parler ». Cela fait tout drôle ce mot culpabilité dans votre bouche de psy ! C'est en référence à cette autre fois où vous aviez aussi oublié de me dire que vous seriez absent. Comme vous savez que je n'« aime » pas ça, j'ai trouvé très délicat de votre part d'être revenu exprès pour me l'annoncer. Vous êtes si respectueux, merci beaucoup Docteur.

10 h 40. J'ai appelé Nicole pour lui dire qu'elle m'apporte son livre de Pina Bausch. Elle y avait pensé. Elle m'a dit qu'elle avait mis ma petite carte au mur, cela me touche tellement, merci Nicole.

13 octobre 2005

Neuf heures moins dix. Enfin il pleut après trois jours et trois nuits de vent. Vous qui parlez pointu au théâtre ou partout dans la vie où il y a de la parole, vous pratiquez l'accent pointu comme les pointes et les tutus des danseuses classiques. Moi je parle en danse contemporaine, vous en danse classique. Les deux ne sont pas incompatibles, mais mon accent à moi s'étale, se répand, occupe tous les espaces avec ses voyelles, ses consonnes, ses syllabes, il est appuyé, il s'étire, monte, descend, s'écrase, s'élargit, se ramasse. Mon accent est élastique, mais pas mou. Il est ferme, libre, parfois explosif, parfois doux. Je me sens étriquée dans le vôtre comme si je n'étais pas dans ma peau.

Hier au théâtre, Sandra (une participante) a dit de moi : « Véro, elle est en pleine floraison » et Nicole a rajouté : « Oui elle explose, elle s'ouvre, elle est en plein dedans... » C'est vrai que je suis bien à Récifs en ce moment. Je suis épanouie, extravertie, mais aussi bien concentrée sur mon travail. J'ai précisé à Sandra que certes, c'était la floraison, mais que nous étions en plein automne et que les feuilles tombent ! Elle m'a rétorqué : « Oui, mais avec nous, ce ne sont pas les feuilles qui tombent ce sont les croûtes ». Moi j'ai entendu les « coups » qui tombent, mais pas au sens où ils tomberaient sur moi, au sens où ils tombent à terre comme de vieilles peaux mortes, des « croûtes ».

Vous êtes parti jusqu'à lundi Docteur.

Une heure moins vingt du matin. Je repense à l'atelier théâtre de jeudi soir. Merci Nicole pour ton regard rassurant sur moi, tes mots réconfortants et justes : « Vous voyez celle qui a trouvé son masque de clown, c'est Véronique », et tes rires en nous voyant me lâcher comme si tu disais : « Oui vas-y Véronique tu sais comment faire... »

Depuis quelques semaines je prends des cours de danse contemporaine avec une collègue de Nathalie. Elle est gentille et délicate, mais je ne suis pas en confiance comme je peux l'être avec Nathalie (ma danseuse). Nous ne nous connaissons pas et les autres ont tous une expérience de la danse. Je le mesure et c'est très douloureux pour moi. Je ne suis pas vraiment à l'aise dans mes mouvements. Je comprends ce que demande Nathalie (elle s'appelle aussi Nathalie), mais j'ai du mal à l'exécuter, à l'inventer avec mon corps. Les autres ont déjà des automatismes de danse. Quand j'arrive dans le studio, je reste à part, je ne vais pas vers Nathalie si elle est sollicitée d'autre part. Je n'aime pas ce « copinage », je suis un petit chat sauvage et elle l'a bien senti puisqu'elle m'a dit : « Oui je t'ai laissée dans l'ombre ». Cela ne voulait pas dire qu'elle me délaissait, mais seulement qu'elle attendait que je sois prête à venir la saluer, comme un petit animal qui s'approche tout seul quand il se sent un peu plus en confiance. Tu dois savoir Nathalie que j'ai peur de la danse, que j'ai mal au ventre trois heures avant l'atelier parce que j'aime tellement ça. « Ne vous laissez pas enfermer dans le mouvement », nous a dit Nathalie ce soir à l'atelier.

14 octobre 2005

Je lis ton livre de Pina Bausch Nicole. « La peur de ne pas tout faire bien » dit-elle si justement. J'aime son monde, elle est sauvage, mais elle aime profondément les gens. Pour elle, la vie autour est un spectacle, tout ce que l'on observe peut être réutilisé en danse, une scène dans une rue, etc.

Je suis quelqu'un de profondément timide, c'est pour cela que j'aime faire autant le pitre et le clown.

15 octobre 2005

Première journée du week-end de théâtre avec Nicole. Je vais donner une impression à la Hitchcock : wouah !

Véro, tu es bien quand tu es toi-même, tranquille, simple. Vous savez Docteur, Pina Bausch je ne l'aime pas par rapport à vous, je l'aime si je puis dire avant de la connaître, avant de connaître son travail, parce qu'elle me plaît physiquement et psychiquement, j'aime son être, son identité.

19 octobre 2005

Mes rencontres passent souvent par la voix et les yeux. Je sens la chaleur de celui qui parle et cela me rassure, je n'ai pas peur de laisser aller ma voix ou de bouger, de ressentir, d'exprimer.

Hier Nicole m'a dit au téléphone : « Tu es en pleine exploration créative... et le corps, je n'en parle même pas. » Enfin pour ces mots-là sur le corps, ce ne sont pas les mots exacts de Nicole. Elle parle tellement juste que j'ai toujours du mal à retranscrire ce qu'elle a dit, un peu comme avec vous Docteur.

Hier soir Laurence m'a demandé mon déodorant. Elle n'osait pas l'utiliser, car c'est une bille et pas un spray, mais je lui ai dit que cela ne me gênait pas qu'elle l'utilise, qu'elle le frotte contre sa peau. Les aisselles c'est une partie du corps intime, cachée et ouverte à la fois, et puis il y a les odeurs, les sécrétions, ce que l'on sent de soi, qui sort de soi. Elle s'est excusée : « Ne t'inquiète pas moi je suis très nette, j'ai pas un poil et quand il y en a un qui sort, hop je l'épile ! » Pourquoi cela m'a-t-il touchée qu'elle s'excuse ainsi d'utiliser une chose intime de ma toilette ? Ce qu'elle m'a demandé et le soulagement qu'elle a eu à pouvoir « se badigeonner » de mon stick, c'est comme un bisou, une gratitude de ma part, mais qu'elle me retourne. Elle me remercie de lui avoir été utile, j'ai « existé » par ce geste si anodin. Mais surtout, Laurence n'a pas été dégoûtée par moi, elle a pensé à moi, j'ai pu l'aider, elle a eu confiance en moi, à moi seule elle pouvait demander ce service. Je me sens appréciée, valorisée, c'est comme un « Je l'aime bien Véro. »

Comme le dit Pina Bausch, le plus petit geste, le plus petit élément est important, utile pour exister, pour être vu, reconnu.

Audrey, une participante de l'atelier modelage me disait combien elle avait été touchée par mon regard sur elle et sur sa sculpture. Je lui avais dit : « C'est beau quelqu'un qui est concentré sur ce qu'il est en train de créer. » Elle avait été vue. C'est comme si j'avais déposé mon regard en guise de mots sur sa joue sans la toucher physiquement, émue de mon bisou muet. Notre échange avec Audrey hier soir était tout dans la pudeur, le respect du jardin secret, l'émotion, le vrai, le sensible. Seule la sculpture nous réunissait. Parfois il suffit d'un mot ou d'un regard pour que la personne se sente plus rassurée.

L'histoire du déodorant, cela a rendu Laurence touchante, plus humaine. Même son visage était différent après, tout mignon. Moi-même après lui avoir rendu ce service, je me suis sentie plus jolie, moins encombrante et inutile.

Aller à ce cours de danse contemporaine avec Nathalie (à l'atelier de recherche et de création collective, pas à l'atelier technique je précise), c'est comme aller à la fac l'an dernier, la dernière tentative, la dernière gifle. Je ne veux plus de ça.

Les yeux d'Édith (l'hôtelière) battent des ailes. Ce sont des yeux qui papillonnent. De plus elle s'appelle Papillon !

Laurence « m'aime », j'entends : « elle m'a dans sa tête, elle pense à moi, même si je ne suis pas là ».

William Sheller dit qu'il suffit de confirmer à quelqu'un ce qu'il a déjà en lui pour lui montrer qu'il a du talent. Ne pas apprendre à l'autre, juste l'aider.

20 octobre 2005

Hier sur le banc sous la tonnelle du jardin près de Récifs je me disais : « Je goûte la vie » en regardant les petits perroquets verts (des espèces de longs haricots verts qui pendaient au-dessus de moi). Nicole et son petit vélo. Nicole et ses yeux profonds bleu intense, mais doux, pas gênants, même tout près des miens, des yeux vivants, mais tranquilles, rassurants.

Merci Docteur d'avoir regardé la photo du cahier des expos dans *Le printemps de Cahors.* Celle que je préfère et que j'ai choisie pour Nicole, vous en avez dit : « Celle-ci est vraiment étonnante. » Je suis touchée que vous soyez attiré et touché par ce qui me plaît d'emblée aussi, instinctivement. C'est cela qui va me manquer.

23 octobre 2005

Ce que j'ai le plus aimé dans le spectacle de danse US Band, c'est le plaisir que prenait un danseur, mon préféré, à danser comme s'il n'avait jamais voulu s'arrêter. Je me disais : « encore, encore, donnez-moi du plaisir en dansant avec autant de plaisir ».

Tu m'ennuies Arlette avec les « petits boulots », ceux que je devrais chercher pour un peu plus tard. Foutez-moi la paix avec vos petits boulots. Je ne veux rien dans ma vie qui soit de l'ordre du « travail » en ce moment et pour longtemps encore. Il en sera ainsi pour gagner ma liberté et faire la seule chose que j'ai à faire : être ce que je suis.

Michelangelo a écrit des poèmes. On a retrouvé ses manuscrits. Sur France Musique ce matin, ils ont lu un de ses sonnets qui dit : « Je sais que tu sais que je sais... » Il écrit à son bien-aimé Matteo, son amoureux, amant ? C'est d'une intensité, d'une force sensuelle, charnelle, passionnelle. On lit tout son désir pour cet homme, lui en lui, et l'autre en lui comme si leurs âmes s'imbriquaient l'une dans l'autre. C'est d'un érotisme ! Ces deux-là s'aiment et se désirent, vibrent ensemble, chair contre chair.

28 octobre 2005

8 h 30. Ce corps qui nous enferme et nous ouvre à la fois. La petite mort par-dessus tout le plaisir et toutes les libertés.

Docteur quand je vous disais hier la mort au-dessus de tout, la liberté la plus grande qu'on puisse se donner, il y avait dans ma tête le goût de la bouffe, ce plaisir des plaisirs, celui au-dessus de tous, la fuite, l'échappatoire immédiate, sûre, toujours là. Si je dois renoncer à cela, se présente à moi la mort comme seul relais, seule continuité, seul substitut (définitif, fatal), seule fin, seul aboutissement.

La privation, l'empêchement de bouffer, c'est cette idée que rien n'est là avec elle (la bouffe) sinon du vide, du rien, du rentré-sorti, de l'ingurgité-rejeté, du gonflé-vidé, en quelques heures. La bouffe est hors du temps. Cette liberté-là est hors du temps, hors de moi, elle m'emmène, elle m'attire, me séduit, me plaît, est irrésistible, si bonne, si facile, si « rien qu'avec moi, pour moi ». Aucun regard, aucune pensée, aucun enjeu, aucun poids de vie du moins dans les premiers moments. Ensuite l'extase retombe, entraînée, écrasée au fond de mon estomac gros et lourd, limitée par ses cloisons organiques, sa matière, sa forme. Pourquoi n'est-il pas infiniment extensible, ne peut-il contenir encore et encore tant que durera le bien-être de bouffer ? Qu'il s'étire, qu'il soit rempli autant que devra durer la vie.

La vraie envie de mort, elle ne vient pas après la boulimie. Elle est là où il ne peut plus, où il ne doit plus y avoir ce plaisir suprême, ce plaisir qui n'est qu'à moi. Dans ma bouche, dans mes mains qui portent à ma bouche, ma bouche qui prend à pleine main, oui, ma bouche est deux mains, ma bouche est ma tête, un corps tout entier, elle avale tout cette bouche, la pensée, la douleur, les pleurs, les autres, les efforts, la lutte, la résistance, les mots, les désirs, les sourires, le corps qui vibre d'autres choses que de ce fantasme, tout est aspiré par la bouche. Je suis une bouche et un ventre. Ils fonctionnent pour moi sans moi.

Quand je dois renoncer à bouffer, rien ne doit passer par ma bouche. Juste être comme hier sous la couette, dans la pénombre, le silence total, à l'intérieur du silence et de mon souffle, dans un état de survie, d'immobilité, l'économie du geste. Bouger fait mal, parler aussi. Juste pleurer si on peut, somnoler, ne pas se lever, trouver une position dans moi où je peux rester, où je sais que je suis encore vivante. C'est tout. Ne rien faire qui me ferait sortir de moi, ne surtout pas être avec l'autre, ni avec les choses en dehors de mon contour. Ne pas sentir les ondes de vie, seulement mon battement à moi, un tout petit battement, mais suffisant pour que je l'entende et le suive. Que rien ne me pénètre.

Il faut mourir tant qu'est là cette atroce délicieuse envie de bouffer.

Se laisser faire malgré tout, car si elle veut m'attraper, elle m'attrapera. Mais juste parer les coups ou ne pas succomber aux décharges qu'elle m'envoie dans la tête, la bouche, le ventre, partout, elle se traîne, elle coule, elle se frotte, elle me caresse, elle me plaît. Oui, elle est douce et apaisante, elle me donne ce que je réclame, mais m'abandonne toujours après. Mais ça, ça ne compte pas, je paierai, tant pis.

Elle est ma menace tenace et mon plaisir, mon élixir, je suis soumise. Même si je ne passe pas à l'acte de bouffer, si j'évite la crise, elle m'a tout de même traversée, ravagée, envahie. Le plaisir de manger n'a pas été assouvi, « je n'y ai pas eu droit » alors qu'il était si facile de remplir.

Docteur, quel autre plaisir peut-il être plus plaisir ?

Double souffrance : ne pas bouffer là tout de suite et après, encore et encore, à vie, à toujours et ne pas être pour autant heureuse. Où est la récompense à mon effort ? Qu'y a-t-il en compensation de la privation forcée, de l'abstinence comme comportement thérapeutique, mais pas encore naturel, spontané, évident, désiré, voulu, un geste respectueux envers moi ?

Pourquoi Docteur ne peut-on pas vivre qu'avec ce seul plaisir de manger ?

Une mort pas de toujours, une mort qui serait là pour enlever la vie de la boulimie : pour qu'elle n'ait plus de place nulle part. Et qu'après être morte, je reprenne la vie, une vie, ma vie, celle sur laquelle la boulimie ne peut pas marcher.

Imaginer, sentir mon chez moi non comme mon cocon de bouffe, mais comme un vrai cocon que j'aurai construit et qui me contiendrait. C'est moi qui le ferai comme un nid et puis je le laisserai m'envelopper, me prendre dans lui.

Bouffer parce qu'il n'y a plus de cocon nulle part, ni sous la couette ni ici à la clinique A., ni chez moi, ni dans les bras, ni dans la créativité, ni dans les mots, ni dans les cris, ni dans la voix. Bouffer parce qu'on a envie, plus que tout, parce qu'il n'y a rien à faire « à la place », parce que bouffer c'est bon, parce qu'on a fini de lutter, de vivre, d'être là, d'exister pour être soi-même. Juste sentir sa bouche, manger, avaler, sans temps mort, sans plus aucun temps du tout.

Bouffer, parce qu'il faudrait éviter de le faire, parce qu'on sait bien que ce n'est pas son identité, mais bouffer quand même parce qu'on s'en fout ou non d'avoir une identité, là, maintenant, bouffer parce qu'on sera déçu après, bouffer pour aller au-delà de ce moment qui dure, dure et va encore durer une vie entière. Une vie à avoir envie de bouffer et à aller contre ce désir. Bouffer parce que je me fiche de lutter, de gagner, d'être fière, d'avoir résisté. Je ne demande rien, je m'en fous. Laissez-moi y aller, laisse-toi y aller Véro. Bouffer parce qu'on pourrait bien en mourir et que ça soulage de mourir de soi, toucher l'ivresse et la légèreté de l'infini. Être lourde d'un sommeil éveillé. Écrire sur le cahier pendant qu'on est mangé par la tête.

Docteur, à propos de mon cours de danse, vous me dites : « Oui arriver dans un groupe, c'est toujours se confronter à des gens qui ont déjà une dynamique ».

Ne pas attendre le regard d'autrui pour se construire. La danse est pour soi et de soi avant tout.

Je sors vendredi prochain Docteur ? « Oui je vous verrai le mercredi à mon cabinet. » Ah c'est bien dis-je. Vous souriez. « Je vous vois demain Véronique. »

29 octobre 2005

9 h 30. Si la solitude n'est pas mortifère, elle est quoi alors ? Vous savez Docteur, quand j'ai envie de manger, que c'est dans ma bouche, que j'ai la tête et le corps dans la bouche remplie de bouffe, je suis hors du doute, hors de la peur, hors de l'intime conviction d'être une toute petite immense personne, hors de tout repère rassurant, hors de ma créativité. Quand je dis « hors de », c'est au-delà, détachée, hors d'atteinte de moi-même. Même créer me donne envie de bouffer. Plutôt que de peindre ou de travailler ou d'écrire, autant prendre le plaisir le plus rapide, le plus fort, celui qui véhicule tant d'images et m'envoie des ondes et des décharges dans la tête.

Cette saleté d'envie peut même anéantir l'envie et le plaisir de vous montrer. Si je veux à tout prix sortir de cette envie, de cette chose qui me harcèle, c'est déjà entrer dans le combat et c'est perdu. Donc je me laisse aller à elle. Elle me remue, me secoue, me tient tout entière et je la laisse faire. Je ne suis pas de taille là, en ce moment, pour lutter contre elle. Si je rentre dans la lutte, je sais d'avance qu'elle sera la plus forte. Que l'on ne me demande pas de m'émerveiller devant le miracle de la vie. Se laisser frapper, se laisser avoir mal, ne pas répliquer. Elle y mettrait encore plus de force et de plaisir. Lui dire que je peux lui céder la place à tout instant. Ne pas la narguer en me targuant de lui montrer ce que je sais faire sans elle.

Docteur, ce n'est pas de l'écriture que je vous lis, c'est ma souffrance. Ne pas me battre contre elle, ce n'est pas abandonner, capituler. Après les ouragans, il y a encore la vie.

Dans la solitude à venir, c'est ainsi que je devrai l'affronter : dans le « ne pas bouger, ne pas penser », dans le ralenti, le lent, le retenu, l'économie du souffle et de la vie. Ne pas calculer le temps que cela durera. Prendre et accepter le risque d'être noyée, engloutie. Juste savoir que les repères mis en place ici attendent quelque part comme des ports.

22 h 20. Je n'ai toujours pas appris mon dialogue de théâtre, cela m'inquiète un peu. J'ai du mal à le mémoriser.

Ce matin j'ai lu mon cahier au Docteur B. Il a été presque brutal, méchant, comme sur la défensive. Il m'a dit : « Mais qu'est-ce que vous n'arrivez pas à dire ? » puis « Où voulez-vous m'emmener... » Je n'ai pas compris sa réaction négative. Peut-être pensait-il que je voulais remettre en question ma sortie ou la différer. Il a tout de même écouté. Quand j'ai fini, j'ai levé les yeux, les siens étaient de côté, pas sur moi, quelque part entre la fenêtre et la table. Il écoutait sans doute comme on écoute une histoire ou un conte. C'est bien qu'il ne m'ait pas regardée, du moins quand j'ai relevé les yeux. Quelle pudeur ! Un jour je lui avais demandé pourquoi il paraissait « absent » en écoutant. Cela me blessait. Il m'a expliqué qu'en tant que thérapeute, il avait besoin de cet espace entre mon discours et sa réflexion. Cela m'a rassurée. À propos de ma réflexion ci-dessus sur la boulimie, il m'a dit : « En tout cas, vous lui offrez un beau poème. Vous l'appelez "elle" alors qu'elle n'est pas une identité, vous le savez. Vous lui donnez une place qu'elle n'a pas, vous lui reconnaissez un pouvoir sur vous, vous lui attribuez un rôle qu'elle n'a pas. » Avant que je ne commence à lire, vous m'avez demandé : « Comment croyez-vous que vous avez lutté contre vos compulsions, là... » Moi : « Quand ? Ici depuis deux mois ? » Vous : « Oui. » J'ai lutté avec les repères mis en place ici tout simplement et que j'ai si peur de perdre à l'extérieur Docteur. « On se voit lundi Véronique ? » Oui Docteur. Vous ajoutez avant de partir : « En tous cas je vois que vous savez faire de la nourriture autre chose. » Vous avez dit cela à propos du petit canard en mie de pain que j'ai modelé pendant trois quarts d'heure après le petit déjeuner ! Je vous ai expliqué comment m'était venue cette idée de canard. C'était par rapport à une photo dans le livre de Pina Bausch. Vous avez souri. Vous deviez connaître la photo... je n'aime pas les volatiles, morts, crus, plumés ou déplumés et celui de la photo ne me plaisait pas. Il me fait peur, comme ces bestioles sur le tableau que j'ai vu au Musée des Abattoirs, vous ai-je dit. Alors moi j'ai transformé cette vilaine bestiole de la photo avec un long cou et des ailes qui pendaient en un joli petit canard. Voilà ce que j'ai su faire avec de la nourriture, comme vous dites.

Que serait la bouffe si elle n'avait pas la place que je lui accorde encore ? Ce serait « manger », tout simplement me répondez-vous. « Manger parce que c'est quelques fois nécessaire, obligatoire, banal et puis vous verrez que c'est souvent à plusieurs que c'est associé au plaisir. »

30 octobre 2005

9 h. « Vous lui avez fait un beau poème... » un éloge vous voulez dire Docteur. « Oui, vous la placez très haut. » Une sorte d'adoration, d'adulation, de prosternation, de sublimation. Un jour, « elle » n'existera plus, car « elle » n'existe pas. Il n'y a pas « elle » et « moi ». Il y a Véronique tout entière avec son identité. « C'est un peu comme ce personnage (vous regardez la sculpture *Je vous aime* que je me suis offerte un jour.) Vous savez, au théâtre, ces personnages qui déclament... », comme des tirades « Oui, c'est cela. » Vous ne dites jamais des mots érudits, savants. Vous partez toujours du simple, c'est comme cela que moi je peux mettre les mots que je connais sur ce que je dis ou que j'entends de vous.

Cette nuit j'ai rêvé de théâtre : Nicole avait monté une pièce style précieux où les acteurs étaient longilignes, comme des petits danseurs étoiles dans leurs collants moulants. L'actrice avait une diction parfaite, théâtralement standard. Je ne retiens que cela, absolument pas de quoi parlait la pièce. Les gestes étaient calculés, bien orchestrés et tous les acteurs respectaient la consigne. Il s'agissait de bien se tenir et de bien prononcer avec le bon accent, de rester classique, académique, beurk !

Je suis mal. J'ai tellement envie de partir pour bouffer.

Merci Nathalie pour ton adorable lettre. Si j'ai deux mots à retenir de ta lettre, ce sont « audace et sauvagerie ». Oui c'est ainsi que je pourrais me définir. Merci à toi aussi Nicole de m'avoir si bien accueillie chez toi cet après-midi. Avec toi je me sens en sécurité même au milieu des autres, connus ou inconnus. Tu es si simple, si attentive, si valorisante avec un seul geste, un mot, un regard. Tu ne laisses jamais l'autre sur le bord, tu n'exclus pas. C'est très important pour moi.

22 h 20. Suis-je tenue de vivre ? Si j'étais chez moi, là, ce soir, je ferais une crise de boulimie. Je n'ai envie de rien d'autre. J'arrive au bout de cette belle période avec vous Docteur. Je sens une énorme énergie se dissoudre. Je suis dans le calcul à nouveau. Mardi jour férié, crise prévue.

Prends-moi au ciel mamie.

J'en ai assez de ce combat insensé, juste pour moi c'est insensé, assez d'être seule, de ne pas compter vraiment pour quelqu'un que j'aime, assez de me priver, assez d'assez, assez de moi-même, même s'il y a de belles envolées. Je m'ennuie dans ce monde. J'ai besoin d'être VUE par une personne à qui je voudrais tout dire parce que lui sait déjà tout. Depuis toute petite, je suis morte de vouloir cette mort. J'ai cette nature, cette sensibilité qui tue. Je veux mourir là, ce soir.

31 octobre 2005

8 h 40. Je veux m'échapper Arlette. Qui d'autre que toi qui me connais depuis des années peut savoir ? Je sais depuis toujours que je veux échapper.

« Tu t'es trop battue Véro. », merci Arlette d'avoir dit les mots pour moi. Je suis bien dans tes mots. Je veux poser tout à mes pieds, enfin vivre sans avoir à vivre, une vie où il n'y aurait pas la vie humaine. Mon âme me dit : « Viens on s'en va. » Je ne veux plus de ce corps et de toute cette vie autour qui grouille et m'étouffe. Le repos ici ne peut être. Il n'y a pas de remède à la vie, à cette maladie inguérissable, cette enfance.

Je n'ai jamais eu cette lumière, « cette contentitude » d'être juste heureuse d'être en vie. Mais qu'ai-je donc à défendre ? Être vivante ne sert à rien, ce n'est pas un constat pessimiste, c'est ce que je peux dire de plus apaisant, de plus « joyeux ». Être enfin autre part qu'en vie.

Aller mieux, progresser, évoluer, devenir, construire, s'ancrer, faire sa trace, son histoire, c'est pire que la mort. Je ne prendrai que des bribes de cette vie, mais je ne veux rien tisser. Rien ne me tient, je glisse, je passe et repasse, toujours au-dessus, ne pas mettre les pieds à terre.

Je suis malade de la vie, je n'ai pas sa lumière, son jaillissement, sa source, son jet. La vie ne sourd pas de moi. On ne la fabrique pas à coup d'imaginaire et de créativité.

Être, revenir là où je n'ai jamais été, à cette origine de moi, quand j'étais moi et maman. Là est la faille. Allons-nous passer nos chemins maman et moi ou est-il encore temps de s'aimer comme au premier temps de la vie ?

Devant mes larmes et mes mots, vous n'avez rien dit Docteur ce soir, seulement : « Je vous verrai la semaine d'après. » Je ne promets rien. « Je ferai ce que je pourrai », vous ai-je dit. « Je ne peux rien vous dire d'autre. » La seule chose qui me soulage est que ce peut être fini l'instant d'après. La gravité des autres face à cela est ma légèreté à moi, la suprême légèreté.

Vivre dans mes mots, le seul monde où je respire un peu. « Mes mots volent », vous ai-je dit Docteur.

1er novembre 2005

Arlette ce matin : « Comme si en lâchant prise, tu n'avais trouvé d'autre alternative que la mort… et s'il y avait autre chose… » Une autre façon d'être peut-être Arlette, je ne sais. « Parce que moi ça m'embêterait quand même un peu que tu meures », me dis-tu dans cette chambre où je passe mes derniers jours. Tu as la peau douce quand tu embrasses Arlette. De quoi est-elle si douce ? De douceur peut-être.

C'est beau quelqu'un qui vous dit : « J'étais perdue dans mes pensées. » C'est là que doit être la vraie vie parce que dans sa pensée, on se perd sans jamais se perdre. Les pensées vous guident sans jamais vous soumettre, elles vous invitent, vous font danser et attendent que vous reveniez.

Les hommes sont bien outrecuidants qu'ils croient aller toujours plus vite, plus haut, plus fort. Les âmes vont bien plus vite sans faire autant de bruit autour d'elles. Elles vont vite parce qu'elles ne se déplacent pas, elles sont lumière, fixe et éparse, un point et son infini. Elles vont à la vitesse de l'immobilité, de la lenteur et du rien. Elles sont parce qu'elles n'ont pas à être ni à faire.

Le toit de la clinique A. luit comme les plumes noires d'un canard mouillé qui fait sa toilette avec son bec.

2 novembre 2005

Pleurer, pleurer avec mes mots et les êtres qu'ils portent dans le creux de leurs lettres. Écrire pour ne plus avoir à parler. C'est la seule façon d'être en vie dans la mort. Le seul compromis. Partir de la vie pour être dans la mort, revenir de la mort pour être seulement en vie. C'est ce seulement qui m'est insupportable, invivable. Seulement en vie ou seulement en mort.

Chaque pied posé à terre est une douleur parce que mon être vrai ne comprend rien à la force d'attraction terrestre. C'est naturellement qu'ils marchent sur l'air comme dans mon rêve. Je sens le solide de l'air, il est plus sûr, plus tenant, enveloppant, rassurant. Mon corps et mon âme sont juste portés, heureux et libres d'être ensemble. L'air n'a pas de bruit, pas d'odeur, de pesanteur. Il est une présence, là et muet, derrière, devant, autour, il sait se taire et garder.

L'air n'est pas le vent, ni le souffle, il est l'absence permise, le retrait, la vie à côté, au bord. S'il est l'air de la vie, c'est parce qu'il a vu la mort, parce qu'il va et vient. Il fait le lien entre ce que je suis obligée d'être et ce que j'étais tout avant et serai tout après. Il n'y a pas de rupture entre l'air et moi. Rares sont les personnes de l'air. Arlette en fait partie, Laurence aussi, le Docteur B. sûrement.

L'air suffit à tout, à la musique, à l'écriture. Je suis sûre que Mozart ne compose plus, que Rimbaud n'écrit plus parce qu'ils avaient besoin de leur don, de leur génie pour trouver leur espace, leur infini, leur éternité, leur partout et nulle part.

Je voudrais ne plus avoir d'appétit, que manger ne suscite rien, que ce ne soit plus par privation ou par interdiction, mais parce que je n'en ai plus ni le désir, ni l'envie, ni le besoin, comme une petite mort de manger.

Je ne veux plus parler, juste être assise ou allongée à côté d'Arlette. Que vous aussi Docteur ne soyez que présence assise. Le silence tout nu. Assise à côté de maman et ne rien dire, comme si j'étais assise dans son ventre. Mes larmes qui font mes yeux tout rouges et comme aveugles me font respirer, me font descendre en moi, m'enrouler, elles me calment et me font lente, ralentie, reposée. N'être que larmes et lenteur, liquide fluide. Pas de gestes vifs, durs, acérés, pas d'impulsion, de compulsion, de convulsion. Juste le battement du chaud et doux liquide, comme un battement de cils réguliers.

15 h 10. Avec toi Arlette dans ma chambre. Je n'aurai jamais d'homme dans ma vie, j'entends d'homme qui est attiré sexuellement par les femmes. Je n'ai pas confiance en leur appétit sexuel, cela me dégoûte. Être malheureuse parce qu'on perd un ami cher ou une mère, un père, un frère, une sœur, un chien… un homme non. Tu me confies : « Le jour où j'ai décidé que je ne serai plus heureuse à cause d'un homme… » toi aussi donc tu as souffert de ton désir, du leur et tu ne veux plus. Moi j'aimerais bien avoir un ami homosexuel, un ami comme Fréderic Mitterrand ou Bertrand Delanoë. Les hommes à femmes ne m'intéressent pas, ni même les maris trompeurs. Je n'ai aucune affinité avec leur sensibilité, seulement avec mon ami Patrick.

3 novembre 2005

8 h 20. J'aime quand l'écriture me surprend et a envie d'écrire à six heures du matin. Elle n'empêche pas la boulimie, mais lui enlève quelque peu de sa force de conviction. Cela la rend plus petite, plus isolée, plus « je ne suis pas la seule à exister. » Théâtre, danse, yoga, terre n'empêcheront pas la mort. Ce ne sont pas des armes, car je dépose les armes. Je ne lutte plus. Je ne veux plus me forcer, ni dans ce que j'aime ni dans ce que je n'aime pas. Seulement rester dans mes limites, respecter leur libre arbitre. Moi je n'ai aucune volonté, je ne dirige rien.

Ne pas hurler de joie, ni de plaisir, ni de contentement de soi, ni donner un sens à quoi que ce soit. Ce qui a été écrit est là, il n'y a rien à en attendre de spécial. Plus on cherche à s'accrocher aux branches, plus elles craquent et vous laissent choir. Ne plus s'acharner, rien n'a d'importance ni de valeur. Ce qui est là n'est ni pour moi ni contre moi ni avec moi ni sans moi.

4 novembre 2005

Vivre pour moi, pour ma liberté ? Je ne sens aucune vie en moi. J'ai envie de partir, d'y aller enfin dans ce silence où l'on ne mange pas, le silence qui est un tout et donne la vraie lumière.

Pourtant il y a eu tes textos et les miens Arlette. Mais toujours ce « Ca ne suffit pas. » Je retrouve cet affreux état où je suis à demi morte de bouffer-vomir, de fatigue à pouvoir à peine écrire. Je ne veux pas de la vie même si je parais en vie. Dormir, dormir, ne plus revenir.

10 novembre 2005

Hier après-midi, je ne suis pas allée au théâtre à Récifs. Il paraît que Nicole a dit de moi : « Véro est créative, c'est une des voies par lesquelles elle s'en sortira. Il faut qu'elle crée ». Pourquoi cela ne me suffit-il pas ? Cette semaine je ne suis allée à aucun atelier. J'ai seulement fait des aménagements dans mon appart pour dégager de l'espace. Fin du séjour à la clinique A. Retour à l'appartement.

11 novembre 2005

Trois heures du matin. Je vous ai laissé un message Docteur ce soir en sortant de l'atelier de danse, juste pour vous dire comment ça s'était passé. J'ai aimé travailler « en solitaire » et décider au dernier moment d'y aller comme si c'était la dernière fois, comme si je n'allais rien en retirer. Vous savez que c'est l'atelier que je redoute le plus. Je ne suis pas à l'aise avec tous ces « danseurs », avec Nathalie C. non plus d'ailleurs.

Concert de Goran Bregovic. Je n'ai pensé qu'à ce que j'allais bouffer après en sortant. J'ai trouvé le concert long, je ne voyais que l'énorme pizza que Sandra avait mangée dans la voiture avant le concert, sans culpabilité, avec plaisir, avec gourmandise. Tout ce que je ne peux pas m'autoriser avec la bouffe.

Je craque un fric monstrueux dans la bouffe. Seul ce que vous dites Docteur compte, la boulimie est un mécanisme.

14 novembre 2005

Consulté mon médecin généraliste qui m'a mise en garde contre les risques de la potomanie. Je bois plusieurs litres par jour, eau, potage, jusqu'à dix litres, c'est grave. Elle me prescrit une échographie du rein et curieusement, savoir que je pourrais mourir d'un dysfonctionnement de cet organe me soulage. Savoir enfin de quoi je vais mourir. Je voudrais que l'on me dise que je vais mourir d'un problème organique et pas d'une ingestion massive de médicaments. Mourir d'une maladie pas en rapport avec la boulimie. Je serais plus douce avec la vie, plus prête à signer un pacte, un accord avec elle jusqu'à ma mort. Je vivrais « en harmonie » avec ma maladie à laquelle je ne serais pas soumise, mais contre laquelle je ne pourrais rien pour survivre. Une vraie maladie en quelque sorte, une maladie normale.

L'ennui prend le dessus sur tout, même à l'atelier terre.

Si j'étais malade, je ne le dirais qu'à Arlette et je vivrais normalement avec les autres. Ne rien dire à maman, juste profiter d'elle ce week-end. Je n'écrirai pas mon livre, je ne retravaillerai pas, je suis déjà partie. Cet état, cette certitude, ne m'ont pas quittée depuis que j'ai parlé avec Arlette avant de sortir de la clinique A. Elle sait que je ne choisirai jamais de guérir.

Je me fiche d'aller voir ces autres psys. Je resterai sur le vécu et sur le travail effectué avec le Docteur B. même si je sais que peu à peu nos consultations vont s'espacer. Tant pis d'autres choses s'espaceront... combien de temps faut-il vivre encore ?

5 h 10 du matin. Juste me serrer contre maman avant de partir et savoir qu'on a pu s'aimer, même pas longtemps. Je n'écris pas pour faire du sentimentalisme à deux sous de fin de nuit, de celle qui sait que de toute façon elle va vivre demain.
Il y a toujours en moi ce soulagement à dire : « Si je me comporte ainsi, c'est que je n'ai pas peur de mourir, de braver cette vie qui m'ENNUIE. » Je ne lâcherai jamais des yeux le « là-bas, le loin, le partir ».

15 novembre 2005

Docteur en entretien aujourd'hui, je vous ai montré des photos de famille, ma mère, mon père, mes frères et sœurs, de vieilles photos en noir et blanc. J'avais peur de vous les montrer, peur d'être trop envahissante. J'ai été surprise par votre question « Mais pourquoi ne les montreriez-vous pas ailleurs ? », sous-entendu à un autre psy. Non, c'est à vous que je veux montrer, seulement à vous. Je vous ai beaucoup parlé de mon week-end avec ma maman, elle et moi, moi et elle.

« Vous avez l'impression que vous pouvez l'avoir pour vous toute seule. » Oui Docteur, enfin. Juste avoir cette tendresse, cette chaleur « bonne nuit Véro », « Bonjour Véro » cette sécurité que je n'ai jamais pu avoir enfant, car elle n'avait pas le temps.

« Laisse tomber la colère », me dis-tu Arlette au téléphone ce soir.

Merci de m'avoir prise dans tes bras dans le hall de la clinique A. comme s'il n'y avait que toi et moi… et le Docteur B. qui a dû nous voir un peu…

Tu étais là Laurence aujourd'hui aussi. Vous étiez là tous les trois, nous deux et le Docteur B. pour mon entretien aujourd'hui. Comme c'est mignon Arlette quand toi et le Docteur B. vous faites un bisou pour vous dire bonjour. C'est si attendrissant.

Ne me laissez pas Docteur. J'aimerais tellement vous voir une fois par semaine à la clinique A., mais je sais que c'est non d'avance. Protocole oblige. Les patients que vous suivez à la clinique A. ne sont pas suivis par vous en psychothérapie à l'extérieur. Seulement une fois par mois.

J'aime la vie autant que la mort, la mort autant que la vie, la vie tenant la mort en vie, la mort tenant la vie pour morte. Elles se croisent, jouent entre elles. Ont-elles trouvé leur rôle ? La vie se changera-t-elle en mort et vice versa ? « Nos forces sont égales, on aura beau se battre toute la vie, aucune de nous deux ne pourra éliminer l'autre. » C'est une bribe du dialogue que je dois apprendre à l'atelier théâtre.

J'aimerais mourir d'une maladie bien normale aux yeux de tous. Une maladie dont on parlerait sans tabou. Une bonne et véritable maladie.

Foutez-moi la paix Docteur B. avec vos conseils de diététique équilibrée et de sagesse. « Il faut arrêter la boulimie, vous êtes en danger… » Je suis tellement sur le fil du rasoir, comment pourriez-vous comprendre cet état d'urgence, de déséquilibre précaire et permanent ?

17 novembre 2005

Trois heures et quart du matin. Je vous ai laissé un message sur votre répondeur Docteur, comme jeudi dernier après la danse. Juste pour vous dire à vous comme si j'étais encore à la clinique A. et que je pouvais vous raconter. Je vous ai remercié pour la confiance. J'ai oublié la continuité, ce pour quoi vous vous battez avec moi depuis le début. Aller contre ces ruptures même si la boulimie persiste. Je continue à aller à la danse malgré la trouille au ventre.

19 novembre 2005

7 h 30. Première gelée blanche, mon anniversaire approche et le froid avec. Hier soir nous nous sommes téléphoné maman, tu avais besoin d'être « cocoonée ». Tu étais seule dans ton lit, c'est bien le téléphone près du lit, n'est-ce pas ?!

1 h 30. Rester boulimique comme pour être sûre que je ne ferai jamais partie des autres ni de la vie, que je serai toujours au bord pour sauter.

24 novembre 2005

J'écoute du Mozart sur France Musique. Quand les deux voix des interprètes de Dom Juan se chevauchent, j'ai un flash de mouvement pour une danse que je serais incapable d'exécuter moi-même physiquement. Mais ces deux voix qui s'interpellent tantôt l'une dessus tantôt l'autre dessous tantôt de concert, ce serait superbe en danse.

25 novembre 2005

C'est mon anniversaire, j'ai quarante-trois ans.

Une demi-heure d'entretien avec vous Docteur aujourd'hui, mais ce fut si rapide. Vous êtes tout à fait sceptique quant aux séances d'hypnose que le Docteur B. me propose. Je n'ai pas la volonté ni le désir de lâcher prise donc ça ne peut pas marcher.

Remplir, vider, c'est comme épuiser le corps, le retaper, le remettre debout pour recommencer à lui faire mal.

26 novembre 2005

Deux heures du matin : vos mots Docteur : « besoin que vous avez de fasciner en décrivant une crise comme un phénomène plus fort que tout, d'une force dévastatrice à laquelle rien ni personne ne résisterait », « désacraliser la boulimie en ne lui accordant ni plus ni moins d'importance qu'autre chose. » Oui Docteur, mais elle est encore le plaisir des plaisirs par-dessus tout, le théâtre, la danse…

« Essayez de faire les choses doucement Véronique, petit à petit. Dépenser dix euros et cent euros pour une crise, c'est différent, parce que cela vous met dans une situation de dépendance par rapport à votre mère. » C'est vrai, plus je suis dévastée financièrement et plus je suis en colère contre elle, contre moi. « Désacraliser » ; c'est aussi calculer le budget, savoir combien d'argent je peux consacrer à la bouffe. Ne pas empêcher la crise, mais la rendre banale par l'argent qui lui est accordé. Ce processus de désacralisation pourrait avoir un symbole libérateur. Mais j'ai du mal avec cette notion et surtout avec sa mise en application.

Il a neigé aujourd'hui, normal c'était mon anniversaire hier et je suis une enfant du froid !

27 novembre 2005

8 h. L'écriture est une fulgurance, une percée-vérance, une irrévérence. C'est de la pêche à la ligne, de la pêche aux mots. Les bonnes

pêches sont très matinales, solitaires, musicales, lyriques, silencieuses, du dehors, pour mieux entendre ce qui arrive du dedans. Le dedans est un lac, une rivière, il est eau, le dehors silence. Les mots qui bouillonnent et se frottent ne font pas de bruit, comme les poissons dans l'eau.

Deuxième week-end de théâtre. Il s'est bien passé. Au début c'est toujours facile. J'ai fermé l'atelier théâtre avec toi le soir Nicole. Beau petit moment de complicité. Merci pour toi, pour tout.

1er décembre 2005

13 h 45. Désacraliser la boulimie, ce serait en être guérie déjà un peu, Docteur. Parfois j'y parviens. Ce que je mange et l'importance que j'y attache sont moins omnipotents, j'investis moins de choses, moins d'argent notamment.

Ne pas avoir autant envie de mourir comme ces jours-ci par exemple, ne pas pouvoir me réfugier dans cet abandon, cette douceur de la mort possible, imminente, souhaitée, attendue, criée, revendiquée n'est pas un soulagement, un signe de mieux aller. Non, c'est une souffrance. Il est plus confortable, plus vivable de se dire que mourir est inéluctable. C'est comme une fuite légitime. Comme si cette mort m'était refusée, réservée à ceux qui n'en veulent pas, qui se battent contre pour la vie. Où est mon refuge à moi, plus de boulimie, plus de mort, alors quoi ? Je souhaite que cette mort, cette envie reviennent.

Maman, tu es si froide, si en recul quand je t'appelle, quand je pleure pour te dire que c'est dur là, en ce moment. Comme si tu ne voulais pas entendre parler de boulimie, comme si tu me refusais ces câlins, cette douceur, cette affection apaisante que j'attends de toi. Parce que tu es une mère et que je suis en droit d'attendre. Peut-être ne le peux-tu pas ? Au fond préfères-tu peut-être m'entendre dire que j'ai des problèmes de fric plutôt que de boulimie.

« Et pourquoi ça ne va pas ? Mais parle si tu veux parler... » Tu me glaces. Je me sens mal et redevable pendant toute la conversation, tu as hâte que je raccroche, car « Tu vas avoir une note salée de téléphone. » Tu as fait ton devoir : mettre de l'argent sur le compte, chèque de l'EDF, monnaie dans l'enveloppe, timbres, loyer. Que puis-je te reprocher ? Tu es une « bonne » mère, mais tu oublies l'essentiel : la parole qui rassure, la chaleur dans la voix et le corps. Je ne sens pas cette chaleur ni celle du ventre ni celle des bras. Elle ne s'est même pas éteinte, elle n'a jamais brûlé. Même pas l'espoir de raviver la braise. Oui Docteur vous avez raison : « L'importance financière, j'insiste, que vous accordez à la boulimie, vous rend dépendante du regard de votre mère. »

14 h. Le téléphone sonne. C'est vous Docteur, vous avez la possibilité de me recevoir demain à dix heures à votre cabinet « pour reparler de tout ça. » Merci Docteur.

Pourquoi ai-je toujours cette conviction que toi, maman, tu ne m'aimeras jamais autant que moi je peux t'aimer ? C'est le deuil que j'ai à faire de cette perpétuelle attente d'amour inconditionnel. Je suis encore et toujours soit dans la fusion soit dans la scission.

Je n'aurais pas dû t'appeler ce matin, mais en parler directement au Docteur B. Lui seul peut me comprendre, m'écouter sans me juger, parce que c'est son métier. Dans mes moments de colère, je me dis qu'un jour je te forcerai à le rencontrer, comme une mise au pied du mur. Je n'ai pas envie de te câliner ni de t'aimer aujourd'hui. Ton amour n'est jamais acquis. Pourtant l'amour maternel, le premier, l'entier est celui du « à jamais », du « quoi qu'il arrive », du « autant aujourd'hui qu'hier. » Je n'ai pas envie d'aller te voir ce week-end. Je ne veux pas que tu me paies ma retraite spirituelle chez les Cisterciens à Noël. Mets plutôt de l'argent de côté pour payer le loyer. Tu vois où nous en sommes.

2 décembre 2005

Entretien avec vous Docteur de 10 h 30 à 11 h.

Docteur, si je propose des choses aux autres comme en danse ou en théâtre par exemple, si je leur donne, si je leur offre, c'est prendre le risque en retour qu'ils puissent bien le prendre, le retenir, le trouver intéressant pour eux, pour le groupe, pour la chorégraphie. Dans le processus de recherche et de création du mouvement, il est dur pour moi de mémoriser mes propres mouvements et ceux des autres, les enchaînements. C'est une véritable épreuve que je n'arrive pas à surmonter et qui m'angoisse. Je suis censée proposer à l'autre quelque chose de moi et je n'ai rien retenu de ce que j'ai créé personnellement, du moins pas avec ma tête, avec mon corps non plus d'ailleurs. Du coup, je ne trouve rien à dire aux autres ni avec les mots ni avec le corps. Je n'ai pas la mémoire du corps, c'est terrible. Il est tellement habitué à servir à autre chose, à bouffer et à forcer essentiellement. C'est dur de faire les gestes des autres, je les rejette, car je ne veux pas les assimiler, j'en ai peur, car je ne les maîtrise pas. Je n'accepte pas de recopier dans un premier temps, car ça ne vient pas de moi, je ne veux rien prendre de l'autre, ne pas l'écouter (vous avez parlé d'autisme ce matin Docteur). Or je sais que l'on peut prendre de l'autre, copier, faire comme lui, puis ensuite s'approprier le mouvement et jouer avec en toute liberté. Mais je refuse de passer par cette phase d'assimilation.

Au théâtre, je peux utiliser ce qu'il y a de négatif dans la boulimie par le truchement de ma bouche. Dans un exercice de chant, à un moment, mes sons sont partis dans une déformation de la bouche et ma partenaire m'a suivie. Cela l'a inspirée, elle s'est servie de ma proposition pour me donner la réplique en imitant ma voix et mes sons. En terre, je travaille aussi beaucoup autour des bouches. Mes premières bouches étaient béantes, ouvertes, énormes.

Deux heures et demie du matin. Je suis cassée, vermoulue.

Ce matin Docteur, vous avez envie de parler en anglais ! À propos de Winnicott vous m'avez dit : « Vous avez lu Winnicott… il parle de la mère good enough » et puis à la fin de l'entretien : « Bien. Les choses bougent, vous voyez Véronique. Work in progress. » En me serrant la main, vous avez l'air d'un petit garçon tout content de lui. Vous avez parfois cet air effectivement. Vous êtes si gentil, si simple comme dit Laurence de vous, si intelligemment psy.

Vu le spectacle de Jan Fabre *L'histoire des larmes*. Pas mal, mais pas assez de danse et trop d'accessoires. J'ai particulièrement aimé une danseuse, sa douce tonicité, son élan, sa force gracieuse, sa détermination, sa présence dans son corps et sur scène. Il y avait trop de dialogues d'autre part. Parfois on se fait toute une histoire avec un spectacle, TNT, Jan Fabre, Avignon… et puis on est un peu déçu.

C'est dur Docteur de ne vous voir qu'une fois par semaine, alors comment vais-je être quand il va falloir m'adapter au rythme mensuel ? Je n'ose même pas y penser. À propos de la danse et du fait de répéter ensemble les mouvements tout en se les appropriant, vous m'avez parlé d'un spectacle de Pina Bausch que vous avez vu : chacun des danseurs fait le même geste ensemble avec les autres, mais chacun garde son individualité.

8 décembre 2005

11 h 15. Manger pour arrêter cette insupportable vie. Ce matin, il y a cette envie de partir qui revient. Arrêter la vie ne fut ce que pour deux heures, le temps d'une crise.

Cette semaine, ma seule activité : l'atelier théâtre avec Nicole le jeudi soir — parce que c'est Nicole. J'ai zappé la danse. Je n'aime pas cette prof. J'aime beaucoup danser, mais pas devant elle.

Minuit. Je dis merde à la vie. Il n'y a pas de plus grande obligation que celle d'avoir à vivre. Je ne désire pas une autre destination que celle que j'échafaude chaque jour en bouffant et en vomissant. Je mourrai de l'intérieur pas d'un cancer ou du VIH. Je suis déchirée entre la douceur de la vie simple et primitive, la douceur du ventre et la dureté, l'âpreté, l'insupportabilité de cet après.

Depuis ce matin je sens s'éteindre à nouveau la vie. Cela arrive un matin comme ça. L'envie d'être seule, toute seule, de bouffer et vomir, de ne pas aller au théâtre, rien faire de ce qui me retient encore un peu quand la vie est tolérable. Depuis ce matin, c'est le non-goût, pas même le dégoût, l'absence de goût. Qu'elle arrive enfin cette petite mort toute douce. J'ai quarante-trois ans, elle ne serait pas incongrue.

Non Laurence, la peur d'éteindre la lumière le soir au point d'aller encore fouiner dans le frigo n'est pas une angoisse de mourir, c'est la peur du lendemain. Encore un lendemain à venir et que je ne peux empêcher d'être. Cette atroce répétition à vivre.

10 décembre 2005

Merde à tout, merde au théâtre (navrée Nicole), merde à la danse, à la vie, au combat. Merde à demain. Aucun plaisir à jouer aujourd'hui, aucun plaisir à faire des efforts. À quoi sert cette mascarade ? J'ai fait une crise, pourquoi ne pas en faire une autre ? Mais demain il faut être au théâtre à dix heures, et ce, pour tout le week-end. L'horreur. Travailler pour avoir une récompense, moi ça me donne envie de crever. Les autres, ça leur donne envie de vivre. Quand je vivais à la clinique A., je faisais tout pour le Docteur B. Le faire pour moi, ça ne m'intéresse pas. Ce n'est pas assez porteur, stimulant. Je me sens moche, vieille, laide, seule, dure, tendue. Je n'ai même pas envie de douceur ni de câlin.

12 décembre 2005

14 h 30. Avant d'aller au rendez-vous avec le Docteur B. à la clinique A. Compte-rendu du week-end de théâtre désastreux.

Lors de l'exercice de la voix, mon groupe commence toujours trop tôt. Nicole fait remarquer que je ne laisse pas les autres développer, que j'interviens trop souvent, que je commence trop fort avec ma voix. Au deuxième exercice de la voix, du coup, je me suis retenue, contrôlée, censurée, mon imagination était complètement bloquée. Autre exercice : l'orchestre et la danseuse. Le groupe joue à l'orchestre et une personne improvise une danse. « Véronique, écoute les autres », me dit Nicole ! À la pause de midi, je dis à Nicole que je suis en total désaccord avec tout ce qu'elle propose contrairement à d'habitude, espérant que ma colère va se désamorcer.

L'après-midi ne s'annonce guère mieux : lecture des textes. Réflexion de Nicole quand j'interviens dans l'exercice : « C'est dommage, c'était bien parti, mais Véronique ne sait pas son texte, alors on perd tout le rythme ». Le coup de grâce ! Car je suis suffisamment déjà bloquée par le texte que je ne récite pas assez vite.

Mes différentes tentatives d'intervention d'impro pendant le cabaret : « Véronique, là, vous voyez, ça ne va pas ce qu'elle fait, c'est trop long, c'est lourd, ça prend trop de temps et de place, on ne comprend pas ce qu'elle veut faire ».

Bref, Nicole semble refuser, rejeter tout ce qui vient de moi. Je la sens étrangère, distante, plus occupée du groupe (nous sommes vingt-quatre) que de moi, ce que je ne supporte pas bien sûr. Aucun signe d'encouragement envers moi, aucun regard ni sourire, aucune complicité. J'en viens à la haïr.

Je ne suis plus la Véronique de Nicole, protégée entourée, choyée. Je n'existe plus, je ne vaux rien, mes moyens sont annihilés. Je n'ai pris aucun plaisir à être là avec elle et les autres. Colère, violence, répression, refoulement, régression. Il ne faut pas perturber le groupe, on n'est pas en clinique ici ni dans un théâtre à visée thérapeutique. Il faudrait s'adapter et je n'y parviens pas. Une Nicole comme je ne la connaissais pas. On ne peut se fier à personne, les gens changent et oublient, ne sont pas fidèles, fiables, sécurisants, protecteurs, d'égale humeur. Toute cette journée de samedi, j'ai senti son regard négatif sur moi, c'est subjectif bien sûr, mais j'étais mal à l'aise et en colère de sa mauvaise humeur à elle. Elle peut donc être énervée, impatiente, cinglante. Jamais je ne l'avais vue ainsi et cela m'a fait très mal et je me suis fait très mal. Je lui ai offert des fleurs, mais quelque chose était cassé, il manquait l'émotion des autres fois. À l'évocation de ces événements en entretien avec vous Docteur, vous me dites : « Heureusement que Nicole est normale. » Qu'elle a ses humeurs, comme tout un chacun !

Non Docteur, la boulimie n'a pas été un simple rituel cette semaine. Grosse crise envahissante, onéreuse. Fantasmes sur des aliments et des endroits où je n'avais jamais acheté de bouffe auparavant.

La peur de la dépendance par rapport à maman n'a pas marché. J'ai dépensé sans compter, sans penser que j'aurais à nouveau à lui demander de l'argent. J'avais tellement cette idée de mourir que toutes les folies étaient permises.

Le plus douloureux Docteur reste le fait de ne plus vous voir au jour le jour pour expliquer, raconter, dédramatiser point par point les situations difficiles, c'est ce qui m'ôte toute motivation toute force pour lutter contre les compulsions. Les séjours à la clinique A. n'ont-ils pas été probants quant à cette contention du symptôme ? Donc c'est bien là la preuve que pouvoir traiter de mes difficultés le plus souvent possible m'aide et me motive, donne un sens au combat, à la vie.

Il ne sera jamais possible de vous voir deux fois par semaine comme dans le cadre d'une psychothérapie. Je ne suis pas en psychothérapie avec vous, vous me l'avez dit maintes fois. Alors je me durcis, je me caparaçonne, je m'enferme.

Aucun pleur, aucune tristesse, il faut que rien ne me touche. J'ai constamment envie de bouffer même au moment où je vous parle en vous écrivant. J'abandonne toutes les activités même le modelage chez moi. À quoi bon sans vous ?

Si mes règles sont revenues, ce n'est pas parce que je vais mieux. C'est parce que j'ai repris un peu de poids à cause de la fréquence accrue des crises. Je n'élimine pas tout en vomissant. Je me fous du cinéma, des expos, des livres, des gens que je connais. Je suis dure, aigrie, en colère, violente, fatiguée, bouffie, vieillie.

16 décembre 2005

Je me lève et j'ai envie de sombrer dans le sommeil à nouveau. La bouffe me harcèle, je dépense des sommes folles. Noir ce que je dis ? Non. C'est de ne pas pouvoir choisir ce noir qui est noir, déprimant, insupportable. Grappiller un peu de mort tous les jours, l'attraper, la rattraper, mais où est-elle ? Devant, derrière, devant derrière, de l'envers à l'envers de moi. Oui c'est cela, si on me retournait comme un vêtement, on verrait toutes les coutures, les blessures, les plaies. Je ne veux pas des autres, je ne veux pas de leur vie débordante.

19 décembre 2005

Hier soir on a regardé « Danse » sur Arte avec maman, c'était *Le sacre du printemps* revisité par quatre chorégraphes différents : Marie-Claude Pietragalla, la compagnie de Pina Bausch, un chorégraphe japonais et enfin, un solo d'un danseur en tutu, enfin façon tutu. À la télé il manque l'émotion, le vif la chair. C'est dur de rentrer dans le corps du danseur, de sentir son propre corps en émoi. Je n'ai pas accompagné les danseurs comme je peux le faire quand je regarde des spectacles en live, quand je suis présente aux corps.

23 décembre 2005

Samedi 17, dimanche 18, lundi 19, mardi 20, mercredi 21, jeudi 22 (jusqu'à midi) quelques jours de quiétude au rythme régulier et régulé par maman. Coucher tôt, lever sept heures, déjeuner 12 h 30, dîner vers 19 h 30. Pas de souci de préparation des repas, maman assure bien, repas tranquilles, calme dans la maison. Le soir, un moment avec maman dans son lit, maman qui lit le guide vert de la Provence, c'est sa façon à elle de voyager avant de s'endormir !

Petites sorties en ville, petits achats avec beaucoup de plaisir, ce qui est rare avec maman, elle qui « compte » tout le temps, surtout depuis que papa est mort. S'acheter des petites choses comme ça, inutiles, pour rien, juste pour le plaisir. Il fait très froid, beau et sec. Il gèle à -10 °C, les arbres sont tout givrés, c'est beau. Maman me cuisine mes « molettes » le soir (omelettes accommodées de différentes manières). J'ai envie d'une soupe au potiron avec de la crème et là voilà qui m'épluche une citrouille de 10 kg, la cocotte déborde !

J'écoute *Les noces de Figaro* enregistrées par Laurence ou France Musique dès sept heures du matin. On ne regarde pas la télé à midi, seulement un peu le soir sans conviction. Pendant que maman tricote je lui lis des passages de la Bible, Job, les prophètes, les Philistins... j'ai besoin qu'elle voie, qu'elle écoute, qu'elle pose un regard et une oreille sur ce que je fais. Je lui ai fait une petite terre, elle a aimé, du moins me l'a-t-elle dit, car j'ai toujours des doutes quant à mes capacités créatrices à ses yeux. Marie, elle, n'avait rien à prouver, elle faisait et maman était en admiration. Avec moi c'est pas gagné d'avance !

Hier jeudi je suis rentrée à Toulouse pour aller au théâtre et n'y suis pas allée. J'en ai rêvé la nuit, Nicole me disait : « Il faut choisir, veux-tu t'en sortir par le théâtre ou non ? »

On a fait une balade dans la campagne avec maman. Elle soufflait un peu, mais elle tient le rythme. Le soir au lit j'ai lu quelques pages de Daudet en fumant ma cigarette. Pourquoi écrire ça ? Peut-être parce que je n'ai pas eu de temps avec papa, qu'il est vite parti et que je veux éviter cela avec maman. Quand elle ne sera plus dans la maison, elle appartiendra à mon frère aîné. Pourquoi y viendrais-je ? Je ne serai plus chez moi.

26 décembre 2005

Ici dans cette chambre monacale, dans cette abbaye, un silence aussi lourd, aussi plein, aussi aérien et transcendantal que le vol de cet oiseau, là dans le grand ciel tout gris derrière la baie vitrée. Vol silencieux des oiseaux derrière les fenêtres fermées de l'hiver. Deux oiseaux, deux bruits de silence, deux sons de silence, deux sonorités, deux notes de ce précieux silence. Comment emporter cette partition rassurante hors d'ici quand il fait bruyant dehors ou dedans... ?

C'est la voix humaine qui fait le plus de bruit, celle qui me dérange le plus. Ici on est assuré du silence, nul besoin de le demander. Il est là, posé, enveloppant, épais, sans pour autant étouffer. Le silence s'écoute, si on ne l'écoute pas on ne l'entend pas. Et quand on l'entend, il fait des ondes douces dans la tête là, derrière le front plissé et tendu, derrière les yeux fatigués, la tête endormie, ensommeillée par les gouttes rouges de la nuit. Je ne vais pas à l'office de 11 heures parce que les autres les « malgré tout bruyants », les parlants y sont. Je reste dans ma chambre, le silence n'est qu'à moi. Nulle porte, nulle clé, nul pas dans le couloir ou dans les escaliers, j'écris le silence. Pourquoi ne nourrit-il pas encore assez, pourquoi vais-je encore sans cesse ailleurs sur les bateaux de la pensée, pourquoi ne pas rester ou revenir vite sur la rive du fleuve et juste... regarder, parce que je fais encore trop de bruit.

Dans le silence il n'y a ni terre ni ciel, ni haut ni bas, ni ici ni ailleurs, ni tout ni rien, ni avant ni après. Il y a du vide plein et non rempli. Il y a du solide impalpable, de l'uni tout en nuances, de l'éternel dans l'instant, de l'immobile qui n'a rien de figé, de l'in-and-outside. On ne sait si c'est le silence qui est autour, ou soi qui l'entoure et l'étreint sans toutefois le retenir. Il se retient tout seul, il s'étale, s'allonge, s'étire, se répand, se replie, se détend, se love et se coule, se ramasse, se refait et se défait sans cesse dans un cri d'oiseau, un grincement de porte, un craquement de parquet. Il ruisselle ou bien il bruine, il piaille ou bien roucoule, il entre par un bâillement, bouche grande ouverte, bras étendus. Il est entre chacun de mes mots. Puis il est dans mes mots quand je relis dans ma tête. Alors je l'entends dedans et dehors. C'est un sac et un ressac perpétuel du silence de mes mots au silence immense couleur de ciel.

8 janvier 2006

Patrick a passé l'après-midi avec moi, il est resté pour dîner. Personne n'est jamais invité chez moi, il est le seul.

J'ai peut-être trouvé une nouvelle idée pour mon personnage de cabaret à l'atelier théâtre. C'est une personne toute en plumes, il ne lui manque qu'une plume. Il est prêt à se perdre dans la boisson. Puis il fait s'envoler la plume plantée dans le goulot de la bouteille avec la bouche (une bouche qui sait faire autre chose que de bouffer et de vomir) et il est émerveillé par cette plume qu'il n'aurait jamais vue aussi belle. Elle change sa vie. Il l'accroche à son cœur, délaisse la bouteille et sort de scène heureux.

13 janvier 2006

J'ai hâte de vous revoir Docteur. Tant de choses à vous dire et si peu de temps. Il ne faut pas attendre quinze autres jours à me revoir, je vous en prie.

14 janvier 2006

Je vais à cette deuxième journée de week-end théâtre parce que je l'ai promis à Nicole. Et mourir après, ne pas avoir à se sentir parmi « eux » dans leur univers, dans leur sourire, dans leur attachement à la vie. Pas envie d'aller ensemble avec eux à la pièce de théâtre, ce soir. Rejet du théâtre, de tout aujourd'hui ce soir. Dormir jusqu'à toujours. Que jamais demain n'arrive.

Insupportable de s'endormir, de se laisser aller au sommeil qui est comme de la paix de nuit pour voir un demain qui ne sera qu'un lent demain interminable tel une vie qui n'en finit pas.

Le plus terrible est de ne pas pouvoir mourir après chaque chose à faire, de la traverser et d'en ressortir encore vivante.

18 janvier 2006

Minuit vingt-cinq. Vous m'avez gardée quarante bonnes minutes en entretien ce matin Docteur. D'emblée j'ai senti votre douceur, votre chaleur dans la voix, cette paix qui coule en moi dès que je vous vois, nous avons parlé du spectacle du CDC que vous n'avez pas du tout aimé. « C'est mon avis personnel, mais ce que l'artiste propose n'est pas intéressant » et vous m'avez raconté une anecdote : « Un jour je me suis permis d'écrire sur le livre à la suite d'un spectacle alors que je ne fais jamais cela, pour dire que je ne comprenais pas pourquoi de tels spectacles étaient subventionnés. » Je retrouve là votre droiture, votre loyauté, votre rapport sain à l'argent, votre simplicité, votre grande classe et votre rapport simple et juste aux choses et aux gens. Je discuterais des heures avec vous Docteur. J'ai pleuré beaucoup cet après-midi. Je sais que vous avez lu ma lettre, je vous l'ai demandé, merci de tout cœur.

Désormais nous allons nous voir toutes les trois semaines. « C'est dur », vous ai-je dit alors que vous serriez fermement ma main comme si vous me disiez : « N'ayez pas peur Véronique, je suis là quand même ». En tout cas c'est ce que je veux croire. Et pouvoir vous écrire un peu tous les jours pour vous dire à vous ce que personne ne peut entendre comme vous le faites. Merci de m'accompagner Docteur. Vous seul savez m'expliquer pourquoi je maintiens ce rituel de la boulimie le soir « comme pour faire passer toutes les autres émotions ou tout ce que vous vivez dans votre relationnel par le filtre de la boulimie, pour aller vérifier si ce que vous faites par ailleurs est aussi bon que l'acte de manger, de souffrir certes aussi, mais d'avoir encore ce plaisir pour vous et à vous seule. »

Je vous ai dit que j'avais du mal à faire des activités seule chez moi comme le modelage, des activités artistiques j'entends. « Oui, ce serait même vous mettre en danger, car si vous êtes confrontée à une émotion que vous ne pouvez pas soumettre au regard des autres, vous n'arriverez pas à la gérer, à la dépasser ».

J'hésite à abandonner complètement le théâtre. « Qu'y a-t-il de honteux à être débutant ? », m'avez-vous demandé ce matin. Vous relativisez, dédramatisez, positivez chaque élément. Pour vous, il y a toujours quelque chose d'intéressant à retenir d'une réaction ou d'une émotion.

Je vous explique une fois encore mon angoisse par rapport à la notion de travail, à cette peur de m'engager et de fournir le travail adéquat pour atteindre un but, peur que les autres comptent sur moi, peur de ne pas pouvoir disparaître, fuir.

Je vous ai apporté une petite statue faite à Noël, « on retrouve toujours cette idée de faire deux choses en une. » Débordé vous trouvez un peu de temps pour la regarder. Vous êtes un très bon psychiatre Docteur, j'ai confiance en vous, peut-être un jour qui sait ce rituel boulimique (pas la boulimie dans sa profondeur enfin je ne crois pas) deviendra-t-il insignifiant ?

Quand je partage mon amour de la danse avec vous Docteur, ce n'est pas de l'amour, c'est de la confiance, de la douceur, de la complicité thérapeutique, humaine et donc porteuse et efficace. Quand j'y repense seule après, ça me fait pleurer et pleurer.

28 janvier 2006

9 h 15. J'ouvre le volet. Il a enfin neigé. La neige est encore toute propre et toute belle et elle glisse de biais jusqu'à terre, finement, dans un silence qu'elle seule sait faire.

1er mars 2006

Comme chaque fois que je vous vois Docteur en consultation, je pleure. C'était court, aujourd'hui trente minutes. Dans trois semaines nous déciderons ensemble de ma réhospitalisation à la clinique A. J'ai pleuré beaucoup aussi cet après-midi. J'ai fait un peu de terre, j'ai repris une forme que j'avais commencée… C'est une femme au crâne lisse, son visage souffre, il est penché en arrière, son bras gauche se termine par un pied qui est son seul appui au sol. Elle est agenouillée, son bras droit est tranché et droit. Tout son corps souffre. Elle doit tenir ainsi dans cette posture et c'est dur pour elle. Je vous ai écrit Docteur. Vous êtes la seule personne qui me donne encore envie de rester en vie. Quand je suis face à vous, je ne sens pas le transfert amoureux, je me sens juste en sécurité. J'ai juste envie de pleurer. Je ne vous ai presque rien dit de mes états d'âme sombres, rien dit de ces longues journées sans s'habiller à bouffer et à dormir.

Reprenez-moi à la clinique A. Docteur parce que là, je n'y arrive plus. Laissez-moi revenir pour pleurer, pour vous parler tous les jours, sentir votre présence même si vous n'êtes pas là. Je donnerais tout pour y vivre, pour être auprès de vous. Je ne veux pas rentrer à la clinique avec ces kilos que j'ai repris. La clinique A., c'est être mince.

Écrire c'est un peu comme vous parler, ça aide à pleurer.

Ce n'est ni de ma mère ni de mon père dont j'ai besoin, c'est de vous, eux c'est trop tard. Docteur, je vous assure que pour soigner cette saleté de maladie, il faudrait des années à la clinique. Cela m'aiderait à vivre, j'en suis sûre, tant que vous m'accompagnez bien sûr.

2 mars 2006

J'ai rêvé de vous, Docteur. Ce n'était pas un rêve amoureux ni érotique, plutôt amusant. Quand je vous ai vu à la consultation, toute mon appréhension par rapport au fait d'avoir rêvé de vous a disparu. Je vous vois en chair et en os bien humain et je suis bien avec vous, il n'y a pas l'ombre d'un malaise. Tout en confiance, un dialogue sans ambiguïté, sans fantasme, sans idolâtrie. Plus de fauteuil ! Quand je dis que je vous aime beaucoup, que je suis en confiance et en sécurité avec vous, c'est uniquement parce que vous me manquez tellement tous les jours depuis quatre mois.

J'ai écrit à Nadine (mon hôtelière préférée à la clinique, mon autre maman), à Laurence et à Arlette. Je suis contente de l'avoir fait puisque je n'ai pas la force d'aller les voir à la clinique A.

5 mars 2006

Je hais mon corps qui a grossi. Un an qu'il n'avait pas repris de poids. Je le déteste, je me déteste dans ses formes. Je pensais avoir regrossi à Noël, mais non, je faisais toujours mon petit 36. Là, c'est passé au 38 bien serré, je ne supporte pas, jamais je ne m'y ferai. J'ai envie de passer dans une machine qui m'aplatisse, qui m'engloutisse.

7 mars 2006

2 h 30 du matin. L'an dernier j'étais à la clinique A., j'étais bien. De grosses colères sont sorties quand tu es mort papa et puis j'étais loin de vous, ma famille, le seul endroit où je puisse être. Les heures tardives auxquelles j'écris témoignent d'une intense boulimie suivie de vomissements jusqu'à l'heure de dormir, c'est-à-dire à l'aube.

8 mars 2006

2 h du matin. Hubert Thiéfaine a dit dans une émission qu'il n'aimait pas la vie. Il se lève tous les matins bien sûr, mais vivre ne le met pas dans un état de bonheur. Entre bonheur et liberté, il choisit liberté. « Je ne peux pas être heureux parce que je suis sûrement trop lucide ».

Moi je ne vis pas aujourd'hui. Je suis déjà arrivée à demain et je ne m'en réjouis pas. Le bonheur, c'est ce truc qu'ils veulent tous les autres et comme la cassette d'Harpagon, ils tremblent à l'idée de se la voir dérober. Je ne peux même pas choisir entre liberté et bonheur, car ma dépendance à la bouffe m'ôte ce choix. Ce livre sur la boulimie, s'il existe un jour, il sera dur, sans concessions pour personne, âmes sensibles s'abstenir. Que du vécu, du vomi, des odeurs, des douleurs, des ombres, des Véro que personne ne connaît, pas même vous Docteur. La bouche pleine, l'estomac distendu, le sommeil d'épuisement après un lavage d'estomac, une télé qui parle toute seule.

Seule pour ne parler à personne, ne pas me frotter à leurs vies, à leur quête du bien-être, du plaisir, du confort du corps et de l'esprit que l'on décide de dorloter enfin. Faites ! Sans moi ! Mon cri de guerre : je n'ai pas envie, je ne veux pas de ce bien-être.

Le problème n'est pas tant mon enfermement et mon repli que ma dépendance à la bouffe qui entrave tout, contrôle tout. Ce livre ne sera qu'un récit de ce que je suis devenue, j'ai quarante-trois ans et je vais mourir d'épuisement si je n'arrête pas cette drogue. On écrit toujours cela le soir quand on sait que demain on pourra s'autoriser à recommencer, terrible constat ! Je ne lis plus parce que les mots des autres me sont indifférents, seuls les mots boulimie, poids, vomissement, lavage, gavage, douleur, bouffe me sont familiers. C'est mon dictionnaire à moi, j'en tourne les pages et je n'y apprends plus rien.

Désordre, nuit et jour à l'envers, ne pas rencontrer le dehors, le bonheur ou le malheur du dehors, rester en dedans. Ne pas faire parce que l'on sait qu'on pourrait le faire.

9 mars 2006

Une heure du matin. En vomissant, je me disais la phrase suivante dans ma tête : comment écrire ce récit pour expliquer, pour leur montrer la boulimie, la mienne, alors que je suis si mal dans ce corps en ce moment, que je le fuis et le nie par tous les moyens ? Écrire c'est comme le regarder dans un miroir, c'est insupportable et inévitable. Pas écrire, juste raconter, dire comme si j'écrivais dans mes cahiers, des cahiers que je donnerais à lire à d'autres. Quand je suis mince et maigre, il n'y a plus cette nécessité vitale, ce combat entre la vie et la mort qui passe par l'écriture. L'écriture prend d'autres chemins, parle peu de la boulimie, là je sais qu'il faut d'abord écrire l'enfer, celui que je vis ici sur Terre pour ne pas avoir à le vivre après. Écrire en les prévenant que mon récit ne sera pas un devoir, un combat pour aller mieux, mais juste un moyen de réparer des injustices, des fautes, des erreurs et des méprises grossières quant à cette maladie grave. Ne rien oublier du comportement obsessionnel, des rituels, du début, de l'évolution, de l'état actuel des vomissements, de l'argent, de l'enfermement, de la dégradation physique, de la déchéance, de la bonne ou mauvaise mine que l'on offre au monde, du mensonge, du vol, des nuits jusqu'à deux heures du matin à vomir pour ne pas avoir à vivre le matin. Les levers à midi, le lit et la bouffe devant des programmes TV débilitants, entre paupières lourdes et mots fléchés, dos meurtri et estomac rempli. Tout laver, ne pas laisser d'empreinte, de gras, de miettes, tout ranger puis écouter le Requiem de Mozart, celui de Laurence et pleurer, un peu, nettoyer, purifier, corps sale, grossi, engraissé, encellulité, ramolli, fatigué, harassé, et puis te dire à toi ma mère ce que je fais ici dans mon studio que tu paies. RIEN. Bouffer, vomir, me vautrer. Tu sais que je peux te tuer avec mes mots, tu ne mourras pas, mais moi je te tuerai.

Je serai la seule à avoir jamais dit comment je vomis, comment j'ai perfectionné la technique, comment elle a pris de l'emprise sur ma vie émotionnelle, physique, psychique, mentale, un ravage.

Dans la nuit. Non, une boulimique ne se vautre pas dans la rue au vu et au su de tout le monde comme une toxico ou une alcoolo. Elle est seule chez elle, elle se salit et s'empiffre en face de la télé qui ne la regarde pas. Ce soir elle se couchera à quatre heures et demie du matin, car elle est sortie en pleine nuit acheter de la bouffe pour une ultime crise. Trente-six euros de bouffe avalés en une heure et vomis en autant de temps. Elle dormira jusqu'à 14 h 30 probablement quand le reste du monde a déjà déjeuné et pense au week-end.

Aucun état d'âme, aucune tristesse, la boulimie n'aime guère la tristesse, elle aime le leurre, le mensonge, l'illusion. J'ai quarante-trois ans, on meurt d'anorexie, meurt-on de boulimie ? Dans quel état est-ce tout cela à l'intérieur ? L'œsophage, l'estomac, le squelette tout déséquilibré et douloureux, les tensions musculaires atroces, les sciatiques iliaques lombaires à répétition, les maux de tête, de mâchoires, la gauche surtout, puisque je mâche essentiellement à gauche, les parotidites, les gencives enflammées malgré une dentition refaite entièrement en 2003 (19 800 euros) à cause d'un risque de septicémie due à des caries, des dents devenues tellement sensibles que c'était une torture de manger. À quoi va me servir cette superbe dentition en céramique si je suis incinérée ? J'aurais dû garder l'argent pour mon avenir. L'avenir d'une boulimique : lever, petit déjeuner normal quand elle y parvient, puis attente de deux ou trois heures avant la tenue de combat (vêtements spéciaux boulimie), chariot à provision, supermarché, entre cinq à six kilos de bouffe, puis deux heures de crise non-stop, tout ranger, le bordel sur le lit, oui c'est toujours sur le lit que ça se passe, les détritus, les trucs qui restent à manger parce que l'estomac n'a pas pu tout ingurgiter, secouer la « nappe à boulimie » tachée, tout ranger dans le chariot à provision, faire la vaisselle, tout nettoyer, même la télécommande grasse, le bouton de la télé, partout où mes sales pattes ont pu toucher.

Ensuite dans le placard réservé à cet effet, prendre la polaire noire qui pue le vomi, car utilisée plusieurs fois par jour. Elle me protégera des éclaboussures du vomissement, mettre la petite cuvette bleue dans la baignoire, remplir deux bouteilles d'un litre, les avaler, un premier rejet, le plus solide, le plus dur, le vider ensuite dans les toilettes, sans laisser tomber une goutte sur la moquette de la salle de bains sinon il faudra encore tout nettoyer. Une seule goutte de vomi est pestilentielle. Boire encore trois à quatre fois deux litres d'eau, puis quand c'est plus clair passer à cinq litres pour le lavage d'estomac. Il y a quelques années je buvais jusqu'à dix litres, mais je ne peux plus à cause de mon dos, de mes reins épuisés, des crises trop répétées, enchaînées. Ensuite quand tout est propre à l'intérieur, nettoyer l'extérieur à l'eau chaude et au détergent. Ma salle de bains est récurée tous les jours, un vrai bijou, ça brille comme dans la pub, prête pour la prochaine. Puis je quitte la tenue de combat, pyjama, brosse à dents, visage et cheveux lavés de peur qu'ils n'aient reçu des éclaboussures de vomi. Rinçage des fosses nasales au spray iodé, je crème mon visage, mon dos est une torture. Postures de yoga pour essayer de me détendre. Après deux ou trois crises de deux heures chacune, il est sept/huit heures du soir, l'heure de préparer le seul repas du jour hormis le petit déjeuner. Quand je me couche vers 22 h, je suis passivement un programme télé qui déclenche automatiquement une nouvelle et dernière crise. Cela peut durer des semaines entières où je ne connais plus que le chemin appart supermarché. Je ne vois plus personne, l'enfermement est total.

L'année 2005 a été l'apothéose. En début d'année j'ai été hospitalisée avec le Docteur B. Une année de grâce, de repos, de beaucoup de travail psychologique surtout avec ce médecin extraordinaire. Je peux dire haut et fort, je peux vous dire Docteur aujourd'hui que vous m'avez sauvé la vie.

10 mars 2006

Aujourd'hui, voici l'état des lieux : j'ai laissé tomber toutes les activités mises en place : art plastique, modelage, danse contemporaine, théâtre, yoga. Plus rien, je ne sais plus où je vais. L'argent : une moyenne de trente euros par jour, mais ça peut atteindre cinquante euros je n'achète rien d'autre que de la bouffe, ne m'octroie aucun plaisir, ne m'habille plus, traîne en pyjama dans mon studio, le monde me fait mal.

« La vie est belle, tu as des capacités fais-en quelque chose. » Au secours, je fuis à grandes enjambées, « Il y a tant de choses à découvrir » ou encore « Tu es grosse (en fait je fais un 40 de taille pour 1,71 m), alors fais un régime et tu te sentiras mieux. »

Seul le Docteur B. ne me voit pas comme une boulimique, il me manque tant depuis novembre 2005, que je préfère ne pas fonctionner sans lui. Il est ma seule référence, mon seul repère. O Nuit fais toi longue pour que je n'aie plus à raconter de vie.

1 h 30 du matin. Écrire un peu avant de dormir et d'avoir déjà une nouvelle journée à vivre. Aucune envie d'écrire dans la journée. Je pense parfois qu'un mois ou deux d'écriture assidue suffirait à écrire ce récit comme une délivrance. Pourquoi ne pas m'accorder cela ? Arrête tes crises, c'est comme me dire arrête ou tu vas en crever, arrête ou alors suicide-toi.

Tu choisis quoi, bouffer ou vivre ? Tout m'ennuie et me désespère.

La pluie a bien raison de tomber sans relâche pour emmerder les gens, pour leur foutre le moral à zéro pour le week-end et les empêcher de se balader au soleil en famille le dimanche, après une bonne bouffe ! J'ai la haine jusqu'au cou parce que je ne dis rien de ce que j'ai vraiment à dire.

Fais ta prière du soir ma fille : que demain ne vienne jamais et que ne cesse la pluie pour faire déborder la Terre et tous vous noyer.

Je suis incapable d'écrire ce foutu livre proprement et lisiblement, synthétiquement. J'écris comme ça vient, compulsivement, méchamment, férocement, durement, avec la haine et la douleur. Écrire comme une folle, comme je vis, c'est tout ce que je puis faire.

11 mars 2006

Dire « En fait si tu acceptais ce corps, si tu ne te souciais plus de ses formes, de ses membres, de sa graisse, de ses contours, de son poids, de son volume, tu irais bien. » Cela revient à dire à un aveugle : « En fait si vous aviez la vue, tout irait bien ou mieux pour vous. »

14 mars 2006

3 h 15 du matin. Danse, théâtre et le reste ne sont que des leurres, des illusions bien plus douloureuses que la bouffe.

Je hais mon corps, je m'imagine dans les couloirs de la clinique A. avec ce corps devenu si gros, si laid, alors qu'il y a quelques mois j'étais toute légère et gracieuse. Je n'ai pas envie que vous me voyiez Docteur mercredi prochain. Je sais que pour vous ce n'est qu'un symptôme et un malaise à traiter, mais je voulais tellement rester une petite sirène, une sylphide, un voile dans le vent. C'est tout de même plus beau quand je suis comme cela : très, très mince, grande, élancée, racée, danseuse.

Je déteste les règles, je voudrais avoir la force mentale et psychique de les arrêter, qu'est-ce que j'en ai à faire moi d'être fertile ? Jamais rien ne poussera dans mon ventre, mon ventre doit être plat et musclé et c'est moi qui décide.

Ma pauvre tête est toute ramollie, laide, bouffie, bouffeuse, embouffée, empâtée, empotée, imbibée de bouffe et sale de vomi.

Je tue chaque jour un peu plus le plus petit désir ou plaisir. Je le traque et je l'anéantis.

15 mars 2006

1 h 20 du matin. Le temps s'écroule. Tous les soirs j'ai les phrases de mon récit dans la tête. Ne pas écrire pour prendre sa place à la boulimie, mais écrire ce qu'elle me fait tous les jours.

16 mars 2006

Quatre heures moins le quart du matin. Toujours cette urgence d'écrire quand je suis arrivée au bout de toutes les crises de la journée. Ma bouche et mon œsophage sont un entonnoir qui remplit mon estomac.

Ce soir, seule sur mon vélo au milieu de cette foule uniforme, grouillante, printanière, bavarde, bruyante, active, affairée, j'avais très mal à la tête. Ville, gens, poubelles, souillures, populace, crottes de chien. J'écoute le Requiem de Mozart de Laurence sur un banc, seule, dans l'endroit le plus désert que j'ai pu trouver. Je n'ai ni envie de rester ni de rentrer. Rien ne m'atteint, à peine le requiem.

Je ne sais pas si maman souffrirait de ma disparation. N'ayant jamais eu toutes les deux le lien maternel essentiel et indéfectible, il ne sera jamais rompu. Je crois que je voudrais qu'elle lise un jour mon récit comme une longue lettre où je lui raconterais ma vie loin d'elle.

Docteur, je n'arrive même plus à dire : « Je n'en peux plus, aidez-moi. »

Rentrer à la clinique A., pour combien de temps, trois semaines, un mois, et après ? Si je vous dis : « Je ne veux plus » lors de mon prochain séjour, serez-vous patient encore, serez-vous à l'écoute, y croirez-vous, vous ? À quoi croit un médecin pour sa patiente ? Aucune larme. Je vous appelle Docteur, mais vous êtes loin, si loin.

17 mars 2006

À peine le cauchemar de l'été dernier est-il terminé que se profile celui de la nouvelle saison à venir.

Que faire de tout ce temps, de toute cette vie qui passe et revient, n'en finit pas de se régénérer et de m'épuiser moi. Je n'ai qu'une envie : me recroqueviller sous la couette, allumer la télé et oublier.

19 mars 2006

Maman m'a appelée ce matin. Je l'ai malmenée, je ne voulais plus l'entendre, j'ai pleuré, pleuré, pleuré. Puis je l'ai appelée ce soir à huit heures, maman cajole moi, c'est tout juste ça, pour que le corps fasse moins mal, soit moins laid, moins lourd.

20 mars 2006

La situation financière est désastreuse. Mon guichet automatique ne répond plus, un mois seulement que maman a renfloué mon compte, que vais-je lui dire ? C'est le chaos total. Je veux une grosse mort bien réelle, un truc qui explose dans ce cerveau pourri et que ma tête soit noyée, quelques jours pour mourir.

Je n'ai pas envie de vous voir mercredi Docteur, car ne rentrant plus dans mes vêtements 36, je n'ai plus rien à me mettre. Je voudrais aspirer mon corps avec ma bouche pour qu'il diminue, redevienne maigre, le creuser jusqu'à le débarrasser de sa graisse et de ses peaux.

Je n'ai jamais pu compter sur lui. Dès que je le laisse aller, il s'étale, se ramollit, se boudine, recouvre les os, s'empâte, s'alourdit, s'enlaidit.

Vous me décevez Docteur, vous n'avez même pas pris la peine de répondre à maman, pour une fois qu'elle vous appelle, je vous en veux.

22 mars 2006

23 h 30. Je viens de vous écrire Docteur, pour vous dire sur le corps, le poids, les rituels, les choses que vous savez déjà. Après vos vacances dans trois semaines, je rentre à la clinique A. « pour mettre en place de nouveaux processus... », reprendre le travail avec vous.

Je me sens des similitudes avec les bipolaires, ma vie se déroule d'un cycle à l'autre. Quand l'élan vital tombe, tout s'affaisse, je suis morte, éteinte, mais pas légère et apaisée pour autant. Je sors de moi, mais je ne sais pas où je suis. Il n'y a que la boulimie comme structure, j'ai besoin de vous Docteur, sans vous je me contente de survivre.

Je parle beaucoup et souvent d'élan vital, celui que je perds quand je suis loin de vous, loin de la clinique. Je m'isole, mon corps pèse et manger me sert à penser autant qu'à ne pas penser. Voici quelques mots de Frida Kahlo que je relis en ce moment : « Diego, ma source, mon élan vital. » Elle peint alors son grand tableau *Les deux Frida* en 1939 et Diego ne vit pas avec elle. Elle souffre atrocement de son absence. Seule la peinture réussit à l'absorber, comme elle a dû l'aimer !

L'homme que je voudrais connaître : mon élan vital. J'aime Frida pour sa souffrance, son courage, son impertinence, sa dignité, son humour, son détachement, son univers propre, sa non-appartenance à aucun mouvement de pensée ni picturale ni sociétale, ni philosophique. Je l'aime pour son travail de génie qui n'a pas d'ambition autre que celui de peindre et aussi parce qu'elle écrit épistolairement surtout. Elle a besoin d'écrire à ceux qu'elle aime, d'avoir un interlocuteur en quelque sorte.

23 mars 2006

Minuit trente. Je prépare ma rentrée à la clinique A. Docteur, je vous ai écrit et je vous dis dans ma lettre des choses que je retrouve dans ce bouquin acheté l'autre jour *L'anorexie créatrice.* Accompagnez-moi encore Docteur, vous êtes le seul psychiatre qui puisse encore le faire.

25 mars 2006

15 h. Dans le cadre de ma fenêtre, il y a un nuage pour moi, boule de coton effilochée, il joue sa part de chorégraphie dans le ciel et s'efface je ne sais comment. J'ai beau regarder, il disparaît, absorbé par le bleu, je vois bien qu'il se fond dans ce grand bleu, mais mes yeux ont voulu le fixer de trop, le retenir et plus je l'ai regardé, suivi, enfermé dans mon regard, et plus il s'est enfoncé dans le ciel, il n'est plus. Voilà qu'un autre arrive sur la droite tel un danseur sur la scène, ciel de ballet en volutes et volupté de printemps.

26 mars 2006

Week-end de danse chez Nathalie dans sa maison de campagne, j'ai fait une belle chorégraphie sur une chaise, je l'ai ensuite répétée et les autres avec moi, c'était un beau moment où je me suis sentie exister dans la danse.

28 mars 2006

Frida Kahlo écrivait, Virginia Woolf écrivait aussi à ceux qu'elle affectionnait outre son travail littéraire et son journal. Je parle là de relations épistolaires. C'est ainsi par lettre que j'ai commencé à écrire à dix-sept ans, mais je ne serai jamais Virginia Woolf !

« Parvenir à nous mettre en direct avec ce qui vient de l'intérieur. » Belle phrase captée sur France Musique ce midi.

29 mars 2006

Minuit. Ma petite mamie, prends-moi dans cette nuit, prends-moi de cette vie, de ce demain matin dont je ne veux pas, prends-moi de cette vie, pas dans la mort, mais quelque part où je ne sois plus ici, dans ce corps, dans ces habits, dans ces gens. Mes pleurs te supplient de me prendre, je me sens si fatiguée à quarante-trois ans, comme si j'avais vécu aussi longtemps que toi.

Il y aura la clinique A. dans quinze jours, mais après toujours la vie encore et encore. Dès que je ne suis plus dans son regard compréhensif, son assurance douce, rien ne vaut plus la peine. Je ne tiendrai jamais debout toute seule. Ce printemps qui est là, cet été qui arrive, je n'en veux pas.

Je repense à l'an dernier, à mon année à la clinique A., à ma vie « au côté » du Docteur B. tous les jours. Jamais je n'ai été aussi heureuse, aussi pleine. Cela ressemble à de l'amour, mais de l'amour qui me sécurise, pas celui qui fait peur avec le sexe, le désir de posséder, le contact physique obligé plus que suggéré. Moi je préfère les complicités psychiques émotionnelles, intuitives. Je n'aurai jamais un Docteur B. dans ma vie en dehors de la clinique A. Cela ne peut exister, deux hommes comme lui.

30 mars 2006

J'ai pensé que j'allais passer ce dernier séjour à la clinique accompagnée par vous Docteur et qu'après je pourrais mourir. Comment imaginer vivre encore toute une année seule, sans votre accompagnement ? Je ne vous parlerai pas de ma détermination à en finir Docteur, de cette échéance que je me fixerai, peut-être la percevrez-vous.

À 18 h 40 dans le jardin des Plantes où je m'ennuyais entre soleil et bruit j'ai écrit : je voudrais que vienne la nuit comme une vie qui s'achève. J'ai dormi deux heures, je suis épuisée, aucune énergie, très mal au dos.

1er avril 2006

Minuit trente. Je viens d'achever la biographie de Virginia Woolf, elle était malade, mais elle au moins aura t'elle laissé sa trace dans cette vie terrestre. Elle a pu se donner la mort en toute lucidité, pas sous le coup de l'impulsion, mais de façon réfléchie, inéluctable. Elle aura lutté, forcé toute sa vie, écrit, écrit et encore écrit et travaillé et c'est quand elle n'aura plus eu la force de le faire qu'elle sera partie de ce monde. Moi je ne mérite même pas ma propre mort.

C'est encore bruyant dehors, des gens qui rient aux éclats, je n'en peux plus de cette ville et de cette vie bruyante, je ne veux plus rien entendre, que le temps passe comme si je n'étais pas là, j'ai envie d'être chez maman au calme, mais j'ai peur de la bouffe, qu'elle me menace et prenne le dessus sans pourvoir la vomir. J'hésite à vomir à la maison, d'autre part il faut préparer l'entrée à la clinique mardi 11.

2 avril 2006

Je suis triste de n'avoir rien d'autre à dire de moi, de ne parler que de ce corps que je hais et qui m'attire vers le bas, comme des pierres dans mes poches pour toucher le fond de la rivière. Je tourne autour de je ne sais quoi, propulsée par je ne sais quelle force douloureuse, je ne suis ni à l'arrêt ni en action, ni au repos ni au combat. L'entre-deux. Autant dire rien. J'ai entamé la biographie de Modigliani, je souligne, j'annote dans les marges. Le début est un peu assommant de détails historiques, il faut attendre d'entrer vraiment dans l'histoire de ce peintre maudit.

Je ne sais même plus si j'ai envie d'entrer à la clinique A. De quelle durée va être le séjour cette fois, un mois, deux mois maximum ? Tellement court pour moi et ensuite l'été sans activité, enfermée dans ce studio exigu, entre chaleur et bruit de ces crétins d'estivants et de barbecueteux.

5 avril 2006

Je cherche un livre sur Érik Satie, un livre pour enfant et un CD sont sortis, ils racontent le personnage un drôle de bonhomme à la pensée surréaliste, à la fantaisie dadaïste. Les snobs du classique le méprisent un peu disant qu'il a écrit de la musique « trop simple ». Il était très pauvre, très simple, très sociable, il aimait les gens, mais c'était un grand solitaire et ça me plaît bien.

J'ai appelé maman ce matin, elle part en séjour avec ses amies, je sentais dans le ton de sa voix une jubilation, une impatience de petite fille, une envie de partir, de sortir de sa routine. Je ne la jalouse pas d'avoir ainsi des élans, ça veut dire qu'elle a encore envie d'être heureuse et de se faire plaisir. Pourquoi est-ce que je n'y arrive pas moi ?

8 avril 2006

Minuit trente. La journée a été plutôt satisfaisante. Patrick a passé la journée avec moi, de ciné en pots dans un café puis le parc des expos où nous sommes arrivés à la fermeture, à contresens (on aime bien les contresens tous les deux !) de tous les gens qui rentraient chez eux, poussettes en main... Puis dîner dans une pizzeria et tisane chez moi. J'ose à peine dire que je ne ferai peut-être pas de crise aujourd'hui et que je « garderai » cette journée pour moi, en moi. Comme je pense à vous Docteur, quand je dis ce mot GARDER. Quand je suis tiraillée entre bouffer et garder, vous êtes « là » plus que jamais dans ma pensée. Je sais bien que c'est vous qui m'aiderez à résister.

Je parle beaucoup de vous à Patrick parce qu'il est le seul à pouvoir m'entendre.
S'il y avait des bouts de bonheur que je pouvais accrocher les uns aux autres, ils ressembleraient aux petits moments d'une journée où je vous parlerais, où je vous dirais, où je vous montrerais, journée qui en attendrait une autre, et encore une autre.

9 avril 2006

Je suis une anorexique enfermée dans un corps de boulimique vomisseuse, un peu comme un homme qui serait né homme, et qui se sentirait femme ou vice-versa. Ce matin en faisant ma gym, j'ai pleuré comme je pleurais souvent à la clinique le matin, avant ou après le petit déjeuner surtout quand je savais que vous alliez passer Docteur. Les choses que j'allais vous dire me bouleversaient à l'avance et ce matin, je vous disais que je pouvais pleurer, que mes larmes même si elles quittaient mon corps, ne faisaient que l'emplir, le nourrir, sans faire mal. Je vous disais que je ne savais pas si mes envies étaient éteintes d'elles-mêmes ou si je les avais tant comprimées, écrasées, battues à mort qu'elles avaient fini par mourir. J'ai si vite fait de les anéantir, de m'isoler, me désolidariser d'elles, qu'elles ne sont plus miennes, mais des corps étrangers que mon organisme rejette.

J'aime tant avoir les yeux rougis de pleurs, les sentir longtemps après encore gonflés et quasi tuméfiés, même si on ne voit plus rien des traces de pleurs, moi je les vois de l'intérieur parce que je les sens.

La danse et la bouffe sont les deux seuls inhibiteurs du temps, les deux seuls remèdes au temps et à l'ennui. La danse ne fait pas mal, la bouffe ne fait que mal même si elle est plaisir. Sa faculté de tout arrêter, d'éteindre le temps n'est qu'un leurre, la souffrance revient toujours après, et le temps avec.

Minuit trente. Belle journée avec Patrick et Marina que j'ai même invités à dîner. Avant dernière nuit avant la clinique A. comme un voyage, un départ que l'on prépare, un trajet, un ailleurs, des retrouvailles tant attendues, tant désirées. Qui d'autre que moi sait si j'ai besoin de la clinique A. et de vous Docteur. Ce matin j'ai pleuré aussi, car pour la première fois de ma vie, j'ai eu envie de partir en voyage... malgré la boulimie et l'organisation qu'elle impose. Si je pars, je l'emmène, je le sais. Mais cette envie m'a émue, car elle était nouvelle. Pour la première fois, voyage et boulimie n'étaient pas incompatibles, je ne préférais pas l'une à l'autre. Partir oui, comme tout le monde, non, partir comme moi, comme mon envie.

Ainsi Docteur vous aviez raison, les choses restent, peuvent durer, les relations ne se rompent pas, pourvu que je ne les rompe pas. La seule mission, le seul travail, c'est de vivre. *Le dur métier de vivre* comme dit Cesare Pavese.

10 avril 2006

Je connais l'état de non-envie total, la vie vidée comme une baignoire, mais je reconnais l'état d'envie. Je pense là à ce désir de partir en voyage, comme une naissance, cela a l'immense pouvoir de faire pleurer très très au fond de soi, comme une révélation soudaine, comme un battement de cœur plus fort que l'on identifie par rapport aux autres, qui ne sont que des battements de survie. Aujourd'hui, c'est la veille de ma rentrée à la clinique A. Aujourd'hui, j'étais entre aujourd'hui et demain comme si demain était déjà passé. Terrible cette envie d'y être déjà et celle de retenir encore le départ qui annonce la sortie.

RETOUR À LA CLINIQUE A.

11 avril 2006

23 h 15. Voilà, première nuit à la clinique A. « Vous êtes de retour », m'avez-vous dit Docteur.

Je suis toujours dans le même service, mais dans une chambre du bas, ce qui est nouveau pour moi. Je suis loin de l'agitation de l'infirmerie du haut, je craignais d'être isolée, perdue, seule, mais c'est comme si je pouvais vivre à la clinique un peu plus indépendamment, plus éloignée des voix, du bruit, du passage qu'il y a en haut, comme si j'étais plus autonome.

« Vous avez apporté plein de choses », avez-vous dit en partant après avoir jeté un coup d'œil rapide sur les quelques livres emportés. J'ai pensé que vous vouliez dire que j'avais apporté « trop » de choses pour le temps que j'allais rester ici. « Interprétante » Docteur, n'est-ce pas ? Je ne vous ai parlé que du stage de danse avec Nathalie, je vous ai dit : « Voyez Docteur, je ne parle que de cela alors que je serai censée faire un bilan de mon état en ce jour de rentrée... »

« Mais Véronique, vous parlez de choses dans lesquelles vous vous sentez vivante. Nous savons tous que vos comportements boulimiques anorexiques peuvent être mortifères. » « Il faudra que l'on reparle de ce problème, du temps que la boulimie aide à faire passer, à oublier. »

Vous dire Docteur que si l'on ne se sent pas « importante » pour quelqu'un, ou « aimée » rien ne vaut la peine, plus rien ne touche, aucune envie, aucun désir, aucun souffle de vie, aucune page de livre, aucune musique, aucune sculpture, aucun film.

Vous dire que Patrick est mon ami parce que j'ai confiance en lui et que je me sens en sécurité par rapport à mon corps. Il peut me dire : « Tu es belle, intelligente, tes fesses elles sont belles, je trouve même que tu es encore trop maigre » sans que j'aie envie de le rejeter par dégoût. Il n'exige rien, pas de sexe, il n'y a pas de gestes déplacés, pas de drague à deux balles comme avec tous les autres, c'est un homme et néanmoins je ne risque rien avec lui.

Vous dire que la perception de mon corps peut changer, être moins négative, mortifère, en fonction des personnes qui savent vraiment le regarder. Nathalie est de celle-là, qui sait me dire que mon corps est gracieux avec ses nouvelles formes et que je peux danser ainsi sans complexe.

Vous dire Docteur que j'ai peur de n'avoir pas le temps de vous parler, plus aussi bien, même si je n'ai cessé pendant ces longs mois de le faire.

Surtout rester simple et naturelle, juste et vraie, authentique, entière, contradictoire, dispersée, peu importe, mais dire. Parce que vous dire à vous a un sens, a toujours eu un sens.

12 avril 2006

Je laisse à la boulimie le soin de prendre le temps en charge pour moi. Être hors de, du dehors et du dedans, être dans un nulle part et donc être une part nulle, ne pas prendre part.

Merveilleux petit moment de complicité ce matin dans l'infirmerie où vous étiez Docteur. Arlette venait de me prendre dans ses bras pour me dire bonjour et elle m'a fait entrer dans l'infirmerie. Nous avons parlé des nouvelles fiches menus vertes, spéciales boulimiques anorexiques, que vous avez récemment mises au point Docteur, pour les repas en plateau en chambre. Arlette rouspétait, car elle n'est pas d'accord avec ce système « capricieux » selon elle, vous avez ri. « Alors vous avez pu faire vos menus, Véronique ? » me demandez-vous. J'étais à l'aise, moi debout contre l'évier et vous, assis sur la chaise des patients avec votre pile de dossiers sur les genoux et vos lunettes sur le bout du nez. Je me sentais en confiance dans ce petit espace de l'infirmerie avec Arlette et vous. Je vous ai dit que je pensais que ces fiches ne s'adressaient qu'aux anorexiques maigres comme des petits doigts et qui ne mangent jamais que dans leur chambre en plateau. Moi je ne suis pas comme elles. « Vous Véronique, avez toujours préféré manger en salle à manger, mais elles, elles préfèrent manger en chambre. » Bien pour pouvoir trier la nourriture et tout jeter à la poubelle le cas échéant ! Je vous ai dit qu'avec ce système de fiches repas, c'était donc le nombre qui a fait la loi, car selon moi, il y a plus d'anorexiques maigres que de boulimiques, du moins sont-elles plus apparentes. Vous m'avez rétorqué : « Non, c'est pour une question de difficulté entre le fait de manger et la communication avec les autres autour du repas. » Mais on va nous repérer de loin avec vos plateaux verts. « Mais Véronique, ce système ne vous classe pas, ne vous réduit pas à un statut de boulimique anorexique. » Toujours votre souci d'apaiser, de relativiser, de rassurer. Vous étiez tout souriant et vous m'avez dit : « Arlette est tellement énervée et en colère. » Arlette : « Mais monsieur B. est quelqu'un de très intelligent. » Je n'ai pas relevé la réflexion, mais j'aurais pu rajouter : « Oui, il est dispensé du test. » Vous étiez détendu ce jour-là, vous parliez doucement, gentiment. Votre voix est si douce que quand vous êtes dans l'infirmerie, enfermé avec les infirmières pour discuter des patients, on ne perçoit même pas votre voix. J'aime votre discrétion efficace, j'aime que vous soyez là en présence des infirmières.

Ce matin vous êtes resté vingt minutes, vous écoutez le temps que j'ai besoin de vous parler. Je n'exagère pas, mais j'utilise le temps que vous passez avec moi. Pourquoi Docteur refusez-vous toujours de me voir une fois par semaine à l'extérieur ? Que faites-vous de cette continuité que vous prônez comme le garant d'une évolution ? Si je vous voyais une fois par semaine, je n'aurais pas besoin de la clinique A., mais vous refusez, que puis-je faire ? C'est la chose que je désire le plus au monde, bien avant le confort, les voyages, les vêtements, les activités, vous d'abord. J'aimerais pouvoir vous dire avec tous mes mots et toutes mes larmes que c'est de vous dont j'ai besoin pour vivre quand je ne vous vois pas.

Pourquoi me donnez-vous ce souffle de vie et d'envie ? Parce que vous cernez les choses et les êtres si merveilleusement bien que l'on ne peut aller que de l'avant. Vous êtes mon psychiatre et vous assumez tous les transferts y compris le transfert amoureux que je ne peux nier.

Pour travailler, me confier à quelqu'un d'autre que vous, il faudrait que la fibre, l'intelligence, l'analyse, les qualités humaines soient comparables.

Demain je vous donnerai mon feed-back sur votre « expérimentation ». Feed-back, terme on ne peut plus adéquat pour des problèmes de comportement alimentaire.

Je n'attends que cela ici, l'entretien et ce que je vais construire autour.

13 avril 2006

Oui j'ai compris ce que vous vouliez dire Docteur, par rapport au plaisir. Le plaisir avec les autres, je ne peux pas le maîtriser, il dépend d'autres choses, d'autres facteurs, alors le fait de faire une crise après un moment de plaisir avec autrui, ce plaisir des plaisirs comme vous dites, c'est une façon de maîtriser ce plaisir, de le ritualiser, le renouveler autant que je peux. Vous me dites que j'ai donc du plaisir par rapport à cette nourriture-là, et là je me sens sale. Je veux bien avoir du plaisir sexuel, relationnel, corporel en danse... mais ce mot, plaisir, associé à nourriture et à Véronique, c'est insupportablement sale. C'est comme si je ne voulais pas que vous voyiez ce plaisir-là, alors que vous le constatez à travers l'analyse de mes propos. Ce plaisir nourriture que vous identifiez, que vous repérez chez moi, c'est du plaisir bouffe donc du plaisir lié à la boulimie, à l'empiffrement, la saleté, le gras, le sucré, le gros, le mou. Sale, sale bouffe partout, gonflé, vomissement, mauvaises odeurs, visage et corps déformés, et cela, je ne veux le montrer à personne.

Quand je mange seule, normalement, hors boulimie, j'ai toujours peur de manger avec empressement, salement, goulûment, donc je m'applique pour que ce soit raffiné, propre, bien tenu, pour qu'aucun geste ne rappelle ceux faits pendant la crise. Je prends alors mon repas à table, jamais sur le lit ni en plateau télé.

Pourquoi ne puis-je pas me contenter du plaisir avec les autres, le garder au lieu d'aller me faire vomir après un repas, fût-il convivial et agréable ? Parce que j'ai fabriqué ce plaisir des plaisirs, définitivement élu comme le suprême, l'inégalable, l'inépuisable, le calmant immédiat. Ainsi je ne peux plus repérer le plaisir normal, le non pathologique, je ne peux dissocier le plaisir normal du plaisir boulimique.

Quand je suis dans le temps, c'est-à-dire hors boulimie, c'est long et lourd, car le temps est du désir, il faut désirer, avoir envie.

Désirer, c'est s'occuper de soi, se nourrir d'autre chose que de nourriture ou de bouffe, c'est désirer l'autre, le dehors, échanger, laisser entrer le plaisir, mais aussi le déplaisir, l'agréable et le pénible, le gratifiant et le frustrant, l'absence et la présence, le manque, l'attente, l'indéfinissable vide, le rien, l'inutilité, la vanité, que rien ne peut distraire, occuper, remplir, combler.

Le temps c'est de la conscience, donc ça ne peut pas être stérile, figé. « Il faut en faire quelque chose » voilà ce qui me terrifie. Le temps c'est une prison. Dans ma prison à moi, dans mon enfermement, dans ma forteresse boulimique anorexique, il n'y a pas de temps, c'est pour cela que je ne veux pas détruire cette prison refuge hors du temps, seule porte de sortie possible du champ du temps, de l'ennui, de la longueur. Quand je dois subir le temps en dehors de la crise de boulimie, j'ai sans cesse envie de courir, d'aller en avant dans les secondes, les minutes, les heures, les jours, les activités. Je suis constamment dans l'urgence, il faut enchaîner, enfiler les occupations comme des perles creuses sans temps mort, sans but, sans plaisir. Paradoxalement il y a ce but de mettre un terme à quelque chose, d'arrêter, de figer. Être en action, en mouvement, mais comme dans une ronde infernale sclérosée, dans un rythme répétitif, idiot, insensé, absurde, inutile, vain. Ce qu'il faut c'est bouger dans du stérile, du figé, du « ne me demandez rien, je ne veux pas exister, produire, faire, évoluer, progresser, expérimenter. » Surtout pas que le « faire », donc le travail, soit une raison de vivre, surtout pas construire, échafauder, projeter et concrétiser des envies et des désirs qu'il faut avoir, puisqu'on est en vie. Vie, temps, désir, envie, le triumvirat terrifiant, soit parce qu'il n'y a pas d'envie, soit parce que je ne veux pas de la vie et du temps.

Vous savez Docteur, je rêve parfois de vous, surtout quand je suis chez moi d'ailleurs, pas à la clinique, mais je n'ai jamais fait de rêve érotique. J'ai besoin de l'écrire, de vous le dire, car ça me rassure. Sans vous, il n'y a pas grand-chose qui soit encore stimulé, vous êtes mon petit moteur parce que le mien est défaillant, il peut marcher, mais en binôme avec le vôtre, vous activez ou réactivez toutes mes capacités.

Ce matin Docteur, quand je vous ai dit : « Si je ne peux pas le dire à un psychiatre, alors à qui puis-je le dire ? ». « Mais qu'est-ce que vous ne pourriez pas dire ? » « Par rapport à l'autonomie, à la dépendance par rapport à vous, etc. », « Mais qui vous menace Véronique ? » Vous trouvez toujours le mot juste qui me rassure, oui la menace terrible de vous perdre, vous perdre de vue aussi, l'éloignement, l'espacement des consultations hors d'ici. Je suis comme une enfant qui a besoin d'être aimée, ai-je précisé, je ne veux pas que l'on m'enlève cela, cet attachement.

« Mais qui vous a dit que cette dépendance posait un problème ? », me demandez-vous. Par dépendance à vous Docteur, j'entendais aussi tout ce qui est de l'ordre du transfert. J'ai si peur que vous me rejetiez parce que je fais un transfert sur vous, alors que c'est dans l'ordre des choses thérapeutiques. Comment pourrait-il y avoir une telle confiance sans transfert ?

J'ai pleuré quand Arlette m'a dit que je lisais Modigliani parce que vous m'en auriez parlé ! Non Arlette, j'aime Modigliani et je n'ai pas attendu le Docteur B. pour m'y intéresser. Je sais que vous aimez la peinture et les biographies de peintre, mais ce n'est là que pure coïncidence. Je suis flattée et blessée à la fois. Non Arlette, je ne rencontre pas monsieur B. dans les librairies où il me conseille des bouquins qu'il aime. Je vous ai fait part de la réflexion de Marie, une participante du stage de danse chez Nathalie, elle trouve que je danse très bien et elle était très impressionnée par ce que j'ai fait. Si je vous dis cela, c'est pour prouver que c'était naturel (la danse), que ça venait de moi, que ce n'était pas pour faire « culturel ». J'ai seulement dit à Marie : « C'est que j'aime tellement danser. » « Oui Véronique, cela vous appartient, c'est parce que vous n'avez pas confiance en vous, mais cela changera. » Il est vrai que j'ai toujours l'impression de faire les choses par mimétisme.

Avec vous je peux parler de Modigliani, de Brancusi que j'aime parce qu'il était pauvre et fils de paysan. J'ai besoin de connaître la personnalité et la sensibilité de l'artiste pour apprécier leur œuvre.

Tant de choses Docteur à retrouver avec vous, à partager, que je ne peux pas tout noter. Merci.

14 avril 2006

Expliquez-moi Docteur, pourquoi vous dites que j'ai du plaisir par rapport à la nourriture (« et pas à la bouffe » vous ai-je fait préciser) et que ce plaisir est le plaisir des plaisirs. Or vous me dites depuis toujours que le plaisir de la boulimie est un leurre, une illusion, mais alors s'il est factice, vous ne pouvez pas le nommer plaisir, je suis perdue dans votre amalgame entre nourriture et bouffe, car pour moi, elles sont bien distinctes.

Les mots dans une chanson, c'est une musique dans une musique. C'est pour cela que les mots s'écoutent aussi, c'est une mise en abîme où tantôt les mots contiennent la musique, tantôt la musique contient les mots.

« Décidément la vie ne veut pas », lis-je dans la biographie de Modigliani.

Je ne crois qu'à des éclats de vie comme des éclats de soleil qui vous éblouissent une fraction de seconde, éclats aussi comme des éclats de verre brisés.

Je suis tellement convaincue que la créativité artistique (littéraire, plastique ou corporelle) ne suffit pas à faire vivre : c'est pour cela que je n'écris pas pour en vivre comme un métier, cela, et outre que je n'ai pas le talent requis. Il y a un manque bien au-delà qui submerge et annihile tout, le si dur « métier de vivre » de Cesare Pavese cité ci-dessus. J'ai mal au cœur là Docteur depuis un quart d'heure. La vie n'est qu'une suite d'envolées sublimes et fugaces qui la rendent insupportable et si longue, c'est bien parce que vivre est un métier, parce que je sais que ces deux mots sont inhérents, que je ne veux ni de l'un ni de l'autre. Je navigue dans les eaux troubles des troubles du comportement alimentaire. Même si je sais que je ne suis pas qu'un écho (une nymphe Écho qui ne peut plus parler que par réflexion, répétition d'une autre voix, condamnée à ne plus avoir de voix autonome, première), à quoi sert-il de faire, de créer, de rêver, d'imaginer, de trouver du travail, quel en est le but ? Tout bute contre cet atroce et incontournable but.

Ce n'est pas la boulimie qui est un leurre, c'est la vie.

Je ne viendrai jamais à bout de la vie, à bout de ce combat, je n'en aurai donc jamais fini avec elle. Paradoxe : tel Sisyphe, je m'acharne et m'échine dans une répétition de gestes, je cultive cette répétition comme un but sans but, ça ne mène à rien et c'est bien ce que je veux, mais cette répétition ne me suffit pas alors qu'elle devrait tout remplir, tout résoudre, tout occuper, tout régler une fois pour toutes.

Pourquoi cet « aucun sens »rend-t'il la vie impossible, condamnée d'avance, pourquoi ne puis-je pas vivre sans un besoin de sens ?

Quand je vous dis à vous toutes ces choses, elles finissent toujours par avoir un sens, parce que vous dire à vous a toujours un sens. C'est tout ce que je sais sinon que ferais-je ici à la clinique A. avec vous ? Un sens, sans doute, parce que j'ai confiance en vous, que vous êtes ma confiance et mon apaisement.

Mais ce sens se perd souvent et trop vite en chemin.

Il faut tromper l'ennui comme il faut tromper la fin, tromper la vie en faisant mine de vivre (bonne ou mauvaise).

Comment Modigliani qui a brûlé sa vie par tous les bouts (alcool, drogue, errance, pauvreté) a-t-il pu mettre autant de vie dans ses tableaux, comme Virginia Woolf, si dépressive, si malade ?

21 h 15. Vous êtes passé il y a une heure, Docteur. Il y a des entretiens comme cela où il ne se passe rien, où je ni dis rien de ce que je veux dire, c'est dur. Est-ce normal ? Ce n'est pas grave, peut-être étiez-vous fatigué, en tout cas, vous avez bien regardé la carte de maman, avec vos lunettes même ! Merci pour cela, ces petites choses ont leur importance. À présent, il faut se reposer Véro, ne rien faire en force avec le psychisme, tu as beaucoup travaillé aujourd'hui.

L'attente fait partie du voyage, elle peut être heureuse et le voyage aussi, peut-être même plus heureuse. Elle est souvent disproportionnée, car trop fantasmée quand je vous « attends ». J'ai trop prémédité, trop anticipé, j'ai construit dans l'attente, dans le présent, un après qui n'est pas ce que je voulais ou qui n'est pas ce qui s'est avéré.

Je ne m'aime pas quand je me décortique trop ainsi, à trop sublimer, on est dans « une quête absolue inaccessible de l'impossible » comme vous avez dit. Et ça me rend furieuse contre moi-même.

Maman m'a écrit. Ce soir, elle dort quelque part avec ses amis en voyage. Je ne dois pas oublier d'être heureuse pour elle, car elle le mérite, alors bonne nuit maman.

15 avril 2006

Ce matin Docteur, vous m'avez demandé : « Qu'est-ce qui vous a mise en colère ? » Je ne comprenais pas, vous avez ajouté alors : « parce que je vous ai vu marcher… », je sais. C'est après l'entretien d'hier soir, je suis sortie comme une dératée pour aller marcher et vous me suiviez dans le couloir. « Même de dos, je sais que c'est vous qui marchiez, je connais votre démarche. » Comment avez-vous pu voir que j'étais en colère, à ma façon de marcher ? Je vous ai dit que l'entretien de la veille était « raté » pour moi. « Je ne suis pas du tout d'accord avec vous. » Je vous ai expliqué ce matin que j'étais tendue, car je voulais « faire des réserves pour les trois jours où vous alliez être absent. » Cela m'angoisse et me rend triste, vous le savez. Je pestais contre moi de ne pas parvenir à assimiler ce passage obligé de l'autonomie, de l'appropriation. « Ce doit être exaspérant de me le répéter sans cesse Docteur. » « Mais Véronique, si ça l'était, si vous parveniez à le faire, alors vous ne seriez pas ici, vous seriez guérie. »

Je suis harcelée par les mots de mes lectures, tout « retenir ». Vous reprenez le mot retenir et ajoutez « garder ». Ne rien oublier d'un mot, d'une phrase, je souligne tout ce que j'aime et rouvre sans cesse les livres pour vérifier. À propos du sens de la vie, quand j'ai du plaisir en danse, en modelage, au théâtre, je ne me demande pas « à quoi ça sert. » Je dis juste : « Ça me plaît, j'aime cela. » C'est cela qui importe même si la question du sens me taraude, immanquablement. C'est pour cela que je suis malade, boulimique, je n'aime pas chouiner, geindre devant vous, il n'est pas là l'échange, le travail que je veux faire avec vous.

« Donc vous vous sentez capable de gérer cet espace-temps de trois jours ? », je venais de vous dire qu'il faudrait attendre mardi soir avant de vous revoir. En dehors de la clinique, il fallait attendre trois semaines.

Malgré tous mes efforts, il y a des mots que j'oublie, comme celui que j'ai voulu vous citer d'une phrase de *L'anorexie créatrice*. « L'anorexie est un problème par rapport à l'échange, par rapport à la relation avec l'autre et le temps. » J'ai été incapable de vous dire le mot temps, je l'avais occulté, je vous regardais et vous acquiesciez discrètement. Vous devez connaître la problématique mieux que moi, mieux que ce bouquin peut-être.

Je vous garde dans ma pensée pendant ces trois jours.

Je ne sais si le sens que je trouve avec vous à la vie est une cause ou une conséquence, peu importe.

16 avril 2006

Papa, il me suffit de savoir que tu as été vivant pour savoir que tu ne seras jamais mort. Je n'ai pas souhaité ta mort, mais ton absence, ta présence de mort ne me manque pas.

Docteur, j'ai « l'inconscient tranquille » par rapport aux rêves que je peux faire de vous, comme celui de la nuit dernière où il était beaucoup question de ma sœur aînée qui voulait vous faire sienne. Décidément, quand elle ne s'en prend pas à mon écriture, c'est à vous !

Cours, cours, maudit temps, fais-toi aussi court que possible, contente-toi seulement de prendre ton temps quand j'aime ce que je fais. Mais c'est impossible, puisqu'alors tu es plus rapide que l'éclair, tu m'échappes, tu vas trop vite. Le temps le plus court et le plus fugace est celui que je passe avec vous Docteur, vous êtes hors du temps.

Si vous n'êtes pas là Docteur, il manque un maillon à ma chaîne de vie, tout se dérègle. J'ai entendu ceci sur France Musique à propos de

Michel-Ange. Michel-Ange : « Je voudrais pouvoir aussi vous offrir mon passé, car je suis trop vieux pour vous. » C'est ce qu'il dit au jeune homme qu'il rencontre et qui incarne pour lui la beauté, l'aristocratie et l'éducation qu'il aurait aimé incarner lui-même. Dans ses mémoires dictés à la fin de sa vie, il dit qu'il veut que cet amour ne soit que pur, qu'il n'y ait rien de lascif, mais en fait à cette époque (environ 1530), la chrétienté est une chape de plomb dans le monde et les relations homosexuelles sont passibles de mort. Ne pas oublier que jusqu'en 1981, l'homosexualité était un délit en France.

17 avril 2006

En marchant ce matin, je me disais que quand je compte le temps, je n'arrive pas à n'être que là où je suis, à faire ce que je fais, à penser ce à quoi je pense, je suis toujours en arrière dans le passé, ou en avant dans ce que je vais avoir à faire ensuite. Quand je bouffe il n'y a ni avant ni après ni pensée, je sais que je ne sais pas s'il y a un « juste là », je ne m'en rends pas compte comme si je n'avais pas à vivre. Je m'installe dans « l'espace-temps-crise » et je suis détachée de tout, du temps, des autres. Le temps que je passe à mastiquer, à enfouir des aliments dans ma bouche ne se passe pas, il n'existe pas, il me semble que le temps est infini, tout en moi, je ne m'ennuie pas, je n'ai rien d'autre à faire qu'à bouffer, plus de pensées, de conscience du passé et de l'avenir, je n'ai ni à me souvenir, ni à projeter, juste à mettre la bouffe dans la bouche, la sentir, l'avaler. Comme si je faisais tout rentrer en moi et que je ne fonctionnais qu'avec moi, que j'étais isolée du reste, seule la bouffe est animée. C'est elle qui fait le mouvement du monde, du temps, de l'espace, c'est elle qui me gère.

18 avril 2006

Dépendre de l'autre, des autres, permet aussi de se connecter, d'entrer en communication.

Hier, Nicole m'a appelée, cela m'a beaucoup touchée. En juillet il y aura un stage de théâtre/danse avec elle et Nathalie dans le Lauragais.

J'ai fait deux dessins au pastel sec et gras en atelier peinture, deux visages, du remplissage ! Je suis incapable de dessiner un visage avec des traits de visage alors j'étale de la couleur sur le support et quand je saisis une forme, comme quand on regarde un nuage ou le jeu d'une ombre, je la fixe avec des traits noirs, je la contourne au crayon noir ou sombre et ainsi je matérialise mon « apparition ». Il faut que le dessin ou la peinture se fasse sans moi en quelque sorte.

Docteur, vous comprenez si bien et si vite ce que personne d'autre ne peut faire pour moi. C'est merveilleux de se découvrir avec vous. Ce soir, à propos de mon envie de voyage de l'autre jour chez moi, je vous ai expliqué que ce n'était pas tant que le voyage que l'envie qui comptait. Sans envie, à quoi bon voyager ? Là je vous ai regardé pour bien marquer la différence entre « voyage » et « envie ». Dans votre regard qui écoute, je sais que vous avez compris la difficulté à vivre que cette non-envie pouvait et peut représenter, car qui n'a pas envie de voyager ?

Vous dites souvent avant moi ce que je veux dire, comme à propos du stage cet été dont je vous parle. Je commence à dire : « C'est comme si... » et j'interromps ma phrase le temps de me saisir d'un kleenex sur la table de nuit, et là vous poursuivez ce que j'ai dit par : « Cela vous projette dans l'avenir » avant même que je n'aie eu le temps de finir ma phrase par : « C'est comme si je posais des repères pour plus tard ». Quelle merveilleuse empathie, merci Docteur et merci de votre humour. Le voyage que j'avais envie de faire est au Pérou et quand je vous ai demandé si vous seriez toujours là pour suivre mes projets, vous avez dit en riant : « Au Pérou. Non ! ... mais pour le reste, oui bien sûr, mais dans votre tête. » Ainsi vous ne m'interdisez pas de vous avoir dans ma tête, cela rejoint cette histoire de transfert avec laquelle j'ai toujours un petit problème, peur que ce ne soit pathologique, interdit, pas bien pour la thérapie.

« Je ne vois pas pourquoi je ne serais plus là », avez-vous pris le soin d'ajouter. « J'ai besoin que vous m'accompagniez Docteur, parce que seule, je n'y arrive pas. » Combien de fois vous ai-je répété cette phrase ? Je ne compte plus.

Du rêve de ma sœur, vous avez dit le mot « intimité ». Dans mes rêves, elle essaie toujours de me voler ce que j'ai de plus précieux, de s'immiscer dans mes désirs et mes envies. Pour le rêve avec mon père, vous avez analysé ainsi : « C'est votre façon de faire le deuil, dans le rêve il est là comme dans la vie, comme si rien ne c'était passé. » Je ne savais pas que je faisais le deuil de mon père, non dans les larmes, mais dans mes rêves. Quand je vous ai dit que mon père tuait les chiens de ma mère du temps de son vivant, et que je vous ai parlé du chien de maman dans mon rêve, « Pato » vous avez dit : « Pataud, comme pathologique. » Oui, le comportement de mon père était pathologique.

J'ai senti votre intérêt quand je vous ai parlé de ces deux rêves, c'est épidermique, comme un frémissement, comme si j'entendais votre tête à l'intérieur, sans vouloir être intrusive bien sûr.

En vous serrant la main, je vous ai confié : « Je suis rassurée que mon père soit vraiment mort, qu'il ne reviendra jamais. » Vous avez dit alors : « En tout cas, cela vous répare. »

J'ai ri Docteur quand je vous ai croisé dans le couloir et que vous étiez en train de bailler bruyamment ! Vous avez ri aussi et dit : « pardon ». C'était rigolo de vous voir ainsi détendu, fatigué, mais si naturel.

Quand je vous parle de la maigreur d'Amandine, l'animatrice des ateliers écriture modelage peinture, vous écoutez simplement, vous savez bien que cette vision d'elle que je vous exprime est liée à mes troubles. Vous me rassurez quand même en me disant : « Pourtant Amandine est moins maigre que vous. » Mais vous faites rarement des commentaires sur mon physique, bien que vous voyiez la différence entre mes périodes plus ou moins maigres.

19 avril 2006

Tous les entretiens sont importants Docteur, mais celui de ce matin est à marquer d'une pierre blanche.

Hier vous avez dit : « L'autre est un danger » et j'avais oublié votre formulation. Vous aviez dit cela à propos d'une remarque que je vous avais faite sur le fait de ne pas aimer aller fumer « avec » les autres. Je sens la rivalité toujours avec les autres, d'où votre mot « danger » que je vous ai demandé de me rappeler ce matin. Toujours ce souci de ne rien oublier de ce que vous me dites pendant les entretiens.

Ce matin, vous m'avez expliqué le principe de réalité par rapport au plaisir. Nous avons aussi parlé du « caché », de ce besoin que j'ai encore de faire des choses en cachette, même ici à la clinique.

Nous avons aussi évoqué la rivalité. Quand je me sens en rivalité, je me sens seule contre tous, eux en haut, moi en bas. Mais si vous, et ensuite Nathalie et Nicole vous occupez de moi, me regardez, je n'ai plus besoin d'être la seule et unique, et alors seulement, je peux écouter l'autre et ne pas le jalouser, aimer ou ne pas aimer ce qu'il fait, mais le gros problème reste dans la reconnaissance de ce l'autre a fait et qui me plaît.

Pourquoi Docteur si « l'imaginaire sert à habiter le vide de l'enfant », moi je n'arrive pas à habiter ce vide que je ressens si souvent ? C'est parce que mon imaginaire n'est pas assez puissant, pas assez volumineux, important, il ne prime pas sur le vide. L'enfant « apprend-il » l'imaginaire ou l'a-t-il de façon innée, se contente t'il de l'explorer, de le découvrir, de le faire marcher ?

Pourquoi ai-je besoin de faire une crise après un moment de plaisir avec l'autre ? Pourquoi ne puis-je rester sur ce plaisir-là, il me le faut à moi toute seule donc je le fais passer au travers du tamis de la crise pour le faire mien. « Votre problème Véronique, c'est que vous ne pouvez pas encore vous approprier les choses ».

« Qu'y a-t-il derrière ces dessins quand vous dessinez ? » me demandez-vous doucement, si gentiment, presque « affectueusement », comme une maman demanderait à son enfant : « Mais que c'est joli... qu'est-ce que c'est ça ? » J'ai l'impression d'une part de ne jamais avoir dessiné de ma vie, et d'autre part de ne jamais avoir eu cette question de ma mère. La mère, elle voit, et si elle voit toute seule, alors je n'ai pas besoin de lui montrer ni de lui expliquer. Cela devient simplement quelque chose de moi à moi, quelque chose de reconnu et de valorisant parce que valorisé par le regard qui est le plus important, celui d'une mère. Si on me donne ma place, ma part, je n'ai pas besoin d'être l'unique, la seule, la mieux, la plus parfaite, la plus intéressante. C'est aussi pour cela que je suis parfois jalouse des autres patientes, par peur d'être « oubliée » par vous.

Et ce matin, je ne ressens pas du tout cela parce que j'ai beaucoup pleuré après l'entretien, parce que vous avez bien fait votre travail avec moi pendant les quasi vingt-cinq minutes où vous êtes resté, comme si vous ne vouliez pas casser l'émotion dans laquelle j'étais. Je n'ai plus de colère par rapport au fait que vous ayez plein d'autres patientes, je me sens si souvent exclue dès qu'on ne me regarde plus, je suis perdue comme une petite fille, comme la petite fille que l'on n'a pas regardé grandir.

Moi, j'ai besoin de la crise de boulimie pour m'approprier les choses, le plaisir, mais les autres, de quoi se servent-ils, à quoi me sert-il à moi cet « outil » pour faire entrer les choses en moi ?

Pour revenir au caché, vous m'avez déjà dit un jour que les enfants ont besoin de cacher des choses aux parents pour acquérir leur autonomie, leur jardin secret, pour vérifier que les parents ne contrôlent pas tout. Donc moi qui fais des choses en cachette, qui en ai besoin, c'est aussi un moyen de vérifier que ce n'est qu'à moi, que personne n'a droit de regard dessus, qu'on ne peut me « l'enlever ». Cela m'appartient parce que les autres ne savent pas, mais en même temps, j'ai le sentiment de tromper l'autre, je suis loin de tout vous dire Docteur, même à vous, de ce qui concerne mes petites cachotteries. « Bien sûr », me dites-vous.

Ce matin, j'avais la sensation d'être vraie, de ne parler qu'avec mes mots, pas avec des citations ou des « comme ». Je suis sûre que vous avez senti d'autant plus mon authenticité, ma justesse, et que vous êtes resté plus que d'habitude. J'aime, Docteur, quand vous m'accordez plus de temps qu'à l'ordinaire, c'est ainsi !

« Faire des activités comme le dessin, etc., vous aide à dire des choses de vous, à exprimer ce qui sort de vous avec les autres, donc pas dans le caché. »

Merci Nicole (l'infirmière), d'avoir raconté cette anecdote sur l'orange « cachée ». Si tu savais ce que le Docteur B. a tiré de ce matériau, tu es une très bonne infirmière, très réceptive, très fine et sensible, très humaine. Plusieurs fois j'ai testé ta confiance, tu as su me donner des conseils, me faire des suggestions qui ont eu leur effet, telle la lettre à ma mère l'an dernier, que je lui ai écrite au lieu de lui crier dessus au téléphone. Ce conseil fut très sage de ta part et je t'en remercie.

Si j'ai ma place, je suis apaisée, remplie, nourrie affectivement et émotionnellement, j'arrive à m'autoriser à faire les choses, à ralentir, à me poser.

Vous n'imaginez pas Docteur, le pouvoir de la bouffe, elle coupe tout net comme un bouton sur lequel j'appuie et qui éteint tout d'un coup. C'est le trou le plus caché et le plus à l'abri où je peux aller pour qu'on ne me voie plus, pour qu'on ne me demande plus d'exister, de faire, de me battre, ou de rêver, ne rien faire, tout sauf bouffer. Il y a bouffer et le reste de la vie. Quand je quitte la clinique A. et que je vous vois seulement une fois toutes les trois semaines, au début la première crise n'a pas trop d'impact, elle ne suffit pas à m'enfermer dans le trou, puis peu à peu, un, deux, trois jours suffisent pour que l'envahissement revienne.

Je ne pleure jamais ou que très rarement quand je bouffe. J'avale, il n'y a pas de temps mort. Parfois je pleure en vomissant si je pense à un souvenir, une émotion, je crie à l'intérieur, je dis : « Aidez-moi Docteur, ne me laissez pas ». Ceci arrive quand je vais vous voir en consultation et même deux ou trois jours avant d'aller vous voir, vous êtes directement associé à l'émotion.

Dans la boulimie, dans l'acte de bouffer, il n'y a pas de temps mort, pas une seconde où j'ai le temps de penser. Les deux heures de remplissage passent très très vite, c'est mon seul remède à l'ennui, il n'y a plus à se soucier de rien, ni réalité, ni plaisir autre que celui de manger.

Mon caché à moi, mon problème par rapport au principe de réalité et de plaisir, il n'est pas de l'ordre d'une conduite dangereuse, je ne mets personne en péril. Les conduites dangereuses sont ailleurs, je me mets en danger moi-même, je n'agresse pas physiquement l'autre. Le principe de réalité par rapport au plaisir, ce sont les contraintes de la vie sociale à respecter. Est-ce pour autant être asociale, marginale, intolérante, inadaptée, névrosée, sauvage, trop solitaire ?

Vous êtes dans ma tête Docteur, dans mes yeux et mes sensations aussi, quand je regarde quelque chose qui me plaît, qui m'intéresse, que je ris, vous êtes toujours là à côté de moi.

Aujourd'hui à l'atelier jeux d'écrit, il y avait le mot rêve dans la liste des mots à utiliser pour construire le récit. Tout le monde a fait le parallèle entre rêve et réalité, moi non, j'ai pris rêve au sens capacité (ou incapacité) à rêver, à rêvasser, partir dans l'imaginaire, savoir ne rien faire de particulier, de décidé, de fixé, de prévu, d'imposé, de calqué sur la veille, répété, ritualisé. J'ai fait mon histoire en prenant les mots comme des interprètes d'émotions, mon texte était une métaphore pour dire que les mots marchent dans un sens ou dans l'autre, sur la tête ou sur les pieds, ça dépend du vent qu'on souffle sur eux.

Docteur, les mots sont porteurs d'imaginaire pour moi, puisque je m'amuse avec eux, je peux créer à partir de, pourquoi alors ai-je tant de mal à lire et à me décoller du texte, à me concentrer sur une phrase, sur une histoire qui n'est pas mienne ?

20 avril 2006

Est-ce le même inconscient qui fait les rêves pendant le sommeil que celui qui fait aller à la rêverie ?

Il y aurait alors une situation où l'inconscient est en rapport avec la réalité, l'éveil et l'inconscient par rapport à la réalité du sommeil. Dans les deux cas, la réalité n'est pas « déformée » de la même façon, il y a l'inconscient éveillé et l'inconscient en sommeil, dites-moi Docteur, je ne sais pas.

Les autres, ceux qui rêvent, qui imaginent sans souci, sans effort, s'évadent avec un livre ou autre chose et prennent du plaisir, passent directement de la réalité à leur monde à eux, un monde fictif.

Moi, si je quitte le « faire », le réel, que je n'ai plus rien « à faire », la première chose qui prend la place dans ma tête, dans ma pensée, c'est bouffer. Il m'est dur d'accéder à l'imaginaire, car il faut que ce phénomène ait lieu sans effort. Moi qui ne connais que l'effort et le faire, je ne supporte pas ce vide, cette incapacité à rêver, ce rien, ce ni réel ni imaginaire. Or pour moi, il faut qu'il y ait « quelque chose ».

Dans la bouffe, il n'y a pas d'imaginaire, ce serait trop douloureux, car l'imaginaire puise dans les émotions.

Le rituel, la ritualisation sont-ils compatibles avec le plaisir ?

Votre écoute (quand vous regardez mes dessins par exemple) de mes émotions, mes pleurs, m'adoucissent, me fondent au sens « me font fondre », c'est-à-dire que je peux lâcher ce que je tiens ou qui me tient, mais me fait mal et au sens « me structurent, me solidifient, me fondent, me donnent un fondement. »

Quand je suis apaisée par le regard, il y a ces moments où je peux faire les choses dans un autre sens, je me sens moins rigide, figée, raide. Mon rythme intérieur ralentit aussi, mes gestes sont moins empressés sans que je sois pour autant moins efficace. Je fais autant de choses, mais moins dans le dur, le douloureux, le forcé. Cependant, je ne lâche pas prise complètement, il y a toujours mes exercices physiques quotidiens, incontournables et rassurants.

Ma généraliste m'a dit que le mal de sein était le signe d'un stress important.

À la danse et à la sophrologie avec Nathalie, mes douleurs de dos s'atténuent.

Exprimer mes émotions me soulage physiquement, mais chez moi, j'ai mal tous les jours, la boulimie entretient la douleur en permanence.

Docteur, quand vous voyez un soleil noir dans mon dessin, peut-être n'est-ce pas vraiment un soleil, que c'est juste votre imagination. Quand vous interprétez un rêve, est-ce que c'est comme quand vous interprétez un dessin, une terre ? Je sais que par rapport aux rêves, vous êtes « prudent ». Vous n'avez pas de définition définitive ou figée de l'interprétation. Parfois, je vous sens réticent à les interpréter, comme si vous ne vouliez pas systématiser l'interprétation, l'enfermer dans votre imaginaire et votre analyse à vous, et ainsi me l'imposer. « Je vous laisse réfléchir à ce rêve, car sinon vous allez penser que je peux tout interpréter » me dites-vous. Vous laissez le patient se prendre en charge.

Coup de gueule aujourd'hui : non Docteur, vous n'êtes pas mon amoureux, vous êtes bien mieux que cela. Un amoureux, on est obligé de faire l'amour avec lui, il veut toujours quelque chose de vous, de votre corps. Et puis un amoureux ce n'est pas fiable, ça abandonne, il ne faut pas être en demande perpétuelle. Demain, je ne vous montrerai RIEN. Plus on veut être vu, et moins on l'est. Je suis en colère par rapport à ce rêve que vous n'avez pas voulu interpréter et auquel vous m'avez demandé de réfléchir. C'est un rêve difficile pour moi sur le lien entre la nourriture et la sexualité. Je n'en sais rien moi, je ne sais que vous dire !

Un amoureux ? Non ! J'ai confiance en vous, vous avez confiance en moi, c'est plus important que l'amour, c'est au-dessus.

S'il ne faut pas vous « montrer », vous raconter, vous analyser ce rêve, alors je n'ai plus qu'à tout enfermer dans les placards de cette chambre, je vous en veux. Ce matin, vous avez laissé le fauteuil bien collé au mur, bien loin, bien distant… auriez-vous peur que je vous agresse ou quoi ? Oui je sais, je fabule, j'interprète, mais vous croyez que je n'ai pas vu votre petit air narquois quand j'ai raconté le rêve ? Je vous entendais sourire dans votre tête. « Tiens, là voilà qui arrive avec son rêve… une fois des dessins, une fois une terre, une fois un jeu d'écrit… elle a toujours quelque chose à montrer, je vais lui faire comprendre que c'est à elle d'interpréter, de faire le travail », pensez-vous. Vous avez eu beau dire que ce rêve était riche, je suis toujours en colère à dix-sept heures et la colère, elle me tiendra jusqu'à ce que vous reveniez demain.

À propos du fauteuil que vous n'avez pas approché comme vous le faites normalement tous les jours, c'était pour me rappeler : « Attention Véronique, chacun à sa place. » Neutralité, distance déontologique oblige.

Vous le psy, vous êtes toujours à la bonne place, à votre place et le patient vous le remettez en place, c'est vous le maître à bord. Vous n'avez rien dit, fait aucune réflexion à ce sujet, mais moi j'interprète le fauteuil comme une parole, c'est éloquent pour moi. Je suis dangereuse, malsaine ou quoi que vous ayez tout à coup besoin de garder vos distances. C'est humiliant et méprisant pour moi que vous puissiez penser que j'ai besoin d'être rappelée à l'ordre de temps à autre.

Me suis-je trop rapprochée donc ? Je dépasse les limites psy transfert et tutti quanti ? Je ne pense pas, je suis intelligente, alors me le rappeler par un signe (position du fauteuil) sans le verbaliser, c'est encore plus blessant. Je me sens fautive, je complique tout, je le sais, mais c'est juste ce que je ressens.

Et puis cette histoire de fauteuil me rappelle celle de l'an dernier, le rituel que j'avais instauré autour. Sacralisation... Alors ce matin j'ai déplacé le fauteuil, c'est puéril, mais symbolique pour moi. Pourquoi n'êtes-vous pas toujours d'humeur égale, je veux dire comme le jour d'avant ? Pourquoi les gens me font-ils mal quand je ne les retrouve pas comme je les ai quittés ? Toujours cette histoire de filtre que je n'arrive pas à poser entre eux et moi. Je me sens tout de suite de trop, lourde, pas là où il faut, comme il faut, dévalorisée et gênante. On ne peut jamais prévoir l'état d'une personne ou une situation c'est ingérable, incontrôlable. Les autres ne sont pas fiables et quand c'est vous Docteur, c'est encore plus dur.

Comme si vous aviez dit ce matin : « Elle ne connaît pas ses limites, il faut sans cesse la rappeler à l'ordre ».

Merci Docteur d'avoir regardé mes photos sur le mur, je suis toujours très touchée, je vous explique de quoi il s'agit. « Je ne connais pas, en tout cas c'est très beau » me dites-vous.

22 avril 2006

8 h 10. Comment faire Docteur, pour vous dire à vous le rêve où j'ai fait « ça » (ce qui est sorti de mon anus, car mon estomac était gonflé de bouffe, quand je suis arrivée chez moi, mon caleçon était tout souillé). Quelle humiliation ? Cela s'est passé l'an dernier et c'est ressorti dans ce rêve que j'ai fait, que j'ai tant de mal à vous raconter.

Comment faire pour ne pas être toujours en attente de, savoir attendre le moment où je pourrai vous raconter, vous montrer sans être empêchée par cette attente. Ne pas être en attente, mais savoir attendre.

Quelqu'un qu'on aime et qui vous aime, ça rend le cœur plus gai tout de même.

À propos du rêve, je viens de trouver aussi pourquoi c'est si dur de vous raconter ce qui m'est arrivé ce jour-là à Toulouse dans la rue, parce que « ça », le transit intestinal, le bol alimentaire, les selles, l'expulsion, la défécation, tout le monde le fait, même l'homme ou la femme les plus prestigieux, qu'on admire, qu'on aime... et même vous Docteur. C'est la première chose que m'a dite Arlette quand je lui ai parlé hier soir dans la chambre. Lui parler à elle avant d'avoir le courage de vous dire à vous cette chose si intime. Enfant, le « caca » est de l'ordre de l'ordinaire, du banal, c'est après que cela devient honteux, intime, on s'abrite du regard. Mais la boulimie rend la chose plus honteuse encore. L'empiffrement, le gavage, l'estomac gonflé à éclater, et cette pression sur les intestins et donc sur ce qui se trouve à l'intérieur, les selles, ça, vous, vous ne le faites pas, ni vous ni personne. Vous n'êtes pas sale, sali de ça, tandis que moi, je peux provoquer cela à cause d'une crise de boulimie, donc il y a le caché de la crise, et en plus le caché de cette fonction organique : la défécation. Si je n'avais pas bouffé ce jour-là, rien ne serait arrivé. J'étais souillée de partout, l'odeur, la saleté, les taches à frotter, seule dans mon appartement avec ma honte. Je ne me suis pas contrôlée comme un adulte normal, le fantasme a glissé du plaisir à l'empiffrement, au gonflement puis à l'évacuation. J'étais dans ma merde, j'étais une merde (Arlette : « Ce n'est pas toi la merde, c'est la boulimie. ») Et en quelques heures, il faut passer de cet état immonde de bête à une Véronique normale, propre, bien tenue, soignée et soigneuse. Malgré cet état de saleté, j'ai continué ma crise dans l'appartement, je suis allée au fond de la fosse. Les règles, ça n'a rien à voir, je n'aime pas cela, mais c'est une fonction organique normale, ce n'est pas lié à la boulimie.

Quand je consulte mon dentiste, je lui demande toujours : « Êtes-vous sûr que mes dents tiennent bien ? » Il est si loin de s'imaginer le traitement que j'inflige à ma dentition, ces heures de mastication. Ce ne sont pas des mâchoires que j'ai, ce sont des arcades zygomatiques de pithécanthrope, comme disent les paléontologues. En phase de grosse boulimie, je suis difforme, pas seulement du corps, mais aussi des mâchoires, des joues, des glandes parotides, j'ai des muscles de mastication si entraînés et si développés, que je pourrais manger du mammouth cru. Suis-je vraiment un être humain évolué, une homo sapiens civilisée quand je bouffe ?

Pourquoi est-ce que je m'intéresse à l'art, à la création artistique, que je me cultive ? Pour faire comme si cette merde n'existait pas, pour l'effacer, la laver, me laver, l'enlever et me parfumer, pour ne sentir que bon, pour n'être que mince et regardable.

23 h 30. Est-il nécessaire, Docteur, de vous dire combien l'entretien de ce matin a été important ? « TRAUMATISME », vous avez dit le mot et il m'a fait un tel bien, je me suis sentie reconnue, ma souffrance est reconnue et nommée. Je vous ai lu ce que j'avais écrit dans mon cahier, car il était trop difficile de vous le raconter en vous regardant. L'écriture a été un support qui m'a permis de dire la chose indicible. Vous m'avez écoutée avec votre si grand respect, votre si grande finesse et délicatesse, votre naturel, votre simplicité. Vous avez fait tomber la honte et le sale. Le téléphone a sonné pendant l'entretien. « Je ne peux pas être dérangé, je ne prends aucun appel. » « Excusez-moi Véronique. » Merci Docteur, vous êtes resté vingt-trois minutes avec moi, vingt-trois minutes à m'écouter. « Nous sommes convaincus, vous et moi, que nous touchons là à quelque chose de fondamental. » « C'est ce que l'on appelle la phase de l'analité. » Jamais aucun psychiatre avant vous n'avait saisi cela, exploré cette piste, jamais non plus ne m'étais-je confiée. À présent que je l'ai dit de moi-même, car c'est ce que vous vouliez malgré ma grande réticence, peut-être pourrons-nous y travailler ensemble. Vous comprenez mieux encore toute cette histoire de cadeau que je vous montre, le symbole de tout cela ? Oui, vous aviez tout compris, mais vous respectez le rythme de l'inconscient du patient, le bon moment, comme vous dites parfois. J'ai réussi à vous dire à vous, homme raffiné, bien habillé, parfum discret… ce qui m'était arrivé ce jour-là, la saleté face au raffinement, ce fut très dur Docteur, croyez-moi.

Que s'est-il passé Véronique, pendant cette phase de l'acquisition de l'autonomie par rapport à la propreté de l'enfant ? Je ne sais pas Docteur, je n'ai aucun souvenir. J'ai évoqué Jean-Baptiste, le petit garçon que je gardais avant d'arrêter de travailler, et le dégoût qu'il me procurait quand il allait « faire son caca. » Je ne voulais pas l'essuyer. J'ai évoqué Jill, ma nièce, avec qui ce phénomène de rejet n'a pas eu lieu, sans doute grâce à tout l'amour que je lui portais. Elle n'était pas sale à mes yeux. « Vous voyez que l'amour pour Jill, votre nièce, vous a permis de dépasser ce dégoût », m'avez-vous dit alors. Comment faire pour aller chercher des souvenirs aussi lointains, inconscients, avec ma tête ? Chaque détail, chaque piste que je peux emprunter, vous l'encouragerez pour m'aider à explorer cette phase de ma vie de bébé-enfant. L'oralité (la bouffe, la boulimie), on avait déjà prononcé ce mot à mon égard, mais l'analité, jamais. Jamais je n'étais remontée aussi loin dans mon passé. Vous vous levez. « C'est bien, très bien, Véronique. » Vous me serrez la main, « Vous voyez que vous avez pu en parler. » Oui, parce que c'est vous et que ma confiance en vous est au-dessus de tout. « Vous avez programmé quelque chose pour ce week-end ? » Oui, cet après-midi. Vous marquez un temps d'arrêt, je ne dis rien. « Bon week-end Véronique. » Merci, à vous aussi Docteur, au revoir.

À propos de l'entretien de vendredi soir où j'étais si en colère après vous, vous me dites fermement : « Je vous arrête tout de suite Véronique, vous êtes en pleine paranoïa. » C'était le rêve que je vous reprochais de ne pas avoir voulu interpréter et pour cause, vous vouliez que ce soit moi qui le fasse, comme vous avez eu raison, paranoïa comme résistance, défensive. J'avais si peur de vous raconter ce rêve abominable.

Vous avez dit aux infirmières que vous étiez content de moi. Êtes-vous content et heureux d'aider les gens, Docteur ? Cela vous construit-il, vous rend-il utile ? Apprenez-vous des choses d'eux, de nous, de moi ?

23 avril 2006

J'ai aimé Jill au premier regard, instinctivement avec toute ma chair et mon cœur parce que je ne l'ai pas faite. J'ai l'impression que maman n'a jamais pu me faire entrer en elle.

En fait Docteur, quand je fais une crise de boulimie et que je m'autorise tout ce que j'ai fantasmé, que j'outrepasse toutes les limites, qu'il n'y a plus de temps ni d'espace, que tout est à moi, c'est comme si je revenais à cette période de la petite enfance où le bébé peut tout faire, pipi, caca, sans se maîtriser, se contrôler, sans avoir appris, sans qu'on l'ait obligé à le faire. Il n'a pas encore eu à faire avec ce travail de propreté, cet apprentissage des limites, il peut s'abandonner, car il est totalement pris en charge par ses parents, il est détendu, relâché, tranquille, insouciant, paisible. Il ne pense pas à ce qu'il aura à faire dans la minute suivante, ni demain. Alors est-ce que moi, je n'aurais pas eu cette tranquillité, cet état de dépendance absolue par rapport à la mère, sans culpabilité, sans me sentir mal à l'aise et pesante parce qu'en demande de soins ? Le bébé ne se soucie pas de déranger sa mère, il pleure, il crie, il hurle, il ne sent pas qu'il énerve, exaspère, fatigue, qu'il est trop lent (pour faire caca sur le pot). Il n'a pas l'impression de demander à sa mère quelque chose en s'excusant de le faire.

Je ne cherche pas à fuir cette liberté, cette fuite nécessaire, ce soulagement qu'est le moment de la crise, un moment sans devoir, sans effort pour plaire, pour satisfaire. Je ne vois rien, je ne regarde rien, je ne sens rien, je m'oublie, j'oublie enfin que j'ai à vivre, à continuer, à aimer, à faire du lien social. Il y faire ou bouffer.

19 h. Discussion au téléphone pendant deux heures avec maman. J'ai donc pu lui poser des questions sur la propreté, ce qui concerne la phase d'analité. À deux ans et demi, je parlais parfaitement et j'étais tout à fait propre. Maman nous lavait dans une grande cuvette dans la cuisine, nous n'avions pas d'eau chaude dans la salle de bains, les couches en tissu de coton étaient lavées au savon, car la lessive de la lessiveuse irritait les fesses. Tous mes frères et sœurs ont été propres de bonne heure. Ma première douche remonte à l'âge de six ans chez ma grand-mère, car à la maison il n'y avait que l'eau courante froide. Maman me confie avec beaucoup d'émotion sa fatigue des grossesses répétées, elle était à bout de force, trop de travail à l'intérieur et à l'extérieur de la maison. Mon père se montrait peu respectueux et peu coopératif.

21 h 30. Je vous dirai tout Docteur sur ce rustre irrespectueux, je vous confierai tout de ses manières de paysan peu éduqué, travailleur, mais mufle, insupportable pour toute la famille. Fini et marre de l'idéaliser, d'édulcorer toute sa merde et sa saleté, je ne peux plus le porter.

24 avril 2006

Comme je ne peux pas supporter le désordre à l'extérieur, que je dois le nettoyer, le contrôler, j'ai tout mis à l'intérieur, dans moi. L'espace-temps de la crise de boulimie, je peux le délimiter, le circonscrire, c'est celui de mon corps, de mon enveloppe, j'y contiens tout, je fais ma crise dans moi, dans un espace à moi, là où personne ne peut me voir. Je suis toute seule, je peux faire ce que je veux de ces limites. Ensuite il faut tout nettoyer et ranger, dedans et dehors pour que les autres ne voient rien, que je puisse garder cette chose pour moi, pour la reproduire quand je le voudrai. Malgré tout ce nettoyage, j'ai toujours l'impression que « ça se voit », que les autres savent.

C'est comme si je restais propre dehors en apparence et que je mettais tout le sale à l'intérieur. La saleté ça ne se montre pas, ça ne doit pas se voir, j'en suis restée au stade de la propreté extérieure, ça bloque là, Docteur. Je vais mourir engluée dans ma saleté malgré moi peut-être, un jour, seule dans mon appartement. En votre absence, quand la séparation est trop longue, ça ne vaut plus la peine d'être propre et belle dedans. L'espace-temps de la boulimie dont je parlais ci-dessus, au début il est petit, restreint par rapport au reste de la vie, de mes liens avec les autres, de l'espace qui est en dehors de moi, puis peu à peu l'espace boulimie s'élargit, atrophie, étouffe l'autre espace jusqu'à le faire quasiment mourir. Je peux le visualiser dans ma tête. Hier soir après le coup de fil de maman, j'ai été tout de suite angoissée et prise au corps par cette saleté évoquée, saleté qui régnait dans cette maison. J'ai senti le besoin de resserrer davantage ma prise calorique du repas, je suis allée marcher encore une heure, car je n'avais pas fini l'exercice physique de la journée. Le moindre débordement, le moindre empêchement, la miette en trop et c'est le drame, le désespoir, l'envie de bouffer. Or je n'ai pas eu de compulsion boulimique tant la pression et l'angoisse, le stress, l'empressement étaient fort. Malgré les émotions évoquées avec maman, une seule chose importait : contrôler la nourriture et le corps. Le premier réflexe c'est toujours contrôler, resserrer le régime, sinon je bouffe et je lâche tout contrôle.

J'AI LE DROIT DE NE PAS ÊTRE SALE. Docteur, pourquoi regarder le sale rend-il sale ? Mon père était sale avec sa bouche et sale avec son anus (bruits, gestes, mots, odeurs...)

Comment être une jolie et aimable petite fille dans cette saleté ? Quand je bouffe et que je vomis, suis-je comme mon père ou bien est-ce que je les vomis, lui et sa saleté ? Pourquoi est-ce que je m'inflige la saleté ? Quand je bouffe, je suis sale, je me salis comme mon père faisait lui aussi des choses sales et pathologiques (faire son caca dans l'étable comme une bête par exemple, cela nous faisait tellement honte à nous tous, comme s'il avait besoin de reproduire des habitudes d'enfant, je ne sais pas...) Tout cela veut-il dire qu'il ne s'aimait pas lui non plus d'une certaine façon ?

Dire qu'il est mort avec une couche entre les fesses et une sonde urinaire, cela m'avait un peu dégoutée à l'hôpital, cette couche entre les jambes. Comment faut-il faire Docteur pour être naturelle, ne pas user d'artifices, pour enlever toute cette saleté, cette honte, ces souvenirs collés à ma peau de l'intérieur ? On ne peut pas brûler sa mémoire au risque d'effacer le peu de propre ou de bien duquel on a dû se contenter pour résister.

Comment dire à un père que l'on a honte de lui, qu'il vous dégoûte à table, parce qu'il mange bruyamment, la bouche ouverte, qu'il éructe et qu'il pète, jamais en présence des étrangers, toujours devant sa femme et ses enfants ?

Non, la campagne de mon père n'a rien de bucolique, elle est sale, ses mots, son accent sont sales. C'est de vocabulaire sale et patois dont j'ai été nourrie, il est tellement puissant dans ma tête, dans mon vécu, dans mon ressenti, très très loin, profondément enfoui, accroché à moi, que je ne vois et ne ressens les choses de cette maison, de cette ferme qu'à travers lui, car après tout, être paysan n'est pas obligatoirement synonyme de vulgarité et de saleté.

Quel est le rapport entre vouloir être maigre, toujours et encore, sans fin, sans finalité, sans réconfort ni apaisement pour autant et cette saleté, cette honte, ce rejet, ce dégoût ? Rétrécir le sale, tenter de l'enlever, de le laver ? Aussi maigre que je puisse être, je ne pourrai jamais faire maigrir les souvenirs, le passé. Quand je lave l'estomac après la bouffe, j'aimerais pouvoir prendre toute ma peau à l'envers et la frotter, la voir pour vérifier qu'elle est toute propre. Depuis toujours, j'essaie d'embellir la saleté de mon père et de son milieu, en vain. Quand je parle de lui aux autres, je mens, j'édulcore, je cache, je déforme la réalité en utilisant d'autres mots que les siens pour qu'ils ne puissent pas imaginer cette horreur. De toute façon ils ne peuvent pas imaginer.

Il aimait se parfumer, s'habiller élégamment quand il sortait dehors pour les autres, toujours impeccable, prestance, prestige, grand, mince, maigre, l'œil vif et perçant, il n'avait pas du tout l'air d'un plouc arriéré, mais moi je savais ce qu'il faisait sur son fief, sa propriété (ses terres et sa famille, femmes et enfants, tout cela lui appartenait la ferme en priorité, le reste… « ça » devait obéir, se soumettre, se taire, s'occuper de lui, seulement de lui). Depuis qu'il est mort, je me sens libérée, il ne me voit plus vomir, disons que je ne me sens plus vue. La coupure a été nette, cette sensation de ne plus être regardée de l'intérieur. Il ne peut plus rien faire.

Docteur, quand je cherche votre phrase « nous sommes dans la phase d'analité », j'ai du mal à retrouver d'emblée le mot analité. Je dois d'abord penser à oralité, puis je retrouve analité. J'ai spontanément envie de dire : « la phase analytique », ce qui vous a fait sourire d'ailleurs. En outre la première fois que vous avez prononcé ce mot, je ne l'ai pas enregistré, j'ai pensé oralité, mais pas analité, j'ai du mal avec ce terme, j'ai même pensé au mot « anahilité ». Le mot n'existe pas, je le sais, le terme exact dont je me souviens est en fait « ananihilité », comme si je butais sur analité. Comme si je niais ce stade, cette phase et tout ce qu'elle représente.

Ce n'est pas tant le pipi et le caca qui sont sales, ça, c'est naturel comme dit Arlette, mais le comportement des gens avec qui l'on vit par rapport à ces besoins vitaux, à l'hygiène, etc. J'ai toujours eu envie de laver mes parents, de leur enlever leurs odeurs qui me gênaient, surtout chez ma mère. Je n'ai jamais aimé son odeur, quand je l'embrasse, j'ai toujours une appréhension, est-ce que je vais sentir quelque chose qui va me dégoûter, et dont je ne pourrai pas lui parler bien sûr. Comment a-t-elle pu devenir comme cela, négligée, elle si coquette, si belle si soigneuse étant jeune fille, avant d'épouser mon père ?

Mon père se douchait devant nous parce que nous étions nombreux à la maison, il n'y avait aucune exhibition de sa part, c'était un côté pratique. Ma mère prenait sa douche toute seule comme si elle se cachait, si bien que je ne savais jamais si elle l'avait vraiment prise, et cela m'inquiétait.

22 h. Vous êtes resté plus de vingt-cinq minutes Docteur, ça passe si vite à chaque fois, mais entre samedi et ce soir, je peux dire que vous avez été particulièrement présent, merci infiniment. À ma question « Pourquoi est-ce que je me sens sale, parce que lui, mon père, l'est ? », vous avez répondu : « Il faudra que nous y repensions, il y a certainement plusieurs hypothèses… le problème est de savoir pourquoi vous l'avez fait entrer en vous. » J'ai encore buté sur analité, vous avez ri au mot anahilité. J'ai du mal comme avec un mot savant que je n'oserais pas utiliser avec mes piètres compétences analytiques.

Vous m'avez expliqué que je n'avais pas eu d'espace pour mon intimité et que voir mon père faire ses besoins sans intimité, c'était comme si mon père n'avait pas d'intimité non plus. « Tout ce qui passe salement dans la bouche de votre père, vous l'associez avec quelque chose de sale à la sortie. » J'ai oublié vos mots exacts, mais la pensée est celle-là.

Quand je vous expliquais que le dehors de moi était propre et que le seul endroit où je pouvais m'autoriser à être sale, c'était tout moi, tout ce qui était délimité par moi, par mon corps, je vous sentais très à l'écoute, ça devait cogiter dans votre tête. Quand trouvez-vous le temps d'analyser et de réfléchir à tout cela pour chacun de vos patients ? D'autant plus que vous avez souvent une analyse immédiate à proposer, c'est impressionnant ! « Qu'avez-vous ressenti quand votre mère vous a parlé de votre enfance au téléphone ? » Je n'ai su que répondre immédiatement puis je vous ai dit que je pensais que la saleté ne venait pas d'elle, mais de mon père.

Ma Nadine (mon hôtelière préférée), un petit mot pour vous : vous, ma maman de la clinique A., vous sentez bon parce que vous êtes propre dedans et dehors, bonne et chaleureuse, apaisante, si douce et maternelle avec moi, maman douceur, merci.

25 avril 2006

18 h. J'ai honte Docteur, si honte que ma mère soit sale, disons négligée, honte de ses taches sur ses pulls, honte de ses ongles trop longs et sales, de ses cheveux négligés, honte qu'elle ne se brosse pas les dents le soir avant d'aller se coucher, honte de ses manies dans la maison, de sa douche une fois par semaine, maman pourquoi ne te laves-tu pas ? J'ai honte Docteur, parce que par compensation je dois me laver et me nettoyer encore plus pour être propre, pour chasser ce sale. Je ne veux pas que l'on m'assimile à elle.

Docteur, est-ce que je suis sale sous mon apparente propreté, est-ce que je ne mens pas en permanence ? Est-ce que je ne cache pas une Véro sale, maladroite, empruntée, refaite, qui fait des manières pour avoir l'air bien éduquée et bien tenue ? Imaginez-vous Véronique sale et menteuse, m'imaginez-vous en boulimique vomisseuse ?

Chez elle, dans sa bouffe et sa boulimie, c'est bien là qu'elle est le plus dans son élément, dans son naturel, c'est là qu'elle est vraiment. En dehors de sa boulimie, elle se fabrique autrement, avec tout le contraire de ce qu'elle déteste, qui la dégoûte et lui fait honte dans ce milieu où elle est née et où elle a grandi. Plus elle le rejette, et plus on voit qu'elle le rejette. Et cet accent, elle ne pourra donc jamais s'en défaire, sa bouche est si laide quand elle parle avec cet accent, il faut le corriger en permanence parce que cette diction qui vient « de », il ne faut pas la reproduire, elle peut dire qu'elle est aveyronnaise, mais pas en avoir l'accent, elle déteste son accent parce que c'est elle qui parle.

23 h 20. Entretien de ce soir. « Vous attendez de votre mère qu'elle se conforme à l'image que vous aimeriez avoir d'elle, mais si elle aime être comme cela, elle... », me dites-vous. Il serait donc temps que j'apprenne la tolérance Docteur ? « Les enfants veulent des parents qui répondent à leur attente, le temps passe et un jour, ce sont les parents qui n'aiment plus certaines choses de leurs enfants et inversement ». Ce doit être cela grandir, accepter que les gens ne changent pas, s'ils sont bien comme ils sont. Il faut mettre ce filtre en place. « Tout le monde me traverse », vous ai-je dit. « Vous dépensez beaucoup d'énergie à lutter contre des choses qui vous ont marquée pendant votre petite enfance. » « Il faut vous approprier ce qui vous appartient. »

C'est bien, quand il y a davantage d'ateliers, cela alimente le travail psychothérapeutique, sinon je m'enferme dans trop d'introspection stérile, je perds mon temps et mon énergie. Vous avez quand même dit ce soir : « Très bien Véronique, bonne soirée, à demain matin. » Je suis égoïste et égocentrique, je vous veux tout le temps, longtemps à moi, c'est encore dur cela.

26 avril 2006

Ce matin, j'ai fait des glissades dans le couloir en rapportant mon plateau de petit déjeuner, j'adore cela. J'ai mis mes chaussettes de sport à sécher aux poignées de la fenêtre, ça fait une fenêtre qui fait des pointes. Ma rose jaune est de plus en plus belle, à croire qu'elle est bien avec moi. Ce qui me manque dans le service du bas, c'est de faire le pitre avec les infirmières, je suis plus isolée.

19 h. Entretien de ce matin plus court. « J'aurai plus de temps pour vous demain matin, Véronique », vous excusez-vous. Non, ça ira Docteur, vous m'avez consacré beaucoup de temps ces jours-ci. À propos du filtre, vous me demandez si j'ai réfléchi à ce que je pourrais mettre en place, je ne sais pas Docteur. « Qu'est-ce que cela signifie comme abandon ? » « Abandon », oui, voilà le bon terme que vous utilisez Docteur, le point où ça fait mal, où ça souffre, où ça bloque,

où ça résiste. Je ne veux pas ne plus être dépendante, je ne veux pas, je ne peux pas, c'est insupportable. Abandon, ne plus dépendre, c'est dire que l'on ne s'occupera plus de moi, qu'on ne me regardera plus. Je ne veux pas être grande et me débrouiller toute seule. « Que pouvez-vous faire pour que l'autre ne soit plus dans votre pensée, et vous dans celle de l'autre, et l'interpréter ? » me demandez-vous. Je ne veux pas être la seule dans ma tête, dans ma pensée, je ne veux pas regarder par moi-même, je veux que l'autre, que vous, vous regardiez avec moi, cela seul a un sens. Sinon je ne fais rien, comme quand je quitte la clinique A. et que peu à peu vous vous éloignez de ma pensée, la réalité n'est plus la même, très vite la boulimie vient étouffer cette douleur, je n'arrive pas à faire sans vous, alors la douleur n'est plus que physique, elle ne veut plus entendre la douleur de la pensée, la douleur de la séparation, de l'attente, de l'absence.

J'ai encore achoppé au mot analité, j'ai dit ana... je dis c'est pas vrai, l'Anatolie à présent, je vous ai regardé, vous avez ri, c'est à désespérer de moi.

Je ne veux pas m'accorder cette autonomie, cette liberté d'être seule, pour moi ce n'est pas de la liberté, c'est de l'abandon.

Pour vous Docteur, c'est ce que chacun aime, qui lui plaît, qui est important, pas le jugement que l'on peut porter dessus comme je le fais quand je reproche à maman de n'être pas assez soigneuse, donc on peut ne pas plaire à ses parents pour certaines raisons, ça n'enlève rien à leur amour pour autant, et vice versa. Quand je dis maman vous reprenez « votre maman », et quand je dis ma mère « votre mère ». Vous respectez l'émotion dans laquelle je suis par rapport à elle.

28 avril 2006

Laurence est revenue, je suis comme une petite fille, tout excitée, je pense déjà à tout ce que j'ai envie de lui dire. Calme, Véro tu ne vas pas l'assommer à peine arrivée. Lui dire qu'elle me manque pour faire ma pitre et ma déjantée, elle comprend tout ça Laurence, elle est un peu folle elle-même. Voilà, tu commençais à me manquer ma Laurence. Hier matin, j'ai pleuré corps et âme pendant une heure et demie, c'était par rapport à maman et à moi petite fille, et aussi comment je ne me sens pas moi exister quand les autres ne sont plus là. Comment rester avec moi-même puisqu'il n'y a pas de moi-même ? Quand je me sens, c'est insupportable, j'ai envie de bouffer.

Vous êtes resté à peine dix minutes, j'étais furieuse, vous m'aviez dit que vous auriez plus de temps pour moi aujourd'hui, c'est cela aussi qui a déclenché la crise de larmes. « Du temps pour vous. » J'avais tellement pleuré avant votre visite que peut-être est-ce pour cela que vous l'avez écourtée. « Oui, ce sont toutes ces émotions, Véronique », m'avez-vous dit simplement en me serrant la main. Il faut toujours que je cherche une explication à tout ce que font les autres, et surtout vous.

Je suis allée au dessin (après avoir marché comme une dératée sinon je n'y serais pas allée). J'ai dessiné d'après une photo de la belle sculpture que j'ai vue dans Beaux-arts magazine et que je vous ai montrée d'ailleurs. « C'est du bronze ? », je n'en sais rien, mais je trouve ce déhanché superbe, je sais aussi pourquoi je l'ai choisie, elle avait un pied levé, une jambe en équilibre, un bras le long du corps, l'autre replié derrière sa tête sans visage. Cette posture m'a rappelé un exercice technique de balancement d'une jambe sur l'autre en danse avec Nathalie. Il fallait soulever une jambe, laisser pendre un pied bien relâché comme dans la sculpture et lever la main en la suivant du regard (dur pour l'équilibre) et ensuite laisser la main tomber, à partir du poignet, la main seulement, pas le bras, et puis tout relâcher. Puis balancer sur l'autre jambe sans trop plier les genoux, en douceur. Marie, qui a fait beaucoup de danse, y arrivait très bien.

Juste pas eu le temps de vous dire que ça faisait trois semaines sans crise de boulimie (à part la toute petite du dimanche soir). Je n'ai pas eu besoin de parler longtemps, car il y avait eu les larmes et les traces qu'elles avaient laissées. Mais il ne faut pas promettre Docteur, au sujet du temps que vous aurez le lendemain, vous pouvez avoir des impondérables, alors ne dites rien, parce que moi, ça me met en attente et ça ne m'aide pas.

J'ai les coudes secs, j'ai un caractère de vieille morue toute desséchée !

Ce que j'ai écrit ce jour-là, c'est ce que j'ai écrit au début de ce récit au sujet de mon désir de vouloir rester à la clinique A. sous peine d'en mourir. Il s'agit de la lettre écrite au Docteur B. et aux infirmières que j'ai déposée à l'infirmerie à leur intention.

« Écrire, c'est mesurer la perte. » « Écrire, ça se fait contre la mémoire et non pas avec » écrit Martin Winckler dans *La maladie de Sachs*. Oui, écrire pour retenir, c'est cela qui m'a fait écrire aussi, écrire tout, rien, n'importe quoi, vous écrire Docteur, toujours commencer par vous ou ramener à vous, ou finir avec vous, même si c'est à un autre.

Je suis en colère contre vous, contre cette institution de merde qui ne veut pas reconnaître que j'en ai vitalement besoin. En colère parce qu'il y a plein d'entrées à la clinique aujourd'hui, dont au moins une à la Résidence, pour vous. Et une de plus. Boulimique ou anorexique ? Grosse ou plate ? Et ce soir vous allez rester combien de temps, dix, douze, treize minutes ? Et demain ? Et lundi, c'est férié, vous n'êtes pas là, le lundi d'après non plus, ensuite c'est la sortie pour moi, retour à l'appart de la mort après une embellie d'un mois. Je suis en colère et je n'ai pas envie de vous parler après ce que je vous ai écrit (aurez-vous seulement le temps, le TEMPS de le lire ?) Cela me semble dérisoire, pas envie de vous dire, de vous montrer, de vous raconter aujourd'hui. Je ne me sens pas disponible depuis ces deux derniers jours et ça m'énerve prodigieusement.

Cela m'énerve quand on me dit : « Regarde le paysage en marchant comme c'est beau. » Moi quand je vais marcher je ne regarde rien de spécial, souvent juste mes pieds d'ailleurs. Pas besoin de regarder tout le temps, il me suffit de savoir que je suis dans le paysage, dans un paysage que j'aime. Il n'y a pas que les yeux pour voir.

22 h. Non, ni l'écriture ni la créativité ne sont des garants de vie, des liens solides. S'ils ne sont pas ancrés dans une envie de vivre lointaine, du début de la vie, donnée par les parents à l'enfant, la vie comme une chose précieuse à aimer, à préserver, ils ne peuvent s'ancrer d'eux-mêmes. L'envie de vivre, l'amour d'être vivant, d'être soi comme un bien précieux à préserver, s'il n'a pas été donné, mon-

tré, appris, cultivé, injecté jour après jour, il est mort avant d'avoir existé. Il est « incréé » comme dirait la philosophe Simone Weil. Je n'ai pas perdu le goût de vivre, je ne l'ai jamais eu, je n'y ai jamais goûté. Je n'ai pas tété, sucé, savouré ce goût-là sur les doigts de ma mère, j'ai grandi avec ce manque, cet essentiel originel, c'est cela que j'entends par le manque irréparable, Docteur.

Ce soir, vous êtes resté trente minutes, merci Docteur. Vous n'aviez pas encore lu ma lettre apparemment, mais je vous ai fait part de certaines bribes. Quand je suis partie marcher à 20 h 30, Laurence s'est arrêtée sur la route et m'a dit qu'elle l'avait lue. « Authentique, les mots exacts, vrais, précis, une lucidité comme si tu savais depuis toujours, une lettre très touchante » m'as-tu dit Laurence. Tu as dit au Docteur B. de la lire pour son authenticité et sa lucidité.

Ce soir pendant l'entretien, je vous ai regardé bien droit dans les yeux, peur de rien, plus peur de rien, je pense avoir été rarement ainsi moi, vraie. Cela m'a apaisée, soulagée de vous dire que quelque chose de puissant me rongeait. « Si vous saviez comme j'en ai rien à foutre à présent que je sais que je vais quitter bientôt la clinique A.... » Laurence m'a dit que vous n'étiez pas dupe, je l'espère. C'est un peu Laurence qui est à l'origine de cette lettre, qui l'a déclenchée. Je l'ai écrite en écoutant Mozart, celui qu'elle m'a gravé, c'est un lien entre elle et moi. Sur la route, elle a serré ma main, j'ai vu ses yeux, un peu humides, elle a touché mes cheveux « Tu es belle quand même, tu sais Véro, à bientôt ». À bientôt Laurence.

Toi seule Arlette et le Docteur B. pouvaient comprendre mon désespoir.

Je sais Docteur que vous voulez que je croie en l'évolution, « C'est pour cela qu'il faut que je vous aide », mais malgré ce que vous dites, il y a toujours cette ombre, cette épée de Damoclès : « Je ne veux pas en dehors de la clinique A. et de vous, ici, je ne veux pas, si je dois vivre dans l'attente d'un rendez-vous toutes les trois semaines, non. Vous avez dit le mot « infernal » oui, et quand vous lirez ma lettre, vous y lirez le mot « enfer. » Que vous m'aidiez ? Mais non, pas comme cela Docteur, pas loin de vous et de la clinique A. aussi longtemps. Ce refus s'affirme de plus en plus et va dans le sens contraire de l'autonomie que vous voulez que je construise. Plus je sens la menace de ne plus avoir mon « chez moi », la clinique A., vous avez repris mes termes, plus je suis convaincue de ne plus vouloir.

Au début de l'entretien, je vous ai dit que je n'avais rien à dire. « Quand vous dites cela, c'est que vous êtes en colère. » Non, Docteur, je vous ai regardé fermement sans agressivité ni colère, je vous parle sur un pied d'égalité Docteur, je suis vraie et juste. Vous voulez croire que cette muraille que j'ai construite autour du seul moi qui peut exister, celui de la clinique A. n'est pas aussi étanche que cela puisque je peux communiquer avec mes amis et donc avoir un semblant de vie en dehors d'ici. C'est votre côté positif à toute épreuve, votre positif à vous, je veux bien encore y croire, je vous reconnais là, humain, à l'écoute, respectueux, rien en force, qui cherche avec le patient, qui accompagne. C'est votre sensibilité, votre finesse, votre délicatesse si touchante, si attachante qui vous fait dire cela, votre travail de psychiatre aussi, bien sûr. Je veux bien de cette petite vie, de cette continuité, de la danse, du théâtre, de l'écriture, mais seulement auprès de vous, ici à la clinique A.

C'est curieux, mais en vous attendant ce soir jusqu'à 19 h 30, je n'étais pas anxieuse ni angoissée, plutôt sereine, apaisée. J'avais écrit aussi loin que je le pouvais. Quand je vous ai dit que j'avais écrit la lettre, déposée à l'infirmerie, « avant de partir dans quelques jours », vous avez dit : « Alors vous avez décidé de rentrer chez vous mardi. » Non, mais mardi, la semaine prochaine ou dans quinze jours c'est pareil, je suis déjà partie puisqu'il faudra partir.

29 avril 2006

Cinq heures et quart du matin. Réveil à quatre heures et demie, allumé à cinq heures, pleurs. Je pense que cette découverte de la phase d'analité et plus généralement cette prise de conscience de moi de zéro à deux-trois ans vient étayer et confirmer ma lucidité inconsciente par rapport à cette « part manquante ». Vous savez Docteur, quand on a entre zéro et deux ans, ce n'est pas d'un amoureux, d'amis, de tissu social, d'activités en société, d'école dont on a besoin, juste de sa maman, d'une maison chaude et rassurante, une présence de tous les instants, de câlins, de gestes et de paroles rassurantes, enveloppantes, tout le temps, tous les jours, ce sentiment que vous les aurez pour vous, à vous, rien que pour vous, de votre mère, parce qu'elle vous le dit et vous le montre. Vous vous lovez, vous vous abandonnez dans cette mollesse, cette tendresse calme et douce, cet amour sans faille, il est là pour vous, vous n'en manquerez jamais, et cela, alors que l'on vous nourrit au biberon, que l'on vous lange, vous lave, vous couche, vous lève, vous habille jour après jour, peut-être vite, trop vite, sans les mots chauds et doux, ces mots que vous n'entendez pas qui n'accompagnent pas les gestes quotidiens, les soins devenus des corvées supplémentaires pour une mère à bout. Pas une mère maltraitante, méchante, simplement fatiguée, usée par trop de travail et d'enfants, là sont ses limites et il y a Véro qui demande ou ne demande pas ou plus. Je ne saurai jamais.

Ici à la clinique A. auprès de vous, de la R., d'Arlette, de Laurence, je me suis trouvée un petit endroit, des mots, des gestes dans lesquels je m'enveloppe. J'ai trouvé cela toute seule, donc ma force, mon instinct de survie ont été là, de vouloir encore trouver ce petit endroit, cette chaleur, cette douceur, cette sécurité apaisante qui soigne, panse la douleur, reçoit la souffrance, les larmes et la joie, l'enthousiasme, l'autorisation à être un peu heureuse, ici, seulement ici. Il ne faut pas me demander de passer à autre chose avant des années, peut-être jamais d'ailleurs. Ma vie d'adulte, ma vie d'après, elle est déjà derrière moi, ma vie du début, du tout début, c'est celle-là où je veux être. Ce n'est pas de la simple régression puisque je suis une adulte qui vit sa vie de toute petite fille, simplement parce qu'elle sait que là est la vie, sa vie. Avec ma conscience de Véro de quarante-trois ans, je suis dans mon inconscient de toute petite fille, laissez-moi finir ce par quoi j'aurais dû commencer, laissez-moi jouer dans la cour des tout petits, ceux à qui l'on apprend encore à marcher, laissez-moi être insouciante dans ma petite enfance, être une enfant sans culpabilité, autorisée à l'être, libre de l'être, tenue à rien, n'ayant encore aucun devoir, aucun compte à rendre, insouciante, légère, rieuse, riante, joueuse, rêveuse, béate, abandonnée, babillant, chantonnant, distraite, sûre et rassurée que sa maman soit là, et la regarde et la voit. Me lâcher un jour après l'autre, pas d'un seul coup d'un seul, pas lâchée dans la vie au premier cri avec cette peur au ventre, au corps, cette peur d'avoir sorti la tête et d'être hors de maman, hors du chaud, d'ailleurs était-elle si bien que cela cette petite fille, même à l'intérieur ? Ce n'est pas vraiment là qu'elle veut aller, elle ne le sent pas bien.

Il ne suffit pas de danser, de peindre pour vivre, il faut l'insouciance de l'enfance (quand on ne l'a pas eue) et le regard de l'autre, la mère. Aujourd'hui Docteur, c'est votre regard que je cherche, pas celui de ma mère, ce regard qui autorise l'insouciance et la tranquillité. L'enfant ne doit pas sentir de peur, de menace, de danger, il doit pouvoir aller et venir sans terreur, sans cette lourdeur du poids de l'abandon, de l'absence, de la séparation.

Régression ? Non. Retrouver cette sécurité, cette insouciance, cette paix, oui, ici je travaille au sens je vis, ici seulement, j'ai cette énergie à faire les choses dont vous parliez hier soir, Docteur.

Plus forte et proche je sens la menace de la séparation, de l'absence, du « partir » de l'autre, de vous, plus je m'accroche de toute la force de mon désespoir et de mon impuissance. Que peut faire une petite fille contre cela ? C'est l'amour des premières secondes qui génère et soutient tout, tout au long de la vie, les activités culturelles ne suffisent pas, ne suffiront jamais. « M'enkyster à la clinique A. Docteur ? », si je ne vous « aimais » pas autant, si je n'avais pas cette confiance en vous, si vous n'étiez pas pour moi la personne par laquelle passe la vie, le regard qui regarde le mien, la seule et première personne qui compte, qui m'accompagne, je croirais que vous m'insultez. « Enkystement » alors que je vous parle d'un lien/lieu sûr, le seul. Il n'y a pas eu de perte de quoi que ce soit, il n'y a pas eu tout court. Ici il y a.

C'est le mot « temps » qui a déclenché la grosse crise de larmes (« J'aurai plus de temps pour vous demain, Véronique. ») Savoir que j'ai du temps pour vivre ici auprès de vous, encore beaucoup de temps. Je ne veux pas du temps de dehors, de celui qui dure trop longtemps entre deux visites, entre deux présences. Quand je suis sortie fin 2005, j'ai tenu les premières semaines parce que je vous voyais une fois par semaine, mais au bout d'un mois et donc déjà avant Noël, j'étais mal. Il a fallu attendre quatre mois avant de pouvoir revenir me réfugier ici. La clinique A. est importante, vitale, souvent, régulièrement, parce que c'est un lieu où vous êtes, où vous travaillez où je peux vous voir tous les jours.

Je n'ai pas dit que je voulais mourir sinon je serai déjà morte.

Je ne « voudrai » pas mourir quand je mourrai, je me ferai mourir malgré moi en quelque sorte. Je ne ferai rien pour enrayer la destruction. Une très belle chanson de Raphaël dit : « Je ne me battrai plus », moi non plus, même après tout le travail thérapeutique fait ces dernières années, je reviens à ce je ne me battrai plus, plus dehors.

Avec vous Docteur, je sens la joie de vivre, d'être vivante malgré ou grâce à la souffrance, les émotions douloureuses, le filtre que je ne parviens pas à mettre en place, le moi qui n'existe qu'à la clinique A., enfermé dans une muraille. Là je ne suis pas d'accord avec vous Docteur, vous le savez, je ne suis pas enfermée à la clinique A., j'y suis libre, l'enfermement il est dehors, dans ce dehors même où je devrais me sentir libre.

Entretien de ce matin. Vous êtes resté comme j'aime, c'est-à-dire le temps que je trouve quelques mots après un long silence au début, très long, de moi et de vous, qui me regardiez intensément et profondément avec vos yeux très noirs.

Avez-vous lu la lettre ? Je ne sais pas, pas un mot de votre part.

« La pulsion de vivre, vous l'avez eue Véronique, sinon vous seriez morte, les bébés meurent s'ils ne veulent pas vivre. » Ça existe ça ? « Bien sûr, c'est le cerveau qui commande les fonctions respiratoires et cardiaques et dans le cerveau, il y a le psychisme. La lueur que vous ne pouvez voir, car vous êtes trop dans le noir, dans la douleur de cette enfance, elle est là, il y a des moments où la pulsion de mort est très forte, surtout à cause de vos symptômes et de votre maladie qui la renforce. » « Ce que je crois », poursuivez-vous, « C'est que vous avez surtout été une petite fille très malheureuse avec des moments de gaieté. » Oui Docteur, mais cette enfance est si lourde avec le manque de maman, toujours, partout, jusqu'à très tard dans ma vie, jusqu'à aujourd'hui peut-être encore. La peur qu'elle soit malheureuse, qu'elle ne revienne pas me chercher, que cela ne soit pas important pour elle de me voir. Ma sœur aînée, c'était pareil, je la voulais pour moi toute seule. « Comme vous vouliez votre maman pour vous toute seule. » « Il y a encore beaucoup de projections, d'images négatives dans la famille, du mal à vous différencier, à trouver votre place, votre identité. » J'ai encore besoin de l'éloignement géographique, un séjour dans la famille peut tout compromettre. « Il n'y a pas encore d'apaisement par rapport à ces conflits. » Vous êtes de garde ce week-end à la clinique A., je le sais de par les infirmières. Je ne sais pas pourquoi, mais cela me rassure.

Je sais que vous avez parlé de moi avec les infirmières après notre entretien. Pascale m'a dit : « On essaie de voir ensemble ce qu'on peut faire pour vous aider, simplement, sans jugement Véronique ».

30 avril 2006

Réveillée depuis six heures, fait un rêve de prof où j'étais confrontée à la réalité avec le prof contrôleur, son œil intransigeant, dur et culpabilisant, négatif, moqueur, dévalorisant. J'avais ma façon à moi d'enseigner, mais elle ne lui convenait guère, je ne pouvais pas me défendre, car je n'ai jamais eu les diplômes requis pour enseigner. À la fin du rêve, je me retrouve à acheter de la bouffe et je n'ai plus envie que d'une chose : fuir cette situation délétère, m'enfuir et bouffer. Cette culpabilité de n'avoir pu enseigner correctement ne m'a pas encore abandonnée, que j'en rêve ainsi encore vingt ans après !

Cette pulsion de vie dont vous me parliez hier, Docteur, comme une condition et un réflexe sine qua non à ma survie lors de ma naissance, j'en fais le rapprochement avec « élan de vie », celui qui s'arrête quand je suis trop loin de vous. C'est comme si je n'avais plus cette pulsion, donc je me dis encore que si je n'ai pas toute seule l'élan vital, c'est parce que bébé je n'ai pas eu la pulsion de vie, mais je vous fais confiance, j'ai cette pulsion.

1er mai 2006

Je me demandais hier en marchant et en écoutant le *Cosi fan tutte* que Laurence m'a gravé : « Tu crois Laurence que l'on peut rendre la beauté que Mozart avait dans sa tête ? Aussi belle soit l'interprétation, peut-on atteindre sa beauté à lui ? » L'émotion, le frisson qu'il a eu en créant n'appartiendront jamais qu'à lui.

Arlette ne m'a rien dit de particulier aujourd'hui au sujet de la lettre, l'a t'elle lue ? Je n'ai pas osé m'imposer pour que l'on s'intéresse à moi par rapport à cette lettre, ce n'est pas sa finalité. En fumant ma cigarette dans le parc à 19 h, je me disais, avec le cœur qui fait mal, comme quand je sais que je vais quitter la clinique A. : « Ici, il y a tout pour que je sois heureuse, tranquille, rassurée, apaisée, il y a le calme, le parc, ma petite chambre à moi, je ne suis pas seule, il y a vous Docteur, les soins thérapeutiques dont j'ai besoin, les ateliers, les entretiens et notre travail Docteur, des repas fixes et équilibrés, mon activité physique quotidienne, mon temps de repos, la lecture, l'écriture, une sortie ou deux le week-end, les balades après le dîner, votre présence ici Docteur, votre soutien et la sécurité de vous voir plusieurs fois par semaine. Tout cela est si loin de ce qui m'effraie et me détruit, me fait mourir, m'est insurmontable, insupportable, à l'appart ou dans l'Aveyron. Je ne veux pas les voir, je ne veux pas quitter la clinique A., je ne veux pas retourner à l'appart, je ne veux pas vous quitter Docteur, je veux pourvoir pleureur et être aussi triste et tranquille que je veux, je veux juste être au chaud auprès de vous à la R. »

2 mai 2006

Tu es là ce matin, Laurence, « Bonjour Véro », bonjour ma Laurence, tes cheveux encore humides sentent bon, Mozart sur France Musique. Ça tombe bien, tu tombes bien. « Mozart, ça respire de partout sans en avoir l'air », dit le pianiste invité ce matin. « Virtuosité, vitalité permanente, lumière ». Quand j'écoute la radio ainsi et que je vibre, je me sens si vivante et si prête à mourir comme s'il fallait que ce tremblement de vie m'en retirât, m'enlevât à cette vie, ce serait ma vie qui me donnerait la mort. Je veux bien de cette mort !

10 h 10. Nous discutons dans ma chambre Laurence. « Tu es adorable », me dis-tu en partant. « Non, c'est toi Laurence. » Quand nous évoquons la lettre et son contenu, tu me dis : « C'est comme si tu avais atteint ton karma, ton point de non-retour, tu ne redescendras pas comme ces grands poètes qui se droguent, ils créent certes, mais ils ne peuvent pas vivre dans la vie, ils sont à côté, au-dessus. » Oui Laurence, je sais depuis longtemps que « Je ne suis pas d'ici » pour paraphraser le bouquin de PPDA. Ce qui me fait le plus mal, ce n'est pas de mourir, c'est de tuer ma richesse immense, sans limites. « Ici tu étincelles », me dis-tu, c'est beau ce que tu dis Laurence. « Tu sens que tu vas mourir, Véro ? » Je ne sais pas Laurence, « C'est comme si tu avais atteint la sagesse que tu étais passé au-dessus de tout. » « C'est pas thérapeutique ce que je fais, mais je m'en fous, après vingt-cinq ans de métier. » Oui, tu as raison de t'en foutre Laurence, au diable les a priori.

Je ne peux plus être en colère, ma sortie dans quelques jours n'a rien à voir avec celle de l'an dernier, il y a quelque chose d'irréversible. J'ai vécu ce que j'avais de plus beau à vivre.

Je suis en sursis Docteur, je sais intimement que je veux encore profiter de la vie ici à la clinique A. avant la mort dehors. La petite machine ne repartira pas, je le sais. Je sens que je ne ferai pas face, « comme je l'ai toujours fait » ainsi que vous me l'aviez dit l'an dernier lors de ma sortie. Je sens le moment fatal arriver, comme peut-être ces gens qui savent que la vie est finie parce qu'on est usé, fatigué.

Oui, j'ai fini de vivre Docteur, je sais pourquoi je suis venue ici cette fois, pour bien finir la vie, pour me donner une belle fin. Cela rend la fin de mon séjour d'autant plus intense et émouvant, comme le dernier. « Tu as le sentiment que personne ne peut plus t'aider ? », oui Laurence, comme s'il n'y avait plus rien à faire. Je ne dirai à personne que je vais mourir Docteur, à part à Laurence, à Arlette et à vous, bien sûr.

Je veux rester ici jusqu'au bout, comme une dernière volonté. Avril, mai sont de beaux mois à vivre ici à la clinique A.

Docteur, puisque vous ne pouvez m'accompagner en dehors de la clinique A. comme je l'aurais souhaité (une fois par semaine en psychothérapie), je vous demande seulement de m'accompagner ici jusqu'au bout de ce séjour. Mes propos ne sont ni du pathos, ni de la morbidité cultivée pour faire beau sur mon cahier. Juste avoir eu « ça » avant de partir, je veux vivre un peu tranquille et sereine avant de partir, je ne veux plus me soulager de vivre avec la boulimie dehors, je ne veux plus de ce leurre. Or je sais que je ne peux plus rien faire dehors sans les crises, elles sont inévitables. En quelques heures elles m'auront défigurée, « difformée ». Or je veux partir étincelante, je suis sûre que même vous Docteur, ne pouvez-vous résoudre, vous résigner à cette idée de mort : normal, c'est votre métier, vous soignez la souffrance et la maladie.

La mort ne va pas avec autant de vie, autant de force, de vitalité. Si Docteur, je vous assure, Véronique, telle que vous la voyez là, n'arrive pas à vivre. J'ai assez souffert, je ne veux pas mourir dans la souffrance, je crois que c'est la première fois de ma vie où je ne veux pas souffrir, que la boulimie, la souffrance me laissent vivre ici en paix le temps qu'il me reste. J'ai le droit de me faire ce beau cadeau : celui de ne plus souffrir dehors dans cette atroce maladie. Souffrir ici, pleurer oui, dehors non, pas comme ça, pas comme ces vingt-cinq dernières années. Si vous saviez comme je me sens en paix, tranquille, soulagée, pas déprimée ou dépressive, soulagée. Ce n'est pas la pulsion de mort qui me fait écrire et décider de tout cela, c'est l'anticipation de cette pulsion. C'est parce que là-bas, dehors, il y a quelque chose qui n'est ni de la vie ni de la mort, un atroce compromis dont je ne veux plus. Croyez-moi Docteur, rien de ce que je vivrai encore ici un peu à la clinique A. ne sera vain ou dérisoire, tout le contraire, rien que de l'essentiel. En quelque sorte, le temps presse et fait bien la part des choses : ce qui compte et ce qui ne compte pas. Je mens Docteur quand je vous dis : « Je viens reprendre des forces à la clinique A., me rétablir, faire une petite rémission pour mieux repartir, c'était prévu. » Disons que j'épargne les autres, que leur dire d'autre ?

Quand je disais : « rien de dérisoire », j'entendais : « Il faut faire jusqu'au bout ce que l'on a à faire tous les jours, écrire, lire, gym, marche, danser, s'amuser, rire, pleurer, dormir, se reposer, aller au ciné, regarder une belle sculpture ou un beau tableau, tout ce qu'on a envie de regarder. »

« Le cas est grave, mais pas désespéré », dit l'adage. Dieu que ces poncifs sont crétins ! Il ne s'agit ni de pessimisme ni d'espoir ni de désespoir.

Quand je bouffe, je n'ai pas envie de mourir, je suis morte (état de mort non apparente, mais tout intérieure).

À ta question Laurence, « Tu as le sentiment que plus personne ne peut t'aider ? » Si, le Docteur B. pouvait m'aider.

Prendre la vie qu'il me reste ici, toute la vie à bras le corps, la serrer et l'aimer avant que nous nous quittions.

S'il me reste un brin de colère, il est là : il ne veut pas m'aider comme j'en ai vraiment besoin, comme un psychothérapeute normal. Là, je crie encore, car je suis impuissante, je sens qu'il y aurait là une piste, une « lueur » (celle dont il me parlait l'autre jour par rapport à la pulsion de vie.) Quel gâchis pour moi, tout cela au nom de ce m. (m comme merde, comme maudit), principe déontologique que le psy de la clinique ne peut pas être le psychothérapeute en dehors. Il n'y a donc aucun moyen de déroger à cela, il faut payer de sa vie à cause de ça. Les psys sont des cons en ce domaine. Il est aveugle ou quoi, il voit bien qu'une fois toutes les trois semaines ça ne marche pas, il est persuadé qu'à force d'activités et autres je tiendrai jusqu'à la prochaine hospitalisation. NON. Dehors, c'est devenu trop dur physiquement et psychiquement, dix mois à ce rythme infernal, non ! Je demande juste de la morphine psychologique à défaut d'avoir un vrai suivi thérapeutique.

Oui, je suis en colère, je voudrais ne jamais l'avoir connu comme psy ici, je le lui ai dit dans une lettre une fois. « Faites une psychothérapie en parallèle », m'a-t-il dit une fois en consultation d'un air détaché. Non Docteur, je ne recommencerai pas tout ce travail entamé avec vous, les autres psys ne m'intéressent pas.

22 h 55. Il faut écrire le plus possible avant de partir, écrire sur l'entretien de ce soir. Vous avez frappé à 19 h 35, j'étais à table, vous êtes resté sur le pas de la porte. « Ah... », vous hésitez, « Je suis désolé... mais je n'ai plus personne à voir... » Pauvre Docteur, plus personne à voir ! C'était cocasse. Entrez Docteur, ce n'est pas grave, je vais juste recouvrir mon plateau, sinon ça me perturbe, la nourriture. Je mets le couvercle, je vous serre la main, bonsoir, je me lève et vais

m'asseoir du côté gauche du lit, j'arrange les coussins, je m'installe, je lève la tête, vous avez l'air réjoui, celui que vous avez parfois quand vous êtes bien détendu et reposé. Je vous regarde et vous demande « Pourquoi riez-vous. » « De ma formulation... » Je réfléchis deux secondes et je vous dis : « Ah, parce que vous n'avez plus de client... de patient à voir. » Où sont-ils ? « Ils sont partis, ils se sont évadés » (les imbéciles, ai-je failli dire à voix haute, moi qui ai si peu envie de partir). Puis je vous parle de ce que Laurence m'a dit ce matin du départ, de la mort, de ce gâchis, que ce qui fait mal n'est pas la mort, mais de tuer sa richesse intérieure, la boulimie qui va revenir. « Pourquoi lui accordez-vous autant d'importance ? », mais parce que c'est la réalité Docteur.

Ensuite je vous parle de la « Folcoche » (ma maîtresse entre six et dix ans, celle qui m'a battue), de ma terreur d'elle, de mon impuissance de petite fille face à elle. Elle a fait ce qu'elle a voulu de moi, personne ne m'a défendue, même pas ma mère. « Elle est comme la boulimie », me dites-vous. Pourquoi ? « Parce que vous parlez de la bouffe en disant elle. »

« Je n'ai plus de colère », vous dis-je. « Oui, pourquoi auriez-vous de la colère ? » ou « Pourquoi n'avez-vous plus de colère ? », j'ai oublié votre question exacte. « J'ai écrit à ma mère et puis après, pendant le cinéma, je me suis dit que je n'allais pas lui envoyer cette lettre. » Tout ce que j'avais à dire, je pouvais l'écrire dans mon cahier et c'était mieux ainsi, mieux que la colère.

Écrire même si je n'ai pas de moi, même s'il n'est pas bien construit, il est là malgré tout puisque j'écris, je n'ai pas besoin de livre pour écrire.

Docteur, je veux savoir quand je dois partir. « C'est à vous de décider en fonction de votre mutuelle. » En effet la mutuelle ne rembourse que deux mois d'hospitalisation en psychiatrie par an, c'est pour cela que l'équipe médicale et vous-même Docteur me conseillez de garder un mois de côté pour plus tard, vers la fin de l'année. « Gardez la possibilité de revenir, c'est plus sécurisant pour vous. » Cette année, je devrai donc me résoudre à seulement deux mois à la clinique A. Ce deuxième mois me paraît être dans une éternité. Fin de l'entretien pour ce soir.

À 20 h 15, je pars marcher, je pleure un peu, j'ai le cœur serré, tout remué. Ne me laissez pas Docteur, je vais sortir en début de semaine prochaine ou le 11, cela fera un mois pile. Si je veux revenir dans un mois ou deux, je reviens, je ne laisserai pas plusieurs mois s'écouler loin de vous, Docteur.

3 mai 2006

8 h 57. Je me demandais en prenant le petit-déj : « Êtes-vous heureux parfois, Docteur ? » Moi oui, ici, auprès de vous et à la clinique A., dans ma chambre, dans la clinique, dans le parc, dans les couloirs, les halls, je me plais partout ici, c'est ma maison.

Quitter la clinique A., vous quitter Docteur, ce n'est pas de l'ordre de l'angoisse, c'est de l'ordre du déchirement. Je me sens arrachée, on m'enlève ce que j'ai de plus cher, ce dont j'ai besoin pour vivre. Je sais que dehors, là-bas, je ne me coulerai pas dans cette douceur, cette chaleur d'ici, dehors je ne peux pas me laisser aller à cela, il y a la bête.

De ces deux choses, je ne sais quelle est la plus forte ou la plus angoissante, la plus au cœur du problème : je ne sais pas si c'est elle, la boulimie, qui est la plus forte et qui me maîtrise, qui a toute autorité sur moi, ou si c'est moi qui ne veux pas la lâcher, donc j'accepte qu'elle me batte et me maltraite. Je suis seule avec et contre elle, j'ai peur d'elle, mais je m'applique autant que je peux pour la satisfaire, pour résoudre le problème, bien jouer au ballon (comme avec la Folcoche sur la cour de la recréation), ne pas être maladroite, ni bête, ni sotte, ni « cruche » (surnom que m'avait donné la Folcoche).

Docteur, je ne peux pas vous amener dans mes bagages, mais dans ma pensée, oui. Ce qui manque, c'est la présence physique. Quand je vous vois Docteur, c'est terrible pour moi, mais « j'y crois encore. » C'est une évidence, tant que vous existerez, j'y croirai. Vous êtes pour moi la personne dont le petit enfant qui pleure et qui a un gros chagrin a besoin pour se consoler, se serrer contre, être cajolé, apaisé. Rassuré et calmé, il pourra retourner à ses jeux ou à sa rêverie.

L'insupportable douleur, peine, chagrin, manque, peur d'abandon, seront apaisés par la mère ou celui ou celle qui l'aime plus que tout. Elle est entière à lui, le temps que la douleur s'apaise et que la sécurité revienne.

Docteur, j'ai envie de vous écrire tous les jours, mais il faut apprendre à garder les choses pour moi, à ne pas tout partager avec vous. Sans ce partage, l'intensité de l'échange est moindre.

Que dois-je faire Docteur, renoncer à ce nirvana de la bouffe, ce plaisir de quelques minutes ? « Ambiguïté » avez-vous dit, car il y a cette souffrance, cette maltraitance qui vous pose des problèmes relationnels et en même temps ce plaisir. » Existe-t-il une autre forme de nirvana pour moi ou est-ce le mien, celui qui m'est destiné, que je ne veux pas lâcher ? Y a-t-il une autre forme de jouissance plus forte que ce plaisir-là, ce plaisir que l'on peut avoir à tout instant, dans l'instant ?

C'est si court, un mois à la clinique A., Docteur. Même si je sais que je peux revenir dans un mois ou deux, je mesure la frustration, car il s'agit bien de cela, gérer la frustration. Je vous entends acquiescer.

Qu'ai-je donc besoin d'évacuer tout le temps, Docteur ?

« Évacuer le manque, la frustration, l'angoisse, les difficultés de tous les jours à gérer, le stress »... oui et aussi et surtout gérer votre absence, dire, rapporter ce qu'on a vu, montrer, etc. « Oui », vous entends-je murmurer ?

Vous m'avez demandé si j'avais réfléchi au rapport entre cette maîtresse violente, maltraitante et la boulimie. Je vous parle un peu d'elle, mais je vous dis que je ne ressens plus rien de cette violence, de cette souffrance, comme quand je parle de la boulimie. Je peux dire les mots sans être en état de souffrance puisque je ne suis pas en état de crise.

« Souvenez-vous Véronique, que même quand vous êtes à la clinique A., vous avez besoin de faire des crises, elles ont jugulées, moins envahissantes parce que vous êtes encadrée, mais cela arrive fatalement. » Oui c'est vrai, il y a peu, j'ai eu un flash d'envie de bouffe, juste des flashs, mais bien présent dans ma pensée. Je sens que « c'est là » en moi. Avec la Folcoche et la boulimie, j'ai ce besoin d'être dominée. Là, vous anticipez sur ce que je vais dire : « Oui avec toujours cette idée de la souffrance et de la maltraitance. » Empathie oblige, je vous dis que ces mots-là, je les ai écrits ce matin même dans mon cahier.

« Je garde espoir que ce séjour-là sera porteur encore un bon moment. » Une référence, un repère, de nouvelles choses mises en place. Je vous dis que c'est normal que vous ayez cet « espoir », c'est votre travail d'y croire. Je suis quelque peu dubitative. « Mais si je n'y crois pas, je ne peux pas vous aider, Véronique. »

Oui c'est vrai, je n'avais jamais pris conscience de cette nuance. « Je ne suis pas dans le déni de votre souffrance et de votre difficulté, je pense qu'il faut continuer à travailler », tels sont peu ou prou vos mots, tel est votre objectif en tout cas : continuer à m'aider. Vous continuez à croire que mes capacités à vivre en dehors d'une institution sont tout à fait possibles et souhaitables. Ma vie n'est pas dans une institution.

Pourquoi ai-je si peur de lâcher la dépendance et par là même la souffrance ?

En atelier jeux d'écrit, je me suis régalée aujourd'hui, je suis fière de mon mot « abbyssinal », car il n'existe pas ! J'ai fait un amalgame, une sorte d'amalgame entre « abyssal » et « Abyssinie ». Mon inconscient a créé « abyssinal », sûrement par rapport à l'Abyssinie où Rimbaud a voyagé et dans ce jeu d'écrit, il était question d'ailleurs et de voyages. J'aimerais tellement partager ce moment d'écriture avec vous Docteur, mais je ne peux pas tout vous raconter. Dans le partage, c'est vous qui comptez en premier. Ce que je prends de vous (qui vient de moi, mais que je vous retransmets) et que vous me restituez est tellement beau et me nourrit tellement que je peux donner aux autres ensuite. Mais c'est auprès de vous que je pense. J'ai besoin de votre pensée avec la mienne.

21 h 55. En fait le leurre, Docteur, n'est pas dans le plaisir de la boulimie, plaisir attendu, fantasmé, fugace certes. Non, le leurre est bien de croire en la vie, de croire à l'espoir, de continuer à croire alors que l'on sait au fond de soi que l'on n'y croit pas, que l'on ne veut plus de cet espoir, de ce demain, de cette lutte. Aller contre ce leurre,

le voiler, l'ignorer, ce serait donc aller dans le sens de la vie, du lendemain, de l'encore, de ce qui va durer et vivre là, dedans et dehors. Là est la profonde et véritable angoisse : avoir à vivre. La boulimie n'est plus là que pour donner une illusion de vie, or je ne supporte plus depuis quelques mois, depuis octobre, novembre 2005 je pense, de donner le change, de jouer à celle qui a fait et fera face.

Bouffer et vomir sont au-delà d'un simple symptôme, je l'ai déjà maintes fois dit. C'est poser un acte de mensonge à moi-même. C'est un non-respect de ma volonté réelle, celle qui me donne le seul courage qu'il me reste de rester encore en vie : la certitude, la décision, le choix de m'envoler. M'accorder, me reconnaître ce choix, cette liberté, annihile quasiment la compulsion boulimique, car elle évite ce devoir de vivre. Je ne ressens pas ou plus ce vide abyssal à remplir indéfiniment, donc c'est bien ce devoir de vivre qui exacerbe et entretient la maladie, l'envahissement. Dès que je m'autorise à partir, à m'enfuir, à respecter ma volonté, mon destin, je n'ai pas envie de vivre dans le leurre, et je n'en ai pas besoin. Donc soit je reste en vie et je continue à bouffer et vomir, soit je m'autorise à mourir et ce faisant, je m'autorise à vivre ce qu'il reste de vie, pleinement, joyeusement, j'entends enfin soulagée et libre. C'est la durée qui m'est insoutenable, le leurre de la vie est devenu bien plus insupportable que le leurre du plaisir de la bouffe.

Merci Laurence d'avoir parlé au Docteur B. Je n'oublierai jamais cet entretien amical que nous avons eu sur la route qui te ramenait chez toi. Tu m'as rencontrée en ballade et tu t'es arrêtée pour me faire part de ce que tu lui avais dit à mon sujet. « En toute amitié », tu m'as dit lui avoir fait part de ceci : « Je pense que Véronique est en danger, mon expérience en psychiatrie et mon intuition me font penser qu'elle est sereine, posée, lucide, et qu'elle sait où elle en est. Après vingt-cinq ans de boulimie, elle a fait le tour de tout et elle ne veut plus, on ne peut pas aller contre cette volonté, ce choix. » Vous lui avez répondu que vous entendiez et que vous teniez compte de ce qu'elle vous disait. Laurence me dit de faire confiance à votre professionnalisme, d'avoir confiance en vous.

Je reste ici quelques jours encore, je reviendrai dans quelques mois pour un mois encore. Je choisis de profiter du temps qu'il me reste et de m'offrir ce beau petit bout de vie. Il vaut longuement les quarante-trois années passées Docteur, je puis vous l'assurer.

4 mai 2006

6 h 40. S'il existe un autre nirvana auquel je puisse accéder, il est dans celui de ne plus vivre longtemps une vie entière.

Cet état de lucidité, de pleine possession de mes capacités, cette beauté sont impossibles à retenir, à maintenir, à tenir à l'extérieur. Ils ont besoin d'un ailleurs, grand, immense, incommensurable, inimaginable, abyssinal… oui, mon Abyssinie à moi avec deux b, c'est mon pays à moi, ma liberté.

En jeux d'écrit, je suis toujours étonnée de voir les gens autour de moi poser leur stylo parce qu'ils n'ont plus rien à écrire. Faire le tour de soi, cela peut s'entendre si l'on se connaît bien, mais faire le tour des mots ! C'est sans fin, il y a tant de directions qui fusent, tant d'étincelles, on n'a pas le temps de tout saisir, et pourtant on a vu le mot à partir d'un mot, c'est terrible cette perte, cet « échappement », cette « éteinte ».

Le nirvana est au prorata du déchirement, de la perte, de l'absence, de l'attente. J'ai besoin de sublimer ce plaisir, cette jouissance, ce que moi je nomme mon bonheur, mon frisson pour compenser ou supporter la perte. Plus haut, plus loin, je puis imaginer mon envol, une Véro juste avec un corps long, léger, gracile, ailé de bras, un corps vivant, mais pas vivant de la vie d'ici. Et plus haut, plus loin, je serai défaite de l'attente, de l'absence.

Ce serait beau, une mort comme un instant de vie en danse.

Je ne pourrais pas écrire si je n'avais pas un interlocuteur, fût-il imaginaire. La pensée le fait imaginaire, mais il existe. Est-ce de la dépendance cela, Docteur ? Tout être a besoin de ce lien, la création est intérieure et propre à chacun, mais elle est un lien avec l'autre.

Je ne veux pas vous mentir ni à vous ni à Laurence ni à Arlette. Oui Docteur, je capitule devant l'absence, le manque, la séparation, toutes ces frustrations de la vie normale, mais qui connaît la blessure que m'a laissée à moi la séparation d'avec maman, d'avec Marie, une absence toujours, sans cesse à revivre. L'absence est la chose au monde qui me fait souffrir par-dessus tout comme une mère dirait : « Je ne peux plus vivre après la mort de mon enfant. » Ce sont de ces séparations, de ces arrachements, de ces écartèlements saignants, coulants, à vif, qui sont irréparables, incurables.

Peu importe que j'aie construit cette muraille dont vous parlez autour de la clinique A., au moins j'y suis bien à l'intérieur, elle ne me coupe ni du monde ni de moi puisque c'est toujours à partir d'ici, à la clinique A., que je peux construire des ponts avec l'extérieur. La clinique A. m'aura aidée à être lucide par rapport à ce que je ne veux plus supporter.

Avec mon écriture, je peux me faire une autre vie, pas fictive, puisque c'est moi, mais belle, car la vie ne l'est pas.

5 mai 2006

À 19 h, je vous ai lu ceci : écrire, c'est bien mieux que vivre, mais vivre est le passage obligé, toujours.

18 h 50. Docteur, j'ai besoin de dire que je n'y crois plus pour avoir la force de quitter la clinique A. la semaine prochaine.

Ce matin, je vous ai parlé de ma mère qui me manquait tout le temps, petite fille, et plus tard de Marie, ma sœur aînée. J'ai pleuré alors que je ne pensais pas que cela me toucherait ainsi. Je suis partagée entre le bien et le mal que cela peut me faire d'évoquer tout ce passé douloureux. Que choisir comme détail de vie ou événement majeur qui soient assez forts pour rendre compte de la souffrance d'alors ? Ce déchirement auquel on croit à chaque fois que l'on ne résistera pas, auquel on ne survivra pas, et alors on attend encore et encore le jour où elle et moi nous serons enfin réunies pour toujours, que rien ni les lieux ni le temps ne nous tiendront éloignées. La garder auprès de moi cette sœur chérie, rester avec elle assise sur le lit de son appart pendant qu'elle coud, pendant qu'elle fait, qu'elle crée, qu'elle parle beaucoup, beaucoup, et moi qui l'écoute et ne peux me passer de sa présence, comme quand j'étais petite et que je restais auprès d'elle, oisive, elle et maman si occupées, si complices, si ensemble, si ressemblantes. Et moi : « Maman qu'est-ce que je peux faire ? Je m'ennuie. » Comment être « avec elles », dans leur monde, dans leur ressemblance, leur complicité, leurs affinités ? Ma complicité, je l'avais avec mon père, mais seulement petite fille, ensuite elle s'est perdue. Marie était toujours très occupée soit à une activité manuelle, soit à la lecture. Elle dévorait les livres, moi qui n'en lisais aucun, étais-je incapable de lire, pourquoi ne pouvais-je m'échapper de cet ennui dans la lecture ? J'ai commencé à lire à l'âge de quatorze quinze ans à l'école, sans plaisir.

Maman, je l'ai regardée aussi pendant des années sans rien « faire ». Pourquoi cette impossibilité, cet empêchement à faire avec elle ? Ou sans elle ?

C'est terrible Docteur, je disais à Laurence hier soir sur la route : « Quand je vois le Docteur B., j'y crois encore ». J'y crois comme des enfants croient en leurs parents. Les parents sont si fiers d'avoir des enfants, qu'ils leur transmettent cette fierté, cette envie de vivre pour la vie. Quoi qu'il arrive, les enfants n'ont pas peur de ce qu'ils sont ni de ce qu'ils auront à être. Croire en ses parents (ou croire en vous), avoir confiance en eux (en vous), ça vous relie à la vie certes, mais ça vous lie. Vous êtes alors « obligée » de vivre. Cela m'angoisse, ça devrait me rassurer, me sécuriser, mais ça me panique, ça me donne envie de mourir. Je voudrais n'avoir rien à garder pour n'avoir rien à rendre/vomir. Parce que vivre c'est « ne pas être avec ». Je ne me supporte plus ni en vie ni en mort, qu'y a-t-il entre les deux ?

C'est aussi un déchirement, un dilemme Docteur, de savoir, de sentir que vous, vous y croyez « sinon vous ne pourriez pas m'aider », comme vous me l'avez dit hier. Terrible cette confiance que vous voulez avoir en moi et que je veux peut-être avoir en vous. Il y a tellement en moi ce leitmotiv « une dernière crise et après tu meurs. » Est-ce le lot de tout un chacun de faire face aux frustrations, Docteur ? Avez-vous aussi à y faire face ? Sans vouloir m'immiscer dans votre vie, mais j'entends, malgré votre métier qui vous plaît, que vous avez choisi et que vous faites si bien, vous ne vous dites pas tous les soirs en rentrant : « Demain j'arrête, j'en ai marre, demain c'est fini, ça dure trop longtemps, c'est trop long. » Vous avez un métier qui vous prend beaucoup de temps, il serait insupportable s'il était fait de 50 % de frustration, n'est-ce pas ? Donc vous faites en sorte (en force allais-je écrire et vous lire), il faut faire en sorte d'être le moins frustré possible pour que ce soit vivable sur la longueur.

Ici c'est presque facile d'avoir du courage Docteur, parce que je peux vous voir et vous parler et que vous apaisez les doutes et les douleurs. Ici, même quand vous ne dites rien comme ce matin, c'est votre silence qui écoute, que j'entends. Vous êtes mon existentialisme à moi en quelque sorte ! « L'espoir des désespérés. »

Ce qui est dur tout de même et peut-être avec le temps soit je l'étouffe, soit je regrette vraiment, c'est d'avoir raté l'âge de vivre (ne pas avoir fait ce que j'aurais dû/pu faire à vingt, vingt-cinq, trente ans...). Je crois avoir ressenti ça hier soir très fort pour la première fois de ma vie peut-être, moi qui ai toujours dit que je n'avais aucune nostalgie du passé, bien au contraire.

Aujourd'hui, les deux infirmières s'appellent Pascale. On est sûr de ne pas se tromper et aussi sûr de se tromper à tous les coups ! Pascale ? « Oui » (en duo !) Docteur, expliquez-moi pourquoi ça a moins d'importance pour moi si je ne peux pas vous raconter même le plus infime détail. Par exemple ce matin, une des Pascale, que je croyais indifférente au travail qu'elle fait m'a dit : « Hier vous écoutiez une musique sublime, c'était quoi Mozart ? Baroque ? En tout cas, c'était un instant parfait avec le rayon de soleil... » J'ai été très touchée, je l'ai remerciée et lui ai dit que j'étais contente de lui avoir offert cet instant. C'est ça la vie en fait Docteur, des petites caresses d'instants tous les jours. Tous ces petits riens, je ne les ai pas dehors, comme je ne les ai pas eus dans ma famille. Se regarder, faire attention les uns aux autres, se soucier de dire la petite chose qui fait du bien à l'autre, pourquoi ai-je peur de garder ces petits plaisirs dehors sans vous ? On dirait que je ne sais vivre que dans l'attente depuis toujours, à défaut de savoir attendre.

Dans la mythologie grecque, les nymphes meurent d'attendre leur amour.

Comment faut-il faire Docteur, pour être moins sensible, moins écorchée pour avoir moins besoin d'amour, de soin, d'attention, de gestes, de paroles, de câlins, du mot qui rassure et vous pose, vous repose, vous ralentit et vous apaise sans vous ôter un brin de cette belle énergie dont vous êtes faite ?

Je lis *Plumes d'ange* de Martin Winckler. Il parle de son père et de ses grandes mains qui l'entouraient, le caressaient bébé. « Il rayonnait. » J'aimerais voir, sentir maman rayonner quand elle parle de Véro petit bébé, un peu comme quand Arlette parle de son fils et de sa fille, on sent une telle fierté, un tel amour, c'est une évidence.

Pour survivre, il faudrait, il faut cette chose, une chose dont on ne saurait se passer. Pour moi, je crois que c'est écrire sans prétention aucune, juste écrire. Ce quelque chose qui s'accroche à vous, plus que vous vous ne vous y accrochez. Cela me donne mal au cœur en écrivant.

J'ai le cœur tout pâle aujourd'hui, comme le soleil. Il est là qui bat, tout serré, tout enfermé, tout douloureux, bien vivant, pas éclatant, juste conscient d'avoir à vivre seconde après seconde.

21 h 5. Je viens de marcher et je n'ai cessé d'écrire dans ma tête, me remémorer l'entretien de ce soir où je vous ai lu ce que j'ai écrit hier soir sur l'écriture. C'est rare que je vous lise mon cahier Docteur, vous n'aimez pas trop cette façon de travailler. « Que faites-vous de vos cahiers ? Vous les datez ? Il vous arrive de les relire chez vous ? » Oui Docteur, parfois je trouve cela beau. « Vous arrivez à vous dire que c'est beau ? » Oui Docteur, pas pour faire joli ou ma grande, mais parce que ça m'émeut. Le soir quand je relis je pleure parfois. « Cela vous relie. » C'est joli ce que vous me dites Docteur, oui c'est une activité solitaire, mais ça me lie, ça me relie à celui qui me lit, je réalise que le moment où j'ai commencé à écrire en terminale est lié à la bouffe et aux pleurs, seule, dans ma chambre d'étudiante.

Il faut garder, retenir tout Docteur, et l'écriture est le seul moyen de le faire si entièrement. Quand j'ai écrit et que je vais marcher après, je me sens tranquille. « Et chez vous vous arrivez à écrire ? » Je n'ai rien écrit ou presque pendant les quatre premiers mois après ma sortie et le dernier mois avant de revenir ici, j'ai réalisé que j'avais écrit un cahier. Toujours la perspective et l'espoir de la clinique A., je vous entends réfléchir...

Quand je sens, quand j'entends les mots et les phrases dans ma tête, c'est tellement là évident, existant, formé en suspens, tellement palpable, qu'il faut aller vite et écrire en même temps, car déjà c'est insaisissable. C'est à la fois tangible, là, devant ma pensée, et cela peut être dans l'instant même insaisissable. Il s'agit bien d'une jouissance. Malgré cela je fais souvent des crises, même après avoir écrit ou alors je suis tellement heureuse et remplie de ce que j'ai pu écrire sans le vouloir, que cela me donne envie de bouffer. C'est un peu pareil en improvisation au théâtre ou en danse. Écrire, comme danser, ça évite d'avoir à parler et moi ça me va très bien. L'écriture est une muette qui parle, une aveugle qui voit, une sourde qui entend. Parce qu'elle existe et n'existe plus, parce qu'elle se fait et se défait. Elle n'est pas une miraculée, mais une miraculeuse. Tant que je serai, elle sera.

Quand vous me demandez Docteur, si j'arrive à écrire chez moi, je vous réponds que si j'y arrivais, je ne serais pas ici.

Je sais intimement que j'aime écrire aussi avec mon corps. Quand je marche, ce sont mes muscles qui me dictent les mots. J'aime l'idée d'une écriture longiligne, fine et grande, une écriture qui file, se faufile, ne tient pas de place, ne tient pas en place. Quand elle trépigne des mots — ses pieds sont des mots —, elle tient toute la place. L'écriture a la force et la forme de mon corps, un corps qui s'étire, s'élance, s'élève, s'allège, court. Elle aime être ferme, tonique, légère, fière, discrète, simple, vraie, proche et distante en elle-même, avec les autres.

Me relire en période de boulimie intense ou après une crise est une douleur. Je sais que ce que je relis, je l'ai écrit avec un autre corps, plat, mince. Les formes doivent être où je les aime, sans qu'elles ne me gênent. Il ne faut pas sentir des formes qui gênent, en trop, quand j'écris, aussi bien que quand je lis ou que je danse. Quand je cesse d'écrire, que je sors de mon corps, que j'y reviens plutôt, que j'en reprends conscience, que je le sens, il ne faut pas qu'il me gêne, qu'il me pèse, que sa forme, ses formes, me gênent, m'encombrent. Il ne faut pas que je le trouve laid, qu'il me déplaise. Il faut qu'il me rassure de ne pas être gros. Je me lève, je fais un truc, je me remets à lire ou à écrire et je ne veux pas que mon corps soit un poids, je veux pouvoir être tranquille par rapport au fait qu'il a mangé ce qu'il devait manger, sans déborder, sans avoir été sali, sans dépasser la ration et les éléments nutritifs permis, tolérés, ingérables, gérables. S'il « déborde », je lui en veux, je le touche et j'ai alors envie de bouffer et de vomir. Le corps a un rôle à tenir : il doit se tenir, se contenir, être contenu dans la forme que je l'autorise à occuper. Ses formes, je les connais, j'en connais les contours, les limites, les épaisseurs, la densité, le volume, ma pensée ne peut pas travailler à écrire si mon corps se laisse aller, s'étale, s'avachit, se vautre dans la mollesse et la graisse, il faut que je sois contente de lui, qu'il ait bien travaillé physiquement. « Fatigué, mais heureux » comme dit Martin Winckler.

6 mai 2006

8 h 40. Maman a appelé. Même pas demandé si ça allait. J'ai abrégé le coup de fil, elle ne sait plus parler que de ses maladies.

FILTRE Véro ! Vous savez mieux aimer que ma mère Docteur !

Il faudrait pouvoir ne pas comparer un temps à un autre, le hier à aujourd'hui, toujours ce « ne pas être dans l'attente, mais savoir attendre. »

J'ai le droit de ne plus être comme quand j'étais petite. J'ai le droit de ne pas pleurer quand elle pleure, de ne pas être malheureuse quand elle l'est. Je ne suis plus une petite fille, je peux partir maintenant et faire ce que je veux sans penser à elle tout le temps en me disant : « si je m'en vais, elle sera seule et triste ». J'ai le droit d'être triste, mais de ma tristesse à moi, pas de la sienne. Quand je suis partie marcher samedi matin, j'ai hurlé : « Si je meurs, ce sera moi qui me ferai mourir, pas toi. Tu ne me tueras pas, tu n'as pas de droit de vie ou de mort sur moi, les deux sont à moi. »

« Danger de mort (qu'elle meure) et sentiment de culpabilité » m'avez-vous dit ce matin Docteur. « Comme si vous ne pouviez avoir de relations que par la maladie. » Je l'écoute si elle écoute aussi ma maladie. Je veux me couper d'elle, ne pas avoir peur d'elle. « Ce n'est pas à vous de la protéger. » Non, elle est forte, elle peut se protéger toute seule. Vous me dites en souriant « Que cela ne vous empêche pas de passer un bon week-end, Véronique. » Chacune de son côté, je ne peux rien pour toi, tu ne peux rien pour moi. Je ne te parlerai ni de la clinique A., ni de mon bonheur ici, ni de ma maladie. Le Docteur B. a appelé tes jérémiades « cette ritournelle qui semble vous avoir servi de berceuse dans votre enfance. » Ceci en rapport au fait que tu te plaignais toujours à moi et pas à mes sœurs.

Doux euphémisme pour ne pas dire que tu m'as serinée, pompée sucée, bercée, non. Je ne vais pas te perdre même si je ne reste pas avec toi physiquement.

20 h. J'ai vu un film argentin formidable *Conversaciones con mi madre*. Tragique, drôle, émouvant, tendre, complice. L'histoire d'une complicité entre une mère et son fils. Plus jeune que lui dans sa tête, elle l'aide à changer de vie. Ils ont de longues conversations ensemble. C'est formidable, il y a toujours au long du film cette séquence rétroactive où l'homme-fils-petit garçon, saute sous la pluie, insouciant, et sa mère qui le regarde. Ce moment m'a beaucoup émue, je vous en ai parlé d'ailleurs, Docteur. Aujourd'hui j'avais envie d'émotion, de beau certes, mais aussi de rire et qu'est-ce que j'ai ri dehors et dedans !

7 mai 2006

Vous savez Docteur, je rêve toujours beaucoup dans la nuit du samedi au dimanche depuis ces longs trois week-ends sans vous à cause des jours fériés. Je m'en souviens parfaitement. D'ailleurs, ils sont notés dans mon cahier, mais je n'ai pas envie de les raconter dans mon récit.

Parler maladie, boulimie avec ma mère, c'est parler de la vie tout court, de la peur, car elle, elle a peur de tout et elle me communique sa peur. Il me semble qu'avec elle, on ne peut pas éclater de rire, se marrer, disjoncter, se faire plaisir sans penser à rien, car il y a l'appart et autres frais à payer. Et ce boulot ? J'en ai pas ! Elle a un regard angoissé et angoissant sur tout, elle ne sait pas prendre les choses à la légère, relativiser, dédramatiser, dire qu'il y aura une solution. Je voudrais me décoller de ce regard, je voudrais avoir une mère comme dans le film argentin d'hier, quand elle parle ou qu'elle regarde son fils dans le film, on peut la croire, on peut y croire. C'est sûr, elle a raison, on lui fait confiance et on peut se laisser aller à le faire, car d'elle émane la confiance.

Danse Arte : Merce Cunningham *Pond wave* . On ne voit jamais assez les pieds dans ce genre de retransmission, quel dommage, c'est si érotique, c'est frustrant. Moi j'aime les pointes, même en danse contemporaine, mais comme je sais qu'il faut avoir plutôt les pieds parallèles ou en dedans, je me censure et contrarie mon envie naturelle de les pointer. J'ai bien tort, car mes pieds ont naturellement envie de faire des pointes (ils sont très cambrés) et je trouve qu'ils sont beaux mes pieds !

22 h 20. Docteur, ce n'est pas dangereux d'avoir du plaisir, de se réjouir, de rire, de s'amuser, de prendre du bon temps, de se laisser aller de temps en temps ? Je ne risque rien ? Je ne vais rien perdre, je ne vais pas regretter de m'être laissé vivre, d'avoir tout oublié pour ne penser qu'au plaisir que j'ai à faire ou à vivre quelque chose, comme si je n'en avais pas le droit, comme si me faire plaisir n'allait pas me faire plaisir, comme s'il fallait que je le « rende/vomisse » après, que je m'en sépare parce que ce n'est pas bien de le garder, que ce serait trop pour moi, que je ne saurais que faire de tout ce plaisir autorisé. Le problème est de passer du moment de joie à un autre, comme si je n'arrivais pas à faire cohabiter le plaisir et les choses du non-plaisir. Je fais la dichotomie sans arrêt, je me morcelle et alors je tombe d'un côté ou de l'autre sans parvenir à tout faire tenir ensemble.

Le plaisir est souvent associé à une chose solitaire, lire. Et ça c'est dur de se le donner, de rester dedans et d'en sortir sans ressentir un vide, un manque, une absence, comme si j'avais besoin de le dire à quelqu'un qui n'est pas là, qui ne peut être toujours là et donc à quoi bon le vivre ce moment agréable, si je sais d'avance qu'il ne sera que pour moi.

Je suis en train de lire un passage de *Plumes d'ange* de Martin Winckler où il raconte des nouvelles inventées et écrites dans des cahiers à l'âge de quinze ans. Et je ne me sens pas bien, je me dis que je n'écrivais pas encore à cet âge-là et surtout pas des histoires aussi imaginatives et complexes. Du coup, je me sens moins proche de cet auteur que j'ai tant aimé pour son roman *La maladie de Sachs,* moins en empathie donc moins réceptive et moins émue par son écriture. Je le sens se distancier de moi, je me sens dépassée, pas à la hauteur. Je ne serai jamais publiée. Moi, j'écris, mais je n'en fais rien, alors quand je dis que j'écris précisément parce que ça ne sert à rien, ce n'est pas tout à fait vrai. J'aimerais comme lui avoir le courage de changer de métier et de me lancer dans l'écriture pour de bon. Je voudrais bien moi aussi travailler pour être lue par des milliers de lecteurs et d'internautes, avoir mon nom imprimé sur une couverture de livre, sur un étal de librairie, que l'écriture me définisse, me fixe, me place quelque part.

8 mai 2006

Docteur, pendant les trois semaines où je ne vous vois pas, j'ai le droit, je peux me sentir heureuse et avoir envie de faire des choses qui me plaisent, que j'aime sans me dire : « mais à quoi ça sert puisqu'il faut encore attendre plusieurs semaines avant de vous voir. » Je sais que je ne vais pas tout pouvoir vous raconter, vous rapporter. Cela ne doit pas pour autant m'empêcher, me priver de, m'enlever « l'envie de ». Comme s'il y avait d'un côté la vie que je peux vous montrer, et la vie quand je ne peux pas le faire. Comme si Docteur, ne pas pouvoir accélérer le temps me rendait malheureuse, empêchée, si seule avec mon émotion ou mon envie. Alors d'un seul coup d'un seul, je coupe cette envie, ce goût de vivre, et ça me fait bouffer après.

Savez-vous qu'au temps de Sully, milieu XVIIe siècle, l'enseignement et l'art de la danse étaient aussi importants que le langage ? Bien sûr, c'était un peu la danse carcan, pas vraiment le french cancan, mais le corps se montrait dans son mouvement et sa relation à l'autre et il dansait avec la musique.

Ce que je ne peux pas vous dire Docteur, pendant trois semaines, je peux le mettre, tout mettre dans mon cahier. Cela aura la même valeur ? Je veux dire que les émotions et les envies viennent de moi, mais qu'après j'ai envie de vous les dire à vous, de vous raconter.

Même en faisant ma gym j'écris entre deux mouvements pour ne rien perdre. Il ne faut pas oublier, vite, écrire jusqu'à la prochaine urgence.

Votre personne, la confiance que j'ai en vous, votre sensibilité, votre intelligence sont une émulation pour moi que je ne trouve pour le moment nulle part ailleurs. Cela ne part pas de Nathalie ou de Nicole, ça part de vous et de moi en même temps ou un peu en décalé, car c'est tout de même moi qui écris ou qui danse ou qui joue au théâtre, pas vous !

L'idée rassurante que je peux me faire mon plaisir à moi en étant détachée de ma mère, en étant toute seule, moi toute entière, fait que je n'ai pas envie de gâcher cette chose. Alors si je la sens « collée » à moi, je ne peux pas. C'est une sensation nouvelle depuis samedi dernier, je crois, quand j'ai hurlé sur la route pendant ma ballade. C'est vous que j'ai peur de voir vous éloigner de moi, Docteur. Pendant ces trois semaines, je ne suis pas dans votre pensée, ça, c'est dur, donc je souffre de mettre de la bouffe à votre place, car je ne vous vois pas physiquement et que la pensée ne suffit pas à vous faire exister. Cette idée que pendant cet espace-temps de trois semaines, il y a une grosse parenthèse de vie où tout le monde existe dans votre pensée à vous sauf moi.

« Oh le monde, je voudrais m'en délivrer pour mieux l'éteindre. » Beethoven.

Depuis samedi matin, après le coup de fil de ma mère et votre visite, cela me paraît moins atroce de quitter la clinique A. pendant un certain temps. Le trésor que je suis et que j'ai ici, je peux l'emporter avec moi ?

Avec ma mère, j'ai « la mort aux trousses ».

Ne pas vous dire dans l'instant, c'est cela le plus dur Docteur je le sais, c'est parce que je suis très attachée à vous, parce que vous êtes la vie, ce qui est en vie, qui voit ce qui doit être vu qui fait attention. Ma mère c'est la mort, la peur, elle est noire, elle me donne envie de bouffer. Avec elle, il n'y a pas de solution, tout est une menace.

14 h 45. En fait le film *Les filles du botaniste,* j'ai trouvé ça beau, mais pas émouvant, je n'arrivais pas à entrer dans le personnage des deux amantes, ni à les faire entrer en moi, à m'identifier à l'une d'elles, sûrement parce que je ne suis attirée ni sensuellement ni sexuellement par les femmes. Donc le beau n'est pas forcement émouvant, l'émotionnel ne dépend pas de la volonté.

22 h 45. Docteur, si un jour je rencontre un homme, il faudra qu'il ait beaucoup de choses communes avec vous, qu'il soit une « continuation » de vous, pas un remplaçant.

Dans le film vu cet après-midi *The secret life of words* , (La vie secrète des mots), la cinéaste dédie son film à « John Berger, qui m'a aidée à voir la vie autrement. » Vous Docteur, vous m'aidez à voir la vie autrement. C'est cela aussi un homme, celui dont je parle ci-dessus, qui vous aime et que vous aimez. Mais pour le moment c'est le no man's land. On a tout un chacun besoin de cet autre qui a besoin de vous.

9 mai 2006

Est-ce que j'arriverai à me nourrir en votre absence Docteur, comme j'arrive à le faire à la clinique A. ? M'accorderai-je de le faire ?

Depuis l'analité, etc., j'ai réalisé en mangeant à midi que je peux être « sale » sans être sale, c'est-à-dire que je peux avoir la bouche un peu sale, grasse, les doigts aussi, sans me sentir sale pour autant, parce que c'est moi qui le fais.

Dans le film *The secret life of words,* la réalisatrice dit de l'héroïne « c'est comme si elle ne voulait pas entrer à nouveau dans la vie », elle a eu tellement de malheurs qu'elle se méfie de la vie. J'aime beaucoup cette phrase.

Dans la vie il y a amour, passion, etc. Mais il y a aussi des choses qui sont « presque amour. » Tout n'est pas blanc ou noir… « Il y a beaucoup de nuances de gris. » Oui, c'est vrai, c'est ce que m'a dit Amandine, la fille qui s'occupe des ateliers : c'est dans le gris que l'œil voit le plus de nuances, le plus de possibilités par rapport aux couleurs.

Buñuel : « J'aime la solitude à condition qu'un ami vienne me parler d'elle », citation de la réalisatrice de *The secret life of words.* Le film se déroule sur une plateforme pétrolière, il y a donc toute une métaphore autour de cette plateforme, nous sommes loin du monde, mais on ne peut oublier que le monde, la réalité, sont là. La plateforme est isolée, fermée, mais il y a le bruit de la mer tout autour, tous les bruits sont importants dans ce film. Ici, on peut arrêter le monde un moment, certaines scènes semblent suspendues, juste quelques mots et le mouvement d'une balançoire et une chanson. Ce n'est rien et ça n'a besoin de rien d'autre. De son film, la réalisatrice dit aussi : « Je suis très pessimiste et en même temps j'ai l'espoir, j'espère que même après les choses les plus atroces, les gens peuvent avoir de l'espoir, je l'espère. »

Cela me rappelle ce que j'ai lu à l'expo *Basiques* sur une histoire de la danse : l'existentialisme est « l'espoir des désespérés »… ou des pessimistes (pour les lucides). Je me sens comme cela, c'est pour cela que je vous ai dit vendredi soir Docteur, « Vous êtes mon existentialisme à moi, en quelque sorte. »

17 h 15. Je réalise là que ce week-end, ce long week-end de trois jours où je ne vous ai pas vu Docteur, je n'ai pas eu peur, pas été angoissée ni abandonnée. J'ai vu trois films formidables, j'ai voyagé à ma façon et j'y ai pris beaucoup de plaisir. Je reviendrai dans ma maison de la clinique A., n'est-ce pas Docteur ? Je n'ai pas encore fini, je ne peux pas tout écrire sur ma mère, ma sœur, le passé, c'est trop. J'ai envie d'écrire autre chose, sur ma vie à moi au fil des jours, sur mes émotions nouvelles, ce qui n'exclut en rien le vécu des quarante-trois années passées, conscientes et inconscientes. C'est pour cela et aussi sur votre conseil que j'ai décidé de recontacter le Docteur S., pour déverser oralement dans l'ordre et le désordre les rancœurs, la rivalité, la colère, la haine, l'amour, car c'est l'amour qui rend le reste dou-

loureux, qui fait les blessures et la douleur, cet amour qui vous enferme avec elles, mère et sœur.

22 h 50. Vous aviez l'air très fatigué Docteur, ce soir. Je pense que j'étais votre dernière visite (19 h 20). Vos yeux étaient tout rouges, je vous ai parlé de mon week-end et du film *Conversaciones con mi madre* et de ce petit garçon devenu adulte qui parle avec sa mère tous les jours, les vêtements de pluie qui évoquent un souvenir de l'enfance. « Vous voyez comment cet homme a su garder dans sa pensée, en mémoire, le souvenir de ce petit garçon qu'il était et que plus tard, après la mort de sa mère, il peut se remémorer ce moment agréable. Donc il est important pour vous de pouvoir garder dans votre pensée tout ce que vous avez aimé et ressenti pendant ce week-end. »

Je vous ai parlé de mon envie de me caresser ce week-end, un mois que je n'avais pas eu d'envie érotique. Je sais que c'est de l'ordre de l'intime Docteur, que je dois savoir garder des choses pour moi, mais là, j'avais envie de vous le confier. Je vous entends dire « Oui » avec beaucoup de délicatesse.

L'entretien m'a paru très court et j'ai très sommeil.

10 mai 2006

6 h 30. Rêvé de mon père et de problème d'héritage. Je sentais toute la famille contre moi et ma mère qui chapeautait tout en maîtresse de maison. Elle parlait beaucoup d'argent, surtout par rapport à moi. Dans le rêve, elle était comme si elle avait entendu tout ce que je vous ai dit d'elle ce week-end. C'était son moyen de me posséder, de me tenir attachée, ligotée à elle. Il y a avait aussi ma sœur aînée bien sûr.

14 h. MERCI DOCTEUR, TELLEMENT MERCI ! Vous avez entendu Laurence, vous m'avez entendue.

Je vais retravailler avec le Docteur S. Vous m'avez rassurée en me disant que je n'allais pas vous perdre (« C'est votre peur Véronique ») en travaillant avec elle. Vous voulez simplement que je sois suivie par une autre psychiatre que vous en dehors de la clinique A., mais vous ne m'abandonnez pas. À la fin de l'entretien, vous m'avez dit que vous aviez des « suivis » qui se terminaient et que vous alliez avoir des disponibilités pour moi, « pour que nous puissions travailler de façon plus... » Soutenue avez-vous voulu dire, je suppose, Docteur, mais vous n'avez pas dit vraiment le mot. Vous me proposez de me voir un peu plus souvent que depuis novembre, mais vous ne précisez pas le rythme. Une fois tous les quinze jours ce serait déjà énorme pour moi Docteur. Avant de partir, vous me dites « Très bien, Véronique. » Vous ne le dites pas très souvent, mais quand vous le dites, vos mots sont pesés. Cela veut dire que j'ai bien travaillé et que vous m'encouragez à poursuivre en quelque sorte. Vous n'êtes ni complaisant, ni ingrat, Docteur, vous écoutez les besoins du patient et surtout, vous mesurez son travail et ses efforts. Vingt-cinq minutes à m'écouter Docteur, merci infiniment merci.

À 14 h, Arlette m'a confirmé que vous alliez me voir une fois tous les quinze jours. Je me demande encore aujourd'hui pourquoi vous ne me l'avez pas dit vous-même... À propos de ma réticence à aller voir le Docteur S., vous me rassurez : « Vous pouvez aller la voir, elle comprendra à sa façon. C'est parce que vous avez besoin de tout ramener à la clinique A., mais comme vous trouvez des choses auprès d'Arlette et de Laurence, vous pouvez aussi faire ce travail avec elle. » Quand je vous raconte le rêve de la nuit dernière, vous me dites : « C'est comme si vous aviez besoin de vous faire payer le plaisir que vous avez eu ce week-end. » Comme après une journée de danse avec Nathalie où j'ai toujours besoin de finir ma journée par une crise de boulimie, immanquablement. Je vous dis mes mots à moi : « C'est comme si je ne voulais pas avoir de plaisir à avoir eu du plaisir ». Je vous vois acquiescer et réfléchir à mes mots. Je crois que vous pensez que j'ai dit les mots justes, à ma façon, que j'ai bien analysé. Je vous ai dit que vous seul m'aviez raccrochée à la vie, après cette lettre à l'infirmerie. Je me sentais mourir sans avoir été entendue, merci de m'avoir lue.

Le Docteur S. saura-t-elle, elle, comme vous ? « Oui, différemment, mais vous aborderez les choses autrement, cela n'annulera pas ce que nous faisons ici à la clinique A. » Ce ne sont pas vos mots exacts Docteur, car vos mots que j'écoute sont souvent comme ceux des rêves, je les comprends, je les sens, mais j'ai souvent du mal à les retranscrire tels quels.

Je suis très fatiguée ce soir et je voudrais encore restituer tant de choses de ce bel entretien.

Merci mamie pour mon vœu le plus cher, tu sais toi depuis combien de temps je le demande.

Je vous ai dit Docteur que j'avais envie de serrer mon petit week-end contre moi comme une récompense, de dire « ma maison d'A. », que c'était pour moi comme des caresses, des mots d'amour. « Vous voyez Véronique, que c'est comme dans le film, on peut garder dans la pensée un moment de plaisir et y repenser quand on est seul ou triste ». Une fois de plus, vous avez anticipé mes propos, Docteur. C'est là que je me sens bien avec vous, cette certitude que vous percevez si bien les choses, c'est si rassurant si apaisant, on peut être tranquille pour un moment après cela.

J'ai bien déliré à l'atelier d'écriture aujourd'hui en jouant avec les mots, c'est rigolo ce que l'inconscient et l'imaginaire peuvent faire. L'imaginaire, encore une chose que j'ai apprise de vous Docteur, l'an dernier.

J'ai dit à Alain, l'animateur de jeux d'écrit, que quand je me fixais sur un détail dont je n'arrivais pas à trouver la solution ou la mémoire, ou la compréhension, la signification, je ne pouvais pas passer à autre chose. Cela m'obsède comme quand un film commence et que je reconnais un acteur, je n'ai de cesse de le nommer dans ma tête jusqu'à retrouver son nom. J'ai beau me dire : « Tu es là devant le film, reste avec ce qui se passe là », rien à faire, je cherche encore et encore ce nom.

À propos des puristes (ah ! ce mot me fait frémir), je revois la tête de la prof d'hypokhâgne (qui me rappelle la cruauté de la Folcoche) qui le prononçait sans cesse. Pour elle comme pour ma tante de Lyon, la prof de Français, il y avait l'espagnol pur (le castillan)... et le reste, le français pur (Touraine, Anjou)... et le reste avec ses accents ! Quelle foutaise, accent pur, langue pure, les purs et les impurs, la race pure... fascistes !

Docteur, vous m'avez appris encore une chose essentielle, nécessairement vitale, la seule qui importe : « Vous avez aimé ? » Hier, je vous disais que la musique contemporaine, ça allait si on pouvait danser dessus (et encore ! ...), mais à écouter, c'était imbuvable. J'éteins la radio, comme chaque fois que vous entrez dans ma chambre pour l'entretien et vous me dites : « Vous écoutez de la musique que vous n'aimez pas ? » Comme quand je critiquais Moby qui avait fait de la musique en s'inspirant d'Érik Satie, je l'avais traité de plagiaire, mais en fait, en écoutant un extrait du CD sur France Musique, j'avais aimé et vous m'aviez dit : « Mais vous, vous avez aimé ? » Vous n'en avez rien à faire des opinions des autres, vous, ce qui vous intéresse, c'est si on aime ou non.

« La première des libertés, c'est celle d'aimer », cela est écrit en haut de l'affiche du film *Les filles du botaniste.* Moi, je rajoute « et de ne pas aimer. »

Encore un bel entretien avec vous Docteur ce matin, presque vingt minutes à parler de « aimer ou ne pas aimer. » Oui cela aussi, c'est vous qui me l'aurez appris. Quand vous êtes parti, vous aviez l'air tout content, détendu, souriant. En me serrant la main, vous me dites : « Bien, Véronique, aimer ou ne pas aimer... » Oui Docteur, libre de penser et de dire « j'aime », « je n'aime pas ». Vous m'avez expliqué que c'est comme si je n'avais jamais su dire cela, « les choses obligatoires à savoir », les « il faut que », les « il se dit que », les « il paraît que », « tout ce qui concerne l'éducation obligatoire, les classiques », etc. L'« aimer » devenait alors obligatoire : obligatoire de savoir, d'avoir lu, d'avoir vu, de connaître, car ce sont deux choses différentes et distinctes que de connaître et d'aimer.

« Vous comprenez Véronique, ce que je veux dire ? », car vous devez sentir au même moment que je vous regarde, mais que je perds pied, car le problème est de taille pour moi. Vous ne me posez pas souvent cette question à savoir celle de savoir si je comprends, mais quand vous le faites, c'est que vous percevez que je ne suis pas « là », réceptive, car vous avez à cœur que je comprenne, n'est-ce pas ?

Quand j'ai expliqué pourquoi le mot « puriste » entendu ce matin sur France Musique avait réveillé de très mauvais souvenirs, vous avez associé cette notion à « pureté » comme si depuis toujours, de par mon milieu (là, c'est moi qui utilise ce mot, pas vous), je n'avais jamais pu ou su dire : « Oui, mais moi, je n'aime pas. »

J'aime Docteur, quand vous restez silencieux face à moi, attendant que je prenne la parole. Moi, j'ai les yeux baissés ou de côté, je ne dis rien, mais je me dis : « voilà, vous allez partir », et puis vous, vous restez encore un peu, alors d'un coup, je dis quelque chose et vous êtes toujours là, vous avez pris votre temps et moi aussi, ce sont des instants magiques d'une journée, d'une vie.

Vous savez Docteur, quand je marche sur la route alentour ou dans les rues de Toulouse, je me raconte des histoires dans ma tête, sur ce que j'ai lu, entendu à la radio, sur ce que j'ai fait en jeux d'écrit, je me raconte, je parle avec vous, avec tout mon petit monde intérieur, je chante aussi.

Proximité de la femme qu'il aime et de « la femme qui l'aime » comme proximité d'amour, l'un dans l'autre, l'autre dans l'un. Le vent dans les arbres ce soir, les grillons et leur cricri, le halo de la lune, la paix de la clinique A. le soir au coin de ma fenêtre, un baiser sur ma rose qui aura trois semaines samedi. La clinique A. lui va bien, elle se plaît ici, elle y est forte et belle et vivante avec moi.

23 h 10. Dodo.

12 mai 2006

9 h 10. J'ai le cœur un peu serré ce matin, demain je pars. Caroline (l'infirmière de nuit) est venue exprès me dire au revoir, c'est gentil. Je n'oublie pas que c'est elle qui m'avait suggéré de vous écrire ce que je n'arrivais pas à vous dire par rapport à l'analité.

Arlette m'a dit avec son enthousiasme à toute épreuve : « Bon, il semble qu'aujourd'hui on aura un petit peu moins de soleil qu'hier ! » Euphémisme ! C'est tout noir, et le ciel est là, au bord des larmes, un peu comme moi. Voilà, il y a des jours où c'est le soleil qui travaille et qui brille pour vous, et d'autres où c'est vous qui brillez à sa place. S'il nous voit, ça doit lui faire plaisir à lui de se chauffer à nous, de sentir ce que ça fait la chaleur et la lumière sur sa peau (ben oui ! Le soleil est orange).

Hier j'ai dit à Arlette : « Mais moi j'aurais pris la poudre d'escampade... », j'ai réfléchi et je me suis dit il y a un truc qui ne va pas. Escampette, c'est joli tout de même. « Escamper » chez nous en patois veut dire répandre, éparpiller. Il y a des mots aussi que je n'arrive pas à dire d'emblée correctement parce que je les associe à d'autres. Ici à la clinique A., j'ai toujours envie de nommer « madame la B. », la grande propriétaire et grande dame de la clinique A. « Madame de la Souleyran ». Je fais l'amalgame avec Madame de Souleyran, le nom de jeune fille de la mère de Toulouse-Lautrec. Je fais mes valises de cœur aujourd'hui, j'ai un peu pleuré en marchant. J'ai le droit de me faire ma petite vie dehors, à côté, tout contre ma maison d'A. J'y mettrai tout le monde dedans, Docteur.

Cette nuit j'ai rêvé de Picasso et de Modigliani, ils n'étaient pas très copains tous les deux, car un était « Montmartre », l'autre plutôt « Montparnasse. » Ce sont mes lectures qui m'inspirent.

J'aime l'homme quand il est femme. J'aime la femme quand elle est homme.

J'aime l'homme quand il se sait femme. J'aime la femme quand elle se sait homme.

J'aime l'homme qui aime la femme de lui-même... et la femme ou l'homme qu'il aime.

J'aime la femme qui aime l'homme d'elle-même... et l'homme ou la femme qu'elle aime.

Telle est ma déclinaison, ma définition de l'homme, de la femme, de l'amour.

Cela veut dire quoi au fond être féminin (e), être masculin (e) ?

« Vive ma liberté » dit le chanteur Arno, « Que fait mon cerveau quand je ne pense à rien, je ne suis pas mal, mais chui pas à l'aise... », « J'ai vu lui avec lui, j'ai vu elle avec elle », j'adore ce qu'il dit. J'ai bien fait de m'offrir son CD hier. La pochette rouge avec le dessin de son visage juste esquissé est très belle, simple. Le graphisme m'a plu tout de suite, j'ai choisi ce CD parce que je l'ai « aimé ».

16 h 10. Je commence un nouveau cahier à la clinique A. J'emporte avec moi, chez moi, les fiches repas vertes que vous avez instituées Docteur, pour me servir de cadre alimentaire. Je les emporte parce que c'est un peu vous que j'emporte ainsi.

C'est vous qui avez mis au point ce système de « repas individualisé dans le cadre d'une prescription. »

Je suis quelqu'un de vrai, de naturel, profondément, instinctivement directe, pas brutale, délicatement directe, précise, incisive. J'aime le droit, pas la rigidité. Je n'aime pas le sophistiqué, j'aime l'élégance de la simplicité, de la sobriété. Véronique, c'est « Vera » et « icône », vraie image entre autres. Je suis heureuse que papa ait choisi ce prénom, ma mère voulait m'appeler Béatrice (béate). Béatrice, je me suis souvenue que c'est ainsi que s'appelait la petite fille que je persécutais au collège pendant les récréations, sous les escaliers des bonnes sœurs. J'avais repéré sa petite tête de martyr, je la pinçais, je lui tirais les cheveux, de plus en plus fort, jusqu'à ce qu'elle pleure, mais toujours en silence afin que les maîtresses de la cour ne soupçonnent rien. Cela me faisait du bien qu'elle souffre, qu'elle ait mal, qu'elle ait peur de moi.

Ma maison d'A., c'est ma maison, pas celle des autres patients. Ma place en fait ma maison, personne d'autre ici, aucun autre patient ne connaît et n'aime la clinique A. comme je l'aime, comme je la porte en moi, ça n'appartient qu'à moi.

Vous êtes passé à 18 h 30 Docteur, je vous ai dit que j'emportais les fiches menu avec moi. Arlette m'a dit que vous étiez content que je les emporte, cela me fera des repères. J'aime quand Arlette me rapporte des brins de conversations que vous avez pu avoir avec elle. Elle vous a dit que j'étais curieuse de tout, que je cherchais beaucoup de choses, d'infos par moi-même, que je connaissais Toulouse bien mieux qu'elle, que je trouvais des cartes postales moins chères dans les musées ! Ces petits détails me font du bien, du bien que vous les appreniez d'Arlette ou de Laurence, « vos copines ! » Il y a tellement de complicité entre elles et moi depuis si longtemps. Arlette vous a dit que j'étais bien vivante, mais la difficulté reste de savoir ce que je vais faire de ma solitude. Je peux ne pas en faire quelque chose de triste et d'invivable voué à la bouffe. Elle a pensé à m'inviter chez elle pour manger (des courgettes !), mais elle pense que ce ne serait pas une bonne chose pour nous. Il faut qu'elle reste l'infirmière de la clinique A., sinon à quoi servirait-elle ? Elle me dit : « C'est comme si tu devenais amie avec le Docteur B., au bout d'un moment, tu lui dirais d'aller se faire voir, car tu ne le supporterais plus ! Il ne pourrait plus faire son travail de psy ». Chaque chose à sa place.

« Vous n'avez pas répondu à ma question de l'autre jour, Véronique. Préférez-vous les rendez-vous ici ou à mon cabinet ? » J'ai choisi votre cabinet, car je ne tiens pas à aller dans les services de la clinique A. en courant d'air, quand je viens ici en consultation. Ici, j'ai l'impression que le suivi est plus psychiatrique que psychothérapeutique, même si je sais que vous ne voulez pas que nos entretiens à votre cabinet soient une psychothérapie. Pour moi, il y a vous ici en hospitalisation, en visite dans ma chambre, et vous qui me recevez à votre cabinet, en dehors de mes séjours à la clinique A. Arlette m'a dit : « Tu fais partie de la clinique A., tu sais, finalement, alors comment on pourrait t'oublier, c'est normal que tu sois triste. » Toi aussi Arlette, tu as le cafard quand tes enfants partent ou que tu ne peux pas passer le moment prévu avec eux. Normal.

13 mai 2006

SORTIE DE LA CLINIQUE A.

Dans mon appartement.

Je ne peux pas digérer la nourriture avec ma tête, or j'ai besoin de ma tête pour lire, pour écrire, etc. S'il y a de la sale nourriture interdite, celle qui pourrait laisser des traces, de la graisse, alors qu'elle doit juste me donner l'énergie nécessaire et suffisante pour vivre, je ne peux pas être tranquille dans ma tête, dans ma pensée, dans mon corps, dans ce que je touche et vois de lui, que je sois allongée, assise, debout, il faut qu'il m'aille au regard et au toucher. Je ne peux pas non plus imaginer la nourriture ou avoir envie de bouffer et lire ou écrire en même temps. C'est pour cela que je n'écris pas pour empêcher une crise, l'écriture ne sert pas à cela. Je n'écris jamais sur la souffrance que j'endure avant la crise ou le désir brûlant, compulsif, d'avoir un truc dans la bouche à mastiquer. L'idée d'aller manger avec ou chez quelqu'un le soir ne me procure aucun plaisir en terme de nourriture. L'idée même qu'écrire peut servir à quelque chose et en l'occurrence à éviter, dénier, à canaliser la compulsion ou le fantasme est un pur leurre.

Le nirvana ressenti avant de ne l'avoir jamais atteint, le plaisir (orgasme boulimique), où sont-ils ? Ce n'est pas un plaisir sexuel qui monte et que je sens venir, que j'appelle sans le forcer et dont mon corps se souvient après dans ma tête.

En fait le plaisir, le leurre de plaisir de la bouffe, je l'élimine, j'ai besoin de l'évacuer. Tout part avec les vomissements et les lavages, rinçages, essorages, polissages, lissages, repassages. Tout aplatir, bien plier, bien ranger, bien frotter, essuyer, pas de traces.

Quand je pense au moment où je vais me masturber, c'est quelque chose d'agréable pour moi, je sais comment je vais tout mettre en place pour me donner du plaisir et surtout, je suis tranquille après, car il n'y a pas le travail d'évacuation à faire. Je peux garder dans mon corps et dans ma tête toutes mes sensations, ce n'est pas un plaisir sale qu'il faudrait aller nettoyer.

Pourquoi suis-je stimulée et tranquille pour écrire ici alors que dehors il y a la menace de la bouffe ? Quand je parle de masturbation, je n'aime pas utiliser le mot caresse, c'est comme si je n'arrivais pas à m'appliquer ce mot à moi, comme si la caresse, c'est ce qui vient de l'autre et l'autre n'est pas présent dans mes orgasmes.

J'ai besoin de vous parler de cela Docteur, je vous parle souvent de mes masturbations autoérotiques (parce que vous savez si bien écouter avec beaucoup de respect et de pudeur). Parler de tout ce plaisir me fait bouffer et donc vomir. Quand je vous dis que je ne veux pas bouffer et vomir, me maltraiter, c'est lié à cette peur de bouffer après avoir écrit ces mots sur le plaisir, après avoir raconté mes sensations, mes désirs, mes jouissances, c'est en lien direct.

Docteur, j'ai tellement peur de perdre tout ce foisonnement, ce bouillonnement, cette vie de moi. Je n'ai pas peur du vide, car dans le vide, je peux mettre plein de choses. Être vide ce n'est pas être sans vie, ça peut arriver, c'est un état comme un autre.

Minuit. Harassée de fatigue. Je me souviens de l'entretien de ce matin. « Vous avez fait un gros travail pendant ce mois Véronique, vous emportez des gens que vous pouvez retrouver dehors, moi en l'occurrence, mais vous oubliez vos fiches menu ». Non Docteur, vous faites cette réflexion juste parce que je ne les ai pas mentionnées dans ma liste de maison à emporter avec moi !

2 h 30 du matin. C'est dur Docteur, tenez-moi la main très fort s'il vous plaît, je vous vois bientôt, le 22 mai, je ne veux pas de cet enfer, tenez-moi Docteur, je veux garder la clinique A.

14 mai 2006

Hier soir, spectacle de danse contemporaine des élèves des cours élémentaires première, deuxième et troisième année du Conservatoire de danse de Toulouse. Beaucoup de créativité, de spontanéité, de technique au service de la création, de l'expression corporelle. Chaque danseur a lu un texte et les autres ont dansé dessus. Il y a une adorable petite danseuse qui nous a dit courageusement pourquoi elle aimait danser (je l'ai d'autant plus applaudie en moi-même qu'elle était la seule à avoir l'accent de Toulouse…) Elle explique qu'à dix ans, elle voulait devenir danseuse étoile, puis le mythe a fait place au plaisir de la danse, danser pour le plaisir, pour le plaisir de faire plaisir.

Isabelle (ma petite sœur) m'a écrit. Merci de m'encourager dans mon travail de la terre. Tu as vu une petite terre à la maison et tu l'as aimée. « S'il te plaît, continue », m'invites-tu affectueusement à faire. « C'est beau et quelle sagesse. » J'ai commencé une terre pour Isa, je vous la montrerai Docteur, lundi prochain si je l'ai finie. Dans la lettre d'Isa, il y avait un dessin de Clovis, son fils. C'était un clown dans un cirque, c'est drôle les dessins d'enfants, il faut que je les regarde plusieurs fois avant d'y voir ce qu'ils ont dessiné, comme les contes, que je ne comprends pas, même après plusieurs lectures.

23 h 30. Je viens de relire les pages écriture/corps que je vous ai lues vendredi dernier et au sujet desquelles vous avez dit « Je n'ai pas

trouvé d'association (je me suis dit, mais de quelle association parle-t'il ? Une association en ville ! Une activité à me proposer...) immédiate avec ce que vous m'avez dit, je trouve votre texte assez beau, je ne sais pas. » Je vous vois un peu perplexe alors je dis : « J'ai lu un peu vite et probablement mal et c'est plus difficile que quand je parle spontanément. » « Pour analyser, j'entendais. » Peut-être aviez-vous autre chose en tête. Toujours cette peur de n'avoir pas assez été écoutée, tout cela parce que vous n'avez pas proposé d'interprétation « immédiate » à ce que j'ai dit. Ce livre de vous et de moi, je l'écrirai pour moi avec vous tous les jours, à chaque mot, à chaque ligne, à chaque effort, à chaque douleur, à chaque abandon. Certes il y aura la fierté de voir peut-être un jour mon nom imprimé, mais aussi celle que vous figuriez en exergue sur la première page blanche. Un livre pour me tenir en vie, un livre pour vous Docteur, à qui je dois d'avoir eu le courage et l'imagination de faire cette terre pour Isa ce soir, mes petites fiches repas posées là sur ma table, une petite vie que j'ai envie de continuer comme à la clinique A., une vie auprès de vous. Alors peut-être cela vaut-il le coup, seulement avec vous et les autres, mais vous d'abord.

15 mai 2006

Tu vois Nicole, j'avais laissé tomber la vie comme j'ai laissé tomber le théâtre à l'atelier le jeudi soir et un week-end par mois. Ce rythme était trop soutenu pour moi, et puis il y avait cette échéance du spectacle de fin d'année et les questions de rivalité qui se sont greffées là-dessus. La pression était trop forte. Un week-end, j'ai tout abandonné. C'était en mars. La force de mon abandon était écrasante, pour moi j'avais tiré un trait sur cette activité, le point de non-retour était atteint.

Voltaire disait : « Jouir c'est déjà une forme de bonheur. » Le XVIIIe siècle est le siècle de la jouissance, la France veut briller à tout prix, il ne lui reste que cela, séduire, fuir l'ennui par tous les moyens. Ce n'est pas que le Siècle des lumières, c'est la volupté, la sensualité, l'érotisme, l'amour... et Mozart, dont l'invité de l'émission que j'écoute sur France Musique est passionné. *Don Giovanni,* c'est non, celui qui dit non toujours, jusqu'au bout. L'opéra de Mozart a été fait à partir du texte de Beaumarchais, son contemporain. Mais l'invité de l'émission disait comment Mozart avait sublimé le texte de Beaumarchais. « Ça vole », a-t-il dit. Je vois le visage plein de sourire de Laurence quand elle parle de Mozart. Vous voyez Docteur, comme loin de la clinique A., j'ai besoin de faire l'association entre une émission de radio et ma vie dans ma « maison » que je viens de quitter.

Les érudits (dans un domaine particulier) ne me gênent pas. J'entends, leur culture et leur discours ne me gênent pas et ne me complexent pas si je sens la passion, l'ardeur, l'amour viscéral de ce dont ils parlent. Si ce n'est qu'intellectuel ou livresque, ça ne m'intéresse pas, ça va même me dégoûter.

16 mai 2006

J'ai fait un rêve pendant la sieste. Il se passait dans l'ancienne maison du village où j'habitais avant de déménager vers l'âge de onze ans. Cette maison et cette ferme, je les déteste. Sales, toujours en bazar partout, des gens qui rentrent et sortent comme dans un moulin.

C'est la nuit, c'est noir dans la cour, sur la terrasse. Il y a mon père, Roger son frère, le parisien, et je me cache dans un garage, car je ne veux pas les voir. Je déteste la famille parisienne de mon père. Mon père veut me faire enfermer, d'ailleurs, à la fin, il réussit. Il dit : « Elle ne veut jamais y aller, mais ça marche. » « Ils » ont trouvé comment la soigner : il faut la « dresser ». C'est un terme familier à mon père. Moi je me dis : « il n'a rien compris, il ne sait pas que les choses ont changé. » « Laissez-moi gérer mon problème seule, sans vous. Je ne veux vous parler de rien » me dis-je. Dans le rêve, je vole le long d'une route, je m'enfuis, je cours à longues enjambées, je vais vite, il fait nuit, il faut se cacher, car je suis nue. À chaque phare de voiture, je bondis dans le fossé ou derrière une maison. Mes pas s'allongent, puis je décolle, je suis à dix mètres au-dessus du sol, je me dirige vers le village. Je suis en l'air, c'est brumeux, je tiens en l'air. Je ne sais pas comment je retombe, mais c'est agréable, je me sens puissante, inaccessible au-dessus d'eux, hors de danger quand je suis en haut, je leur échappe. Je vais me cacher à nouveau quand j'entends la famille, j'éteins la lumière, je ne bouge plus, mais il y a là ma sœur aînée qui fait du bruit et on l'entend. Nous sommes découvertes. Il y a aussi un garçon avec qui j'ai vécu, mais je ne sais lequel, il est d'accord pour me faire interner, ils sont tous du côté de mon père. Ma mère apparaît à la fin du rêve quand je suis enfermée à l'hôpital. « Tu seras bien là et puis tu ne vas pas rester longtemps... » Je leur dis que cela ne sert à rien, qu'ils ne peuvent plus me comprendre, que j'ai fait du chemin. Aucune communication n'est possible. Je suis internée, je n'ai pas mes affaires avec moi, pas les fiches vertes, vos fiches Docteur, je suis perdue sans mes repères. Là c'est comme dans un hôtel, mon père n'est plus en activité (en fait il est mort depuis 2005), il s'installe sur son lit et se met à lire en disant : « Ah il fait bon là, je vais lire bien au chaud et tranquille. » Je veux sortir, la porte n'est pas fermée à clé, mais ma mère et ma sœur me retiennent. « Ça sert à rien, soit patiente, c'est pour ton bien ». Je revois parfaitement la cour, la terrasse de la ferme, les escaliers, le côté cour toujours sale et désordonné, mais dans mon rêve tout est propre et rangé, nettoyé, astiqué. Enfant, c'est toujours moi qui rangeais le désordre et nettoyais la maison. Fin du rêve. Quand je me suis réveillée, j'avais dormi une heure, il me semblait que le rêve avait été long, très long.

Je vais marcher, si des détails me reviennent (j'avais écrit « retiennent »), je les noterai au retour. Il fallait écrire Docteur, car je ne peux pas vous raconter, mais c'est à vous que je parle malgré tout. Mon cahier a pris le relais, je sais que je pourrai raconter mon rêve au Docteur S. mais cela n'a pas la même valeur pour moi, bien qu'elle s'intéresse toujours beaucoup à mon activité onirique.

22 h. Ce que je voudrais vous dire sur votre répondeur, juste vous dire que je prends soin de moi, vous dire que comme je ne peux pas vous montrer, vous raconter au jour le jour, j'écris dans mon cahier, mon fidèle dépositaire, car « Aucun travail d'écriture n'est jamais perdu » dit Martin Winckler. Je me suis beaucoup attachée à cet écrivain au fil de ces quelque mille deux cents pages et je vais encore faire un bout de chemin avec lui. Et Véronique rajoute, car elle a toujours quelque chose à ajouter : « Rien n'est jamais perdu à commencer par soi ».

Écrire le rêve de cet après-midi dans tous ses détails, de façon quasi boulimique parce que les rêves sont là qui me disent : « Ne t'inquiète pas, nous, nous n'avons rien oublié de tes peurs, de ce qui est loin, très loin au fond de toi et nous sommes là pour te raconter, pour te dire, ce que petite fille tu as vu, vécu senti et ressenti, et tu. »

Comme si les rêves prenaient parti pour moi, témoignaient en ma faveur.

Ma rose fêtera son vingt-cinquième anniversaire demain, si belle, si debout, si fragile, si forte, là auprès de moi. Merci de m'avoir « écoutée » Docteur, je sais que vous êtes là, à bientôt.

17 mai 2006

8 h 15. Merci Lionel Esparza pour votre chronique cinglante sur le festival de Cannes, de *Da Vinci code* en film, en livre, en DVD, au secours ! « Production hollywoodasse » avez-vous dit. Aucune intrigue, aucune finesse, des millions de dollars, 250 000 vendus en France et encore des crétins qui vont en acheter après Cannes. Moi je reste avec vous sur France Musique, pour ne pas être polluée par cette merdasse fricasse, fricassée merdique, j'écoute votre festival à vous.

Aujourd'hui « je confuse » c'est-à-dire que je mélange les dates, les années avec les mois en remplissant mes chèques.

Pourquoi les gens associent-ils le « bien se marrer, se défouler, rigoler un bon coup » ? Ah ! Je déteste ces expressions populaces (populasses), ah ! « grosse production à fric et acteurs honteusement payés ». Où sont l'humour, la détente, la légèreté, le talent ? Si on veut rire, il y a toujours *To Be or not To Be* d'Ernst Lubitsch à voir, mais c'est du noir et blanc !

Ah ! c'est pas marrant le noir et blanc, c'est triste ! Il nous faut de la couleur, du bruit, « beaucoup de bruit pour rien » dirait Shakespeare et de la pub, du tapage (médiatique), matraquage, ils aiment ça les gens c'est à croire ! C'est pour tout cela que je préfère aller au cinéma seule que mal accompagnée.

Le calme du parc de la clinique A. me manque. Ici, en ville, quand j'écoute la radio au moment pile où je veux bien entendre quelque chose, voilà les éboueurs qui passent, ou bien un scooter qui pétarade sous la fenêtre ou une voiture qui démarre dans la cour en bas !

J'apprends/je prends le/du temps pour moi en ce moment. Cela prend du temps, c'est pour cela que j'ai besoin d'être seule en dehors du peu de gens que je vois. Je l'avoue, je suis toujours aussi solitaire.

11 h 14. Voilà, j'ai lu mon message au Docteur B. sur son répondeur. Cela fait une minute et quinze secondes et là, j'ai les larmes aux yeux. J'écoute votre voix sur le répondeur, je connais par cœur votre message et votre voix. C'est bien que le téléphone ne sonne jamais chez vous pendant les entretiens à votre cabinet, vous êtes le seul psy dans ce cas. « Bonjour, c'est Véronique. Voilà, je voulais juste vous laisser un petit message que j'ai écrit hier en fait, et que j'ai envie de vous lire. » Je termine sur les mots écrits hier soir, ceux où je vous dis que je prends soin de moi, etc. Puis : « À bientôt. Véronique. »

Sur les étagères de Nicole chez elle, il y a Christian Bobin et Annie Ernaux. J'adore ces deux auteurs un peu à part dans la littérature.

Docteur, vous êtes si cher à mes yeux que je ne veux plus parler de vous à personne, sauf à Nicole et à Nathalie et à Patrick. A eux seuls je peux parler de cette intimité. Docteur, il faut que je vous parle de ces minicrises inévitables le soir avant de me coucher. Pourquoi ? Je ne veux pas qu'elles prennent le dessus sur moi et m'épuisent, je veux qu'elles me laissent mon énergie pendant la journée, qu'elles me laissent vivre.

Minuit trente. J'ai peur Docteur, là, en me brossant les dents, peur après m'être bien lavée de cette bouffe. Je n'ai pas eu de mal à vomir mais j'ai peur que demain, elle ne vienne s'installer pour de bon dans la journée et m'enfermer. Peur qu'elle enferme mes mots et moi dedans, qu'elle m'enferme dans son plaisir fugace et fallacieux. Tellement de traces, de mécanismes dans cet appart. Peur que demain je ne vive pas au grand jour comme aujourd'hui. Peur de ne pas avoir la force et l'envie demain. Peur d'aller me coucher et de ne pas savoir dans quel état je serai au réveil, encore de la fatigue en plus. Peur de ne plus écrire. Peur de vous perdre de vue. Peur de perdre la clinique A., mes si fragiles petits repères, vos fiches repas, mon rythme de la journée. J'ai peur, j'ai besoin de votre voix paisible et apaisante, confiante. Le monde est bruyant, cette ville est bruyante. N'être qu'avec vous Docteur, pleurer. Si je pouvais pleurer dans le silence et dans l'attente de demain, sans n'avoir rien à faire, rien à y faire, juste dormir.

18 mai 2006

Je ne me sens pas bien ce matin, mais je n'ai pas envie d'écrire dessus.

Des mots de Nicole me reviennent qui m'énervent : « Tu étais joufflue à l'époque » et elle fait le geste avec ses joues et ses bras. Je me revois en 2003 avec cet horrible pantalon noir et cette liquette blanche taille 44. Nicole poursuit : « Le travail, il n'y a que ça », « Tu es tirée d'affaire, là, ça va maintenant ? », « Toi tu n'as pas besoin de bosser pour vivre, pour grailler... mais moi je ne pourrais pas rester sans rien faire comme toi, il me faut être débordée, active, voir des gens même si des fois j'en ai marre et je préférerais être seule. » Tu m'énerves Nicole, tes paroles me blessent.

Hier, Sandra me dit à propos de vous Docteur, « En fait, tu es en train de te sevrer. » Mais non Sandra, c'est tout le contraire, c'est parce qu'il a accepté de me voir tous les quinze jours que j'ai repris espoir. Quand je le vois, je suis en vie, il me redonne la vie, il est le seul qui ait cette force pour moi. Moi sans vous Docteur, je ne peux pas, je ne veux pas, je ne voudrais pas continuer à y croire.

« Et maintenant tu as retrouvé ta maison, tu es contente ? » Non Sandra, ma maison c'est la clinique A., il n'y a que vous Docteur ainsi que Laurence et Arlette qui savez à quel point la clinique A. est ma maison à moi avant tout, avant mon appart, avant là où je suis née surtout.

Je me disais en cuisinant : « entre », ce n'est pas « qui sépare », mais « qui unit, réunit. » C'est beau, grand de partager la vie d'un être, de partager l'amour, l'amour de ce que l'on aime, la musique, un tableau, un dessin, une sculpture, une forme, un mouvement, un mot, une couleur, une voix, un frisson, un livre, une compulsion, un instinct des choses. Oui c'est cela partager un instinct, ce qui est au départ, ce qui pleure, ce qui rit, qui éclate, jaillit.

Si on dit trop de choses, trop de mots précis, si on précise trop ce que l'on veut dans la recherche du plaisir de l'orgasme, on ne l'a pas. Le « j'ai envie de » est encore meilleur s'il est dans ce que l'on n'attendait pas, comme si le plaisir n'attendait pas après les mots mais venait d'ailleurs. Et là on est surprise, on s'étonne de ce que le corps vous a donné.

19 mai 2006

J'ai vu le Docteur S., elle m'a parlé de cette psychanalyste qui s'occupe de boulimiques et travaille avec une chorégraphe par rapport à la perception du corps, de l'apesanteur. Elle travaille aussi à partir du modelage sur la représentation du corps. Je suis en plein dans tous ces champs d'exploration, je comprends que la danse ait cette importance pour moi.

« Grandir, c'est devenir sa propre mère, être une mère pour soi-même » m'a dit le Docteur S. La boulimique n'a pas été regardée par sa mère, n'a pas été touchée. Dans son travail, cette psychanalyste aborde la sensorialité explorée par rapport à la danse, à l'état d'apesanteur.

« Insouciance », c'est le mot du Docteur S. pendant l'entretien à propos de mon enfance, manque d'insouciance bien sûr. J'ai dit au Docteur S. que je faisais du trampoline avec les mots, elle s'intéresse beaucoup à mon travail d'écriture dans mes cahiers.

20 mai 2006

Ma mère parle toujours de ses problèmes de santé à ma naissance (dérèglement glandulaire, grande fatigue, dépression) mais jamais je ne l'ai entendue dire : « J'avais peur de te laisser toi toute seule tout bébé, de n'avoir ni la force ni le temps de m'occuper de toi, de ne pas être à ton écoute parce que j'étais fatiguée, j'avais peur de ne pas être une bonne mère ». Sa grossesse est toujours évoquée comme une période de souffrance, toutes ses grossesses d'ailleurs, je ne suis pas l'exception de la famille. Bébé, elle me nourrissait, me changeait, veillait sur mon confort matériel, là n'est pas le problème, il n'y a pas eu maltraitance à ce sujet. Mais combien de temps par jour étais-je vraiment à son contact, à son toucher ? Combien de temps restait-elle auprès de moi à me parler, me sourire, me regarder, attendre auprès de moi, avoir du temps pour moi ? Toucher et regarder pour de vrai, pas juste pour changer la couche et laver les fesses, regarder parce qu'on a envie de regarder son enfant, parce qu'on est émerveillée, retenue, malgré le travail. On a envie de la regarder parce qu'elle est belle, qu'on l'aime, qu'on aime son petit visage, ses yeux, sa tête, sa bouche, ses joues. Alors on lui dit un mot tout caressant de maman à son petit bébé tout petit pour qu'elle s'endorme tranquille et attende le prochain câlin. A t'elle seulement caressé une fois son ventre rond, caressé de plaisir, de joie, d'enthousiasme, d'amour, de tendresse ? Quand je dis que je sens, que je te ressens toi ma mère, c'est comme si j'étais en toi, collée, en mouvement avec toi, comme si j'avais été expulsée parce que tu n'as pas pu empêcher que je m'accroche à ton ventre. Ensuite tu n'as pas pu empêcher que je m'y développe, que j'y grossisse, que je te gonfle, que je te pèse, que je te fatigue les reins. Niée dès le début, c'était ta survie contre la mienne. C'est ainsi que tu t'es protégée, je suis ton inconscient (tu n'avoues jamais rien au sujet de cette période). Je peux parler pour toi parce que j'ai habité ta chair, je me suis nourrie de ton corps, de ton ventre pendant neuf mois.

Même pas un corps étranger. Un corps étranger, on en a conscience. La force de ton refus, de ton déni, de ta négation, de ta fermeture face à ma vie, ma constitution, mon évolution, mon extension, mon flottement là dans ton ventre, sous tes peaux étirées par les grossesses précédentes, par quatre grossesses précédentes. Insupportable pour toi ce flottement dans le bien-être, la béatitude, l'apesanteur, un élément qui n'est pas de l'air ni l'absence de l'air ni l'eau, quelque chose qui n'existe pas dehors, en dehors du ventre. On appelle cela un liquide. Bien-être ? Quand on se sait déjà non-être.

Certaines femmes se cognent, se tapent, se frappent le ventre. Toi, je suis sûre que non. Toi, tu as mis en place l'absence, l'oubli, l'évitement, ne pas tomber ne pas sentir ça bouger dedans. Est-il possible de paralyser ainsi tous ses sens, de les bloquer ? Moi je le fais quand je bouffe. Tu t'es anesthésiée, ça a été ton premier réflexe, le premier désir, la première envie : NON. Non à moi, non à ce qui pousse là et que je ne veux pas nourrir. Je ne l'ai pas voulu alors je fais comme si elle n'était pas là. Je dis « elle » mais ce pourrait être il, vu que tu ne connaissais pas le sexe, peu importe. La femme ne peut être forcée en aucun cas à créer la vie et à la nourrir, une autre vie que la sienne, une vie à partir de la sienne cependant.

Et moi, est-ce que j'aimais ton ventre, sa chaleur, sa température, ses mouvements, ses bruits... ses contacts, sa voix ? Ses frottements, ses vêtements sur ta peau juste de l'autre côté de moi. Moi, je te voyais de l'intérieur et toi, tu ne voyais qu'un gros ventre rond et douloureux, c'est long neuf mois ! Ce qui est terrible, et que je ne me disais pas : « Je veux sortir, je la déteste, elle ne m'aime pas, elle ne veut pas de moi, elle ne le dit pas mais j'entends sa pensée qui passe, qui vibre. Mais je reste là, je fais ma vie d'embryon et de fœtus. Après, après la naissance, j'ai dû apprendre, sentir qu'il ne fallait pas se laisser aller ainsi en toute impunité, prendre ses aises dans l'espace, dans un monde où l'on n'a pas sa place, dans un ventre où l'on n'a pas eu sa place.

Chaque fois que je parle de toi, j'ai envie de bouffer, je ne me supporte pas. Non, je ne t'ai pas évacuée hier dans ma colère, dans aucune colère. Ce matin je suis mal, je n'ai pas assez dormi, je suis fatiguée à cause des crises. Tu m'envahis là, dans ma tête et partout. La colère et ses mots injurieux à ton égard ne suffisent pas.

On parle de parents géniteurs, biologiques, on devrait aussi parler de naissance biologique, génétique, au sens où l'enfant (je) est issu d'un acte sexuel, est un produit biologiquement constitué et c'est tout. Telle est ma mère, telle est la naissance qu'elle m'a donnée, elle et mon père bien sûr. Un ventre porteur, un ventre comme une boîte hermétique à son amour, à sa chaleur, à son regard. Elle a expulsé cette chose de la boîte et voilà, j'étais née.

Vous Docteur, vous êtes celui qui m'a donné une vraie naissance, qui n'a pas oublié le souffle, le regard, la parole, l'attention, l'écoute, la confiance, la main, votre main qui tient la mienne et m'accompagne depuis un an et demi bientôt.

Toi ma mère, tu n'étais pas concernée par cette chose en dedans de toi puisque pas consentante, victime, « subissante ».

Savoir, sentir depuis toujours que vous n'êtes pas un cadeau de la vie pour votre mère, le sentir plus que tous les autres frères et sœurs, être seule à savoir ce secret aussi tenace, indélébile, posé à jamais.

21 mai 2006

Comme tous les jours pendant ma sieste, je fais un long rêve. Un long rêve peuplé de ma sœur, de ma mère, de mes envols au-dessus du sol, de danse, d'apesanteur. Parfois vous êtes dans mon rêve Docteur, toujours de noir vêtu, sobre, élégant, raffiné. Dans ce rêve, Marc (mon ancien copain) dit de nous : « C'est impressionnant, c'est comme s'il était seul et que quoi qu'il fasse, personne ne peut ni entendre ni comprendre ce qu'il fait, il peut s'isoler en lui-même, quelle force ! » Peut-être un rappel pour moi dans ce rêve de cette capacité de concentration dont vous faites preuve pendant les entretiens, je ne sais pas, vous n'êtes pas là pour m'entendre et interpréter mon rêve.

Je ne me sens paisible que quand vous êtes là Docteur, physiquement là, ou que votre présence laisse encore des traces dans ma pensée jusqu'au prochain entretien.

Dans mon rêve cet après-midi, je dansais au sol dans un gymnase, je ne sais plus, il y avait de la musique ou pas, j'entendais juste des gens qui parlaient. Moi, j'avais tellement envie de danser, de glisser mon corps sur le sol, de m'y flotter (frotter voulais-je dire), de faire tous les mouvements qui me plaisent. Pas de sensation d'effort, de mouvement en force, c'était la même sensation de liberté, une échappée comme dans l'envol au-dessus du sol. J'avais une plaie au genou ### quand je danse, j'ai des bleus partout sur les jambes, peut-être à cause de ma maigreur.

Je vous ai lu ce passage ce matin, 22 mai 2006 à 9 h. Docteur, je suis en train de lire, je mange mon dernier quartier de pomme (un rituel le soir avant de dormir). (Le dernier quartier c'est comme un repas qui s'achève, c'est toujours dur pour moi, un vide insupportable, un abandon, il faut vite s'occuper à autre chose). Et d'un coup cette phrase : « La souffrance de ne pas bouffer, de ne pas aller dehors en pleine nuit acheter de quoi bouffer pour une crise avant de dormir comme chaque soir, est à la mesure de la souffrance de me séparer, de me décoller, de me déchirer de ma mère. Je croyais qu'il suffisait de l'avoir senti si fort il y a quinze jours mais la boulimie, la dépendance atroce, l'envie de bouffer qui ne me lâche quasiment pas, c'est la douleur de me décrocher d'elle, de ne plus être dans elle, dépendante d'elle. Demander de l'argent pour la bouffe (je n'invoque jamais ce prétexte, je trouve d'autres raisons pour lesquelles mon budget est saccagé une nouvelle fois), c'est rester avec elle. Pourquoi est-ce que je garde ce lien alors qu'il m'asservit ? Je souffre Docteur, j'ai atrocement envie de bouffer, mon corps demande cet acte tous les jours. Après, il sait qu'il aura mal, mais il n'en a cure, il crie sur sa mère pour avoir encore de l'argent, uniquement pour pouvoir continuer à bouffer. Je suis dépendante Docteur, pourquoi vouloir si fort ne plus dépendre de ma mère, devenir ma propre mère ? Pourquoi est-ce que je n'y trouve pas mon compte ? Je ne sais pas m'occuper de moi, me gérer, me prodiguer réconfort, douceur, apaisement, plaisir, avoir de l'intérêt pour moi. Pourquoi cela ne suffit-il pas ? Pourquoi y a-t-il cette question le soir : que manque t'il, par-dessus tout, plus fort que tout ? Mon autonomie, ma liberté ? Mais quel sens cela a-t'— il alors que je suis encore en demande, que je me prostitue, je menace, j'use de tous les stratagèmes pour obtenir cet argent ? Manquer de tout mais ne pas manquer de l'essentiel : de quoi acheter ma bouffe. En être privée est la pire des souffrances, une torture. Je dis que ma mère est loin de moi, mais en fait elle est toujours là, c'est la bouffe qui l'incarne et la bouffe, il y en a partout. Même si j'ai tué ma mère, je ne tuerai pas la bouffe. » Fin de l'entretien où je vous ai lu les propos ci-dessus.

22 mai 2006

6 h. J'ai rêvé de vous Docteur, vous étiez gentil et affectueux comme le Docteur Sachs de Martin Winckler. Vous m'avez donné un baiser sur la tempe tout en haut du front à la racine des cheveux, un long baiser affectueux et protecteur, doux et bienveillant. Je pouvais dormir tranquille, ce n'était pas un baiser d'amoureux, juste le baiser pour rassurer et bien dormir. J'ai légèrement tourné ma tête pour sentir avec ma joue votre présence.

Je me disais que les rêves de la semaine dernière dans la ferme sale et désordonnée de mes parents étaient des métaphores de cuvettes enclavées. J'ai associé « enclavé » à cuvette, cuvette de WC. J'étais dans ces rêves comme une mouche estourbie, tombée au fond d'un récipient glissant et qui s'efforce de se hisser hors du bocal et glisse sans cesse sur les parois.

Ma rose a quelque peu fané. Elle n'a pas jauni, car elle était jaune mais elle a mordoré, elle a bruni, elle est châtain clair, n'a pas perdu un pétale, s'est un peu desséchée, mais reste bien ouverte... et elle exhale, elle sent tout l'amour que je lui ai donné, elle sent bon comme quelqu'un qui est aimé. C'est une beauté cachée, plus subtile, il faut s'approcher, enfouir le bout de son nez dans son cœur pour savoir son parfum, elle ne demande rien d'autre que de l'eau, d'avoir sa queue coupée d'un demi-centimètre chaque jour et de mon regard.

Docteur, je suis tracassée par ce « travail de livre » qu'il faudra faire un jour. Je n'arrive pas à trouver une trame, un fil conducteur à une histoire. Je n'aime pas à avoir à raconter une histoire avec début, milieu, fin. Cela me bloque, la fiction ne m'intéresse pas, la transposition non plus.

Quand je mange ce qui est autorisé, marqué sur vos fiches repas, je n'aime pas l'idée de manger pour faire des réserves. C'est comme stocker et si je stocke, c'est déjà du trop alors il faut le transformer, l'éliminer notamment par l'exercice physique intense.

22 h. Je vous ai vu Docteur aujourd'hui, je suis arrivée un peu en avance pour goûter à l'ambiance de chez vous, la salle d'attente, les peintures au mur. Dans le cabinet, j'ai jeté un œil à droite, sur le

meuble où il y a les terres cuites, de vous, Docteur ? Chez vous, il n'y a pas d'étagères avec des livres savants de psy ou autres, seulement des tableaux, mais pas de grands maîtres classiques ni de lithographies qu'on voit partout, seulement des œuvres contemporaines insolites, comme ces deux tableaux dans la salle d'attente. On dirait des idéogrammes de loin et de près, ce sont des touches au pinceau en gris fondu sur blanc encadré en bois clair, sobre, pur. J'aime beaucoup, c'est très reposant. Quand je me suis assise, vous m'avez demandé si je voulais que vous baissiez le rideau à cause du soleil mais avant que vous ne terminiez votre phrase, j'ai laissé le soleil sur mon visage et je vous ai dit : « Chez moi, il n'y a jamais de soleil, alors ça me fait du bien de le voir. » Comme quand vous entriez dans ma chambre à la clinique A.et que vous déplaciez le fauteuil si le soleil était trop violent dans vos yeux ? Je parle des crises du soir, je vous lis ce que j'ai écrit hier sur le cahier, « Je l'ai apporté, car j'ai tellement peur d'oublier les mots. » Je vous lis et vous écoutez si densément, je le sens. Je vous parle d'Isa, je vous lis le passage de sa lettre sur ma terre et je vous montre celle que je lui ai faite pour son anniversaire. Vous approchez de moi, vous la prenez délicatement dans vos mains, et vous la tournez, vous la regardez, comme vous savez si bien le faire, vos mains, votre toucher la regardent. Vous ne dites rien, vous regardez. « Et vous, Véronique, qu'est-ce que vous en pensez ? » Je ne sais pas je l'aime bien. « Et elle sera pour votre sœur alors celle-ci ? Oui, pour son anniversaire.

Quand j'ai fini de parler, vous dites : « C'est très bien, Véronique, les capacités que vous utilisez pour faire fonctionner votre psychisme, c'est cela qui est remarquable. » Je sais la puissance et le poids de ce mot pour vous, « remarquable ». C'est un mot que vous utilisez rarement. L'an dernier, vous me l'aviez dit à propos de ma décision d'abandonner mon travail de nounou pour ne pas violenter les enfants. « C'est tout à votre honneur, votre attitude est remarquable », m'aviez-vous dit alors. Ce mot m'avait fait beaucoup de bien.

J'ai parlé d'apesanteur en référence à l'entretien avec le Docteur S., vous avez repris le mot « en apesanteur donc… » Oui Docteur, mon souci du corps et de sa légèreté n'est pas seulement esthétique. La danse et l'écriture sont hors du temps. Je ne peux même pas dire si je ressens des sensations, je ne sais pas où je suis, c'est l'absence de temps. Tout le reste c'est du temps, tout le reste du temps, c'est de la matière, du à vivre, à passer, long, souvent ennuyeux et pesant, angoissant, avec une envie d'être ailleurs, autre, de ne pas être tout court. Avant de partir, vous me dites : « Il y a toujours dans vos sculptures cette juxtaposition de... (je n'entends pas le mot, je vous fais répéter), juxtaposition des émotions/sensations, comme si vous aviez besoin de glisser du masculin au féminin, de passer de l'un à l'autre » et là, vous faites des gestes avec vos deux mains pour indiquer mon cheminement. Je comprends ce que vous voulez dire et je dis : « Oui, je ne sais pas faire un corps d'homme ou un corps de femme. » J'entends, seulement un corps d'homme ou un corps de femme. Là, je sors l'autre sculpture que j'ai faite cet hiver. Vous la prenez dans vos mains. « Alors là, c'est un bras-pied », dites-vous. « Oui, et l'autre bras, comme je ne savais pas quoi en faire, je l'ai coupé ». Avant de faire les gestes avec vos mains, vous aviez dit : « Juxtaposition des émotions suivant que l'on regarde la sculpture sous un angle ou sous un autre, il y a toujours deux émotions différentes, le féminin et le masculin sont contenus dans la forme ». Ce sont vos mots approximatifs, j'écris plus l'émotion qui en reste que les mots eux-mêmes.

Quand je vous relate le rêve avec le bisou sur le front, je vous dis que cela m'évoque l'enfance endormie, tranquille, apaisée, contente. Vous faites oui de la tête, vous avez compris ce que les enfants ressentent quand on leur fait juste un bisou, ils font juste un petit mouvement de bien-être avec leur tête. C'est exactement ce que j'ai fait dans le rêve et ce à quoi vous avez acquiescé. Il n'y a rien d'ambigu. À la fin de l'entretien, vous me dites que la crise sert d'endormissement.

J'aurais encore tant et tant à vous dire, vous seul me donnez cette douceur et c'est précisément cette douceur que j'ai le plus de mal à me donner. Le plaisir commence à venir mais la douceur résiste. Il faut que je me fasse aider par vous et par Nathalie, en sophrologie peut-être.

Vous partez en vacances, je ne vous verrai pas pendant trois semaines, jusqu'à la veille de mon début de stage de danse/théâtre du mercredi 5 juillet au dimanche 9. Vous me faites rire parfois Docteur, par exemple quand vous dites : « Que je suis bête », parce que vous vous trompez dans une date de rendez-vous. Vous êtes si gentil, si délicat, si simple. Je vous ai dit que les fiches repas m'avaient bien aidée à respecter le planning nourriture chaque jour et surtout que je ne touche pas aux réserves de nourriture pour bouffer. Il y a d'un côté la bouffe, de l'autre les courses de nourriture pour les fiches repas. Je respecte les fiches parce que c'est vous qui avez mis ce système au point à la clinique au grand dam d'Arlette !!

Je pose ma terre (pour Isa) sur la table de nuit et je la regarde. Y aurait-il donc un côté masculin et un côté féminin que vous semblez avoir vu en tout cela ? C'est curieux de voir son âme et son inconscient sortir de la terre, se mettre dans la terre et vous regarder là dans un objet, votre âme en vous, face à la même âme, à un bout d'elle fait terre.

23 mai 2006

8 h 45. Hier, j'étais chez vous Docteur, à cette heure-ci. J'ai cherché le terme juxtaposition dans mon Robert : accoler, mettre ensemble, côte à côte des choses qui n'ont pas forcément à voir l'une avec l'autre. Jouxter : être près de, avoisiner ; jouxte : près de. Le lien entre tous ces mots c'est « près de, ensemble, assemblé », l'idée de proximité. Mais quand je travaille la terre, il y a aussi cet assemblage/association qui m'aide, me guide, me fait créer. Je revois vos circonvolutions avec vos mains qui miment le chemin de ma pensée pour transmettre cette pensée à la matière. Mais il y a aussi le fondu, je passe d'une émotion à une autre. Ce n'est pas tant d'une émotion que cela vient d'ailleurs, que du geste, de la main, des doigts surtout, qui appuient, pressent, aplatissent, arrondissent, acèrent, lissent, mouillent pour donner un aspect, une couleur différente à la terre. Oui, j'ai inconsciemment besoin de juxtaposer des formes, des expressions. A la fin du travail, je fais tourner la terre dans mes mains ou sur mon plateau et elle change d'expression sous mes yeux selon l'inclinaison. Quand je dis fondu, c'est que je ne colle pas, je

n'assemble pas deux parties l'une à l'autre, c'est l'une que je glisse dans l'autre et vice versa. Je vais et je viens, peu m'importe qu'il y ait un dos, un devant, un haut, un bas, une symétrie, il faut que la terre s'anime quand je la regarde, que je la tourne dans mes mains comme si elle bougeait d'elle-même. Moi, je l'oriente dans l'espace, je la soulève, la pose, l'approche, l'éloigne mais l'expression, l'émotion, ce sont les formes de la terre, la forme de la sculpture qui me les donnent. Il faut qu'en regardant la terre travaillée en sculpture, elle ne soit jamais figée dans une position, une pose. Dès que j'ai commencé à travailler la terre, instinctivement, j'ai glissé, modelé ainsi d'un sexe à l'autre, d'une partie du corps à l'autre. Un pied peut être une main, un profil une face, etc. Un dos de femme peut se terminer par des fesses d'homme, un dos d'homme peut avoir des seins, un visage de femme peut devenir un profil d'homme si on tourne la sculpture entre ses mains. J'ai envie d'un coup de récupérer mes terres laissées à la clinique A.

Aujourd'hui, je me suis offert un doudou, le seul que j'aie jamais eu dans ma vie, je crois. Je l'ai prénommé Martin et sa marraine sera Arlette ! Car c'est elle qui m'a conseillé de m'acheter une peluche pour me cajoler. En rentrant de la boutique, j'ai eu une émotion, les larmes sont venues, juste une opacité comme à travers une vitre ancienne, trottoir trouble, regard trouble de mon cœur troublé à ces mots : « Mon nounours à moi dans ma maison d'A. à moi. » Je l'aime comme le bisou que vous m'avez fait dans le rêve. Ce nounours, il ressemble à l'ours de *Bonne nuit les petits* que je regardais tous les soirs avant d'aller au lit sur la télé noir et blanc. Le gros nounours qui passe sur son nuage et qui chante avec sa bonne grosse voix rassurante. Il y a Pimprenelle aussi, il est tout maigre à côté de nounours, qui lance de la poudre brillante, ça étincelle et ça veut dire : « Bonne nuit les petits, faites de beaux rêves… à demain. » Ce souvenir assez imprécis toutefois m'est revenu grâce à la lecture de Martin Winckler qui parle de ses souvenirs d'enfance de séries télé. Son souvenir et sa mémoire m'ont aidée à me reconnecter avec les miens, avec les sensations de l'enfance. La douceur que je cherche là depuis quelques jours, je sens qu'elle vient de loin, de toute petite, du ventre, c'est charnel, émotionnel, irrationnel, c'est un besoin. Cette douceur me ramène à vous, à moins qu'elle ne vienne aussi de vous Docteur, de votre douceur à vous, de votre protection, votre bienveillance, votre délicatesse, votre sérénité, votre positivité, votre écoute, votre tact, votre « toucher ». Tout est lié comme dit Martin Winckler, « lecture, écriture et transmission ».

Je me sens happée par l'écriture en ce moment, Docteur. Je ne peux rien faire d'autre tant que je n'ai pas tout vidé, tout écrit du flot d'émotion, des mots, des sons et noter toutes les motions de censure à l'encontre de tous les blesseurs d'enfants et les dévoreurs de pensée.

Vais-je tout garder de cette pensée ? C'est un grand jour que le retour de ce gros nounours dans ma mémoire. Il y a eu les sculptures de la clinique A., récupérées aussi aujourd'hui et sur lesquelles j'ai écrit. Alors voyez Docteur, quand je vous dis que vous êtes le petit moteur vital... terre... ma terre dans laquelle je me nourris pour me construire et que je pétris, que je façonne à ma façon, que je m'approprie, vous comprenez ?

13 h 15. Il est temps de déjeuner. J'ai écrit, je n'ai pas vu le temps passer, quel bonheur ! Pendant mon repas, il y a sur ma table, à côté de mon assiette, mon cahier et vos fiches repas vertes dessous... et ma rose de la clinique A.

Nounours, je crois que c'est mon seul souvenir donc mon seul moment d'apaisement, de laisser-aller, de légèreté, d'enfance où je pouvais être toute petite, juste une petite fille qui attend son nounours, câlin du soir, le seul moment où je me sentais tranquille quelques minutes avant d'aller me coucher. Nounours, je le croyais, j'avais confiance en lui, je ne risquais rien avec lui, un nounours qui aurait pu remplacer le bisou manquant de maman le soir au coucher. J'aurais voulu être moins contente d'aller à la clinique A. cet après-midi pour être moins triste de vous quitter après (même si je ne vous ai pas vu puisque je ne venais pas en consultation), de quitter ma maison. Vous étiez là sûrement, dans ces murs que j'aime tant mais quand on est attaché à quelqu'un, quand il est autant pour vous, comment faire autrement que d'éprouver cette joie ?

24 mai 2006

On parle des Peter Pan ce matin sur France Musique. Quand j'entends ce nom, je bloque. Enfance, imaginaire, féerie. Je ne parle pas du dessin animé de Walt Disney qui doit être trop « pour » les enfants, commercial, ciblé.

Peter Pan ou l'enfant qui ne voulait pas grandir. Quand je vous disais Docteur, « Je ne veux pas être grande, je n'ai pas dit grandir, je dis pas être grande comme si je n'avais jamais été autorisée à ne pas l'être, à être petite d'abord », sans n'avoir jamais lu Peter Pan, ce qu'a dû faire tout enfant par un moyen ou un autre, j'ai dit les mots justes. Ce sont mes mots, c'étaient mes mots le jour où je vous les ai dits, c'est mieux et plus vrai que si je les avais empruntés et surtout cela correspond à une émotion du moment, à ce que j'avais envie de vous dire ce jour-là. Vous n'avez pas fait allusion à Peter Pan, c'est bien ainsi. Vous savez ne pas dire quand il faut pour ne pas bloquer le psychisme. C'est comme cela qu'il faut faire avec moi, en tout cas pas de culturel surtout pas. J'aime découvrir par moi-même, attendre le « bon moment » comme vous dites. Alors pour le moment, je m'informe sur Peter Pan dans mon dico, et si un jour j'ai envie, peut-être irai-je rencontrer Peter Pan (sous quelque forme de ce soit, opéra, théâtre, conte, cinéma, autre que Walt Disney si possible). Rien ne presse, je ne suis pas prête.

Arno chante : « Je ne veux pas être grand jamais adolescent... moi, je reste dans mon lit, je ne bouge plus d'ici... » C'est ma chanson préférée, c'est bien de s'écouter, d'écouter en s'écoutant, de faire confiance à son ressenti, ses goûts, ce que l'on aime sans références, sans autres repères que son monde intérieur psychique, émotionnel, sensoriel. La pensée se promène sur le fil de l'histoire, la mienne, celle qui m'appartient et que je nourris comme un oiseau qui se donnerait la becquée à lui-même. Je sors de mon nid avec vous Docteur, qui me regardez, qui m'accompagnez, je volette, je collecte et je reviens. Le petit nid est là, pan pan, non le vilain chasseur ne me débusquera pas, il ne peut pas le voir, c'est un nid intérieur, un nid de moi, dans moi, autour de moi, invisible.

Docteur, je déteste les BD et les dessins animés, ça ne me fait pas du tout rêver, cela m'exaspère parce que c'est fait « pour rêver ». Idem pour les comédies musicales, ça m'ennuie !

Vous savez, je pensais en marchant que je n'ai pas envie de lire le conte de Peter Pan ni de voir le dessin animé, car les enfants, eux, ils ne découvrent pas Peter Pan ni aucune autre histoire sans leurs parents ou un adulte qui le lit avec eux, pour eux. Moi, il faudra que je me le lise à moi-même, que j'accepte de me le raconter comme si je jouais les deux rôles : le lecteur et l'auditeur. Je ne sais pas faire cela avec des histoires imaginaires et fabuleuses, je ne comprends rien aux contes, comme si ça ne me concernait pas... ou trop peut-être.

25 mai 2006

Grâce à vous Docteur, j'ai découvert une belle galerie d'art rue Bayard (il n'y a pas que de la bouffe dans cette maudite rue où je vais m'approvisionner la nuit quand je fais des crises comme une droguée).

La dame qui tient la galerie (je ne suis pas une habituée des galeries d'art, elles me font peur) m'a servi de guide, de torchère, m'a aidée à approfondir mon regard, à voir, à regarder vraiment, à jauger la qualité du travail et de la créativité de l'artiste. Une découverte, un beau voyage (même s'il y avait toujours au fond de moi un brin de complexe culturel) dans la simplicité, l'authenticité. Je la remercie pour sa disponibilité qui a fait de cette découverte un bel échange, un beau partage, un beau voyage.

Écriture, peinture, sculpture, architecture cherchez l'intrus ! Moi je ne les cloisonne pas, je les laisse aller de l'un à l'autre, de l'un vers l'autre, de l'un dans l'autre, riches de leur texture, de leur tessiture qui me structure.

13 h 30. Je rentre en trombe de ma marche, j'ai des tas de choses à noter dans le cahier dans l'ordre et le désordre de ma pensée.

Je pense à Delphine, toute fine et toute plate. Je l'ai vue au théâtre de face, de profil, ses os, ses fesses, ses omoplates saillantes, ses petits seins, son petit buste, son bassin étroit. Plate et fine…

Quand je marche, ce qui se crée, c'est l'écriture, pas la peinture ni la terre. Ce peut être la danse aussi.

Un mot est une allitération, des bruits, des couleurs, un mot ne va jamais seul. Dans un mot, c'est comme dans une sculpture, il y a des parts de ce mot que je vois comme si le mot s'étirait, sortait une jambe, un bras puis la tête, puis cachait une jambe, se baissait, tournait, face, profil. Dans ma terre, je ne peux faire un seul corps d'apparence. Il faut représenter plusieurs angles d'un corps comme dans une seule boule de terre. Un mot que je découvre ou redécouvre, il est plusieurs, il n'est pas rigide, il se déforme, se coupe, se fond avec un autre parce qu'il a une sonorité en commun ou même une seule lettre, un seul son. Pour moi, un mot a du volume comme un corps, un mot est un corps.

L'imaginaire, ce n'est pas un endroit qu'on ouvre et qu'on ferme, il se fait en même temps qu'on imagine, il n'existe pas là, en kit tout prêt à monter. Il est comme la pensée, il imagine, même quand moi je ne suis pas en train d'imaginer, que j'ai l'illusion d'être en train de faire autre chose. Ainsi, la création, un atelier modelage ou écriture ou théâtre ou danse, ce n'est pas juste un espace-temps de deux heures, trente mètres carrés, cinq cents grammes de terre et une somme de mots précis à utiliser dans une histoire ou une improvisation sur mon dialogue ou une musique. C'est avant, pendant, après, tout se recoupe, se découpe, s'accouple et quand le stylo encre reste en l'air comme là en ce moment, pas la peine de rester trois plombes à attendre l'inspiration.

Souffle, pose, repose-le, repose-toi, les mots te feront signe, ils savent à quelle porte frapper.

Docteur, je disais à Martin (mon doudou) qu'on allait faire une sieste tous les deux, je n'en peux plus d'écrire, il y a tellement de monde là, dans ma tête (je ne sais pas si c'est l'effet de cette expo photo hier avec tous ces objets d'inventaire…) mais ce n'est pas le moment de m'appeler au téléphone ni de frapper chez moi. Laissez-moi tranquille, seule en ma compagnie.

Comment peut-on rester des heures assise à un bureau comme si on travaillait pour écrire ? Moi, je n'écris jamais autant que quand j'en suis empêchée. Je veux dire, quand je n'ai pas de support papier stylo, je n'ai que ma pensée pour entreposer, pour inscrire provisoirement les mots jusqu'à ce que je revienne chez moi et que j'inscrive tout ce déluge dans le cahier à l'encre noire. Mais c'est surtout dans le mouvement que les mots viennent, quand je regarde un tableau, une photo, souvent je n'ai rien à dire sur le moment, le regard ne va pas avec les mots, je n'aime pas faire des commentaires spontanés. C'est pour cela que regarder les sérigraphies hier avec la dame de l'expo m'a bloquée pour décrire, pour parler de, de ce que je voyais. Je ne peux pas commenter et ressentir en même temps, dire : « C'est beau, oh quelle recherche, quel travail », ce genre de poncif qui vous gâche toute l'émotion. J'avais du mal à trouver mes mots quand je me suis assise en face d'elle. J'ai du mal aussi quand je dois évoquer quelque chose que j'ai lu ou vu et qui se rapporte à ce que je suis en train de découvrir. J'ai du mal à faire le lien avec des mots, je bafouille parce que je veux faire bien. En fait je n'avais rien d'autre à faire que d'écouter cette dame qui elle, connaissait bien son sujet (c'est son travail après tout) et à dire le fameux « J'aime ou je n'aime pas », n'est-ce pas Docteur ?

Je perds ma confiance et la justesse de mes mots quand je suis sous pression culturelle. Je veux être si parfaite, incollable, surprendre, ne pas décevoir comme si j'avais à prouver que je sais, si peur du jugement de l'autre. « Mais si elle ne dit rien, c'est qu'elle ne comprend rien. » Et plus le malaise s'installe et plus je sens mes émotions, mes capacités à ressentir, se perdre, se fausser, se fourvoyer, se faire bouffer alors que ce que je regarde me plaît. D'ailleurs, plus ça me plaît et plus j'ai du mal à l'exprimer.

En marchant ou en faisant la gym, je stocke les infos, les mots, les phrases, les associations idées/mots, puis je fais ensuite du stock-exchange entre ma pensée et mes mains qui transcrivent, en m'efforçant de garder le maximum du flot, du déversement, de l'avalanche des phrases ou des images verbales. C'est douloureux de laisser des mots sur le bord du chemin parce qu'on ne les retrouvera jamais. La tournure était unique mais si fugace quand la pensée était déjà très encombrée, bruyante. Un mot perdu me harcèle comme un nom de générique ou de film ou de livre ou de personnage perdu.

La dame de la galerie m'a demandé mon adresse pour m'envoyer des cartons d'invitation au vernissage de ses futures expos, aie aie aie ! Honnêtement Docteur, vous me voyez dans un vernissage au milieu de ce parterre de notables, politiques et autres, artistes de tout poil, connus, reconnus, se connaissant, cercles intimes, même monde, microcosme, sérail. « Oh bonsoir, comment vas-tu... ? », etc. Y ai-je ma place ou plutôt est-ce que je m'y accorde une place ? Il faudrait qu'ils ne fussent pas là eux, les autres, les « qui savent, qui connaissent qui sont à l'aise dans leur univers » pour que je puisse y avoir la mienne. C'est eux ou moi, pas moi au milieu d'eux, étrangère, alien, maladroite, gauche, fausse, empruntée, maniérée tout à coup, plus moi du tout, perdue, tiraillée, écartelée, entre ce monde d'où je viens et dont ils ne savent rien, et le leur.

Écartelée, soit ici, soit là, impossible de réunir les deux, de les concilier, de les concevoir côte à côte, compatibles, riches l'un de l'autre.

Se sentir lourde et sale de ce passé où je ne voulais pas habiter, d'où je ne voulais pas être « si ne n'avais pas vécu dans cette famille, dans ce village, dans cette ferme, dans cette école... » Ce n'est pas Véronique que je rejette (j'ai lu « regrette » à la relecture alors je garde ce lapsus, il est à sa place), que je méprise, que je voudrais autre, c'est ce et ceux qui l'ont faite, ignorée, privée de la nourriture affective essentielle, insécurisée, apeurée, amoindrie, pressée, heurtée, laissée inconsolée, inconsolable pour longtemps, laissée pleurer pour longtemps. Le temps n'en finit plus pour l'enfant qui pleure, des heures de leurre, des heures où elle n'est pas des leurs, des heures de leurre à attendre, à entendre les bruits et les voix de ceux qui ne viendront pas.

Que savent-ils, eux qui fréquentent les galeries d'art (ils connaissent les mots, les bons, ceux qui vont bien avec, ils semblent être nés entre ces beaux murs blancs à l'éclairage toujours si parfait, si étudié, si raffiné) comme moi les galeries de ma mémoire rurale, campagnarde, paysanne, que savent-ils ? Laids, gros, bêtes, imbus d'eux-mêmes, beaux, simples, gentils, humains ? Ils peuvent tout être parce qu'ils sont bien nés, « in the right place at the right time ». Ils n'ont rien à prouver, rien à corriger, rien à laver, leurs vêtements de lin seront toujours froissés où il faut. Ils portent leur naissance, leur aisance trop souvent comme une suffisance. Je les connais, je les reconnais parce que je leur accorde d'emblée, comme une censure à mon encontre, une place qu'ils n'ont en rien méritée et dont ils ont hérité. Ils sont là où j'aime aller et je n'ai d'autre issue que de poser le filtre, de tisser ma toile pour me sentir chez moi, en moi, avec moi, simplement, sans vain larmoiement. Ils n'ont pas à savoir, ils sont, ils peuvent être ce qu'ils sont et/ou ce qu'ils ont. Après tout, que m'importe puisque je ne suis et ne veux suivre que ce que je suis. Il n'appartient qu'à moi de ne pas jouer l'iconoclaste de cette caste et moins encore l'iconolâtre des figures, acteurs ou figurants de ce petit théâtre.

Diantre Véro ! N'es-tu pas Véronique, la vraie icône et n'es-tu point maîtresse dans l'art de la tauromachie ? Arènes et théâtre n'ont point de secrets pour toi, tu sais faire face et défendre ta place, tu es une coriace, une plante vivace.

Docteur, ce matin en marchant, je pensais à ce que vous m'avez dit un jour à propos de la reconnaissance et de la notoriété... et des gains qui vont avec. « Je connais des artistes qui font des choses pas vraiment intéressantes, "novatrices" était votre mot, je crois, et qui gagnent bien leur vie, et d'autres qui me paraissent faire un travail plus "audacieux" (c'est moi qui traduis ce que j'ai compris de votre pensée) et qui eux sont moins connus, voire pas reconnus du tout. » Mais moi, il me manque la troisième alternative : et ceux qui font un travail novateur, intéressant, audacieux et qui gagnent bien, voire très bien leur vie, ça doit exister ça ! Il y en a plein dans *Beaux Arts Magazine* ! J'avoue que c'est un petit confort qui ne serait pas pour me déplaire. Je repense à ce pauvre maudit Modigliani dont le prix des toiles a flambé quelques jours après sa mort, encore chaud, les pieds devant, dix pieds sous terre !

Post-scriptum. Il y a une quatrième alternative : les pas novateurs pour un sou et du coup sans le sou, ni connus, ni reconnus, ni rien quoi ! Il y a une justice tout de même, vous ne pensez pas ? On se console avec les moyens du bord : après tout moi, en ce moment, j'écris par terre, les genoux et coudes au sol, les pieds à demi paralysés, frigorifiés, d'un bleu virant au violet en signe de SOS, mais je n'ai aucune raison de me plaindre ni de revendiquer quoi que ce soit, n'appartenant à aucune des quatre catégories d'artistes susnommés (artiste est en trop, soyons honnêtes et lucides) !

18 h. J'ai écrit six heures et demie d'affilée, petit mérite mais grande consolation pour moi-même.

26 mai 2006

J'ai oublié de dire l'essentiel hier au sujet de l'expo de la galerie : j'aime, j'ai aimé le travail de l'artiste, je retournerai la voir. Je suis en pleine paranoïa et je déteste ça.

Les gens qui disent sans arrêt « j'aime tellement retourner dans ce village où j'ai passé toutes mes vacances pendant mon enfance » m'énervent. Moi je n'y ai pas passé mes vacances dans mon village cher de mon enfance, j'y ai vécu et je ne lui trouve aucun charme particulier. J'aime ma maison mais pas mon village.

Je n'aime pas Gainsbourg, je n'aime pas *West Side Story* et je n'aime pas les musiques de Gershwin, qu'on se le dise !

Je suis allée au CDC louer deux DVD de danse. C'est nul, ils n'ont rien sur Pina Bausch et bien d'autres que j'aime, jeunes créateurs. La femme qui m'a « accueillie » était méprisante, hautaine, la bouche pincée, des yeux qui vous toisent. Je me suis retenue de lui dire que c'était une conne. Enfin, il aurait fallu une tournure ironique pour lui dire qu'elle était vraiment odieuse. L'image qu'elle donne dans un lieu pareil d'expression artistique, liberté d'expression de corps, etc. ! Ce doit être une pistonnée de quelque sommité politique toulousaine placée là, planquée là oui ! Quand je lui posais une question, j'avais l'impression de la dire de travers. Pourquoi est-ce que je me laisse impressionner par des gens comme cela ? J'ai beau dire que c'est elle la conne, c'est moi qui me sens terriblement mal. C'est parce que c'est le Centre de développement chorégraphique, le milieu de la danse dont j'ai si peur, etc. C'est pareil dans une galerie d'art, c'est le contexte qui m'impressionne. Il faut que j'arrive à dépasser ce genre de situation qui peut vite dégénérer à mon détriment et me faire quitter les lieux pour ne plus jamais y revenir. Il faut que je travaille cette perte de mes moyens, ce trouble en présence de gens qui appartiennent à des milieux dont je me sens exclue.

« On peut rester en attente pendant longtemps si on a été nourrie », joli mot de Fanny Ardant.

27 mai 2006

11 h 45. Puisque le corps ne servira à rien d'autre aujourd'hui (gym, marche, vélo, écrire, me nourrir en fiches repas...), il servira à bouffer.

13 h 20. Début de la crise. Je ne commence à écrire qu'à 16 h 15. J'adore mettre des mots dans les mots, des mises en abîme de mots, des mots échos, des échos de mots, des mots en guise d'écot que l'on emporte, que l'on apporte, qui vous comportent, des mots toujours offerts, en fer de lance, s'élancent, me balancent, fer de reliure de ma pensée. Ils y impriment leurs formes, leurs contours, leur épaisseur, leur matière immatérielle, à moi de relier cette pensée imprimée d'eux à la page blanche des mots pour rester avec vous Docteur, car aujourd'hui j'ai mal, j'ai du mal avec moi seule.

Je bouffe et j'écris Docteur, je vous écris, c'est vous qui tenez ma pensée.

Hier, Fanny Ardant disait que l'on faisait toujours les choses pour quelqu'un d'une certaine façon, pour aimer et être aimé. Tout part de l'amour. J'écris, là Docteur, parce que j'ai très à cœur de vous parler à vous, de vous dire à vous et à personne d'autre. Personne d'autre en ce moment de crise ne peut me donner vie, me tenir, me motiver, me stimuler pour écrire. Parce qu'après, dans une semaine, dans quelques jours, dans une lettre peut-être, je vous dirai ce moment, cette crise-là. C'est pour cela qu'il faut inscrire, écrire, tracer. Parce que ça parle de tout sauf de boulimie alors que je suis en train de bouffer. L'écriture du cahier au stylo-plume noir, les mots fléchés de la bouffe au Bic bleu. Hier, le journaliste demandait à Fanny Ardant si le milieu dont elle venait avait influencé son désir d'actrice, sa façon de jouer, son envie de devenir actrice. Elle a répondu : « Quand on a envie de quelque chose, qu'on le sent comme une nécessité en soi, on peut être né à Decazeville (j'ai été tellement surprise qu'elle cite cette ville proche de chez mes parents, ça m'a fait beaucoup de bien cette simplicité) ou ailleurs, vous avez une famille, des parents qui vous aiment, alors où que soyez né… » Là, je serai un peu plus réservée.

L'écriture est un acte solitaire. La pensée, elle, n'est pas solitaire, elle est solidaire de tout ce qui la fait, elle a mille façons de se relier, de se rattraper aux branches. C'est une fouineuse, une curieuse, une acrobate, une aérienne. D'en haut, elle voit tout.

Le rêve de la nuit dernière me revient tout à coup, juste ça. J'étais dans l'Aveyron et je me disais : « Mais pourquoi je n'arrive pas à supporter l'absence, à attendre ici ? » Je sentais quelque chose de loin qui était loin de moi, ce quelque chose que j'ai ici, parce qu'au fond, c'est ici que je suis chez moi et que c'est ici que je vous sens présent Docteur, même dans votre absence. Ici, je sens que c'est habité, de moi, de vous, de ce que j'ai construit, que je construis avec vous. C'est ici qu'il y a un A., ici que je vous vois en consultation, c'est ici que j'ai une pensée.

Dans le rêve, l'Aveyron me faisait souffrir, car il m'enfermait dans le vide, dans le rien. Non, pas dans le rien, dans l'avant, dans le non-regard. Je savais qu'il ne serait jamais chaud et accueillant pour moi, il me faisait peur, et d'autant plus que je savais qu'ils existaient réellement, cet endroit et cette souffrance. Il suffit d'y aller, de s'y trouver pour être en danger. Peut-être sentais-je aussi dans mon rêve les deux ou trois pommes et les yaourts mangés avidement avant de m'endormir à deux heures et demie du matin après deux crises, et que j'avais décidé de dormir tard le matin.

15 h 35. Après le vomissement Docteur, pendant que je nettoie ma salle de bain, les mots, les phrases tombent vite. Vite, bien nettoyer mais pourvu que mes mots tiennent encore quelques instants, le temps de passer à côté et de tout noter dans le cahier. Il y a toutes ces choses à écrire. D'abord, que je crois que c'est la première fois que j'écris en bouffant ! C'est comme si ma pensée marchait à côté de ma bouche qui mangeait. Elle ne l'a pas lâchée du regard, je ne sentais

pas qu'une bouche ou un ventre. J'ai du mal à écrire là, c'est tout tordu sur mes lignes, car je pleure, la poitrine s'est gonflée aux mots « je ne sentais pas qu'une bouche ». Pendant une heure et demie, durée de la crise (elle aurait été plus courte si je n'avais pas écrit bien sûr, j'aurais été « plus efficace dans l'empiffrement » avec mes deux mains), j'ai eu à ma gauche le beurre et le couteau, à droite le cahier et le stylo-plume noir. Main gauche pain beurré, main droite courant sur le cahier, tenu assez loin sur la table pour ne pas recevoir une seule miette, le cahier ne doit pas être sali.

En vomissant, je pensais à Laurence et à la Cavatine de Barbarina dans *Les noces de Figaro*. Je me raconte l'histoire de cet air dans ma tête entendu le matin même sur France Musique et je raccroche tout cela à Laurence, à son CD gravé, à Mozart qu'elle m'a fait découvrir. Je suis fière et heureuse quand j'entends des airs d'opéra et que je les reconnais, c'est grâce à Laurence. Je suis contente, pas pour faire ma grande ni ma pseudo cultivée, non, juste parce que j'aime et qu'en écrivant cela, je pleure beaucoup. Les douleurs du stress dans le dos et dans les muscles des fesses s'atténuent à chaque sanglot, du moins en ai-je l'impression. Je me souviens de ce matin à la clinique A., où je vous avais dit Docteur que j'avais l'impression de m'être détachée de ma mère. J'étais heureuse et soulagée, j'étais allée marcher avec l'air de Barbarina dans les oreilles. Ce matin-là, je ne chantais pas avec ma voix mais avec mon ventre, avec ma légèreté, ma petite délivrance, ma petite appartenance, ma petite liberté de moi avec moi. Je parlais à ma mère et elle n'était plus en moi, ni moi en elle, mais je me sentais face à elle, à côté d'elle, en dehors d'elle et elle hors de moi.

Quand j'écris, je note toujours la date et l'heure. J'ai besoin de ce repère, il est aussi important que la date du jour lui-même, il fait partie du temps d'écriture. J'ai besoin d'évaluer et de quantifier le temps d'écriture. L'écriture et le temps ne vont pas à la même vitesse, l'écriture sort des secondes et des minutes, elle est intemporelle, elle n'est pas tenue au décompte (même si je la mesure), elle est libre de sa propre durée, elle est libre du temps, car elle a son temps à elle, comme elle a un corps ou un langage. Elle va toute seule, elle ne se préoccupe pas de savoir si vous faites la vaisselle, si vous êtes sous la douche ou loin de chez vous à marcher sur quelque route sans moyen pratique pour l'écrire. Elle, elle écrit, à moi d'écouter et de noter et de ne pas oublier, car elle n'aime guère se répéter. J'entends, elle ne sait pas dire deux fois les mêmes mots dans le même sens ni dans le même ordre, ce n'est pas son travail. Elle me tient debout devant la table, car elle semble ne pas avoir fini de dire ce qu'elle avait à dire. J'écris et j'attends pour aller me brosser les dents, elle est prioritaire. Je ne sais qui de nous deux s'accroche à l'autre, mais ce que je sais, c'est que nous ne sommes jamais très loin. Si tel n'est pas le cas, nous en souffrons toutes les deux. Souvent, l'intruse, la bouffe, se prend à penser qu'elle pense, cette panse ruminante. Mais il y a des relanceurs de pensée comme vous Docteur, qui regardent ce qui va plus loin dans le petit mécanisme et ça « fonctionne » à nouveau. C'est votre terme, n'est-ce pas ?

Certaines phrases m'exaspèrent telle « J'aime retourner sur les lieux où j'ai passé mes vacances, enfant... », « Je dévorais les livres dans mon enfance et mon adolescence et je ne m'ennuyais jamais en lisant ». Tous les gens qui créent, sous quelque forme que ce soit, ont tous une enfance remplie de bonnes choses, bons souvenirs, bonnes lectures, bonnes odeurs, bonnes chaleurs humaines, senteurs, bonne nourriture bien sûr, le passage obligé ! Quand j'écrirai un vrai livre publié, je dirai haut et fort que je détestais lire, que je n'ai pas lu pendant mon enfance, que je n'ai donc aucune mémoire de contes, « d'histoires pour enfants ». Mon premier roman, je l'ai lu en troisième, c'était *Les chouans* de Balzac et j'ai détesté ! Je ne partais jamais en vacances ou si je partais je pleurais tant que je n'avais qu'une hâte : rentrer auprès de ma maman. Et je pleurais aussi une fois rentrée, il n'y avait nulle part où être bien. Petite fille, je n'avais pas beaucoup de goût pour les jeux de société (ça n'a pas changé !) J'avais peu de copines, elles m'ennuyaient ou me complexaient. Ado, je n'ai pas flirté, pas une seule fois, je n'ai pas fait l'amour au moment où il fallait le faire, je n'ai pas fait les études qu'il aurait fallu faire, je n'ai pas ce métier qu'il faudrait avoir pour être stable et autonome, je n'ai pas d'homme, même pas celui qu'il faudrait avoir ! Pourquoi avoir forcément un homme si je n'aime pas ? Je n'ai pas d'enfants, je n'envie pas les autres d'avoir ou d'avoir eu ce que je viens d'énumérer, ils n'ont rien de plus parce qu'ils ont, par ce qu'ils ont.

28 mai 2006

7 h 55. Le dimanche matin sur France Musique, l'animatrice parle des femmes compositrices. Enfin ! Elle commence toujours sa chronique par « On a très peu d'enregistrement d'elle et pourtant elle a beaucoup écrit... ! » Mais à part le dimanche matin, on n'entend jamais de pièces musicales de compositrices, un scandale ! Et j'entends ces crétins de chefs d'orchestre (des hommes bien sûr !) ou des musiciens, dire : « Après dix ans d'interprétation, on a à peu près fait le tour du répertoire... » Et les femmes, avez-vous cherché à explorer leur répertoire depuis tous ces siècles, bien qu'il y ait peu d'archives avant le XIXe siècle ? Il suffirait d'ouvrir les partitions. En littérature, les femmes sont plus reconnues mais dans le domaine du chant et de la musique dite classique, la femme est vraiment la parente pauvre. Qu'en est-il de l'enseignement au niveau des conservatoires notamment ?! Les œuvres féminines ne sont pas des passages obligés. Pourtant, la sensibilité de ces artistes, leur créativité, leur approche de la musique sont différentes, et c'est cela qui vaut la peine d'être découvert. Au sujet de la femme et de la musique, sur les ondes, je n'entends jamais aucune protestation, aucune revendication, aucun étonnement, questionnement de ces beaux parleurs érudits à ce sujet. Tout art confondu, les hommes composent, la femme pose. Quant à l'opéra, en composition j'entends, je n'en parle même pas ! Chasse gardée.

Au Panthéon de la grande musique classique, l'homme porte le pantalon, alors ¡ Que viva la revolucion ! et en avant les sans-culottes modernes et les suffragettes relookées par Coco Chanel.

20 h 17. J'ai écrit de 15 h 30 à maintenant, à vous Docteur, je sais qu'il ne faudrait pas envoyer la lettre, mais je vais sûrement le faire. Une trop longue lettre, je le sais.

29 mai 2006

7 h 40. Même sur France Musique, on utilise le mot « boulimique » à tort et à travers. « Se montrer boulimique alors qu'il aurait fallu être sage », dit-on. Mais qu'est-ce que c'est que cette ineptie ? (« Les boulimiques de lecture, de la vie, de la musique et quoi d'autre ») Ces journalistes sont des imbéciles qui s'engouffrent tous dans ce mot fourre-tout. Mais « boulimie », c'est l'antithèse de la vie, c'est l'autodestruction. Ils confondent boulimie et excès, débordement, trop plein, trop faire. Et si on disait d'un tel qu'il est boulimique/anorexique de lecture, hein ? Car si on dit boulimique, il faut aller jusqu'au bout de cette notion, prendre l'envers et l'endroit, le pile et la face de la pièce. Vomir un livre, ça leur parle ça, je suis excédée !

Ma silhouette, mon poids, n'est pas une simple question de poids mais de pesanteur.

30 mai 2006

J'ai vu le Docteur S., Docteur, cet après-midi. Je l'aime bien, mais je n'ai pas d'urgence à la voir, ni le cœur qui s'emballe, comme si c'était quelque chose de vital pour moi. Je sais que ce n'est pas elle qui a dit des mots, vos mots, pas elle qui me tient à la vie, c'est vous. Je voulais m'excuser de vous avoir écrit aussi longuement et puis j'ai choisi de ne pas y faire allusion. Je ne regrette rien. Si j'ai écrit cette lettre, c'est que j'en avais besoin et si vous voulez me dire de ne plus le faire, vous le ferez, n'est-ce pas ? Vous êtes le seul qui comptez même si je vois le Docteur S. parce que vous me l'avez « suggéré ». Soyons honnêtes, entre elle et vous, y a pas photo ! Vous ne pouvez pas nier que vous avez quelque chose que je n'ai encore jamais trouvé chez aucun autre psy. Merci d'exister Docteur, je serais morte. Depuis quelques soirs, je tombe de sommeil et d'épuisement, la boulimie et les vomissements m'épuisent.

31 mai 2006

Encore rêvé de la maison de mon enfance. Tout le désordre a disparu, elle est bien rangée et nettoyée mais je ne m'y sens pas chez moi pour autant. Je n'ai jamais aimé cette maison, car c'est la maison d'enfance de mon père et je ne l'ai jamais regrettée après notre déménagement, à l'âge de onze ans.

1er juin 2006

23 h 20. Vous seul savez m'apaiser Docteur, que ferais-je sans vous ? Aujourd'hui, à bout de force, je vous ai appelé, complètement paniquée pendant la crise à midi, puis j'ai dormi. À 19 h 50, vous m'avez rappelée, je ne m'y attendais plus. Vous êtes un bon psychiatre, si consciencieux. J'étais tout en vrac dans ma tête puis j'ai réussi à retrouver le détail qui m'avait paniquée : pincer ma cuisse pendant la gym et sentir la graisse, même si je sais qu'il n'y en a pas. Vous m'avez dit : « Non, Véronique, vous faites ce qu'on appelle de la dysmorphophobie. » Je ne sais pas si je redis bien votre terme, car je ne le connais pas. Je me vois difforme dans certaines parties du corps, vous connaissez bien votre sujet d'intérêt, la boulimie et l'anorexie, pas comme le Docteur S. Je vous ai dit qu'elle ne me rassurait pas, que j'avais essayé de lui expliquer pour mon complexe par rapport au milieu culturel..., elle n'a su que me dire : « Bah ! Ne vous embêtez pas avec tout ça, soyez simple ». Elle ne dit que des trivialités.

Pour mes problèmes d'endormissement le soir (crises), vous me proposez de prendre du Théralène. Je suis un peu réticente. « Alors, prenez du Tercian quand l'angoisse est trop forte le soir au coucher. » Je vous ai dit que le fait d'avoir pu vous parler sur votre répondeur à midi avait un peu désamorcé la peur. « Comment avez-vous réussi à passer ce moment après ? » Moi : « J'ai dormi, mais je suis fatiguée, car je n'arrive pas à me poser et je ne veux pas laisser tomber mes repères, ma structure (gym, marche intensive), les fiches repas, les ateliers ». Hier, Nicole m'a dit au théâtre : « Je te trouve une mine resplendissante. » Et il est vrai que je me sens bien au théâtre en ce moment, libre, je me sens créative, à l'aise dans cette petite structure (en effet, je ne vais plus aux ateliers de Nicole en ville, mais dans une petite association où elle intervient). Je vous parle de Winckler que je continue à lire, mais qui m'énerve, car il parle de choses que je n'ai pas eues dans mon enfance (la littérature, les films, etc.)

Mais ce que j'apprécie chez vous Docteur, c'est que vous ne répondez jamais des banalités du style « Laissez tomber, vous n'êtes pas obligée de dire ça » contrairement au Docteur S., qui répète tout ce que je dis. Vous, vous écoutez et j'ai confiance en vos mots parce que j'en retire toujours un apaisement après. Je les entends, je les prends, je les garde. Merci Docteur, de m'avoir rappelée et écoutée si tard, après toute une journée de travail. J'ai pris mon Tercian ce soir et mon doudou pour dormir.

2 juin 2006

8 h 40. Vous savez Docteur, que dans le Petit Robert, « dysmorphie » et « dysorexie » se suivent. J'ai vu ça hier soir en cherchant votre mot « dysmorphophobie » que je n'ai pas trouvé. Ce doit être un terme psychiatrique technique comme « sensorialité » dont vous me parlez de temps à autre.

Atelier modelage : j'ai fait une belle terre, une femme danseuse éléphant. L'animatrice m'énerve, je me sens « éléphant » justement avec elle, ses réflexions du style « Véronique, pousse-toi, je ne vois pas une telle à cause de ton chignon » me donnent l'impression qu'assise face à elle, je la gênerais quoi que je fasse, comme si j'étais trop grosse alors que je suis mince comme un fil en ce moment. Je n'avais plus envie de confier mes impressions au groupe après sa réflexion. La prochaine fois, je le dirai si quelque chose me dérange dans cet atelier, je ne dois pas me censurer ainsi.

3 juin 2006

En faisant ma gym ce matin, je pensais à ma terre. La couleur de la terre, sa texture, c'est celle de la peau du pachyderme, de la boue dans laquelle il aime se rouler pour se débarrasser des parasites. Je vous l'avais plus ou moins écrit hier dans ma lettre Docteur, mais j'ai fait le lien direct ce matin. L'inconscient se sert de tout, c'est magique.

Noirs de terre, noirs d'encre. Mes ongles sont tout noirs depuis hier. Il est minuit vingt. Je n'ai encore pas réussi à me coucher à huit, neuf heures comme prévu. Patrick m'a appelée. Demain on va voir *Zazie dans le métro,* mais je n'ai pas trop envie. Je voulais faire mes comptes, je ne sais pas où j'en suis, c'est la déroute à cause des crises nombreuses. Vous me manquez Docteur, vos mots et votre regard me manquent, je bouffe tous les jours et je vomis. Je bouffe aussi surtout parce que je n'arrive pas à écrire, à modeler ou à me laisser aller tranquille. Je suis très fatiguée. Le Tercian n'a marché que le premier soir, car je vous avais parlé au téléphone, c'est cela qui m'avait apaisée, plus que les gouttes. C'est cela qu'il me faudrait : une petite conversation de quelques minutes avec vous tous les jours, juste quelques mots pour dormir, tranquille, apaisée, ralentie.

4 juin 2006

J'ai vu une péniche au bord du canal qui s'appelle « L'oeno-tilus ». C'est un bistrot à vin avec assiettes à l'ardoise. « Bonjour, monsieur, madame, vous prendrez quoi ? Un apéritif... oui ensuite... une ardoise ?! », n'importe quoi, je suis obligée de rire avec mon cahier, car je n'ai aucun autre interlocuteur.

Je supporte de plus en plus difficilement le bruit. Il n'y a pas trois secondes de silence absolu, de possibilité de récupération par l'absence d'agression sonore, visuelle ou autre en ville. Tout n'est qu'agression et violence à l'encontre du bien-être et du repos. Aucun moyen ni moment de faire le vide, de s'abandonner au silence, il y a toujours une menace d'être dérangée, énervée, agacée, poussée à bout. Il n'y a que dans l'Aveyron où je trouve la paix et la joie de dormir sans bouchons d'oreilles.

5 juin 2006

En faisant ma gym, ce matin j'ai eu cette idée pour un titre de livre « Notes To be ». C'est un peu le livre que m'a passé Patrick de Bergounioux *Carnets de notes* qui m'a inspirée. Il fait un bouquin sur ses notes prises sous forme de journal pendant quinze ans. Moi, je n'aime pas son style ampoulé trop travaillé, recherché, j'ai abandonné la lecture.

Dans le film *L'affût* de Yannick Bellon, avec entre autres Patrick Bouchitey, il y a cette belle phrase : « Perdre son temps, c'est le luxe des hommes libres. » Je revois très bien la scène : il fabrique des munitions artisanales pour la chasse, il montre à ses enfants comment les faire, il pourrait les acheter toutes prêtes à l'emploi, mais il préfère prendre/perdre son temps à les fabriquer lui-même.

Pour revenir à Bergounioux, c'est quelqu'un qui a peur, une peur mortifère de perdre son temps, de prendre le temps. Chaque minute de sa vie est à vivre utilement, à faire quelque chose pour savoir plus, lire plus, accumuler plus de connaissances, pour s'arracher à une indigence intellectuelle, à la paresse, à la menace permanente et au penchant naturel de l'homme à se laisser aller dans sa « litière ». Je ne suis pas comme ça, mon exigence apprend à ne pas être comme cela dans cette accumulation de savoir dans tous les domaines. Cet homme souffre et a besoin de souffrir pour écrire, il souffre de savoir que jamais il ne saura tout. Je n'aime pas sa conception du travail, je ne pourrais pas vivre avec quelqu'un comme lui, il n'est pas assez dans le plaisir des sens.

L'autre jour à l'atelier modelage, l'animatrice demande à une fille : « Tu t'auto énerves ? » On s'auto-beaucoup de choses dans cette vie, on ne s'autorise pas beaucoup en revanche. Je m'auto-mate quand je me fais du mal, quand je me fais obéir et me traite comme une machine à tout faire, infaillible.

J'ai vu une expo qui s'appelle *L'école des caresses.* J'ai un mal fou à en retenir le titre. Je cherche « la douceur, la couleur ». J'achoppe sur « école ». Je lisais un commentaire d'une photo et j'ai fait un lapsus, j'ai lu « elle cassera la voiture » au lieu de « elle caresse » la voiture. J'ai un problème avec les caresses et la douceur.

Docteur, à propos des rituels que j'instaure dans ma boulimie, je me disais en rentrant de ma marche ce soir : « C'est là précisément, à cet embranchement de rue, que je sais que je vais faire une crise en rentrant, comme si cet endroit sur mon chemin était imprimé dans ma pensée comme déclencheur du rituel. C'est toujours à cet endroit précis que je ressens très fort physiquement le besoin et l'envie de bouffer. » Et effectivement, je fais une crise en rentrant. Je n'arrive toujours pas à me coucher sans avoir bouffé et vomi jusque tard dans la nuit.

Ce n'est pas la pensée qui ne veut pas garder, c'est le corps.

7 juin 2006

Docteur, je vous vois à 18 h 15 aujourd'hui, quel bonheur ! Vous savez, je me rends compte que quand je ne me parle pas dans ma petite tête, que je ne me raconte pas mes petites histoires, d'une part tout est lourd autour et d'autre part, je n'arrive pas à assimiler. Hier, en rentrant de l'expo *L'école des caresses,* je me racontais l'expo avec les gestes. J'ai besoin de « gestualiser » la pensée, ce que j'ai compris, découvert, tout ça sur le vélo ! Je parle à voix haute dans la rue, je suis dans mon monde, dans mon histoire, je suis bien.

Hier soir en rentrant de la marche, j'essayais de me dire : « Qu'est-ce qui te ferait plaisir en rentrant à part bouffer. » J'ai pensé un instant à *Broke back mountain* dont j'ai acheté la nouvelle et que j'ai commencé à lire cet après-midi. Mais « ça » n'est pas « aussi » (= aussi fort que la boulimie, aussi jouissif). Je lirai, mais après la crise, il me faut ma crise d'abord.

J'aime bien quand les invités de France Musique parlent « nature », comme moi en fait. Exemple de phrase que j'ai entendu ce matin : « Je suis ravie de participer à ce concert en collaboration avec..., mais ça m'énerve de voir des emmerdeurs et puis j'en ai rien à battre de savoir si... et si je me plante c'est légitime. » C'est ce mélange de châtié, raffiné, sans faute, cultivé qui me plaît, car il y a le lexique adéquat à la musique, à l'art, mais c'est aussi un langage spontané, de l'instant, de l'émotion avec lequel on raconte son vécu du moment, son travail avec telle ou telle personne. Laurence parle et vit comme cela, naturelle et vraie.

J'ai plein d'idées pour le théâtre cet après-midi.

J'entends le voisin qui s'entraîne avec sa trompette. J'aime bien ce moment, il fait ses gammes. Mon ostéopathe m'a dit que les jazzmen appelaient cet instrument « la voix de dieu ». En regardant la définition de cet instrument sur le Robert, il y a une expression qui m'amuse, « emboucher, entonner la trompette = déclamer sur un ton épique, sublime, au sens grandiloquent, théâtral ». Je pourrais dire mon texte en l'annonçant avec une trompette. Où trouver ça d'ici cet après-midi ?

Ma sculpture « Je vous aime » m'inspire aussi pour une petite mise en scène. Je pourrais la tenir dans mes mains et lui parler comme si c'était elle l'incarnation du « Malheur » de mon texte. Je pourrais m'adresser à elle pour lui parler du Malheur, personnifié par Charline, ma compagne de sketch. Ou alors je fais prendre la pose de la sculpture à Charline (très déclamatrice) et je lui déblatère mon texte en embouchant ma trompette. Si je n'ai pas de trompette, je ne fais que le ton épique sans accessoire, tout dans la suggestion et la subtilité !

Quand je sais que je vais vous voir Docteur, c'est l'effervescence et le bouillonnement de la clinique A. qui déboule. J'entends, l'énergie que je déploie là-bas à écrire et à travailler avec vous. Cet état s'installe quelques heures voire quelques jours avant le rendez-vous. Pourquoi suis-je moins bouillonnante, moins dans l'effusion quand je suis toute seule ou que notre prochain rendez-vous est loin ? Je pense, je fonctionne, mais ce que j'ai à faire, la gym ou autre activité physique, est plus dur, plus obsédant, plus pénible, plus dans l'effort comme si je ne pouvais me concentrer que sur le corps. Or quand je fais la gym au sol en écrivant, comme ce matin, avec les dicos d'un côté, le cahier et le stylo encre noir de l'autre, je peux tout faire en même temps. Je capte aussi l'émission à la radio, je note ce qui m'intéresse, Balanchine, les effluves de ses danseuses. Tous les sens sont sur le pied de garde. En même temps, j'ai aussi écrit à Patrick et à maman. Je suis nourrie, remplie de ce que j'ai écrit. J'ai écrit à Patrick pour lui raconter l'expo *L école des caresses,* car cela a beaucoup à voir avec le désir, l'érotisme. Je sais que ce sont des items qui le passionnent tout autant que moi.

C'est parce que je me sens apaisée, que vous m'apaisez, que je peux faire à la fois vite et lent. En marchant ce matin par exemple, j'ai été contrainte de ralentir mon rythme, car j'avais mal aux cuisses. J'ai pris le temps de regarder l'écluse près de chez Patrick, mais tout en ayant tout de même un œil sur la montre. La souffrance physique a beau me ralentir, il n'en demeure pas moins que je dois accomplir mon heure de marche prévue, à vive allure toujours. C'est comme si avec vous Docteur, je sais que je vais y arriver.

C'est important pour moi de vous apporter le cahier pendant l'entretien, de venir avec lui, même si je ne l'ouvre pas. J'ai apporté ma terre aussi, même si je sais que vous n'aurez sûrement pas le temps de la regarder, mais tout cela me rassure, comme une enfant qui vient montrer son joli dessin. Les jours où je vais vous voir, je suis comme si je partais en vacances ou en voyage. C'est mon voyage intérieur et celui-là, c'est le plus beau que je puisse m'offrir.

En me baladant, je passe devant les Beaux-Arts. Il y a une statue en colonne de Gustave Lesueur ! Le pauvre, il a dû en baver, enfin en suer j'entends, mais il peut être content, il a son nom gravé dans la pierre de l'édifice.

J'ai dessiné sur mon cahier l'esquisse d'une idée de dessin ou de terre qui m'est venue hier en marchant au bord du canal : (j'ai vu un graffiti sous la passerelle près du musée Georges Labit qui m'a inspiré ce dessin) deux avant-bras qui s'enfoncent dans les oreilles grâce à leurs mains et qui vont tenir, soutenir avec leurs mains mon cerveau, l'intérieur de ma tête qui a mal du bruit de la ville.

J'ai les larmes aux yeux en regardant le livre de Pina Bausch. Je suis à la médiathèque et dans une demi-heure, je serai dans votre cabinet Docteur, et dans une heure, ce sera fini pour presque trois semaines. Ce matin et ce début d'après-midi, j'étais en hyper activité, votre rendez-vous n'était qu'en fin d'après-midi, il y avait l'atelier théâtre avant. J'ai fait de belles choses en impro, pas du tout ce à quoi j'avais pensé avec les doudous. J'en avais emporté dans mon sac pour faire un jeu avec puis, au dernier moment, je ne l'ai pas senti. J'ai bien fait de m'écouter, de faire confiance à mon état intérieur.

Je suis toute triste d'un seul coup d'un seul, je laisse venir.

Tellement de choses à vous dire Docteur, et si peu de temps. J'écrirai, j'ai écrit, j'écris. Je reste avec vous, même, si vous partez. Je jouerai au théâtre, je danserai, j'écrirai.

10 juin 2006

8 h 38. Je pose mon regard devant, là... il manque quelque chose ou plutôt quelqu'un : mon cahier. Il faut qu'il soit sur la table, devant, ouvert. Dans mon dico, je tombe sur une sculpture de Henry Moore. Je ne connais pas cet artiste, la sculpture s'appelle « Figure étendue ». Elle est massive, très belle, en pierre je pense, mais ce n'est pas indiqué. Le corps d'une femme ou d'un homme ? Et d'un bloc. Il y a un trou formé par les bras reliés au corps à la place du ventre donc on voit derrière. La fesse est massive, mais bien galbée, le genou est relevé et la jambe au sol, ou plutôt le mollet, car il n'y a pas de pied. J'adore. Le visage est à peine esquissé, deux enfoncements pour les yeux, le nez à peine saillant, c'est une femme. Il faut aller à la Tate Gallery pour le voir.

Je pensais ce matin que c'était bête de dire que Mozart était de l'autre monde au sens où il est mort. Il n'est d'aucun monde, sûrement pas de celui que nous connaissons, bien qu'il y ait vécu. C'était juste pour nous laisser la trace de sa musique. Depuis qu'il est mort, il continue à composer et à rire, mais nous n'entendons rien.

Je n'ai pas envie d'aller dans l'Aveyron voir ma mère. Elle n'a pas arrêté de « jérémiader » au téléphone. Je n'ai pas besoin d'elle, même pas au revoir au téléphone, juste allez et elle raccroche.

Où sont les complémentarités équilibrantes entre les êtres ?

11 juin 2006

17 h 45. Je n'ai pas dit un mot, pas écrit une ligne de l'entretien de mercredi, Docteur. Je n'ai pas aimé cet entretien. Il n'y a qu'à la fin, en vous faisant le chèque, que je vous ai demandé si je pouvais vous dire quelque chose, comme si tout ce que j'avais raconté auparavant ne comptait pour rien, n'était qu'une parade contre la douleur de séparation. Vous dire Docteur, que je me sens toute raide. Je fais les gestes de celle qui lutte, qui se resserre parce qu'elle sait qu'elle va subir un assaut, une violence. J'ai du mal à trouver mes mots... c'est toujours dur quand vous partez, mais j'écrirai, je lirai, je danserai, je jouerai au théâtre. Tout cela aide à vivre, à attendre. Vous me dites en vous levant : « C'est ce que l'on appelle l'angoisse de la séparation. » Voilà, j'ai besoin de mettre les mots sinon j'ai l'impression de partir sans avoir dit l'essentiel.

Vous étiez très fatigué Docteur, mercredi. Je le sais au nombre de fois où vous croisez et décroisez vos jambes. Je vous ai décrit ma terre femme danseuse éléphant. J'aurais voulu me lever et la mimer pour la faire apparaître devant vous. Je ne vous ai même pas expliqué pourquoi « éléphant », mais je suis sûre que vous savez.

Je vous ai fait part de ma réflexion : « Ce n'est pas ma tête qui ne veut pas, c'est mon corps, lui ne veut rien garder, il ne veut pas. » Vous n'avez pas fait de commentaire, car c'était inutile, vous avez constaté que pour le moment, c'est ainsi.

J'ai beaucoup pleuré en sortant de chez vous Docteur, impossible de faire les tout petits gestes, enlever les antivols du vélo, prendre le vélo, quitter votre rue. De gros sanglots, une envie de me cacher pour pleurer fort, seule, faire du bruit, entendre mes pleurs, entendre ma tristesse, mon cœur qui avait mal, rester accroupie près du vélo en face de chez vous et pleurer de tout mon visage dans mes mains. Comment écrire le bruit de ces pleurs, de ces soubresauts dans la poitrine, de ces pleurs que l'on va chercher loin en soi, des pleurs de gros chagrin ? Je ne veux pas partir, serre-moi contre toi Arlette, des pleurs parce que l'on quitte un être que l'on aime et dont l'absence est toujours un manque, une saison sèche. Pas des pleurs devant vous, des pleurs d'après, juste après, des pleurs qui ne parlent pas, qui ne parlent de rien, que vous n'entendez pas Docteur, des pleurs tout seuls, juste les pleurs et moi.

Minuit vingt-cinq. C'est dur avec le corps le soir, je n'arrive pas à réduire la marche. Pourtant mon corps a mal, mais je continue à marcher. Il faut que je réduise à une heure quinze par jour sinon je ne vais pas tenir le coup. Ou alors il faut choisir de manger plus, notamment des choses que je ne veux pas, ne peux pas garder. C'est dur de faire avec tout cela quand vous n'êtes pas là, face à moi, pour me rassurer.

12 juin 2006

23 h 10. L'insupportable douceur, l'obligée douceur, l'incontournable, mais impossible douceur, la douceur qui se paie.

14 juin 2006

Je ne peins pas mes terres parce que je veux qu'elles gardent la couleur de mes caresses, de mes mains, de mes émotions.

Je vous ai écrit Docteur hier, ai-je bien fait ?

Il y a eu une crise terrible cette nuit. Je n'ai pas vraiment mangé beaucoup, mais j'ai atrocement souffert pour vomir. Une heure et demie de vomissements et malgré cela, des aliments sont restés au fond de mon estomac. L'horreur. J'ai beaucoup pleuré après.

Isa, je t'offre le travail de mes mains, de mon cœur avec mes pleurs. C'est moi qui offre, mais c'est à toi que je dis merci pour tes mots dans ta lettre qui ont fait naître une envie, qui ont fait d'une boule d'argile une tête. Ma petite terre attend chez moi patiemment le jour de ton anniversaire pour te rejoindre. Elle a été tenue dans les mains de mon psychiatre, son regard a tourné autour d'elle pour y voir les lumières et les ombres, il l'a tenue si délicatement, il a dit sobrement, mais comme il fallait « Alors celle-ci est pour votre sœur ? » Oui, pour la première fois de ma vie, j'offre ce que j'ai fabriqué de mes mains.

Cet après-midi, présentation du travail en théâtre à Récifs (l'association où je fais mes ateliers de théâtre avec Nicole). C'était bien, il y avait du monde, ça leur a plu, la psychothérapeute a trouvé le spectacle « très émouvant », elle a parlé d'alchimie. On s'est bien débrouillées avec nos dialogues. J'ai aimé danser sur Gotan Project. Encore plus que le théâtre, c'est danser que j'aime et je ne m'en suis pas privée dans le premier exercice, celui où on écrit son prénom avec son corps dans l'espace et qu'on dessine un petit tableau à la fin, toujours avec son corps. Le texte, j'aime bien, mais quand c'est court. Le dernier exercice, c'était la petite improvisation sur « moi, ce qui me met en colère. » On va d'un mur à l'autre de la pièce en se croisant et quand la musique s'arrête, on dit des phrases sur ce qui nous met en colère dans la vie. C'était très ludique et très authentique.

16 juin 2006

Enfin le calme dans ma grande chambre de l'Aveyron, les grillons, les fenêtres grandes ouvertes, demain le grand paysage devant mes yeux. Tout est grand et calme, pas de voisin, pas de musique, pas de sirènes ni de voitures, pas de peur d'avoir à subir le bruit ce soir. Juste dormir après avoir relu la lettre que vous avez dû recevoir hier Docteur (j'ai gardé les photocopies). Demain, vous partez en vacances et moi, je suis au calme jusqu'à mercredi chez maman.

17 juin 2006

Minuit vingt. C'est peut-être aussi cela le bonheur : voir maman marcher à côté de Sandra (une amie que j'ai invitée pour le week-end) vers « la Vierge » ce soir à la tombée de la nuit. Ce petit moment de vie où celle qui vous a donné la vie est encore en vie, marche, parle, raconte, prépare les repas, accueille. Ce moment de vie où l'on n'a pas encore à dire : « Tu te souviens quand tu étais allée à la Vierge avec maman ? » parce qu'elle ne sera plus là. C'est à cela que j'ai pensé en partant me promener et en les regardant toutes les deux de loin.

23 juin 2006

Rentrée de l'Aveyron cet après-midi... besoin de me laver la tête de tout le retour dans le passé crasseux, nauséabond. J'y vais pour soi-disant prendre l'air, mais l'air sera toujours vicié là-bas. Il faudrait pouvoir y aller quand ma mère n'y est pas. Les week-ends là-bas se suivent et ne se ressemblent pas.

24 juin 2006

Une envie de disparaître, de ne plus exister ni pour moi ni pour ma mère hier, avant de commencer les crises. C'est aussi dur de rester accrochée à elle que de s'en détacher. Papa me protégeait mieux et plus qu'elle. Bien sûr, j'étais dans sa dépendance, sous sa tutelle, mais de lui c'était peut-être plus sincère, plus bienveillant. Elle, elle me fait peur. Je n'ai aucune confiance en elle, je suis une charge, un boulet pour elle. Elle « m'aide », contrainte et forcée, mais elle me le fait payer.

25 juin 2006

Tu es plus douée pour apaiser ton chien quand il a peur de l'orage que ta propre fille. Je te maudis. Tu vas le payer le loyer pour au moins encore trois ans, tu as signé la caution, je te tiens moi aussi.

26 juin 2006

« Quand être se confond avec avoir mal ». Entendu à propos de la musique de Schumann ce matin.

Implose-noise-impose. Noise imposed makes my head implose.

28 juin 2006

18 h. Le peu de force qu'il me reste va partir en fumée et moi avec. Elle est là, la mort qui approche.

1 h 30 du matin : troisième crise de la journée.

Ce sont des crises de mort, comme si je savais que je pouvais presque donner la date de cette mort. Alors, pourquoi attendre ? Faire mine de vivre pendant encore un an, deux ans. Je ne veux pas exister, sous vivre, mal vivre, mais vivre tout seul, je ne sais pas, je ne veux pas, c'est trop nu, trop simple, trop comme il faut, trop en dehors de moi, trop les autres et pas moi.

Mon budget est en déroute complète. Je voudrais prendre la vie comme si je n'avais pas à la prendre, comme si elle n'était pas à moi, cette chose-là. Elle m'angoisse et me fait mourir, la vie.

29 juin 2006

23 h 10. Isa m'a laissé un message bouleversant ce soir sur le portable. J'ai pleuré en l'écoutant, je ne l'avais jamais entendue pleurer ainsi, je sais qu'elle ne montre pas ses larmes facilement, mais là, qu'elle me dise à moi Véro, qu'elle avait été tellement touchée par ma carte collage, que c'était beau, qu'elle s'excusait de pleurer, « Pour une fois c'est moi », « Ne t'inquiète pas pour mes larmes, je pleure toujours pour mon anniversaire, j'aime être seule ce jour-là, c'est toujours comme ça. » Je trouve que c'est beau Docteur, quelqu'un qui dit

qu'il aime être seul avec ses larmes, avec sa tristesse le jour où tant d'autres font la fête et beaucoup, beaucoup trop de bruit. Pudeur et grande émotion, tu es belle Isa, joyeux anniversaire avec tes pleurs et ton repli, ta solitude, et si je t'ai fait plaisir alors j'en suis heureuse et je ne regrette pas ces heures passées pour toi à faire ma terre et mon collage, car ton remerciement, il est dans tes sanglots étranglés, ce soir, au téléphone. La vraie mémoire est dans le corps, je me souviendrai de ton message même s'il s'efface.

30 juin 2006 et 1er juillet 2006

Deux nuits que je rêve de vous Docteur, et de ma sœur aînée. Dans mes rêves, elle essaie toujours de vous voler à moi. Toujours rien d'érotique, cela me rassure.

La terre danseuse éléphant que je voulais offrir à Nathalie, ma prof de danse, ne me plaît plus trop. C'est la première fois que cela m'arrive, peut-être parce que j'ai peur qu'elle ne lui plaise pas assez.

Si j'écris si peu, c'est que je bouffe et que je vomis beaucoup.

3 juillet 2006

Vingt-six jours sans vous voir Docteur, et demain matin trente à trente-cinq minutes seulement pour vous dire. Je n'ai pas envie de dire, juste vous voir et vous sentir là. J'ai besoin que vous m'apaisiez sans rien dire de spécial, juste vous retrouver et pleurer, enfin pleurer. Vous dire que j'ai peur, peur non pas du stage de théâtre qui s'annonce, mais peur que l'envie de bouffer l'emporte sur tout, dévaste tout. Seul vous comprenez cette peur. Vous retrouver, car je ne peux plus me porter toute seule. Je veux juste être dans votre cabinet sur le fauteuil noir et pleurer car ma tête en a marre de bouffer, elle a mal à la tête ma tête.

« Bonjour Véronique », bonjour Docteur. M'asseoir. Vous me laissez dans mon silence, mon regard qui ne cherche rien de précis, que vous laissez aller et s'installer. J'aime ce temps que vous laissez pour me retrouver. Après vous, avec vous, la vie repart, plus douce, plus autorisée, plus apaisée. Véronique n'est pas la même avant et après vous. Après vous, avec vous, il y a l'imagination, l'envie, le désir qui reviennent tout doucement. Le rituel bouffe est là, mais tout ce que vous m'avez « appris » est là aussi. Il suffit que vous me disiez que ça existe, que j'existe, que je saurai faire, pour que j'y arrive et que j'aie envie de continuer.

Avec vous, je peux pleurer en paix, car même les pleurs loin de vous ne me soulagent pas comme s'ils ne sortaient pas vraiment de moi ou ne m'atteignaient pas. Comme si rien ne me touchait, rien n'avait de force, de sens, de saveur.

Je pourrais recommencer à vous écrire, à vous raconter. Là, ma vie a un sens, c'est moi qui la fais, mais avec vous. Sans vous, il n'y a que du chaos et de la mort autour, dedans. Recommencer à vous parler dans ma tête, à vous raconter dans mon cahier, à vous montrer, votre regard Docteur à nul autre égal. Le seul, l'unique, le premier, celui qui fait naître et vivre les autres, celui qui autorise les autres. Il faut vous, à l'origine, pour constituer le reste. Vous êtes le seul à m'insuffler cette force.

4 juillet 2006

Demain, début du stage de théâtre/danse dans le Lauragais avec Nicole et Nathalie, et ce, pendant cinq jours complets.

Merci pour les quarante-cinq minutes que vous m'avez accordées ce matin, Docteur. J'ai pleuré tout le temps, je vous disais que je ne savais pourquoi ou de quoi je pleurais, car je ne sentais rien au fond de moi... Au bout d'un certain temps et ce furent à peu près mes seules paroles, vous m'avez demandé : « Qu'est-ce qui vous fait pleurer ? » et là, j'ai senti que je pleurais pour de bon, pour de vrai, que j'étais reliée à ma souffrance, des mots au corps. J'ai parlé de la clinique A., du mois d'avril, de la lettre, de ce que je sentais qui avait évolué en moi par rapport à la mort, au non-sens de la vie, que je ne voulais pas en mourir de tout ça, comme si je n'arrivais plus au fond de moi à rejeter cette vie, à me rejeter, que quelque chose avait changé depuis mon dernier séjour à la clinique en avril-mai. Depuis que vous avez lu la lettre et décidé de me voir une fois tous les quinze jours à votre cabinet. À la piscine cet après-midi, j'avais envie d'écrire, je sentais revenir la vie des mots, ce plaisir que j'ai avec eux à les voir vivre et courir dans ma tête et chercher où se poser. Je sentais leur liberté, leur libération. Tous mes mots se raccrochent à vos mots à vous, Docteur, « confiance et apaisement ». Ils m'attrapent, me rattrapent, ils se rattrapent tellement ils ont été enfermés pendant tous ces jours, il suffit de vous voir Docteur. Je ne vous ai pratiquement pas regardé ce matin, j'ai parlé les yeux baissés, entre les deux carrés du tapis, le beige et l'anthracite. Je vais d'une couleur à l'autre et je parle. J'étais énervée à un moment, car j'avais oublié la définition de la « scabieuse », la nouvelle que m'a écrite Nathalie et qu'elle m'a envoyée. Quand j'ai de grosses pertes de mémoire ainsi, c'est parce que j'ai beaucoup vomi les jours précédents, mon esprit et mon corps sont épuisés. J'ai dû relire cette lettre en rentrant chez moi, car je n'avais rien compris à la première lecture. Toujours cette difficulté de concentration par rapport à la lecture. J'ai pu relire l'histoire posément, calmement parce qu'il y a eu vous, ce matin, et que vous m'avez apaisée.

Je vous ai dit que j'avais fait mes fiches repas tous les jours malgré l'envahissement de la boulimie, comme un lien avec vous, Docteur. Vous dites juste : « Oui… » de temps à autre, mais c'est assez pour vous sentir tellement là.

À propos de « scabieuse », je savais qu'il y avait quelque chose de l'ordre d'enragé, rage. J'ai donc vérifié la définition, cela veut dire galeuse, qui a la gale. C'est aussi une plante censée guérir de la gale. Enragée… gale, je n'étais pas loin, mais j'ai enragé face à vous de ne pas retrouver la définition. J'oublie tout, tout passe et glisse dans ma tête en ce moment. Voyez Docteur, quand je vous revois et que je peux parler avec vous, le psychisme refonctionne, les mots souvent d'abord reviennent, les premiers à piétiner d'impatience. Ils s'associent, ils se plaisent à être lus et découverts, ils me le rendent bien, ils me font plaisir ensuite. Ils me rendent le temps et l'espace que je leur accorde dans ma pensée, c'est une histoire d'amour qui reprend entre eux et moi, cette envie, ce désir de bondir et de rebondir ensemble sur la page. Les mots n'aiment pas l'enfermement. Vous seul, Docteur, m'empêchez de sombrer dans ces ténèbres, je veux rester de votre côté, celui qui vous fait dire : « Mais si je n'y croyais pas, je ne pourrais pas vous aider, Véronique. » Merci encore, merci Docteur. C'était un de ces entretiens comme il y en a tant eu à la clinique A., où vous savez vous, psychiatre, homme, qu'il n'y a pas à intervenir, juste à écouter intensément le patient jusqu'au bout. Et ça, vous le faites si remarquablement bien. Juste « Bien, Véronique » à la fin. Il faut que les mots posés, exposés, explosés fassent leur chemin, leur travail jusqu'au prochain entretien. Il n'y avait rien à analyser ni à commenter de votre part aujourd'hui, vous sentez cela instinctivement. C'est une qualité humaine innée autant que professionnelle sur laquelle s'est bâtie ma confiance en vous, notre confiance réciproque.

7 juillet 2006

J'accepte la douceur de moi avec les autres quand je me frotte à l'autre, mais pas avec et pour moi-même. Ma douceur et moi avons du mal à nous aimer, à nous sentir, nous ressentir, à nous coller l'une contre l'autre, à surfer l'une sur l'autre, comme cet après-midi au stage de danse avec Nathalie dans l'exercice de la vague et du surf.

J'ai offert ma terre de la femme au bras-pied à Nathalie ce matin. Je ne sais ni sculpter, ni modeler, ni peindre, ni danser, ni lui dire que ce qu'elle écrit dans *La scabieuse* est beau : « Trois ans après la mort de mon père, je sors du deuil comme on enjambe une robe. » Je ne sais pas assez dire à Nathalie que c'est beau, je n'ai pas cette spontanéité.

8 juillet 2006

« Mante religieuse » (!), « femme de Popeye Olive », « Isadora Duncan complètement déjantée », « la créature », « le poulpe », tels sont les noms dont on m'a affublée depuis mercredi, début du stage.

Tous ces noms sont reliés à des jeux, des exercices faits pendant le stage et il serait trop long et fastidieux d'expliquer ici leur origine.

9 juillet 2006

8 h 45. Avant le stage. Mon problème avec ces stages, c'est la longueur. Cinq jours, c'est déjà trop long pour moi. J'ai perdu le désir de jouer, l'envie, je ne ressens plus rien à l'intérieur, je me force, je n'ai pas envie de finir. J'ai un problème avec la synthèse, faire appel à et rassembler ce qu'on a retenu des jours précédents, l'intégrer, l'utiliser dans quelque chose qui se finit, qui aboutit, qui s'accomplit. Problème avec les choses qui prennent forme, se structurent, se construisent. Hier, je me suis perdue, j'ai perdu mon personnage, je ne suis plus ni la danseuse éthérée, ni la burlesque, plus rien. Je n'ai pas de place, je ne sais pas où me mettre, je ne sens aucun ancrage, je ne suis plantée nulle part. Cela me terrorise, et là, je prends les autres en pleine figure. Alors je les agresse, je ne les supporte plus. Ils ont un but, moi rien. Je suis vide. Je ne trouve rien, n'imagine rien et je n'ai plus envie et foutez-moi la paix. Je veux être seule, je ne veux pas réussir cette journée, je veux m'envoler ailleurs, je ne veux pas penser à ce qu'on a travaillé, élaboré, je n'ai plus de mémoire, plus de trace.

Aujourd'hui sera long et rien que de la souffrance. L'état est installé depuis hier matin, je sais qu'il en sera ainsi encore aujourd'hui. Je me connais plus que quiconque.

12 juillet 2006

15 h 10. Ce n'est pas le courage, la force et la volonté qui font l'audace, c'est l'audace qui fait la force. L'audace est le premier jet, c'est l'impulse initial qui va donner la forme, la force à la forme. Elle se fond, se confond avec l'envie subite, irrépressible. Si on la retient, le corps ne trouve rien, il est empêché. Cette année, je n'ai pas manqué le dernier jour de stage, je suis allée jusqu'au bout et ça valait la

peine. Tout ce que j'avais travaillé et assimilé pendant quatre jours est revenu, toutes les traces, les repères. J'ai retrouvé mon personnage de danseuse, je me suis retrouvée et j'ai pu passer cette dernière journée dans l'harmonie et la paix, et la joie d'être ensemble.

13 juillet 2006

5 h du matin. J'ai envie d'en finir, j'ai poussé mon premier cri de nouveau-né, j'ai donc choisi de vivre, mais j'ai su qu'en poussant ce cri, j'appelais la mort aussi. Depuis plus de quarante-trois ans, je l'appelle, j'y travaille, j'attaque de toutes parts ce corps et cette vie dont je ne veux pas, je l'use, je m'en amuse comme d'une chose, mais ça ne m'amuse pas et je suis de plus en plus lasse. Pourtant, il y a eu ce beau stage de théâtre/danse avec ce superbe final le dimanche, mais cela ne suffit pas, quelque chose manque.

Il y a cette phrase en filigrane qui me poursuit : « Ce sera bientôt fini, Véro ».

15 juillet 2006

En ce moment, je suis mince comme une brindille et je transforme tous mes vêtements. Je coupe, j'assemble, je dépareille, je fais des épaisseurs avec du tissu de soie. Le résultat est pas mal. Je suis si mince que je peux porter ce que je veux, faire toutes les superpositions qui me plaisent.

Chaque soir de cette semaine, je vais au festival de danse contemporaine Ravensare. J'y vais seule. Nul besoin d'échanger ainsi les commentaires avec les autres. Je regarde, ça me plaît ou ça ne me plaît pas, c'est tout. Je n'ai même pas envie d'aller à la rencontre des artistes après leur spectacle. Pourtant, c'est un festival de qualité. Il y a des expositions de sculptures totems, d'objets détournés, des peintures qui m'inspirent des gestes chorégraphiques. Mais l'échange me fait toujours aussi peur.

Dans la journée je bouffe, l'après-midi, je dors et je vais à la piscine.

18 juillet 2006

La bouche mâchée à force de mâcher, le ventre distendu même après s'être vidée, lavée, purgée, l'odeur de vomi de mes narines malgré des pulvérisations à l'eau de mer.

20 h 30. Vous ne rappelez pas Docteur, car je ne vous l'ai pas clairement demandé dans mon message à 13 h 30. Je comprends, mais c'est dur. Vous dire, vous demander pourquoi la douceur et la « bientraitance » pour moi-même me sont si insupportables. Bien plus qu'avec ou envers l'autre. Je ne sais pas m'envelopper, me donner du bien et du doux, du confortable. Mon corps, ce n'est que peur et terreur de le voir se déformer, s'étaler, se ramollir y compris sous les caresses et la douceur, le « laisser tranquille », le « laisser vivre ». Ce corps corvéable à merci, aucune pitié, aucune transigeance, aucun compromis, aucune communication, écoute, aucun pardon, aucun abandon ne lui est accordé, offert.

Mot du jour : « Ce sont les choses inutiles qui rendent la vie aimable » du cinéaste japonais Ozu. C'est la parole d'un jeune homme à celle dont il aimerait être aimé, c'est beau.

19 juillet 2006

15 h 45. Enfin l'orage et la pluie. Enfin l'atroce douleur au rein gauche s'estompe quelque peu. Je voudrais être à la clinique A. en séjour, ma maison me manque. C'est un manque nécessaire, incontournable, n'est-ce pas Docteur ? Chez moi, je travaille à partir de la

clinique A. et à la clinique A., je travaille pour partir (malgré moi). C'est terrible tout de même tous ces empêchements.

Je voudrais y vivre la moitié de ma vie.

À midi, j'ai fait une crise terrible. Une heure et demie à boire et à vomir pour tout éliminer, sans jamais voir le bout. Je suis vidée de la tête, car du ventre, j'ai l'impression d'être sale de ce pain qui sortait par petit bout à chaque évacuation. Une horreur. Je n'arrivais même pas à pleurer, même plus à implorer mamie de m'aider. J'aurais pu boire un puits entier, il y aurait eu encore ces quelques maudites miettes et tout ce qui a dû passer dans le corps pour le gonfler, le boursoufler, le « peau d'oranger », le flétrir, le grossir, le déformer, mettre à plat tous les efforts que je fais pour lui, pour le faire mince et musclé, tenu, ferme, droit. Faire du vélo quand ma robe se soulève sans sentir cette masse de chair accrochée aux os, cette graisse qui arrondit les os au lieu d'y rentrer, de s'y enfiler, de les creuser, de les faire encore plus os. Pas de ration de riz aujourd'hui, le corps est puni. Je supporterai tout, toutes les douleurs musculaires, psychiques, physiques, toutes les conséquences néfastes et dévastatrices, mais ça, dans l'estomac, ce que j'ai bouffé pendant deux heures et demie, jamais. Même ce système de lavage d'estomac n'est jamais efficace à 100 %, fiable, propre, assez lavant, assez désinfectant, aspirant, nettoyant, récurant, purifiant, transparent, anéantissant, pulvérisant de saleté agglutinée, entassée, collée aux parois de l'estomac, disséminée, logée, lovée, éparpillée dans tous les recoins du corps, du ventre aux seins, aux bras, aux joues, au cou, aux fesses, à l'entrejambe. Je dois serrer mes deux mains autour de ces cuisses grasses pour en faire le tour. Pas de doute, il faut serrer plus qu'hier. J'ai grossi dans ma tête, je le sais, mais en vrai aussi j'en suis persuadée. Le ventre et les genoux sont gonflés. Hier, ils étaient plus saillants, plus jolis sous la robe, pas enrobés. Les mollets sont ronds et massifs, n'ont plus leur galbe que je croyais gracieux, fin, allongé, musclé, travaillé, affiné, long, long, haut et fin. Continuité, alignement du mollet, des genoux, des cuisses, du haut des cuisses que l'on appelle vilainement la culotte de cheval. Le pire avec le gras et la proéminence du ventre. « Dysmorphophobie » était-ce cela le terme, Docteur ? Quoi que je regarde et sous quelque angle que je l'envisage, c'est gros et gras.

Le ventre, tout ce qui est autour du nombril, rond, arrondi, épais, toujours une couche de trop, toujours de la peau en trop. Pincer la peau. Est-ce de la peau ou de la graisse ? Je sais la différence. La peau fait de tout petits plis comme un accordéon, c'est vrai que depuis près de vingt-cinq ans, j'y joue pas mal ! (sauf que c'est pas du vent à l'intérieur, mais de la graisse bien grasse de capitons bien adipeux, bien boudinés, bien douloureux sous le pincement) La cellulite, c'est douillet, ça n'aime pas être pincé de peur d'éclater comme du papier bulle ! Ce serait trop beau. À force de jouer à l'accordéon, je n'ai plus la peau lisse et tendue sur le ventre, mais il n'y a pas de graisse, que de la peau c'est l'essentiel. Pourvu qu'il y ait le muscle (les abdos durs comme fer) et l'os dessous, sans cellulite, sans masse graisseuse, 0 %, svelte et sans collagène.

Son corps, il faut le mériter, il faut se le modeler, se le sculpter, se le faire comme vous le voulez. Tous les jours à l'œuvre, trois heures de gym stretch, une heure et demie de marche ou mille mètres de natation, pas de trêve. Je suis seule avec lui, ce qu'en disent les autres ne m'atteint pas, qu'ils me trouvent maigre, mince, jolie, ou trop maigre, osseuse. Ce qui me réjouit, m'euphorise, me rassure : la pesée chez ma généraliste. Mon IMC est de 25 % en dessous de la norme féminine et tant mieux ! Je n'ai pas mes règles, tant mieux ! Je voudrais être un homme sec et osseux, de ces hommes qui ne grossissent jamais, qui n'ont pas de cellulite là où nous les femmes en avons, ventre et cuisses essentiellement. Mon père était ainsi, un sac d'os et de muscles.

Certains petits signes qui servent de repères, de test : le bracelet de la montre qui serre plus ou moins (il doit être fermé au dernier trou), la bague lâche autour de l'annulaire gauche. Et bien sûr, le test infaillible : les vêtements. Ne jamais remplir le vêtement, aussi petit soit-il, il doit flotter, être aussi maigre que son support. Vérifier, tâter, serrer, tenir, maintenir, droit, haut, ferme, mince, graisse (maigre, voulais-je dire), ne pas abandonner une parcelle de ce corps à la graisse. La graisse, ça se loge, ça se met partout, ça s'infiltre, ça recouvre, ça envahit, ça cache ce que l'on ne voudrait que voir, les os et les muscles. Pas besoin de graisse et de gras pour vivre, pas besoin de stock.

Être toujours en survie, vivre sur ce que l'on met dans une assiette et que l'on a sélectionné, choisi, trié, contrôlé, pour être sûr que ça ne laissera pas de sales traces, que ça ne remplira que sa fonction, nourrir sur l'instant après l'effort, nourrir parce que c'est mérité. Ne pas remplir pour le plaisir, mais remplir de rien, de vide, de liquide, d'inconsistant, de léger, d'éliminable. Donner l'illusion que l'on mange, mais ne pas manger pour de vrai, ne pas être contente et repue, rassasiée, récompensée, apaisée, contente. Manger n'apaise pas, ne doit pas apaiser, ça, c'est bouffer. Bouffer du pain et manger du pain au petit déjeuner, ce n'est pas la même chose.

Pourquoi je ne refais pas une crise, là, maintenant ? Parce que j'ai tellement souffert pour vomir, c'est encore si présent dans mon corps et dans ma tête, à peine deux heures, que j'ai peur de bouffer et de garder encore des miettes, du gras. Rien d'autre ne me dissuade, n'empêche la ruée vers le placard à bouffe et sa saleté. Alors ? Boulimie sévère ou boulimie anorexie sévère ? Vous mettez quoi Docteur, la prochaine fois sur mon arrêt de travail ? Boulimique vomisseuse serait plus adéquat, mais sur le papier c'est sale, trop cru, trop pertinent peut-être ? Le vomi, ça pue. Je pue. À moins que ce ne soit juste de la paranoïa et de l'auto flagellation. J'ai envie de cogner, d'être dure, de faire mal. Je suis méchante, une sale bête enragée qui voudrait tous vous mordre dans votre douceur de vivre, votre envie de la mordre cette saleté de vie, à pleines dents. Je vous mords à pleines dents pour vous faire très mal. Je n'ai même pas besoin de mordre, rien qu'à voir ma tête de bête féroce vorace, je fais peur. D'après une simple photo de moi, je peux savoir depuis combien de temps je n'ai pas vomi et bouffé (cinq jours = un exploit). J'ai alors l'impression que mes traits ont quelque peu retrouvé forme humaine. Je suis laide, hideuse. Non, ce n'est pas par coquetterie que je dis cela, je ne peux rien voir d'autre que ma gueule de boulimique. Photo et réalité me collent à la peau, même quand je me sens belle, je me leurre, il suffit de prendre la photo et y a pas photo ! Et plus je suis laide, et plus je bouffe et boursoufle, comme pour enfin atteindre le bout du souffle.

20 h. Pendant que je faisais mes bassins à la piscine cet après-midi, les mots flottaient autour de moi. Écrire en rentrant. Non, Docteur, je suis juste un petit animal blessé, plus blessé certains jours que d'autres. Ce mot, boulimie, tout seul sur cet arrêt de travail, sans

« sévère et sans anorexie » à côté s'est enfoncé dans la blessure, la pointe de votre stylo est entrée dans le vif comme une non-reconnaissance, dans le vif du sujet : boulimique ou anorexique ? Bien sûr, je préférerais n'être qu'anorexique, c'est plus joli, moins sale. Je ne puis m'empêcher de ressentir ce mot seul, « boulimique », comme désignant ma maladie, mon symptôme réduit à sa réalité. « La boulimique, celle qui se goinfre, bouffe, bâfre, s'empiffre, grosse, grasse, lourde, empâtée, empotée, potiche, grosse potiche. » Anorexique, c'est dirons-nous plus noble, plus beau, plus mystérieux, mystique et mythique. Oui elle, elle a tout cela pour elle, de par son apparence famélique et l'imaginaire commun. Elle vole, c'est de l'air dans l'air, elle a toujours été dans l'air du temps ou d'un autre depuis l'antiquité. Les nymphes et les sirènes, elles seraient plutôt enclines à l'anorexie qu'à la boulimie. Imaginez-vous Sissi impératrice ou Lady Di grosses ? Vous imaginez l'une ou l'autre boulimique se nourrissant d'autres choses que d'amours impossibles, malheureuses, d'air et d'eau ?

Boulimique, c'est bou-boue, boudin. On ne boudine pas avec l'amour de soi, on boudine parce qu'on ne s'aime pas et que l'on n'aime pas, que l'on n'est pas aimée, pas aimable. Ni bout de ficelle ni fil de haricot, elle ne vole pas, elle, la boulimique (sinon dans les placards), les fils et les ficelles, elle se prend ses gros pieds dedans et s'emmêle avec la vie. De son fil à elle, on ne voit qu'une grosse pelote informe qui roule, boule de suif.

« Boulimie » seule me pose problème, Docteur. C'est la première fois que vous l'isolez, comme si boulimie toute seule correspondait mieux, allait mieux avec Véronique. Est-ce parce que je n'ai jamais été aussi maigre que certaines de vos patientes à la clinique A. ? Je ne mérite pas l'appellation, là je suis en pleine paranoïa ! Les anorexiques luttent contre leur faim dévorante, elles dévorent la bouche vide. Moi, je suis plus prosaïque : je dévore de partout, de la bouche, de la tête, des mains, de l'estomac. Le tableau est loin d'être aussi idyllique, n'est-ce pas ? Elles se nourrissent de leur faim sans savoir, sans même peut-être vouloir la fin. C'est une fin/faim en soi. Moi, il me faut les deux, la fin et la faim. La faim, la ressentir très fort jusqu'au malaise, jusqu'à l'épuisement et n'y vouloir pas céder, le faire cependant, et donc m'en défaire sans que jamais cela ne semble prendre de fin un jour. L'autre fin, ce ne sera pas la fin du comportement boulimique, ce sera la fin tout court, aussi court, aussi simple aussi plein et heureux que le masculin et le féminin réunis, un même et seul être, une seule entité, comme le il et le elle de moi.

La fin pour être dans le fin pour toujours.

La fin et le fin comme le yin et le yang, le il du elle, le elle du il, une aile à mon île, je suis mon il et mon elle, je serai mon île et mon aile, un rêve en plein vol. Avec la fin, j'atteindrai le fin, ce fin possible sans faim, ce fin plus jamais menacé de rien. J'écris à genoux au sol, le cahier ouvert sur mon lit comme à la clinique A., comme je préfère, plutôt ainsi qu'à mon bureau.

Vous savez Docteur, j'ai commencé à écrire avant l'orage cet après-midi, mon humeur l'a suivi. L'eau du ciel a apaisé le feu et la colère, m'a donné envie d'un seul coup (de foudre) d'un seul, d'aller nager alors que je n'avais rien prévu et que j'étais vidée de toute énergie. En cinq minutes de trajet sur mon vélo, j'étais une autre Véro et ça n'a pas échappé au comité d'accueil exclusivement masculin du gardiennage de la piscine : cinq hommes en uniforme bleu marine, des vrais petits gars de la Marine. Et me voilà tout à fait à l'aise devant cet aréopage, plutôt bon enfant par ailleurs. La gente masculine a toujours l'air surpris quand une femme leur parle normalement sans manières ni fausse pudeur, simplement quoi. Évidemment, ils sont, ne le nions pas, toujours tracassés par cette autre, la femme (et comment ça marche ces trucs-là ?) et leur fonctionnement, leur raisonnement, leur questionnement premier, number one, c'est le sexe et ce besoin de se placer bien haut d'emblée sur ses ergots, cocorico. Qui a dit que les hommes avaient leurs… ettes dans leur tête ? Je parle bien ici de leur sexualité et non de leur sensualité, leur imaginaire sexuel est bien pauvre, je trouve…

Deux ou trois jours avant d'aller vous voir Docteur, c'est toujours pareil : ça bouillonne, ça travaille, ça s'agite, ça colère, ça se calme, ça pleure, ça pense, ça y pense, ça parle, reparle, revit, ça a reenvie, enfin tellement plus envie, que ça en voudrait tous les jours, des après-midi comme celles-là. Aucun autre psy n'a ce « pouvoir » de me mobiliser ainsi, d'activer le petit moteur de la vie, aucun, Docteur, je vous l'assure. Aller vous voir, aller à la clinique a. en séjour, c'est ma plus belle vie, ma plus belle envie parce que vous êtes mon apaisement « premier » (c'est un mot à la mode en ce moment), ma confiance, la vôtre et la mienne réunies. Vous êtes l'endroit du monde où je suis le mieux, où je suis, où j'ai tout le temps envie d'être. Et depuis vous, à partir de vous, tellement de choses et d'envies, d'élans naissent, renaissent, se continuent, sont autorisées, stimulées. Je trouve en vous des prolongements, des patiences, des ralentis qui me donnent tant de belle énergie, de cette envie, de ce désir qui fuit encore si vite, qui fuirait pour de bon si vous cessiez de m'accompagner.

J'ai cassé la terre danseuse éléphant, acte manqué ? Tant pis, tant mieux ? Je l'avais trop faite pour Nathalie, elle ne me plaisait plus, je voulais trop, autre chose pour elle, mieux ? (Idiote !) Cette terre était tellement loin de ce que j'avais imaginé entre deux ateliers, comme je vous l'ai expliqué lors du précédent entretien. Vous avez retenu mon analyse, car en fin d'entretien, vous avez dit la même chose. J'en avais parlé avec tellement d'enthousiasme et d'images dans ma tête la première fois, que quand j'y suis revenue dessus, je n'ai plus su qu'en faire. Elle m'a déçue, le rêve était cassé et la terre s'est cassée, j'ai laissé deux dicos tomber sur elle de toute la hauteur de l'étagère ! Les mots ont eu raison de la matière et de l'imaginaire... du moins les mots du dictionnaire.

Comme j'aime les mots Docteur, les mots sont là, ils sont revenus aujourd'hui, je les sens, je les touche, je les vois. Ils filent, ils trottinent, galopent, galipettent, m'embêtent, les haricots verts « carabinent » comme on dit chez moi. Je n'ai rien fait pour qu'ils reviennent, ils sont extraordinaires. Ce n'est pas moi qui vis, c'est eux, ils sont bien plus forts, courageux et opiniâtres que moi. Je ne les appelle pas, je ne les câline pas, je ne m'occupe pas d'eux, je n'en prends pas soin et ils restent avec moi malgré tout.

C'est bon signe quand les mots m'envahissent ainsi, que je mets trois heures à préparer le repas et à déballer mes affaires de natation et qu'à 22 h 15, je n'ai toujours pas pris mon traitement de 19 h. J'oublie le temps et ça, c'est magique pour moi, cette urgence à écrire que j'aime tant, que j'aime comme je ne peux pas aimer la vie.

Peut-être est-ce parce que je suis un félin, un tigre dans l'astrologie chinoise, que j'ai cette capacité à rebondir aussi vite et à retrouver mon équilibre et à continuer ma route. Je suis une féline comme dans la danse que l'on a faite avec Nathalie le dernier jour du stage. « Imaginez que vous êtes un félin. » Lenteur, accélération, allure gracieuse, majestueuse, lourde puis légère, nonchalante puis fonceuse. Je n'ai pas pensé à la démarche spécifique aux félins, j'ai improvisé et c'était très agréable d'être dans le corps de cet animal.

Quand je vais vous voir Docteur, c'est comme avant de partir en voyage, de partir voir quelqu'un qu'on aime. Cette excitation, on veut y être, on le veut très fort, on la retient aussi pour attendre encore un peu et ne pas être déjà après, dans la perte, dans ce qui a été si vite, trop vite, parce que si dense, si hors du temps.

Minuit. Demain, je vous aurai déjà vu.

20 juillet 2006

Vous savez Docteur, je préfère lire le dictionnaire qu'un livre. Avec quelques mots et de mot en mot, je fais des histoires. Le moment où je préfère lire le dictionnaire, c'est en mangeant (pas en bouffant). Car pour moi, ce n'est pas un travail de recherche ou une corvée, c'est un plaisir. J'aime passer en revue toute la famille du mot, ses déclinaisons, ses différentes terminologies et acceptions, ses écritures, son étymologie. C'est fabuleux le pays ou l'histoire d'où vient un mot, quels voyageurs que les mots ! Il y a toujours un dico posé à droite ou à gauche de l'assiette. Je ne relève que très rarement les définitions lues (comme j'ai pu le faire longtemps dans des répertoires). J'essaie de m'en imprégner autrement, de les relier à un événement, une émotion, un état de la journée, une lecture, une émission de radio, une conversation, une expo, un film. Au petit-déj, j'écris ou je feuillette le dictionnaire en écoutant France Musique, c'est mon rituel. Je déteste chercher un mot sur internet, je n'y comprends rien et ça ne m'atteint pas. Cet écran avec ces longs et grands paragraphes me gêne, j'aime le papier entre mes doigts. Internet, c'est comme sil n'y avait plus de secrets pour personne, comme si je ne pouvais pas me détacher de la lumière de l'écran, des couleurs, qu'elles me happaient l'esprit et la pensée, l'autonomie, la réflexion personnelle, comme si je ne pouvais pas m'approprier les mots, sans doute parce que je n'aime pas les ordinateurs. Dans le dictionnaire, je peux lire les tableaux de conjugaison, ça ne m'ennuie pas du tout, surtout l'imparfait du subjonctif et le passé simple ainsi que les verbes tombés en désuétude ou les formes inusitées. Quand je n'ai rien à lire sous la main, je lis ce qui est inscrit sur les pots de yaourt, même si je le sais pas cœur, les boîtes de médicament, n'importe quoi pourvu qu'il y ait des mots, je faisais la même chose enfant avec la boîte de cacao Poulain.

Le mot psy-schisme est sorti ce matin sur mon vélo en allant à la piscine. Docteur, vous êtes le psy de l'âme des pensées défaites, fendues, fêlées, fractionnées, vous soignez les psychismes en péril (comme d'autres les chefs d'œuvres… pour ce qui me concerne, car je ne sais pas ce qu'il en est pour les autres patients, il faudra vous contenter de quelque chose de bien plus ordinaire, car même restauré, mon psychisme n'en sera pas pour autant un joyau artistique que l'on s'arrachera dans les salles de vente !) à la dérive, écartelés, éclatés, soufflés comme après un lent et long séisme insidieux. Les psychismes dévastés par les psy-schismes séparateurs, destructeurs, qui réduisent en fragment par la force de l'isolement, de l'enfermement, responsables d'autant d'échouages, de clivages, loin, bien loin d'un paisible et possible rivage ou déposer sa rage et chercher quelque ancrage. Poser ses deux pieds bien à plat, sentir l'axe depuis le sol ferme jusqu'à la tête et vers le ciel, s'élancer, se balancer avant, arrière, côté, côté et retrouver l'axe, le poids du corps ferme et enraciné, non point fixé ni figé, mais libre de sentir son apesanteur aux extrémités de sa pesanteur comme autant de prolongements, d'extensions, de sensations.

Aller de l'un à l'autre dans quatre espaces que l'on a travaillés en danse dans l'imaginaire du sol : l'immobile ; le lent et fluide ; le saccadé ; le déstructuré désarticulé, enchaîné sans jamais perdre son axe.

Au fond, Docteur, vous êtes un fin bricoleur, vous réparez les horloges comme je vous l'avais dit dans une toute petite lettre une fois à la clinique A. Vous ouvrez aussi les têtes pour regarder ce qui fait un bruit qui cloche à l'intérieur et qui dérègle tout. Juste regarder et essayer de comprendre en lui parlant à cette petite tête folle sans la toucher, sans la blesser, sans la malmener, la bousculer, la soutenant quand elle va s'écraser au sol, juste ce qu'il faut, l'écouter, lui dire les mots, la rassurer, toujours la rassurer, ne pas la plaindre ni répéter bêtement ce qu'elle dit, mais ne jamais négliger le moindre détail, prendre en compte ce qui vous est dit et montré, confié. Vous écoutez, vous regardez, vous pensez, vous cheminez avec cette autre pensée qui s'est confiée à vous parce qu'elle ne savait plus où aller. Vos silences ne sont pas vides, creux, inconsistants, morts, longs et impatients, fuyants, gênés, gênants. Vos silences font de la place, de l'espace, ce sont des espaces-temps nécessaires que vous sentez si bien et que vous utilisez tout autant que la parole sonore, le verbe. Ce doit être votre présence qui fait penser quand on sort de chez vous ou que vous quittez la chambre à la clinique A. : « Je sais qu'il a écouté, qu'il a vu, qu'il a été là même s'il n'a rien dit. »

30 juillet 2006

23 h 47. Emmène-moi au ciel mamie, j'en ai assez de ces sursis, prends-moi avec toi sans que je m'en rende compte, dans la nuit et que plus jamais, je ne revienne là où il y a la maladie, ma maladie dont je ne peux pas guérir, dont je ne veux pas guérir. Aucun amour, aucun travail n'en viendra à bout. Ce quelque chose-là qui ne voudra jamais entrer dans la vie, si petit soit-il, il sera toujours assez fort.

Comment est-ce là-haut papa ? Qu'y fais-tu ? Comment sont tes journées ? Me vois-tu ? Que me dirais-tu si tu avais encore la voix ? Dans dix jours, tu seras mort de dix-sept mois.

1er août 2006

Je ne suis née ni jeune ni vieille.

Hors d'âge, hors d'usage, ni vivante, ni morte. Quand je serai morte, au moins saurai-je où j'en suis, où je suis.

Non Patrick, quand j'écris je ne ressasse pas, je ne me fais pas mal, c'est la seule chose qui ne me paraisse pas vaine, c'est le seul endroit où il n'y a que moi, sans l'autour qui me donne envie de fuir toute seule sans les autres. Là, au moins, je suis à ma place. Mais je n'écris pour rien, pour personne, je ne fais pas de rendement, je ne rends rien, aucun compte ni à un éditeur ni à des lecteurs potentiels. Ce sont des mots morts, des mort-nés, ils naissent juste pour mourir. C'est pour cela qu'ils naissent sans arrêt, je ne les fais pas vivre, ils ne sont pas viables ni pour eux ni pour moi. Leur seul destin, c'est d'être écrits sur une page par moi, car ils ne peuvent pas s'écrire eux-mêmes et de mourir dans l'encre noire. Puis d'autres viennent ensuite et d'autres encore.

Ne me parlez pas d'en faire quelque chose, de l'utiliser ou bien je n'écris plus. C'est la seule chose dans cette vie qui soit belle et qui ne serve à rien, surtout pas à vivre. Si ça servait à quelque chose, ce ne serait pas, ça ne s'écrirait pas.

3 août 2006

14 h. Je n'ai pas envie d'aller à votre rendez-vous. Depuis deux fois, je suis tellement déçue et je vous sens si distant que je me tiens à l'écart. Ne rien attendre de vous ni des autres, moi qui avais trouvé un sens avec vous. La chute est dure alors j'amortis dans la bouffe. J'ai envie de vous agresser, d'être sale, vilaine et méchante, mauvaise, aigrie, médisante, méprisante, destructrice, autodestructrice. J'ai envie de vous envoyer tout cela en pleine figure sans fioriture et sans jolis mots. Je sais pourquoi vous êtes distant : à cause de mes lettres trop longues et trop nombreuses et parce que vous voulez que je trouve une psychothérapeute, je sais tout cela.

7 août 2006

14 h 15. Je n'ai plus confiance en vous Docteur, tout est dit dans cette phrase. « Confiance », c'est le seul mot qui me retenait près de

vous, près de la vie depuis avril. Vous le savez, vous passez avant tout. Avant la vie, avant la mort, avant même l'élan vital. Depuis les trois derniers entretiens, quelque chose est cassé. C'est vous qui cassez, pas moi.

8 août 2006

7 h 45. Quarante ans et plus... ça vous creuse une vie plus que ça ne vous l'édifie. Ça creuse et ça crève à petit feu, à petit coup de pelle dans le sable infiniment profond. Un grand trou dans lequel on enfouit sa tête et puis son corps tout entier et ça se recouvre tout seul. Une vaguelette et voilà, disparue enfin. On appelle ça « faire son trou. »

10 août 2006

Je suis tellement mal, à bout de forces. Je suis maigre en ce moment, mes os ressortent de partout, mon ventre est plat, mes petites cuisses tiennent entre deux mains, je devrais être heureuse. Je fais beaucoup de boulimie jusqu'à l'épuisement. Je n'ai pas de soutien assez fort en ce moment.

12 août 2006

Les seuls moments où j'ai envie de vivre, c'est quand je me sens protégée par vous Docteur, le reste ne m'intéresse pas. La vie est noire, je n'ai aucune foi, aucune animation, aucun mouvement en moi. Rien n'a de goût, rien n'a envie. Rien ne me retient, j'ai envie de ne rien retenir. Quelque chose est cassé depuis cet entretien du 7 juin, avant vos premières vacances d'été. Je voulais pleurer, car je n'allais pas vous voir de trois semaines et j'ai parlé sans arrêt, enthousiaste, l'impression de dire le contraire de ce que j'étais en dedans. Ce quelque chose cassé, il est perdu, vous ne serez plus jamais comme vous l'avez été jusqu'ici. Ça a un goût de mort annoncée, de mort qui revient, qui reprend toute la place. Je me fous de tout comme en avril sauf que vous n'êtes pas là pour que je vous le dise. Vous ne me tenez pas, elle est là la petite mort.

17 août 2006

22 h. Une de ces soirées d'hiver en plein été, prémices du retour des journées courtes et des nuits longues que j'aime bien.

31 août 2006

Moi, c'est la mort que je mords à pleines dents, mais c'est comme la bouffe, je l'aime la première heure puis je ne la sens plus, et je la vomis et je recommence encore et encore. Je mange la mort et puis je la vomis, je la veux, je la prends et je la rejette. Ce n'est même pas une mort lente, c'est une mort qui se régénère, qui repousse, qui renaît. Elle n'est jamais morte, je n'arrive pas à mourir.

Quatrième nuit où je m'endors à l'heure où le réveil des autres sonne. Une vie à l'envers, mais c'est même pas ça la mort.

Je n'ai plus envie de parler ni de rire ni de pleurer, mais surtout ne pas parler. Économiser les mots, tous inutiles, les dire sans la voix. J'aime le film *Le fils* des frères Dardenne parce qu'il n'y a ni musique ni paroles ou très peu, rien en trop, rien que les gestes et le corps et aussi Jean-Pierre Marielle dans *Les âmes grises* qui dit : « J'ai appris à me méfier des mots, il y a des mots qui vous tuent plus sérieusement qu'un couteau. »

J'entends les bruits de la vie/ville qui arrive. Je vais fermer les yeux et les oreilles, car demain tout recommence. Je voudrais une vie où il n'y a rien à dire, car je n'ai rien à dire. Une vie sans vie.

Vous êtes le seul être qui me manquez vraiment, Docteur, et je m'interdis de le dire.

Vous avez été mon premier souffle et je cherche en vous, auprès de vous, ce souffle initial pour reprendre le mien. J'ai besoin de repasser par vous pour revenir en vie, cela aussi il va falloir le taire désormais.

Je ne veux pas dormir, je veux mourir, car nous nous sommes tout dit Docteur.

2 septembre 2006

Deux heures et demie d'écriture aujourd'hui que j'ai payées au prix fort : deux crises de boulimie soit quatre heures et demie à bouffer et une heure et demie à vomir.

Il est cinq heures et demie du matin, je vais dormir jusqu'à treize heures trente environ.

Bouffer et vomir pour avoir le droit d'écrire, mais pas d'en garder le plaisir. Si je n'écris plus, si je ne fais plus d'exercice physique, alors que faire. Le désarroi est tel que seule la bouffe calme dans l'instant.

3 septembre 2006

Je hais la vie, je hais ce qui m'empêche de bouffer, je hais l'écriture, je hais d'avoir à me coucher parce que je n'ai pas assez à bouffer et surtout plus la force ce soir de boire tous ces litres d'eau pour le lavage d'estomac après la goinfrerie. Je hais d'avoir à attendre à demain matin pour bouffer. Je hais ce livre inutile. Moi, c'est bouffer que j'aime par-dessus tout. L'art, la culture, la beauté, tous les autres plaisirs, toutes les souffrances, les frustrations, les attentes, les désirs, tout ce qui n'est pas bouffer ne vaut rien et m'exaspère, me rend folle. J'en ai rien à foutre de rien et pourtant je me lime les ongles, car le physique, le dehors, doit faire bonne figure. Je sens la graisse qui est revenue sur mes cuisses, je la sens quand j'enfile une culotte le soir après la douche, je sens mes jambes s'alourdir, mon ventre se recouvrir de cette peau épaisse. Je la pince et je sais qu'elle s'est épaissie, je connais bien chaque particule de ce corps, de cette peau, de cette chair toujours en trop, de cette matière qu'il faut sans cesse modeler et tenir, avoir à l'œil, elle se relâche si vite. Avoir au moins la maigreur et les os et les muscles bien durs et fins comme consolation.

Je ne sais plus me coucher sans bouffer et vomir, c'est insupportable, je suis épuisée, à bout et je ne veux pas l'être. Je veux pouvoir bouffer encore et encore, que jamais ça ne s'arrête, je veux tout bouffer, je ne veux pas dormir sagement, raisonnablement, je ne veux pas qu'on m'empêche de bouffer, je ne veux pas de ces voisins qui se plaignent de mon tapage nocturne à cause du bruit des vomissements en pleine nuit. Je veux bouffer en paix, seule, et faire tout le bruit que je veux sans qu'on me l'interdise, je ne veux pas renoncer à ça, jamais. Je ne veux pas dormir, ma tête bouffe, elle ne pense pas, elle bouffe, mais il n'y a rien dans ma bouche. C'est atroce, j'ai un frigo dans ma tête, des kilos de pain et de beurre, des litres de glace, des gâteaux, de la crème fraîche par pots entiers, des pleines cuillères de bouffe, une bouche pleine qui mastique et ne pense plus à rien. Tout ce temps avant demain matin où je vais me ruer au supermarché pour remplir mes cabas et mon ventre autant qu'il pourra en contenir.

9 septembre 2006

15 h 15. La vie ne prend pas sur moi, il y a rejet. Docteur, vous ne sentez donc pas la mort ? Je ne veux plus être résistante, je ne veux plus ni corps, ni temps, ni matière, je me sens si fatiguée, si lasse.

11 septembre 2006

Minuit trente. J'ai hâte que la nuit arrive et que la vie se taise. La nuit est moins insupportable, car on y entend moins la vie. Je recule, mais le vide recule avec moi comme s'il ne voulait pas que je me jette en lui. Et pourtant je ne veux pas arrêter cette lente marche vers lui, contre lui, le dos tout contre, la face encore vers ce qui reste de la vie.

Je crée l'envie de bouffer pour créer une illusion d'envie. Je sais que tant que je bouffe je ne mourrai pas. Je me méprise, aucune grandeur, que de la souffrance et du sale.

15 septembre 2006

6 h du matin. Nuit blanche à bouffer et à vomir. Papa, tu es mort il y a dix-huit mois cinq heures.

Puisque la mort ne veut pas venir, il va falloir la bousculer encore un peu. Tout enfouir, la moindre petite envie, le moindre rebond, le moindre petit sursis, le moindre sourire retrouvé, la moindre petite joie de vivre, le moindre élan de vie dansée, même avec toi Nathalie. Dire tout cela au Docteur B. jeudi prochain. Mais je n'en dirai rien, rien de la réalité.

17 h 40. Depuis des jours et des jours, j'ai retourné la vie à l'envers : j'ai fait de mes nuits des jours, des jours une nuit, je raccourcis la vie autant que je peux, je la rétrécis, je l'étouffe. J'ai renversé le jour en nuit et la vie en mort.

Je suis isolée dans cet appartement et si je meurs, personne ne saura.

3 h 30 du matin. Vingt-sept jours pour me retaper à la clinique A., laissez-moi rire, Docteur. Chaque centimètre carré de mon corps me fait mal. Je me tourne autour avec une petite hache, j'enlève un petit morceau chaque jour. L'arbre tient toujours droit.

Je devrais n'en avoir rien à faire de mourir sans nom, l'anonymat complet. Mais « j'enrage ». Comment mourir avec cette rage ? Je ne me donnerai jamais la mort par acte violent avec une arme ou une corde. Partir dans le sommeil, dans le rêve.

Lors du dernier entretien, le Docteur B. m'a dit : « C'est comme si vous n'acceptiez pas de ne pas être en manque de quelque chose. » Oui, je crée toujours un état où je suis en manque de.

Je sens mon enfermement de plus en plus construit, rigide, conscient, voulu, inébranlable.

Tu as bien fait, Solenn, et toi aussi petite Rosalie de partir bien avant moi. À quoi me sert-il d'attendre ? La vie est absurde, illusoire, fausse, décevante, pas intéressante, omniprésente, omnipotente, lourde. Elle m'a rendue lourde.

17 septembre 2006

5 h du matin. C'est au temps à disparaître, pas à moi alors je le casse, je le tords, je l'inverse. Mon horloge à moi, elle a des aiguilles qui tournent à l'envers.

20 septembre 2006

11 h 10. Je n'ai envie que d'une chose : reposer. Ce grand ciel bleu et toute cette vie qu'il faut écouter, ce temps qu'il faut vivre, toute cette attente avec ce corps qui pèse et que je voudrais aplatir, étirer, même mince. Pourquoi cette graisse revient-elle toujours ? Le corps rend le temps insupportable, douloureux, long, si long. Il n'y a aucune place pour ce corps lourd et grossi. Il rentre dans ma tête, il la rend lourde et laide.

Il pèse, comment avoir même envie de danser avec ça ? Je le hais, moi je rêve de souffle, d'air, et lui, il est plein, pesant, mou de partout, gonflé, boursouflé. Il se traîne là, il s'avachit, il profite, il engraisse, il s'épaissit, il s'accroche à moi, il sera toujours mon entrave, ma peur, ma menace. Pourquoi me grossit-il ainsi ? Je ne t'aime pas, tu m'entends ? Tu es toujours entre moi et la vie, toujours contre moi. Tout ce que tu aimes, je le déteste et le combats, seul l'effort peut t'éliminer. L'écriture ne peut rien contre toi, elle n'est que la preuve de mon impuissance et de mon accablement. De quel droit, sale corps, veux-tu profiter de la bouffe ? Tu ne voudrais pas te faire plaisir en plus ? Plus tu te fais plaisir et plus tu me fais souffrir. Moi, mon seul plaisir, c'est de te voir maigre et plus maigre encore.

Minuit quinze. J'ai pleuré en mangeant (mon repas normal) ce soir parce que je vais vous voir, Docteur. J'essaie de vous tuer, de tuer ce à quoi je crois quand je vous vois et croyez-moi, j'y mets toute mon énergie. Je devrais vous fuir puisque vous représentez ce qui me rattache à la vie, à ce « oui peut-être... »

Or je m'accroche, vous me rendez la tâche difficile, car je n'arrive pas à vous dire « Voilà, je suis venue pour la dernière fois, j'abandonne. » Je n'aime pas la vie, je l'arrête, je la rejette de toutes mes forces, mais quand vous me montrez ce petit bout de vie qui part de moi et qui pourrait se tisser autour de moi, la vie fait moins peur.

Je me tiens toutefois sur mes gardes quant à vous, car à trop vous encenser, j'ai dû me raviser, cesser de me répandre sur vous, de vous couvrir d'éloges. Vous n'aimez pas cela d'ailleurs, l'idolâtrie. Je souffre de ne plus pouvoir vous écrire comme je l'ai fait pendant des semaines, trop, beaucoup trop, mais c'est mieux ainsi. C'est plus normal et pas moins efficace pour autant. J'ai tout de même toujours un peu peur avant l'entretien depuis que vous m'avez fait comprendre que j'étais envahissante (voir mes lettres chaque semaine de plus en plus prolixes) et que je ne devais pas compter que sur vous pour la psychothérapie. Si je vais voir un ou une autre psy, ce sera par souci de bien faire mes devoirs, d'être obéissante, mais nullement par conviction. Je vous le dis, je vous le répète, vous serez le seul, quoique vous en disiez. Laissez-moi tomber si cela vous gêne trop.

22 septembre 2006

Comment répondre à votre question, Docteur : « Pourquoi voulez-vous tuer les envies puisqu'il y en a ? » « Vous les réprimez, mais elles sont là ». Je ne sais pas, Docteur. « Vous voulez les tuer toutes pour qu'il n'en reste qu'une seule. »

Quand je vous dis que je ne fais rien de mes journées, rien avec mes mains notamment vous m'arrêtez. « Non je ne suis pas d'accord, vous faites quelque chose avec vos mains. » Oui, je bouffe. Donc pour vous, bouffer c'est faire quelque chose malgré tout. Je le sais aussi, mais aux yeux des autres, c'est une perte de temps, d'argent, ce n'est que de la destruction. Pour vous, c'est une façon (destructive et douloureuse bien sûr) d'utiliser son corps pour quelque chose. Je ne peux pas danser, me mettre dans un autre mouvement, un autre langage alors je bouffe. Mais pour vous, il sait et peut faire autre chose ce corps que bouffer, se remplir et se vider.

C'est dur le soir après le dîner, toujours cette atroce envie de bouffer avant de me coucher. Là, il est 22 h et j'en ai envie depuis que j'écris. Je voudrais ne rien faire, même pas écrire à Nathalie, car l'émotion peut déclencher la crise. J'y ai droit, car je fais des efforts, tel est mon fonctionnement mental. Comment ne rien faire pour que l'envie n'augmente pas et soit gérable, qu'elle reste certes, mais ne m'envahisse pas ?

23 septembre 2006

23h45. Des journées comme celle-ci où l'on voit tous ces visages aimés, la clinique A., Laurence, Arlette, Nadine. Ma clinique A. Laurence sait par vous que je viens à la clinique A. en octobre. Arlette n'avait pas l'air au courant.

27 septembre 2006

Les mots entravent les émotions et le mouvement, du moins, est-ce ce que je ressens en danse, élan, rupture, douceur, les trois mots sur lesquels Nathalie nous a fait travailler hier soir. Je n'ai rien ressenti, je n'aime pas parler avec ma bouche et ma tête en même temps. Elle coupe la parole à mon corps, je n'ai pas pu exprimer ces trois états, car il fallait prononcer le mot et faire le mouvement en même temps. Nul autre que soi-même ne porte en soi son devenir. Je porte en moi la mort à venir, je ne sais quand Docteur, je fais semblant de vivre en attendant. Tout ce que vous me faites regarder, tout ce qui gravite autour de vous, je n'en parle plus à personne, mais je l'ai en moi. Je ne vous aime pas comme un amoureux, je vous aime parce que vous êtes ce que j'aime. Les autres hommes sont nuls, oui je suis idéaliste, je veux du grand, du beau, de l'aiguisé, du simple et de l'humain, mais sentir que je suis portée, transportée, soulevée, que j'ai envie tout à coup de toucher à tout, d'être touchée.

28 septembre 2006

Oui Docteur, ce n'est pas tant la perte de la danse, je n'ai pas peur de Nathalie en atelier, que la peur de prendre sa place à la boulimie qui m'effraie. Elle reste la priorité, ce qui est accessible, facile, effaceuse de temps, remplisseuse, elle fait tout et tout de suite et depuis toujours, cela fonctionne ainsi. Alors le reste étant plus lent, décevant aussi souvent et dur surtout, elle, elle n'a aucun mal à garder la position de favorite.

Dormir pour éteindre le temps.

Je ne suis pas allée au cours technique de danse à dix-huit heures. J'avais envie de mourir, de disparaître plutôt, ne plus rien dire à jamais. Ai-je seulement du regret ? Suis-je triste ? Je ne suis pas bien Docteur, c'est tout ce que je puis vous dire, je n'avais pas envie de bouffer, mais j'ai bouffé pour ne pas aller à la danse. J'ai rendez-vous avec cette nouvelle psychiatre demain. Je suis tenue d'y aller, mais je n'ai pas envie. Je ne sais pas si un jour j'arriverai à « raccrocher » avec un autre psy, comme Nathalie me le conseille aussi. Que va-t-il se passer après ce dernier séjour à la clinique A. ?

O ma Laurence, toi tu sais ce qu'il y a dans ma tête depuis le mois d'avril. En dehors du Docteur B. et de la clinique A., je suis perdue, éteinte, hébétée, indifférente. Je vais droit dans le mur. Vingt-sept jours dans ma maison et après, Docteur ? Je suis fatiguée de vivre seule ici, à sa merci sans vous, trop loin de vous Docteur, trop loin de la clinique A. Je ne réintégrerai jamais la vie sociale normale. C'est trop enkysté, trop dur, trop coincé, rouillé tout ça. Je vivrais encore longtemps si je vivais à la clinique A. Je m'entête. Je n'aurai pas ce qui pourrait me rendre la vie supportable et même joyeuse par moments. Je ne suis bien (et ce aussi dans mon corps) que le jour où je vous vois et les trois ou quatre jours suivants. Je ne vous le dirai plus jamais dans mes lettres, ni ne vous le lirai, mais tout est dans ma pensée, intact, comme en avril. J'aime la danse, mais sans vous, je ne peux pas l'aimer assez pour lui donner le droit de parole sur la boulimie. J'ai besoin de l'aimer avec vous.

21 octobre 2006

CLINIQUE A.

Un homme, ce serait l'audace, la folie avec de la délicatesse, de la tendresse et un infini raffinement. Autant dire que je ne l'ai pas encore rencontré !

23 octobre 2006

13 h 15. Moi, mon espace et mon temps, mon rapport espace/temps, mon seul espace-temps possible, ce serait dans l'aller-retour, le partir revenir, le lâcher-tenir. Seuls ces mouvements peuvent être mon mouvement à moi, ma marche, mon énergie, mon souffle.

Plus qu'ici, c'est d'ici (de la clinique A.) que je puis être.

Regard, apaisement, absence sont les trois mots que j'ai choisis pour l'atelier danse. Reste à les chorégraphier…

Inertie, plus vouloir, inutile, abandon, perte, temps et corps insupportables. Pour que j'aime un homme, il faudrait qu'il soit, qu'il fasse comme j'aime sans que j'aie à le lui demander, ou à le lui suggérer, encore moins l'exiger. Il faut que ce soit lui d'abord, de lui-même parce qu'il est ainsi et pas autrement, parce qu'il ne l'a pas fait par rapport à moi, qu'il est déjà ainsi et que c'est cela qui m'a attirée, séduite, électrisée, accrochée, plu. Il faut que j'aime le regarder, que j'ose à peine le regarder tellement il me plaît. Il faut que j'aie peur avant de le voir, que je sois transie, toute chamboulée, avoir envie de le voir, de le toucher, qu'il me voit parce que c'est plus important et plus enveloppant, plus extraordinaire, plus essentiel, plus que tout, que le reste autour peut venir après, parce qu'il y aura eu lui d'abord. Il faut que ce soit lui qui soit comme j'aime.

« Amusez-vous, explorez pour aller dans des mouvements où vous êtes bien, où vous aurez du plaisir. » C'est ce que tu nous dis en danse Nathalie, s'autoriser. Quand je vous raconte, quand je vous montre Docteur, c'est pour dire que je me sens autorisée grâce à vous à suivre mes pulsions, mes envies, à être libre d'avoir du plaisir si j'ai une pulsion sexuelle par exemple, comme cet après-midi. C'était magique.

Il faut se sentir belle quand on a envie de jouir, mais pas forcément se faire trop belle comme si on prévoyait, comme si on s'y préparait trop à l'avance. L'envie du désir sexuel et du plaisir, ça vient de je ne sais où, dès qu'on a envie, il vaut mieux ne pas trop réfléchir à pourquoi on a envie.

« Je me sentais rouillée au stage de danse », vous ai-je dit. « Je dirais brouillée », avez-vous rectifié. C'est joli, Docteur et c'est vrai. « Parce que vous n'aviez pas ce regard et qu'il a dû être difficile de faire sans cela. »

Je fais ici allusion au stage de danse chez Nathalie où je me suis retrouvée en rivalité avec d'autres filles beaucoup plus danseuses que moi et que Nathalie a trouvé formidables.

Je vous ai raconté que dans un fantasme de plaisir cet après-midi, j'avais rêvé d'avoir tous les sexes d'hommes pour moi. Cela m'a aidée à jouir.

« Que vous vouliez tous les sexes d'hommes, c'est le fantasme que vous avez aussi dans la boulimie ou l'anorexie, mais là vous avez affaire à quelque chose que vous aurez à garder. » Oui Docteur, c'est bien pour cela que je devais vous en parler à vous, de cette jouissance de la masturbation. Vous êtes si simple et délicat que je me sens en confiance pour vous en parler, pour vous confier ces moments intimes. Vous avez ajouté : « Que vous vouliez tous les hommes... et alors... » dans le sens « pourquoi pas si tel est votre désir. » Pour que je puisse garder ce désir et l'assouvissement de cette pulsion, il faut que je puisse vous le restituer d'abord et le reprendre après pour être rassurée, pour me dire que vous, Docteur, vous allez m'autoriser, me donner cette liberté qui m'appartient en premier parce que tout le monde a des pulsions, des fantasmes. C'est normal et vital. C'est dans le sens de la vie donc je suis dans la vie et comme tout ce qui est dans la vie, j'ai du mal avec. Vous savez tout cela.

Un des moments que je préfère quand vous êtes dans ma chambre à la clinique A., c'est quand vous regardez mes photos : « Bon alors ces photos, Véronique, vous me dites qui sont tous ces gens ? » Ce sont des photos du stage de théâtre/danse de cet été. Je vous montre Nathalie que vous imaginiez plus jeune et Nicole. « Et vous là, que pensez-vous de vous sur la photo ? Comment vous voyez-vous ? » Je ne sais que dire, gracieuse... ? C'est vrai que je le suis, mince comme une sylphide, la jambe toute ferme et tendue, les pointes bien tirées. Je me plais assez il faut dire, mais c'est dû uniquement au fait que je suis mince sur la photo. Une certaine fierté...

Je vous dis : les bras un peu maigres, mais au fond, j'aime bien.

Vous enchaînez : « Mais vous dites donc les jambes fines... vous voyez combien cette photo peut vous restituer une autre image de votre corps par rapport à cette disproportion que vous avez de lui. » Je vous parle de l'idée de la vidéo que m'a proposée Nathalie. « Cela vous permettrait de vous voir autrement, avec du recul. » Vous avez le regard, la tête tournée vers moi quand vous me parlez. Nous sommes debout côte à côte devant le panneau de photos. J'aime les moments où vous vous occupez de moi, c'est rassurant, et je suis si fière de vous montrer des photos de moi en « danseuse ». Quasiment une demi-heure avec vous. Ce sont mes plus beaux moments de vie, vous savez, Docteur.

Vous m'autorisez à aller aux ateliers de danse le soir et je rentre tard à la clinique A. Vous savez combien c'est important pour moi. Ici c'est le rêve, je peux tout vous raconter de mes activités extérieures ou à l'intérieur de la clinique. Vous confier mes pensées, Docteur, mes envies, mes désirs m'aident à avoir envie de les garder, de ne pas les détruire, les écraser, les mépriser, les regretter. Cela m'aide aussi à ne pas être dégoûtée par les sexes d'hommes, de ne pas haïr tous les hommes de la terre. Vous m'autorisez à avoir ce plaisir-là. J'associe ce plaisir que je m'autorise (fantasme et jouissance) à la liberté.

Ce matin, je marche dans le couloir avec mon pot d'eau chaude pour le petit-déj vers ma chambre, et dans un pas, le temps d'une seconde, je suis libre et bien, belle, contente de moi, en accord avec moi. Le désir et le plaisir d'hier ne sont pas mal ressentis ce matin, je ne les ai pas évacués. Je ne suis plus dedans, mais il est dedans, je me le suis approprié.

Hier je n'avais pas envie de me retenir, de me frustrer, de m'empêcher, de me fermer. Je laissais venir dans ma tête tout ce que je sentais. Pouvoir vous dire, vous raconter à vous Docteur que je suis moins dégoûtée par les hommes (leur désir pour moi, car leur désir bloque le mien). Je les rejette et les méprise moins. Et aussi, pour le moment, à ce jour, savoir prendre d'eux ce dont j'ai besoin, envie, sans tout exiger d'un homme sur tous les plans, qu'il me comble physiquement, intellectuellement, émotionnellement, culturellement, etc.

Hier après-midi j'ai réalisé que l'envie, le désir, la pulsion pouvaient venir très vite, mais que le plaisir demandait du temps. Je suis contente de moi et tranquille comme si j'avais réussi quelque chose, que j'« y » étais arrivée. C'est moi qui l'ai fait, pour moi, c'est un petit exploit. Je faisais ici allusion à mon fantasme sexuel.

Est-ce que se sentir libre avec ses pulsions, sa libido, c'est être libre toute entière ? La libido, en étant libre, que libère- t'-elle ?

J'ai envie de donner, là, ce matin. Pas de vider, de jeter, d'évacuer. Je suis bien avec les autres, je le ressens physiquement et cette sensation est confortable. Je peux manger en mettant des miettes partout et en faisant du bruit, ce n'est pas sale, je ne suis pas sale.

14 h 10. Docteur, c'est particulièrement important, voire primordial, essentiel, de suivre ses pulsions ou sa libido, de la laisser s'écouler comme elle vient. Elle sait où elle a envie d'aller, il faut laisser faire, faire ce que l'on aime, ce que l'on sent dans son corps, sentir ce que veut le désir. C'est le désir qui guide, on ne le guide pas, c'est lui qui fait. Est-ce que le plaisir sexuel peut aider à être réceptif aux autres plaisirs ? Je veux dire à accepter les autres plaisirs, à se les donner et à les garder ?

17 h 20. J'attends que vous passiez Docteur, et tout s'emmêle dans ma tête, comment vais-je m'y prendre pour dire tout ça ?

Je méprise les hommes pour les tenir à distance, leur désir de moi implique un mépris, mon envie de les détruire (castration, etc., je connais tout ça). Pourquoi serais-je obligée d'avoir une relation sexuelle avec un homme alors que j'arrive à jouir à partir de mes propres fantasmes ? Je jouis justement parce que l'homme n'est pas là réellement, et que je peux le remplacer par un autre dans mon imaginaire.

Cet après-midi, mon fantasme était avec un inconnu. Que dois-je faire ? Assouvir mon désir seule ou l'assouvir avec lui ? Je n'ai rien à faire de lui ni d'aucun homme en fait et surtout, je n'ai plus envie de m'occuper d'eux pour les faire jouir (fellation, etc.)

25 octobre 2006

Vers 14 h. Je suis fatiguée Docteur, plus de forces, de moins en moins, je suis mangée, grignotée, dévorée, déchiquetée.

Je veux juste un lieu où je pourrai encore vous voir, juste que vous m'aidiez à rester en vie comme je pourrai sans forcer, sans y être forcée. Y a-t-il un endroit possible quelque part hors de moi où je puisse reposer ?

Quand je vous disais Docteur, que je me sentais autiste, j'entendais par là que je n'étais pas là au milieu des autres, comme si je voulais être derrière, dehors, au-dessus, à côté (pas aux côtés), mais pas avec eux dans leurs mots, dans leurs gestes, dans leurs envies. Ne pas avoir à entrer en contact avec eux. Séparée. Je me sens autiste à la danse surtout quand on doit faire des compositions ensemble, des propositions de travail. Je n'ai aucune idée comme si l'imagination de l'autre empêchait la mienne. Au point où je suis arrivée Docteur et ce depuis avril, plus fort encore, une seule chose me tient debout : vous.

Pouvoir vous montrer, vous dire si j'y arrive encore « ce qui ne veut plus », « ce qui ne peut plus. » Cette vie je ne la finirai pas, ce sera une histoire inachevée comme le livre *Théodora* de Marguerite Duras. « C'est trop difficile et ce difficile ne vaut pas la peine » dit-elle.

C'est seulement ici auprès de vous, quand je peux dire que je suis arrivée à la mort, que j'ai encore un peu envie de vivre, pour rien, juste pour vivre. Comme si après avoir pu mourir j'acceptais de vivre encore un peu, en vie, mais soulagée d'elle, soulagée qu'elle puisse vivre sans moi, sans rien me demander.

Se sentir autiste, c'est d'un seul coup d'un seul ne plus vouloir parler, ne plus vouloir entendre, ne laisser plus rien entrer ni sortir, ne plus avoir à être, sortir de ce que les autres voient de moi, l'enveloppe, ce qu'elle contient et qu'elle diffuse, ne plus être soumise à leur demande, à leur attente, à leur absence.

Pouvoir « s'évamourir » parce que la confrontation de leur monde et du mien est insoutenable, me fige, interdit ma pensée, la suspend, l'atomise, lui fait mal, la bouscule. Le vivant de leurs mots, leurs gestes, leur regard me font mourir.

Vivre aussi fort que ses pleurs, de ces pleurs qui sont comme les derniers jours d'une vie, de sa vie. Ces pleurs dont on voudrait qu'ils ne s'arrêtent jamais, pas même sous le coup de l'ultime soulagement. Le soulagement, il est dans ces pleurs-là, là, pas dans l'arrêt du vivant.

Pleurer ce quelqu'un, le pleurer encore, ne jamais finir de le pleurer cet absent, ce manquant, ce renoncement obligé, irrémédiable, tout puissant, ce que l'on ne peut rejoindre, ce que seuls les pleurs rapprochent.

Des pleurs qui protègent, que l'on met tout autour de soi et tout autour de l'autre, les mêmes pleurs pour lui et pour soi, pour être sous le même toit, le même émoi. Des pleurs qui retrouvent le chemin de soi, des pleurs qui viennent de l'autre ou de soi, je ne sais pas. Si je savais, je ne pleurerais pas.

Les pleurs, ce sont les orgasmes de l'absence ou de l'immense présence, de celle qui vous place hors du temps et de l'espace, la présence qui comble et dont vous savez un jour qu'elle sera la seule qui se puisse, la seule certitude, le seul désir encore et encore désiré. Une absence qui troue, qui creuse et se remplit des larmes du manque, des pleurs qui vont cesser parce qu'ils ne sont plus aussi beaux et qu'il faudra vivre à nouveau. Jusqu'à retrouver l'endroit d'où l'on pleure et l'écrire, écrire ce que l'on ne pourra jamais dire, assez dire. C'est ça pleurer, garder pour soi cet endroit de soi où l'on peut dire encore après l'avoir déjà dit.

Des pleurs écoulés de moi le temps de l'apaisement se coulent en moi à mesure que la douceur de la mort frôlée me quitte et que revient l'effroyable vie.

22 h 20. C'est quand on comprend réellement ma détresse et ma difficulté relationnelle avec le dehors et quand je peux dire que je ne veux plus, que je n'ai plus la force, que je n'en peux plus, que je sens la mort approcher, que je pourrais même me dire qu'elle est imminente, qu'il n'y a plus beaucoup de temps à tenir, seulement alors que je peux lâcher, me lâcher, pleurer de ça, avec ça, du plus profond. Et là seulement aussi, dans cet état seulement, la bouffe me lâche. Dès que je reviens dans le normal, dans le faire face, dans le lutter, tenir, travailler, projeter, entreprendre, faire, la bouffe est là à nouveau.

Cela fonctionne aussi quand je fais trois crises d'affilée les nuits chez moi. C'est seulement au bout de la troisième que je lâche comme si le passage pour aller à la mort était dégagé, et que je pouvais enfin sortir de la vie. Là, je souhaite fort que le sommeil me prenne et ne me fasse plus jamais rouvrir les yeux là où je les ai fermés.

Ça, je peux le dire à vous, à Laurence et à Arlette.

L'institution ? Sans vous et le pavillon de la R. ? Je préfère mourir seule chez moi qu'entre les murs d'une institution qui ne comprendrait rien, comme cette infirmière de nuit ce soir. « Expliquez-moi pourquoi vous avez peur. La peur n'évite pas le danger, si vous m'expliquez ce qui se passe, vous dormirez. La clinique A. est votre famille ???! Comment ? Qu'est-ce que j'entends ? La clinique A.est une clinique ! » Voyant que la discussion n'est pas possible, je quitte l'infirmerie et j'en reste là. Non, jamais ça, Docteur, et je sais qu'ailleurs dans une autre institution, un centre, j'aurai affaire à du personnel étranger comme cette infirmière. Moi, pas confiante en eux et eux, ne comprenant rien à moi. C'est pire que tout, pire que l'isolement chez soi. La clinique A., cela fera dix ans l'année prochaine que je connais, que l'on m'y connaît. Je n'y risque rien et surtout pas d'y être enfermée pour ce que je dis ou fais.

Ce soir Arlette me tenait contre elle, tenait ma tête dans ses mains et embrassait mon front. Elle m'a dit, comme elle l'a déjà fait : « Au fond, on est un peu ta famille ». Il faut des années pour construire cela Docteur, des années. Me retrouver ailleurs, en étrangère, je suis très sceptique et j'ai peur. Je repense aux cliniques où je suis allée avant ici… terrible, plus jamais ça.

Je comprends que vous ne m'imaginiez pas dans une institution, je comprends aussi combien c'est difficile pour vous de trouver une solution pour moi, pour m'aider. Arlette m'a dit que vous aviez compris que je n'arrivais pas à vivre dehors, que vous aviez essayé toutes les pistes pour construire quelque chose dehors (les activités, etc.)

« Je pense que vous avez encore à des moments des pulsions de vie très fortes ». Comme c'est dur Docteur, dur et changeant : un coup figé (fermé), un coup ouvert, possible, pulsion de vie contre pulsion de mort, en permanence. Arlette m'a dit que vous aviez compris que je n'étais bien qu'ici : « Il le voit, il le sait, mais il ne peut pas te garder ici tout le temps ». L'institution (ou le lieu d'accueil après la clinique A.), nous allons en reparler ensemble, mais déjà, je suis rétive, car je reste sur mon idée de vivre à la clinique A. six mois sur douze. Je veux garder cette possibilité comme seul réconfort, seule chaleur, être auprès de vous le plus souvent et le plus régulièrement possible pour vous parler.

J'étais en colère ce matin, après et pendant l'entretien. Je ne me mettrai pas en colère contre les autres dans les autres instituions, je m'enfuirai. Vais-je vous perdre Docteur ? C'est la première chose à laquelle j'ai pensé, la première et insurmontable peur, vous perdre.

Peur que vous me remettiez entre les mains de psychiatres dont je n'ai rien à faire.

26 octobre 2006

9 h 45. J'ai l'impression que je me retiens de plus en plus, que je me retiens en moi comme si rien ne pouvait sortir librement. De plus en plus dur de parler, de penser, de danser. J'ai tellement dit, j'ai tout dit. Je veux juste qu'on n'oublie pas l'essentiel de ce que j'ai dit dans ma lettre en avril, à vous Docteur, à Laurence et à Arlette. La bouffe découpe ma tête, ma pensée, elle en suit minutieusement tous les contours, elle s'applique chaque jour un peu plus. Je vois ses ciseaux à l'œuvre et je sens bien quand il manque un bout, un morceau, qu'il y a un trou à la place. Je peux reconstituer un peu ce vide, le faire moins béant, mais plus le temps passe et moins j'ai le temps de garder cette reconstruction. À nouveau ça se découpe et c'est enlevé, ça m'est arraché.

Ce qu'il faudrait, c'est être ici dans cet endroit que j'ai fait comme un nid, où les autres me font moins peur, où je suis moins confrontée à eux pour pouvoir aller de l'autre côté, dehors, pas longtemps. Franchir la frontière, mais toujours revenir ici, aller de l'ombre à la lumière parce que d'ici, j'ai encore un peu envie de voir dehors.

Dès qu'il s'agit d'échanger, de transmettre, de faire passer, circuler de moi aux autres, je ne veux plus. Pourquoi n'ai-je pas été rassurée par les mots de Claire (une participante de stage week-end chez Nathalie) ? « Je sais que tu peux être généreuse, tu donnes, j'ai fait des impros avec toi et je sais que tu es capable de donner, que tu as cette envie. » Moi je me sentais toute rouillée comme je vous l'ai dit, Docteur, incapable de mettre mon imaginaire au service de mon corps, peut-être parce que je sortais d'une période de boulimie intense et que j'étais vidée, épuisée, incapable de donner.

Je me sens de plus en plus malade, Docteur. Quand je fais des efforts à la danse avec Nathalie, avec les autres, c'est pour qu'ils ne sentent pas l'odeur de ma mort, de mon impuissance, de ma détresse, de mon « Je ne peux pas faire autrement, je ne veux pas faire avec vous ».

Un autiste, il n'est pas obligé ni envers lui ni envers les autres, il ne sait pas les codes des autres, donc il n'a pas à faire des efforts puisqu'il n'en souffre pas, ça, c'est bien. Mais je ne connais pas tous les mécanismes de ce trouble.

Mes pulsions de vie, mes désirs que vous dites voir encore en moi Docteur, elles ne sont pas là pour lutter contre les pulsions de mort, mais pour les raviver, les rappeler. Ne pas avoir à vivre tout ce temps en continu. L'élan de vie devrait me rassurer, me rendre plus joyeuse par rapport à la vie. Au contraire, il me fait voir la vie comme une ligne à vivre dont on ne peut s'échapper, de laquelle on ne peut dévier.

28 octobre 2006

7 h 55. Dans ma nouvelle chambre, côté soleil. C'est beau un soleil qui s'étire dans son ciel, un soleil qui va se lever.

13 h 45. Le désir sexuel des hommes les désidéalise à mes yeux, ils sont incarnés tout à coup, réels. C'est beau quand c'est loin, en pensée, quand ça fait sourire seule dans la rue ou dans le bus en regardant au travers de la vitre. L'amour ou le désir/plaisir, ce n'est pas sale quand je l'ai seule. Avec un homme c'est sali parce qu'il n'est plus exactement comme je l'avais imaginé. Il y a d'autres choses de lui que je ne maîtrise pas.

La seule chose qui ait de la permanence pour moi, que je peux répéter à l'infini, c'est la bouffe.

Ce matin, je vous ai dit : « Avoir toujours en mémoire, c'est avoir toujours dans la bouche les mots prêts à sortir, disponibles dans l'instant, chaque fois que je le décide. Il faut que tout ce que j'ai appris et que j'ai à apprendre reste à la surface, visible, lisible par ma pensée, ma mémoire comme sur un grand tableau où tout serait inscrit sans trou, sans vide, sans manque. Et pourtant j'ai besoin d'être dans le manque : le manque ou la privation de certaines nourritures, le manque de certaines personnes pour les idéaliser, les désirer de loin sans avoir à me confronter à leur réalité. C'est comme si quand ils sont là, je voudrais déjà qu'ils n'y soient plus pour que vienne à nouveau le moment fugace et magique de la rencontre, du contact renoué.

29 octobre 2006

Le silence, c'est un gland qui tombe du chêne et que le promeneur saisit dans son oreille, du vertical en chute libre, bruit net et sec du sol à l'oreille, l'oreille qui attrape le son.

30 octobre 2006

Ce que je voulais vous dire Docteur, pour que vous m'aidiez à entrer en contact avec l'autre : l'autre me pulvérise, je ne l'entends pas, il y a des mots, des fragments, mais ça ne me parvient pas, ça ne rentre pas, ça ne passe pas. Je ne reçois pas l'autre, mais en plus moi, je n'émets rien, il n'y a pas de connexions.

Quand je danse, que je peux arriver à refaire le mouvement de Nathalie ou des autres, c'est comme si l'autre, l'extérieur avaient pu passer, s'infiltrer sans les mots. Sentir le mouvement et le refaire avec mon corps, toute seule, de moi-même et du dedans, cela me fait me sentir joyeuse et contente d'un coup parce que je me suis reliée, j'ai capté, je me suis enveloppée, protégée, mais pas isolée, coupée. Autiste parce que je ne reçois pas et que je suis perdue ; ni avec moi ni avec l'autre. C'est là que j'ai envie de mourir, de disparaître, d'être effacée, de ne plus avoir à être là parce que je ne peux accéder à l'autre. Et pour ne pas mourir dans l'instant, je bouffe.

Aidez-moi à ne pas me gâcher, Docteur.

31 octobre 2006

Un V d'oiseaux dans le ciel matinal, un cerf-volant d'oiseau. Non seulement « Les oiseaux sont toujours bien habillés » comme le dit Fernand Léger, mais ils sont les danseurs les plus aériens et les plus libres.

Comme l'autre m'angoisse quand il faut partager, échanger et que je n'arrive pas à l'entendre, à le comprendre, à faire entrer dans ma tête quelque chose de cohérent, tout est haché, fragmenté. J'entends par bribes, quand l'autre a fini de parler, je ne sais pas ce qu'il a dit et c'est la panique ou le vide. Si je suis obligée de rester, le malaise monte et l'autre voit que quelque chose ne marche pas dans ma tête, que je n'écoute pas ou bien s'il ne le voit pas, s'il ne le réalise pas, c'est que j'ai trouvé un subterfuge pour assurer, faire face, jusqu'à la fuite. Comme je n'arrive pas à faire fonctionner ma pensée en accord, en relation avec l'autre, à recevoir ou à renvoyer, il n'y a qu'un seul endroit où je peux me réfugier : la boulimie, juste pour mourir à l'instant particulier de ce supplice, pas pour toujours. En bouffant, nul besoin de faire des efforts, d'être attentif à ce que dit ou propose l'autre, la boulimie est autonome. Ça utilise de la matière qui ne fait pas réfléchir, ça peut se mettre à la place de cette mécanique dans une tête qui est inadaptée aux autres. C'est comme si eux, ils avaient le code, ils savaient comment accéder les uns aux autres, se contacter (entrer en contact) et se détacher. Les autres ont un dénominateur commun, le dessus de la fraction, c'est leur propre identité, le dessous, c'est ce qui leur permet d'utiliser cette identité pour aller de l'un à l'autre. Ils ont une structure qui accepte l'autre, ce qui est autour, dehors.

Je suis là, ils me voient, eux, ils parlent, ils rient, ils racontent, ils s'expriment et moi, je me sors de moi, la présence de l'autre m'arrête, me vide. La présence, ce peut être une voix au téléphone. Je veux, je cherche tellement à exister grâce à l'autre, pour l'autre, tout entière que je me mobilise beaucoup d'énergie pour avoir ça, cette preuve que j'existe vraiment pour lui toujours immédiatement et partout. Il faut faire ou dire quelque chose de spécial pour que l'autre me sente là, et qu'il ait envie de continuer à être avec moi, en ma compagnie. Je me sens toujours dans l'effort quand j'ai à parler avec quelqu'un, je ne sais pas avec quoi parler, je ne sais pas comment ça peut venir tout seul alors j'anticipe parce que l'autre va m'adresser un message sur lequel je vais glisser. Je n'ai pas reçu le message, mais je dois m'arranger pour renvoyer quelque chose malgré tout.

Je mélange tout, je ne suis nulle part et partout à la fois, j'entends tout autour et rien de ce que je devrais entendre, rien de la personne à laquelle il faut être attentive.

Je n'ai que de l'autre dans tout moi, toute sa pensée occupe la mienne, se l'approprie. Je me laisse « prendre » la pensée, ainsi, au moins y aura-t-il quelque chose dans ma tête. Mais du coup je réponds avec sa pensée à lui, pas avec la mienne et le temps que va durer le soi-disant échange est de plus en plus dur, de plus en plus fabriqué et faux. Cette pensée de l'autre dans ma tête est inutilisable parce qu'elle n'est pas à moi, qu'elle a pris la place et qu'il faut faire comme si c'était moi qui répondais, qui réagissais avec moi, avec ma matière, mes outils, mes arguments, mes connaissances. Or c'est lui qui est là et moi absente, ailleurs, et je laisse l'autre parler. C'est cela cette incapacité, cette impuissance à entendre, à écouter donc à renvoyer, à restituer qui me fait seule. Je suis « la seule », je n'y arrive pas. C'est tellement difficile et intenable sur le temps, sur la vie que je rentre dans moi, je m'installe dans la bouffe non-stop, j'efface l'autre pour que plus jamais je n'aie à lui donner, à l'écouter, à écouter sa vie à lui qui me prive de la mienne.

Si je pouvais ne fonctionner qu'avec moi sans les autres, sans la densité et le poids de leur vie dans ma tête alors il n'y aurait plus de décalage, il n'y aurait plus un rond avec moi toute seule et un rond avec eux dedans qui grouillent. Il n'y aurait plus d'angoisse puisque je ne sentirais pas la pression ou l'abandon de l'autre, l'obligation de parler, d'échanger, d'être en commun, de proposer, de dire oui, non, je ne sais pas…

C'est donc un passage obligé d'être au minimum deux, pas forcément dans la même bulle, mais dans deux ronds qui se rencontrent, se croisent, se touchent, vont, viennent, se cherchent et puis s'éloignent. Le mouvement. La boulimie longue, infinie pour toujours donc rassurante, sans risque, immuable, sûre, ne changera jamais.

J'aurai toujours ça au moins, sans surprise, mais sans déception, sans frustration, sans peine ni tristesse, ni manque, ni absence. C'est installer pour toujours un monde rien qu'à moi, rien qu'avec moi, je reste en vie, mais je n'ai pas à y être. J'ai tout en fait : la vie, ce qu'il suffit de vivant pour bouffer, vomir, dormir et la mort de ce qui pourrait m'empêcher de ne vivre qu'avec ça, que de ça et pour ça. Je préfère ne pas penser du tout qu'avoir à penser avec la pensée des autres parce qu'elle me fait mal, elle me gêne, je ne suis pas bien avec elle, pas tranquille. Elle me demande une concentration psychique que je n'ai pas.

Faire les choses « pour que », c'est usant et souvent décevant : pour qu'ils voient, pour qu'ils sachent, pour qu'ils entendent, pour qu'ils écoutent, pour qu'ils comprennent...

Docteur, pourquoi est-ce qu'avec les personnes que j'aime le plus, qui comptent le plus, je suis si souvent empruntée, maladroite, lourde, exubérante ou révoltée, que j'ai souvent l'air de ne pas être naturelle, moi-même, d'en faire trop ou de faire exprès, de ne pas faire parce que je me dis que c'est comme cela qu'il faut faire pour être vraie ou que c'est comme cela qu'elle préfère que je sois ? Je cherche toujours « comment je vais être pour bien être », bien être comme on dirait « bien faire ». Comment faire pour bien faire ? J'anticipe, je prépare dans ma tête les mots, les réactions et ça tombe toujours à côté.

Je vous ai dit hier soir que vous étiez quelque chose de solide contre la mort, ça c'est puissant pour moi, je vous demande donc simplement de m'aider à continuer à y croire, aidez-moi à être reliée aux choses, aux autres et aussi reliée à moi-même.

Ce « pour que » dont je parlais ci-dessus, c'est comme pour être belle quand on se prépare, qu'on attend et qu'on se regarde sous toutes les coutures au point que ça vous empêche de faire quoique soit de peur que les vêtements ne bougent d'un pli ou que la mèche de cheveux ne parte de l'autre côté. Pour être belle, il ne faut pas le préparer.

Idem avec l'écriture, elle est belle si elle m'a surprise. Comme dit Anne Teresa de Keersmaeker, « c'est une évidence. » On ne pouvait pas le dire autrement et pourtant dieu sait si on ne s'y attendait pas, ensuite bien sûr le piège, c'est de « vouloir » que ça revienne.

Les pleurs c'est liquide et éphémère, invisible, si vous écrasez une larme, il y a du mouillé, c'est tout. Néanmoins, après les pleurs, les yeux sont soutenus, le regard habillé, le corps dessiné, placé, ferme, sûr, ouvert et fier, nouveau de ce qu'il voudrait toujours être.

Quand je ne me sens pas vraie avec moi-même, pas en accord, juste triste ou gaie, peu importe l'émotion, la seule chose à faire, c'est faire, juste faire, pas « pour que ». Car faire, extrait de cet état emprunté, factice, rend content, au moins toujours un peu, parfois un peu plus, parfois même beaucoup plus... mais on est un peu content et c'est déjà bien, peut-être même que cela se suffit.

On dit autiste parce qu'il y a les autres, comme on dit handicapé parce qu'il y a les valides, homosexuel parce qu'il y a les hétérosexuels, noir parce qu'il y a les blancs.

3 novembre 2006

7 h 45. Le soleil se lève dans un puissant mouvement, relève sa robe orange, sa robe étalée au bas du grand ciel bleu tout le long de l'horizon. Il soulève sa longue traîne royale et l'enroule autour de son corps tout rond. Voilà, il a pris sa couleur et sa forme de jour. J'ai beau regarder de toutes mes forces, je ne perçois pas ce glissement de couleurs, ce passage en quelques minutes d'une forme à une autre, d'une intensité à l'autre.

Anecdote du jour : ce matin l'hôtelière cherche mon plateau de petit-déj sur le chariot. « C'est bien le vôtre, mais il est décalé. » Si c'est pas une preuve tangible ça ! Même le plateau est décalé ! Je me sens moins seule !

21 h 10. Je regarde *Maigret* avec Bruno Crémer of course, mon amoureux ! Dans cet épisode, un petit garçon dit : « Vous êtes Maigret, le vrai ? » « Le seul » réplique Maigret. Oui, Maigret c'est une

série, mais pas de série, pas de réplique de Maigret sinon les répliques nettes, vraies, lucides, posées, sèches et cinglantes parfois, toujours justes, surtout envers les justes.

5 novembre 2006

Au Musée des Abattoirs, je me suis offert le livre d'Erwin Wurm, le sculpteur autrichien complément déjanté. Les photos sont à mourir de rire, cet Erwin Wurm est hilaro-déclencheur. Quarante-six euros, le prix de deux boulimies ! On a bien ri avec Laurence à mon retour à la clinique A.

Tellement peur de tout oublier, Docteur. Quand je ris, que ça grouille, que ça fourmille en moi comme avec Wurm comme si des vers (worms) de vie, de vivant, grouillaient dans moi, Arlette dit que je suis maniaque, mais non, je suis sous Zyprexa, voyons ! Aujourd'hui, entre Giacometti et Wurm, j'ai choisi la joie de vivre de Erwin Wurm. À la librairie, il y avait un précis sur les idées préconçues en art contemporain, tout bon pour Arlette. Pardonne-moi Arlette, ce n'est pas méchant ! Mais qu'est-ce que tu peux être psychorigide parfois, tu hais Les Abattoirs et tu as toujours la même réaction à l'égard de l'art contemporain : « Ben oui, ils disent que c'est ça l'art aujourd'hui... » Tu me fais rire.

Ne pas attendre de partager ses extases, ses jubilations, ses effervescences, ses exultations, ses ivresses avec les autres, sinon déception assurée. Juste se dire qu'on a bien ri pour soi, on le dit aux autres, à l'autre, mais il ne pourra jamais savoir ou ressentir comme vous, « aussi », « aussi » que vous. On est seul et ensemble, mais seul la plupart du temps.

Hier à la librairie du musée, en feuilletant le livre de Giacometti, dans un texte, il dit : « Se lever, s'habiller, se rendre à l'atelier, voir » (moi j'ai lu dans un flash « attendre jusqu'au soir »), car pour moi, une journée dehors, chez moi, seule dans mon appart, c'est ça, se lever et attendre le soir. Malgré les activités, il faut attendre.

7 novembre 2006

8 h 25. Ce matin, le soleil avait du mal à se lever, il s'est traîné dans des traînées bleu violet et puis le voilà décidé à briller, il jaillit de derrière le grand cèdre qui ne se voulait pas complice de sa paresse. Il brille tant que le ciel autour de lui est tout pâle. Il vide le ciel de son bleu, l'aspire à lui, c'est le Roi-Soleil. Quand il se couche vers 17 h, dans le parc cela fait un grand cèdre à tête de soleil. Le soleil qui brille ainsi si fort, il ne faut pas le regarder si on veut le voir.

9 h. Petit-déj. Sur ma table, la petite flaque d'eau dessine un corps de femme. Je ne sais pas reproduire en dessin ce que je vois sur la table, dommage parce que c'est beau alors je garde ce que je vois dans la mémoire de mes yeux.

Décor des corps, ma pensée et mon corps déjeunent et se disent que c'est mon imagination qui fait le décor en dedans et en dehors. Le décor, ça peut être un mouvement, un geste, une articulation. Corps et décor évoluent de pair l'un dans l'autre, de l'un à l'autre.

J'ai besoin de ces fils, de ces longs rubans, de ces ondes que l'autre envoie vers moi. Quand je sens la peur à l'atelier de danse comme ce soir, écrire me fait du bien, me donne de la matière. Je fabrique des choses en moi avec tous mes matériaux, des matériaux de vu, de senti, de ressenti, de regardé, d'écrit, de parlé, de dit, de fait, de rêvé, de ri, de pleuré, de bougé, de touché, de raconté, tout ce qui fourmille, qui s'active, s'agite et vit.

Quand je regarde une expo, tableaux ou objets placés dans l'espace, j'ai besoin de reproduire la forme de l'objet avec mon corps. Cela peut être du bout des doigts, je dessine avec mon corps ce que je vois, comment je ressens la forme, le volume. Il faut que le regard, ce que je vois d'abord avec les yeux, car si j'étais aveugle je sentirais, je toucherais, je reniflerais, je caresserais. Ça glisse dans le corps sinon ça ne rentre pas, ça ne passe pas en moi, d'où parfois un certain ennui. Quand je vais à une expo de peinture, j'ai besoin de volume, de masse, de formes.

Pour apprendre et retenir, garder un mouvement en danse, il faut le faire avec son corps, il faut faire corps avec lui et alors on est sûr de l'avoir ingéré, intégré, seulement quand on l'a ressenti, quand ce mouvement est entré en contact avec le corps, et là seulement on peut dire : « Voilà ça y est, c'est ça, je l'ai. » Après ce processus, on peut refaire le mouvement à tout moment, on n'a plus besoin d'y penser en continu, il est rangé quelque part en soi. La bouffe et la boulimie peuvent le bâillonner, l'écraser, l'empêcher, l'entraver, le cacher, le punir, le maltraiter, l'ignorer, le réduire à rien, l'aplatir, le faire taire. Elles savent que ce sera tellement douloureux pour moi de me le remémorer que j'y renoncerai. Alors les jours passent et peu à peu, mais sûrement, elles me ferment, m'enferment, me retiennent, me maintiennent à la fois en vie et en mort.

Réaliser cela avec du recul à la clinique A., c'est terrible.

En tout cas, ce que je viens d'écrire ou que je peux écrire, elles n'y toucheront pas, cela ne leur appartient pas, c'est inscrit, posé. Sur ce matériau-là, elles n'ont aucune autorité, aucun pouvoir d'aliénation. De même, elles n'ont aucun pouvoir, aucune emprise sur ce que j'ai intégré en danse, sur ce que j'ai trouvé par moi-même et/ou que j'ai pris de l'autre, par exemple une petite chorégraphie ou un petit enchaînement proposé par Nathalie. Quand je ne fais pas de boulimie, mon corps m'est disponible, je peux retrouver les mouvements et les refaire toute seule même si elle m'a matraquée, passée à tabac, utilisée pendant des semaines et des semaines. La femme-mégot que j'ai fabriquée hier soir, c'est un mégot détourné de son chemin de mort. « Fumer peut tuer et provoquer de graves maladies ». Fumer m'a peut-être tuée pendant dix minutes, mais ce qui est resté entre mes doigts n'est pas parti en fumée, je l'ai transformé en un personnage. Ma femme-mégot porte une robe (le mégot écarté) comme au XVIIe siècle sous Louis XIV (naissance et origine de la danse) et le corps et les bras ce sont des brindilles, la feuille collée derrière sa tête de libellule orange fait l'effet d'un chapeau comme les dames en portaient au XIXe siècle, à l'époque des sœurs Brontë par exemple, des chapeaux très relevés sur le devant. Ma petite bonne femme tient bien debout, elle a des allures de danseuse avec ses longs bras en brindilles. Je l'ai collée sur ma table de nuit.

Docteur, je ne veux pas retourner là-bas dans cet appart, seule. Aidez-moi à ne pas m'abîmer dans les deux sens du terme.

Dans ma chambre ici j'ai tout : d'abord le soleil le matin, ça, c'est le must et puis les tuyaux de la chaufferie, que je peux voir depuis ma fenêtre sont comme un Beaubourg miniature, il y a aussi un mini Canal du Midi, les briques et les tuiles roses Toulouse, les grands arbres majestueux de la clinique A., marronniers et cèdres et le calme, pas de bruit ou de nuisances de la ville, du quartier. Je ne veux pas retourner dans cet appartement, dans cette antichambre de la mort.

Ma femme-mégot en fait, est née d'un coquelicot de souvenirs, ces cocons verts que l'on ouvrait enfant et qui laissaient se déployer les pétales rouges, roses parfois, mais rarement blancs des coquelicots. On fixait en dessus un bout de tige verte avec une petite boule en guise de tête et de buste, ainsi naissaient des demoiselles coquelicots, prêtes pour le bal.

8 novembre 2006

7 h 30. Ce matin, vaguelettes de soleil et de ciel, une mer ciel immense et silencieuse, invisible soleil, un soleil volcan, dieu seul sait s'il remontera de cette terre à laquelle il se frotte, s'il se montrera.

Les nuages peintres, ce sont eux qui peignent avec le soleil ce matin, dunes, mer, banc de sable nuageux. Désert bleu et entre les morceaux du désert, une mer. Sire soleil, Sa Majesté soleil au pays des Touaregs.

Hier vous m'avez dit : « Je me souviens qu'à une époque vous fuyiez lez grandes visites avec madame F., tous ces couillons en rangs d'oignons… », allusion aux visites mensuelles de l'équipe dirigeante et soignante dans la chambre de chacun des patients. Je ne me souviens pas de vous avoir dit cela, Docteur, mais votre expression m'a fait bien rire. Il y a un an, vous n'auriez pas dit cela ainsi. Une confiance et une certaine complicité, compréhension mutuelle font que vous « osez » me parler ainsi. Vous êtes si pertinent. En atelier de danse, Nathalie nous a donné des grands bouts de papier avec lesquels nous avons joué et dansé. Moi je les ai déchirés, « déchirer le papier à l'atelier de danse, c'est évacuer ». C'est pour cela que je n'ai pas retenu mes mouvements d'impro dans cet exercice et que je n'ai pas su les reproduire après les voir imaginés, j'ai tout évacué comme la bouffe. « Votre corps que vous voulez dur par peur qu'il ne dégouline, qu'il ne s'étale, se ramollisse. » Oui, vous avez gardé en mémoire mes propres mots, ceux que je vous ai lus ou écrits, car je crois me souvenir que dans une lettre après le séjour d'avril, je vous avais ainsi écrit ma peur par rapport au corps qui grossit.

À propos du livre de Erwin Wurm que je vous montre, vous me dites : « Au-delà de l'aspect humoristique, je me disais combien cette représentation du corps par cet artiste reflétait bien une image du corps qui vous interroge ».

En allant marcher après, je me suis dit « swallow = avaler, world = le monde ». Son ouvrage s'appelle *The man who swallowed the world.* Ce n'est pas anodin, l'artiste déforme ou dévie les corps et les objets, mais je sais que ces corps peuvent redevenir normaux, surtout ceux que l'artiste grossit.

Pour revenir à l'exercice du papier déchiré en danse, j'ai repensé à la fin de l'impro collective quand je me suis rapprochée d'une fille, Aude, qui déchirait délicatement le papier. Je suis allée vers elle, le bruit doux et ralenti de ce papier déchiré délicatement m'a plu, je l'ai isolé parmi les autres bruits et je me suis senti bien avec ce bruit et avec le corps qui l'animait. Aude et moi nous sommes rapprochées, j'ai déchiré doucement le papier avec elle, elle a appuyé sa tête contre moi et nous sommes restées ensemble l'une contre l'autre jusqu'à la fin. Ce bruit et ce mouvement m'avaient apaisée, avaient apaisé la violence avec laquelle j'avais moi-même déchiré le papier seule auparavant dans mon improvisation personnelle. C'est cela communiquer et s'écouter en danse, ce sont des souvenirs agréables pour le corps et la pensée.

9 novembre 2006

7 h 55. Ce matin, le soleil est recouvert d'une épaisse couche de peinture grise. Il lui faut donc si peu pour s'effacer ou en profite-t'il pour traîner encore un peu au lit ? Et alors sire, qui va nous réchauffer et nous faire cligner des yeux en levant la tête aujourd'hui ? Est-ce

la brume ou l'invisible ? Voilà le soleil se lève, c'est superbe, un phare dans la brume, ne manque que la corne. Brume et soleil vont si bien ensemble, une belle union, la nature et les éléments sont magiques. C'est soleil de Bretagne ce matin, avec sa mer brumeuse et ses embruns. Arlette me fait rire, ce matin quand elle parle de quelqu'un qui s'écrase, qui rampe, qui est faux cul, elle dit : « Oh j'aime pas, il fait plat cul ». Elle a beaucoup d'humour sur elle-même, elle dit d'elle qu'elle est « hanchue et pas poitrinée » !

Rêve de maman où elle me disait qu'elle ne pourrait pas m'entretenir éternellement. Il était beaucoup question d'argent dans le rêve.

12 novembre 2006

Merci Docteur d'avoir dit : « Non, non, vous ne sortez pas mercredi ». Le message est clair, c'est entendu pour vous et donc pour moi. « Il faudra voir... pour que vous ayez une chambre individuelle. » « Je peux payer le supplément, vous savez Docteur, en boulimie, cela me coûte autant. » « Non, non... » Demain, vous voyez l'assistante sociale pour voir ce que l'on peut mettre au point pour moi après la sortie de la clinique A.

Je vous ai dit que je mangeais mon pain au repas pour garder mes forces. Je vous ai dit que j'avais vu le film espagnol *Princesas*. Je vous ai cité ma phrase préférée du film. « Vous comprenez l'espagnol, Docteur ? » « Très mal. » Je m'y suis reprise à trois fois, je suis si émotive. J'ai oublié la phrase du film, mais elle disait peu ou prou que les princesses, loin de leur royaume, mourraient.

14 novembre 2006

7 h 45. Hier soir, quand je vous disais que je dormais bien ici, que je n'avais pas dormi aussi bien depuis des années parce que j'étais

tranquille, je vous ai dit que j'étais tout le temps « cernée ». Je venais de vous dire que Patrick m'avait fait la remarque dimanche après-midi : « Tu n'as pas de cernes, c'est la première fois que je te vois sans cernes. » Cernée par la boulimie, dehors.

Le soleil est un gros paresseux. Quand il sait que la météo a annoncé que le soleil brillerait toute la journée, il se sent un peu flemmard, alors il dit au jour de commencer à faire le travail à sa place, d'éclairer la nuit et le monde, le temps qu'il se réveille, qu'il s'étire et se débarbouille pour apparaître dans toute sa splendeur et sa forme solaire. Des bancs de nuages lui servent de miroir reflet, il porte la lumière, il la capture, la tire depuis l'horizon qui cache encore le soleil. Je sais qu'il va bientôt faire soleil, le soleil.

7 h 50. Le voilà derrière le grand cèdre, il grimpe aux arbres, il peut tout se permettre celui-là !

15 novembre 2006

Vous avez regardé les livres de Pina Bausch ce matin et vous êtes si délicat quand vous reposez le livre ouvert à la page où il était. Je vous parle de Pina, comment je la trouve belle, droite, les yeux fermés, longue robe fluide près du corps. Cette photo me donne des frissons, vous dis-je. J'aime ses mains, de grosses et grandes mains comme les miennes, comme je ressens les miennes. Son corps n'est pas maigre, mais on voit bien ses muscles. « Vous vous identifiez à son corps ? » me demandez-vous. Mais si vous me le demandez, c'est parce que vous savez que oui, n'est-ce pas ? Vous me dites que vous avez vu pratiquement tous ses spectacles en Allemagne et à Paris, mais vous en parlez si simplement avec une passion si vraie, si authentique. Non, Docteur, moi je ne l'ai jamais vue et je ne sais pas si j'en aurai un jour l'opportunité. Il faudrait que je me maintienne en vie, que je ne retombe pas dans l'enfer.

Cet entretien ce matin, Docteur, c'était vous, Pina et moi et cela suffit à me porter pour la journée. « Je vous souhaite une jolie journée Véronique. » Merci Docteur, c'est une bien jolie formule.

J'ai fait une journée de danse avec une élève de Nathalie, Milène et vous me demandez si cela c'est bien passé. J'y suis allée accompagnée de Patrick, car étant à la clinique A., je n'ai pas le droit de conduire ma voiture. Je vous réponds que je m'y suis bien amusée, que j'ai profité du « bon ». C'est votre mot de l'autre jour. « C'est très bien, cela vous permet d'explorer beaucoup de choses à partir du corps. » Ce ne sont pas vos mots exacts, mais certains le sont et j'inscris les autres d'après ce que vous avez voulu dire. C'est tellement formidable de parler de danse avec vous Docteur, j'aime tant ce que vous aimez aussi.

16 novembre 2006

Entendu ce matin sur France Musique, un poète français du XIXe siècle. « Ailée, planer au-dessus des sottises affairées ».

18 novembre 2006

9 h. Cet été, quand la boulimie... je me brosse les dents et je cherche l'expression, voilà c'est ça, quand la boulimie tournait à plein régime (!)... puis j'associe une autre tournure « quand la boulimie battait son plein ». Régime, plein... boulimie...

20 novembre 2006

Je savais qu'il ne fallait pas vous prendre la tête ce soir, vous êtes passé à 20 h 40, j'étais la dernière, je pense. Rachel (l'anorexique) était anxieuse et fatiguée par rapport à votre retard. « Il n'est pas toujours gentil », dit-elle de vous, moi non Docteur, je ne trouve pas. Parfois vous êtes un peu sec et pressé, car vous êtes un être humain, c'est tout. « Alors vous avez fait couper vos cheveux ? Et qu'allez-vous faire de la mèche que vous avez gardée ? » Elle rejoindra les cheveux de ma mamie que je conserve précieusement dans un carton dans l'Aveyron. En arrivant, vous vous êtes excusé, car j'étais en train de manger et en vous serrant la main je vous ai dit : cela ne pose pas de problème. En effet, ça ne pose plus de problème le fait que vous passiez au moment du repas. Vous avez regardé mes collages. Je vous ai dit que pour arriver à faire des collages, j'avais besoin de rire, de m'amuser, plutôt. J'associe deux images, deux découpages, ça me fait rire ou sourire et je continue. » « Oui, ce doit être cela qui est important, s'amuser, parce que cela rappelle l'enfance », avez-vous dit. Je vous ai mimé des moments du stage de danse d'hier avec Milène. Je me penche en arrière, je vous explique avec mon corps, je vous montre : vous savez, sur les musiques des films de Tati, vous voyez ? Vous acquiescez. J'aime cette complicité tranquille, cela me fait du bien de parler de mes découvertes et de mes explorations en danse.

Je vous ai parlé un peu de Rachel, de sa maigreur extrême. Je vous ai dit que je m'obligeais à manger le pain au repas, que c'était symbolique pour moi. Je vous ai dit que moi aussi j'avais pesé 40 kilos pour 1,71 m, mais que je ne voulais plus être comme cela. « C'est toujours difficile d'avoir une relation ou une discussion entre anorexiques, car cela vous ramène à la maladie. » J'ai fait des progrès grâce à vous Docteur, vous savez cela, nous le savons tous les deux, merci à vous et merci de m'avoir souhaité deux fois une bonne soirée.

Mon deuxième collage s'inspire de la danse d'hier. J'ai des restes, des traces, des flashes de la journée d'hier et je les place dans le collage. C'est rassurant de garder des choses dans la mémoire de la pensée et du corps.

Ce soir, sans que je ne vous y invite, vous avez approché le fauteuil du lit et vous vous êtes penché sur le lit pour regarder les collages, ils étaient sur le lit et vous les avez regardés de vous-même. Il ne faut pas forcer les choses ni les gens.

21 novembre 2006

Avec Rachel vous parlez de la maladie, avec moi très peu, peut-être parce que nous nous connaissons depuis longtemps et que je ne suis pas dans un état de maigreur tel que Rachel.

22 novembre 2006

9 h 45. Il faut évacuer ce que je n'ai pas su faire, évacuer ce hier où je n'ai pas eu d'idées et de mémoire, évacuer ce moment difficile, évacuer les autres qui étaient là, eux, qui y arrivaient et moi au milieu, vide.

Évacuer ce « je suis celle, la seule, qui n'a pas su ». Or si je ne sais pas me souvenir et dire, que me reste t'il, comment exister face à l'autre, comment ne pas avoir envie de le rejeter pour qu'il ne me gêne plus, pour ne plus avoir à être en relation avec lui ? Je n'arrive pas à établir cette relation à l'autre, je suis gourde et lourde et l'autre il est bien, il a sa place, et moi je ne sais où me mettre, je n'ai plus rien, je ne suis plus rien.

Hier, en atelier danse, cela ne me faisait rien. Milène disait : « Je fais ça et après qu'est-ce ça me fait ? Essayez de voir ce que ça vous fait, le regard, le toucher, l'autre, etc. » Moi, cela ne me faisait rien, aucune émotion, aucune réaction, je ne sentais rien, ni de moi ni de l'autre, c'est pour cela que ce matin j'ai envie de bouffer, pour me faire quelque chose.

Parce que je dois être « celle qui sait ».

Bouffer et vomir pour évacuer hier, pour évacuer ce « je n'y suis pas arrivée, je n'ai pas su ».

22 h 30. Elle ne m'a pas lâchée, je la sens encore là, j'ai peur pour demain, Docteur. Est-ce que demain j'aurai à lutter ainsi ?

23 novembre 2006

6 h 45. On dirait que la bouffe est un peu partie ce matin. Je ne m'étale pas trop comme si elle attendait que je me prenne les pieds dans ses tentacules et que je titube.

10 h. Accepter de garder l'énergie, de ne pas la dilapider là, crac, dans une bouffe. Accepter qu'elle reste en moi en réserve pour l'utiliser quand j'en aurai envie ou besoin (danser, créer...), accepter d'attendre avec cette énergie en moi.

24 novembre 2006

Je suis en train de me dire un truc comme : « Accroche-toi, tu fais tellement de choses, il y a des gens qui ne savent comment s'occuper. Toi, tu fais ceci, cela, tu tombes, tu te relèves... », vous savez, les trucs qu'on dit à quelqu'un pour l'aider, l'encourager. Cela ne me fait plus rien depuis longtemps ou si, ça me donne encore plus envie de bouffer et de crever. C'est encore loin l'endroit où je pourrais enfin mourir et vivre pour toujours dans cette mort ? J'en ai marre, je trouve la route longue et ennuyeuse, fatigante. Je suis fatiguée.

J'ai passé ma journée avec maman et Patrick (mon frère cadet du Paraguay) venus spécialement me voir pour mon anniversaire. C'était la première fois que maman venait me voir en clinique, elle m'a gâtée.

Et vous, Docteur, ce soir à 20 h, si attentif. Vous avez vu ma maman et Patrick, pas rencontré, mais vu.

Merci aussi à Nadine (mon amie hôtelière) pour sa carte d'anniversaire, je ne savais pas qu'elle était aussi poète.

26 novembre 2006

Tiens, je remarque que je n'ai rien écrit le 25, jour de mon anniversaire.

Accepter le bonheur d'être heureux est aussi difficile que d'accepter le malheur, la tristesse, pourquoi ?

Laisser filer le bonheur, c'est joli ce mot « filer » : le laisser-faire, se défaire, le laisser filer et puis le laisser filer... en douce.

Le vendredi 24 quand maman est venue me voir à la clinique pour mon anniversaire, elle est arrivée exténuée. Il était 14 h et elle n'avait rien dans l'estomac depuis 7 h du matin. Mon frère l'avait quelque peu malmenée, lui faisant faire mille détours avant d'arriver à la clinique. Elle n'avait donc pas déjeuné, elle était livide. Laurence lui a proposé un chocolat chaud avec des biscottes, beurre et confiture. Nous nous sommes installés dans ma chambre sur la table, en face l'une de l'autre. Et j'ai commencé à préparer les biscottes beurrées pour maman. J'avais l'impression d'avoir une petite fille en face de moi qui prenait son goûter. Maman se laissait faire, se laissait « chouchouter », cajoler, elle qui n'a pas l'habitude que l'on s'occupe d'elle. Je beurrais les biscottes, ajoutais un peu de confiture, oui je sais, pas trop maman, à cause du sucre dans ton sang, mais ne t'inquiètes pas, je fais attention. Maman savourait ses petites biscottes les unes après les autres et je me disais : pourvu qu'elle les mange jusqu'au bout, pourvu qu'elle ne les refuse pas, pourvu qu'elle accepte la nourriture que moi, sa fille, je lui donne, qu'elle ne soit pas dégoûtée. Elle a mangé ses trois paquets de biscottes jusqu'au bout à ma grande satisfaction. Elle était réconfortée, requinquée, remise de ses émotions et de sa fatigue. Elle avait aimé ce petit cadeau de nourriture que je lui offrais, ici, à la clinique A., dans ma maison. Pour une fois, j'avais l'impression que c'était moi qui m'occupais d'elle, qui la prenais en charge, qui la rassurais. J'étais là pour m'occuper d'elle, c'était mon rôle et je l'ai bien tenu. Ce petit moment des biscottes avec maman, c'est, ce sera mes madeleines de Proust à moi. Biscottes, beurre et confiture de fraise et chocolat chaud, un moment tout rond, tout chaud, que je peux me refaire dans le souvenir quand je veux, comme une caresse ou un câlin, il suffit que je le veuille.

Au théâtre, j'adore quand on prononce toutes les syllabes, toutes les lettres, les terminaisons, les r roulés, tout le texte prononcé dans son intégralité. Un peu comme dans les siècles passés. Cela a quelque chose de désuet, mais ça me fait beaucoup rire. Cela peut même me faire fou-rire si c'est moi qui le dis.

Nathalie m'a appelé à 14 h pour mon anniversaire. Cela m'a fait un grand plaisir. On s'est retrouvées après s'être un peu éloignées l'une de l'autre. J'avais besoin de faire mes preuves sans son attention permanente et de lui prouver que je pouvais assister assidûment aux cours de danse, que ce soit en cours technique ou en atelier de création. Mais rien n'a changé entre nous. Quand elle parle de la danse, d'elle ou de moi, elle dit « nous ». Elle se doutait que j'étais Sagittaire. « Oh ça va », me dit-elle, « je m'entends bien avec eux, ce sont des intuitifs, des personnes qui ressentent de façon innée les autres. Ils sentent les choses de façon très aiguë. » Elle m'a dit que pour elle aussi la technique, c'était quelque chose de difficile. « C'est compliqué parce que cela fait entrer en jeu beaucoup de choses à la fois ». Je n'ai pas moi-même de bases techniques ni en classique ni en jazz donc il m'est très difficile de retenir et de reproduire les chorégraphies. La tenue, le port (la barre), les jambes et bras dissociés, tout cela me pose problème, mais j'aime apprendre avec elle. Il est normal que je me sente larguée parfois « mais je trouve que tu te débrouilles très bien pour quelqu'un qui n'a jamais fait de danse ». À part deux années de jazz moderne pendant mes deux années d'étude à Montpellier, je n'ai jamais dansé.

19 h 50. Je suis en train de manger mon plateau-repas, maman et je me dis, après t'avoir écrit, te l'avoir déjà dit, que ce moment biscottes sera inoubliable pour moi. Je l'ai raconté au Docteur B. Ce qui est le plus important, c'est que je ne me sois pas sentie rejetée, tu ne m'as pas rejetée en mangeant mes biscottes. Il y a là toute une symbolique autour de la nourriture ou des cadeaux que je peux t'offrir et que tu « rejettes » souvent, c'est-à-dire qu'ils n'ont pas d'importance pour toi, du moins me semble-t'il. Il y avait de la douceur et de la lenteur dans ces biscottes et beaucoup d'amour.

Dix minutes, vous êtes resté dix minutes aujourd'hui, Docteur. J'en ai marre que vous passiez comme un courant d'air. Demain, je vais pousser ma gueulante, j'en ai marre c'est tout !

23 h 10. Cadeau d'anniversaire de Nathalie : *Carnet de deuil 2002-2003*. C'est sur la mort de ses parents auxquels elle était très attachée visiblement. « On ne sait jamais à l'avance ce qui vous fera renaître... » « On n'en peut plus de vouloir le sentir dedans... » Juste ces quelques mots de toi qui vont droit à l'âme, au corps, droit dans sa vie la plus intense, celle que l'on sent la plus intense, la plus magique. Sentir, vouloir qu'il soit là, dedans, celui qui nous fait dire et crier cela de tout l'intérieur, celui qui compte le plus pour vous, qui vous manque le plus. Je sais bien qu'il est, qu'il est là ce soir, et à tous mes instants, je sais.

Votre visite ce soir Docteur : vous êtes arrivé au moment où Arlette était assise sur mon lit et Laurence debout dans ma chambre, toutes les deux dans ma chambre comme cela arrive souvent, porte ouverte, je savais que c'était vous qui arriviez au moment précis où nous étions toutes les trois, toutes les trois « filles » dans ma chambre. Et puis vous êtes là, vêtu de noir, vous qui êtes pour moi la chose première, ma respiration, mon envol, mon amour de la vie, j'entends mon amour envers la vie, la seule que j'aime, la seule vie que j'aime, celle où vous êtes, cette vie de vous quand vous êtes là. Laurence et Arlette s'éclipsent et vous débarrassez le fauteuil de son bazar pour vous installer et m'écouter. Ce soir, c'était un de ces entretiens que je n'aurais même pas besoin d'écrire tellement ils sont au-delà de l'écrit, du réel, ils ne sont que réels cependant, mais si magiques, si longs et si fugaces à la fois. Je sais qu'ils sont à moi, avec moi, que ces longues minutes de vous dans ma chambre à moi, avec moi, je vous sais si là, si dedans moi, pas parce que je vais vous avoir pour tout le temps, mais parce que ce moment où vous restez, je vous sens présent dans mon temps à moi. J'ai besoin de ces moments de temps faits de silences et de mots, ces moments où je peux dire que c'est fini, que j'ai tout dit de ce que je n'avais pu dire hier ou les autres jours. Une satisfaction, un contentement, un apaisement. J'ai demandé ce temps, cette liberté permise où tout est suspendu autour, en attente, de ces moments légers qui coulent, descendent en moi parce qu'ils sont comme ils devaient être, comme ils devaient se faire pour que je puisse continuer à être après eux. Mes mots à vous et de vous font une trace. « On ne sait jamais ce qui vous fera renaître ». C'est ainsi avec vous. Personne ne m'empêchera de respirer ainsi.

29 novembre 2006

22 h 50. Pourquoi faire comme si tu n'avais pas envie de bouffer Véro ? J'ai envie de bouffer ce soir, Docteur. Pourtant tout a été bien aujourd'hui, vous, le théâtre avec Nicole, Nathalie avant le spectacle de Anne Teresa de Keersmaeker où nous nous étions donné rendez-vous. J'attendais l'émotion de ce spectacle, il n'y en a eu aucune. C'est ainsi. Peut-être avais-je trop lu du livre d'Anne Teresa de Keersmaeker auparavant, savais-je trop de choses sur elle et sur sa façon de travailler, de voir la vie. Je relis le livret de Nathalie avant de m'endormir. Si j'étais chez moi, je boufferais déjà. Ici, non, j'en reste à l'envie, au fantasme. Cette envie qui me ronge la tête. Je pense à cette lettre de motivation pour le CPVA (centre pour une vie autonome auquel je vais postuler pour l'après-clinique. Un centre d'accueil avec des appartements thérapeutiques) qu'il va falloir réussir puisqu'elle est un enjeu pour moi ! « Vous me la montrerez de toute façon, Véronique » (au fait, vous ne me l'avez jamais demandée Docteur ! Vous avez dû oublier ou simplement me faire confiance). Oui, je mets déjà la barre très haute, Docteur, ce n'est pas un examen, c'est bien plus. Je peux y gagner un nouvel appartement et une nouvelle vie aussi. À mi-chemin entre la clinique A. et le dehors qui m'a tant de fois assassiné. Demain quand j'aurai les idées plus claires, je le ferai. Patience et un peu d'indulgence, Véro. Tu la réussiras cette lettre.

5 décembre 2006

18 h 15. Il est de ces entretiens magiques, Docteur, ils sont là, inscrits en moi. Une hôtelière m'a présenté une résidente, une patiente boulimique anorexique et danseuse, elle est venue discuter un mo-

ment avec moi dans ma chambre, nous avons parlé de danse essentiellement. Mais elle est très jeune cette petite Aurore et j'ai plus à lui « apprendre » sur la boulimie qu'elle ne saurait le faire. J'avais peur d'être complexée par son expérience de danseuse, mais le fait qu'elle partage avec moi son symptôme m'a rassurée. Je pense qu'elle est suivie par vous, Docteur. Quand je vous en ai parlé, vous m'avez dit d'elle : « Vous n'auriez pas grand-chose à partager, en commun avec Aurore ». Cette réflexion m'a rassurée quant au chemin qu'elle a à parcourir pour connaître et reconnaître sa maladie. Je me sens si unique, Docteur, mais le fait qu'elle soit une vraie danseuse me faisait un peu peur quant à son amour pour la danse. On peut n'avoir aucune technique comme moi et aimer la danse plus que tout, c'est un peu terrible à dire, mais c'est un constat lucide. Oui, je me sens unique aussi dans ma complicité avec vous, Docteur, si bien qu'il m'arrive d'avoir peur des autres patientes, qu'elles partagent les mêmes préoccupations que moi avec vous. Docteur, vous êtes le premier des premiers qui peut comprendre mon unicité, ma complexité, ma souffrance, vous et Nathalie aussi. Mais Nathalie n'est pas ma psy ! Je craignais une rivalité avec Aurore parce qu'elle est danseuse et que vous aimez la danse aussi, même si vous ne la pratiquez pas, bien sûr. J'aime vous parler, vous parler de ma façon à moi toute particulière de créer, de toucher la terre, de danser, d'écrire. Oui, je suis une « à part », assez exceptionnelle, allez, osons le mot… assez rare.

6 décembre 2006

Encore un bel entretien ce matin, Docteur. Je vous trouve fatigué et surmené en ce moment, je sens ces choses-là, cela se voit sur vous. D'ailleurs, vous ne le cachez pas. Mais depuis le jour où je vous ai dit que vous passiez comme un courant d'air et que je n'avais pas assez de temps pour m'exprimer, vous restez un peu plus longtemps en entretien, enfin c'est ce que je ressens.

Quand je vous reparle de ce sur quoi nous travaillons en danse en ce moment, élan, douceur, rupture, vous faites le parallèle et le lien avec le groupe familial. « Au-delà du plaisir que vous pouvez trouver dans votre activité de danse bien sûr et que je ne peux pas partager avec vous, ces trois termes sont intéressants ». Ce sont vos mots approximatifs, Docteur, pardon pour leur inexactitude. Si, vous la partagez, car vous aimez la danse, mais vous entendiez par là que ce n'est pas vous qui dansez. Vous savez utiliser le matériau que je vous raconte pour l'analyser et travailler dessus psychiquement, c'est comme cela que vous pouvez m'aider. « Douceur » ramène au moment des biscottes avec votre maman. « Élan » : voir l'intérêt que peuvent porter certaines personnes de votre famille par rapport à vos problèmes et l'élan que vous avez vous-même dans vos rapports.

« Rupture » : voir combien pour vous, car des ruptures, il y en a dans toutes les familles, mais pour vous, voir combien elles sont douloureusement vécues.

Tu vois Nathalie, tes trois mots proposés à l'atelier vont servir au-delà de l'atelier lui-même. Ils sont une véritable exploration pour moi.

Ces trois mots, c'est aussi l'image de ma relation au groupe, aux autres, et je réalise combien je suis souvent encore dans la rupture, surtout quand j'ai du mal à échanger, à partager, à communiquer.

J'ai l'autorisation pour le stage de danse ce week-end chez Nathalie et pour le spectacle Josef Nadj jeudi prochain au théâtre Garonne. Merci Docteur pour votre compréhension.

8 décembre 2006

« Ashanti », tel sera le nom de ma nouvelle petite terre. Vous l'avez regardée aujourd'hui et cette tête vous rappelle les membres de cette tribu africaine nommée ashanti (Ghana, Togo, Côte d'Ivoire), royaume très riche en or, en ivoire qui représentait les têtes comme celle que je vous ai montrée. Ils étaient très riches, les princes portaient des bijoux somptueux. Ensuite est venue la traite des esclaves. Vous m'avez dit que Marina vous avait montré un jour des photos des membres de sa famille ivoirienne, il y avait une grand-mère qui portait un vêtement en tissu ashanti. Ouah, je suis impressionnée par vos commentaires et flattée aussi bien sûr. Vous avez passé dix minutes ou un quart d'heure à commenter ma tête. C'est une tête qui est représentée couchée sur une oreille. Je l'ai construite ainsi. Et pour vous, elle est très cohérente si elle est sur le côté et c'est ainsi qu'elle a été conçue. Mélanie (l'animatrice terre) a fait une projection en me disant de la redresser sur son cou pour la faire sécher. Elle a dû être heurtée par le fait que le cou semble avoir été tranché et qu'il n'y a qu'une oreille puisqu'elle est sur le côté, inclinée. C'est ainsi, sur le côté, que j'ai travaillé la terre. Elle n'a pas compris ma démarche, vous si. Vous, vous l'avez vu tout de suite, comme vous percevez si bien et si finement tout en général. Cette terre, il faut voir comment on la regarde. Si on la laisse droite, sur le cou coupé, on peut y voir quelque chose de l'ordre de la « dysmorphophobie », comme quelque chose d'incohérent dans la représentation du corps. C'est bien quand vous commentez ce que j'ai fait de mes mains, je pourrais vous écouter des heures. En ce moment vous n'arrêtez pas de dire que vous avez les neurones qui fonctionnent au ralenti ou que vous manquez d'humour, ce que vous avez dit ce soir. Moi je trouve que vous avez l'air fatigué c'est tout. Vos neurones, je pense qu'ils vont bien ! Ce sont là mes moments les plus exquis, même si je les raconte à quelqu'un, à Patrick éventuellement, personne ne peut savoir ce qu'ils sont pour moi. Ils ne sont qu'à moi ces petits moments de bonheur complices. Vous et ma tête en terre dans vos mains et dans vos yeux. Il n'y a que vous Docteur qui sachiez faire « comme cela ».

22 h 30. Je viens de regarder dans mon dico à Ashanti, donc cela s'écrit aussi avec un c. Ce besoin de vérifier. Les Ashantis étaient connus pour fabriquer des objets en or, pendentifs, masques, bijoux, poids ! C'est bien ce que vous m'avez dit. « Un jour je vous montrerai des photos si j'en trouve. Je dois en avoir chez moi ». Vous avez oublié Docteur, car vous ne me les avez jamais montrées. Je vous pardonne.

9 décembre 2006

« C'est personnel », c'est-ce que vous m'avez dit, Docteur, à propos de notre échange d'hier soir sur les Ashantis parce que je vous expliquais que ma mère ne me disait jamais rien au sujet de mes terres. Mais je ne lui ai pas parlé de notre entretien Docteur, n'ayez crainte, c'était une remarque générale. Oui, elle ne peut pas comprendre comme vous l'importance que cela représente pour moi. Merci Docteur, c'est gentil de m'avoir proposé les photos des Ashantis (parce que je vous avais dit qu'il n'y avait aucune photo sur mon dico), cela me fait plaisir de partager cela rien qu'avec vous. Ce sera le point positif et réconfortant après cet après-midi difficile. J'ai posé ma terre ashantie sur ma table de nuit à la place des photos de famille. Elle est tout près de moi ainsi, à côté du cadre de mamie.

Vous m'avez consacré beaucoup de temps cette semaine. J'en ai conscience. « Je sais que ce n'est pas parce qu'il y a la danse que les crises vont s'arrêter, nous sommes conscients qu'elles ne vont pas s'arrêter, mais ainsi, elles ne sont pas envahissantes et vous permettent d'avoir d'autres repères, des choses qui restent. On ne va pas dire que parce qu'il y a une crise on repart de zéro, c'est cela qui est important ».

Quand vous êtes entré dans ma chambre ce matin, j'étais sous ma couverture avec mes bouchons d'oreille dans le silence. « Vous êtes fatiguée ou déprimée Véronique ? » « Est-ce que c'est parce que vous avez peur d'être déçue par ce que vous attendez de ce stage de danse ? » Oui sûrement. J'y accorde beaucoup trop d'importance, je mets la barre trop haute. « Cela vous replace dans le schéma de rivalité au sein de la famille... » Oui, tout cela revient à chaque fois que je me retrouve dans un groupe. Ma place ? Ce que j'attends des autres comme s'ils allaient être toujours plus capables que moi, plus remplis, plus vivants, plus dans la vie et les projets que moi je n'ai pas.

16 décembre 2006

10 h 25. Envie atroce de bouffer. Il n'y a que cela dans ma tête. Pas d'activité aujourd'hui, rien, juste partir de la clinique et bouffer. Parce que c'est bon et que je n'ai pas envie de m'en priver même si vomir est dur. J'ai pris un Xanax en plus, mais ça ne me calme pas. Je n'ai

pas envie de me calmer autrement qu'avec la bouffe. Je pense à ce que je vais m'acheter et manger dans la rue. Cela grossit de plus en plus dans ma tête. Le temps est si long, interminables ces journées. Dans interminable, il y a minable. Même vous voir Docteur m'apaise très peu en ce moment. Dans une semaine, je serai en train de faire mes bagages et l'horrible semaine de la bouffe de Noël qu'il faudra éviter alors qu'il y en aura partout, autant que des gens à voir et à supporter. Pas envie de tout ça.

Ici s'arrêtent mes cahiers d'entretien à la clinique A. Je viendrai à la clinique après Noël jusqu'au mois de mars, moment où j'intégrerai le centre thérapeutique auprès duquel j'ai postulé avec l'aide du Docteur B. et de l'assistance sociale, le CPVA, centre pour une vie autonome. Fin des cahiers, fin des séjours à la clinique A.

Épilogue

Si j'ai arrêté d'écrire dans mon cahier à partir de Noël 2006, c'est parce que je passe mes journées hors de la clinique. La bouffe et la boulimie sont redevenues si envahissantes que je quitte la clinique le matin pour aller bouffer dans mon appartement en ville. Je ne fais plus ma gym et mes marches intensives quotidiennes et je passe mes journées à bouffer. Je rentre en fin d'après-midi à la clinique, épuisée, vidée. Je continue à voir quotidiennement le Docteur B. en entretien, mais quelque chose est rompu. Sa présence ne suffit plus à m'empêcher de bouffer. La pulsion, la compulsion sont les plus fortes. Le Docteur B. semble impuissant face à cette déferlante. Je n'ai jamais été aussi boulimique à la clinique A., je ne fais plus que cela, bouffer, je ne vis plus que pour cela.

En janvier, suite à une lettre de motivation très forte et très convaincante, j'obtiens un rendez-vous avec le sous-directeur du CPVA, entretien qui me redonne quelque espoir puisque ce centre thérapeutique est un peu la continuité de la clinique A. quant à l'approche de la maladie. Je rencontre des gens intelligents et sensibles, une éducatrice spécialisée qui me prendra en charge si je suis admise un jour.

Mais la liste d'attente est longue et en attendant, je reste à la clinique A. Un jour, contre toute attente, j'apprends que je suis admise au centre, un appartement s'est libéré pour moi. Je me prépare donc à intégrer la structure dans laquelle je vais vivre désormais.

Je dois préciser que parallèlement à ce nouveau lieu de vie, le Docteur B. ne m'abandonne pas et que nous poursuivons notre travail à son cabinet à raison d'une fois tous les quinze jours, comme depuis avril 2006.

En fait, j'essaie de faire mon deuil de l'institution de A. En discutant avec le Docteur B. celui-ci m'explique, je l'avais déjà réalisé, mais il pose les mots pour moi : la clinique A. doit rester un lieu dans lequel je dois pouvoir me réfugier occasionnellement et dans les moments de grande détresse. Dès lors qu'il serait devenu un lieu de vie permanent, il aurait perdu cette idéalisation dont j'ai besoin. D'ailleurs le fait que la dernière partie du dernier séjour ait été envahie par la boulimie prouve bien que même ce cadre ne suffisait plus à la contenir. Peut-être étais-je arrivée au bout de quelque chose ?

J'ai payé le prix fort de cet abandon de la clinique A., de cet abandon de l'accompagnement au jour le jour avec le Docteur B. Je suis passée en quelques mois d'une taille petit 36 à une taille 44. Cela ne m'était pas arrivé depuis des années. L'année 2007 est une année noire sur le plan boulimique, mais je ne suis pas seule. Le CPVA m'accompagne, mais cela ne suffit pas à juguler les crises et la prise de poids catastrophique pour moi.

Mon écriture aussi semble arriver au bout de quelque chose. Comme si toutes ces heures de travail à partir de mes cahiers m'avaient aidée à construire page après page mon récit et que tout à coup l'arrêt des cahiers venait marquer l'arrêt de l'écriture tout court. Je n'ai rien écrit sur mes cahiers en 2007, pas une page et à l'heure où je travaille à ce récit autobiographique, je n'écris plus régulièrement comme je le faisais. Comme si j'avais un besoin de marquer un arrêt. Arrêt de la clinique A., arrêt de l'écriture, arrêt du régime, arrêt de l'activité physique, arrêt des visites quotidiennes du Docteur B.

Je n'ai plus aucun support d'écriture, aucune trame à suivre et je suis perdue. Mon écriture est à la dérive, je suis endeuillée et c'est très douloureux et frustrant.

Après être remontée par le truchement de l'écriture dans toutes ces années, c'est comme si le temps réel reprenait ses droits et me privait de mon imagination. Je sais que l'heure est venue de conclure, et cela sonne pour moi comme une rupture, comme si j'en avais fini une fois pour toutes de la clinique A., comme si le Docteur B. ne serait plus jamais aussi présent. Et de fait, il ne l'est plus puisque je ne le vois que deux fois par mois. C'est une rupture dans la continuité. Je dois accepter de ne plus le voir quotidiennement, de ne plus tout lui montrer, lui montrer différemment peut-être avec moins d'empressement, moins d'impatience, moins d'immédiateté. C'est là le travail le plus ardu psychiquement. Je mène une vie quasi autonome, j'ai repris quelques-unes de mes activités et je lui montre, je lui raconte à partir de cela, de mon vécu, non plus au quotidien, mais sur la durée d'une quinzaine de jours. Accepter la douleur de la séparation, de l'absence, mais se dire aussi que l'accompagnement se poursuit.

En fait, la fin de ce récit est pour moi le rappel de la perte, de l'absence, de l'abandon, de la rupture que je travaille en psychothérapie. Je suis orpheline de mon récit, c'est comme si tout à coup, je n'avais plus rien à faire et être dans le non faire m'est très insupportable.

Il y a aussi cette peur sous-jacente du retour de la boulimie et des vomissements qui se sont complètement arrêtés depuis que j'ai commencé à écrire. Le plaisir de la boulimie s'est transféré sur le plaisir d'écrire, le plaisir de mener ce projet jusqu'au bout. Écrire reste le moyen le plus sûr de rompre l'ennui, mais on ne peut en aucun cas forcer l'écriture. Le plus difficile, c'est d'attirer le lecteur, de l'entraîner dans son histoire, lui faire croire en quelque sorte à ce qu'il lit. Mais comment faire croire que l'on est anorexique alors qu'on fait une taille 42 et qu'on se porte bien et qu'on n'a plus l'air d'une danseuse ? L'enjeu est bien là.

À la relecture de ce récit Docteur, je constate tout au long que la boulimie et les vomissements sont présents surtout en dehors de la clinique A., même si vous m'affirmez que je fais aussi des crises à la clinique. Mais A. m'aura permis maintes fois de me récupérer, de me laisser un peu respirer, de laisser rentrer un peu de vie. Oui, A. aura été et reste ma maison et vous restez mon psychiatre que l'on nomme ou pas le travail que nous faisons une psychothérapie. Il n'en demeure pas moins un accompagnement, celui qui reste essentiel pour moi encore aujourd'hui. Même si j'ai intégré une structure qui m'aide aussi à « gagner ma liberté ».

Aurai-je vomi une dernière fois en écrivant ce récit ? Les crises se sont arrêtées avec le début du travail, il reste à savoir ce que je vais faire de cette perte, car comme dans toute perte, il doit y avoir au bout un gain, c'est la condition sine qua non pour avancer. Or pour le moment le plaisir de la bouffe n'a pas trouvé son égal, son substitut dans d'autres plaisirs et c'est une grande douleur, une souffrance physique même, un état où l'on a envie de se replier sur soi et de ne plus penser, même plus écrire ; saurai-je écrire en dehors de vous Docteur, en dehors de la clinique A., en dehors de ces endroits où j'ai trouvé tant d'apaisement ?

Aujourd'hui je ne sais pas.

12 décembre 2011

Voilà. Lolo a achevé la saisie intégrale de mes écrits, reste à imprimer le fichier en format A4, rédiger mes lettres de motivation et envoyer le tout aux éditeurs à Paris.

Après onze années d'accompagnement thérapeutique, le Docteur B. a mis fin à notre travail l'année dernière. Un arrêt quelque peu brutal et difficile à gérer pour moi. Tout avait-il été dit ? Peut-être.

Aujourd'hui, j'utilise à chaque heure et chaque jour ce qui a été dit entre nous et je réalise, à la relecture de mes écrits, combien ce travail avec lui m'est précieux et bénéfique, combien j'ai su « garder ». Sans le savoir peut-être, le Docteur B. continue à me « sauver la vie » un peu tous les jours.

Je suis actuellement suivie par le Docteur S. dont je parle dans mon livre parce qu'elle assure une certaine continuité à ce travail, et aussi parce que le Docteur B. l'appréciait.

Je ne suis pas guérie, à savoir que je fais encore des crises de boulimie, plusieurs fois par semaine, mais elles sont d'une part largement moins envahissantes (je les réserve pour le soir avant le coucher comme un moyen de ponctuer la journée et de m'endormir avec le sentiment malgré tout réconfortant de m'être offert cet inégalable plaisir) et surtout moins onéreuses.

D'un budget de trois cents euros par mois, je suis passée à cinquante euros mensuels. Oui, l'argent consacré à l'assouvissement de cette addiction est primordial : il est au prorata de la moindre importance qu'a prise la boulimie dans ma vie quotidienne. Et surtout je ne veux plus me mettre en danger financier vis-à-vis de moi-même et vis-à-vis de ma mère.

Je ne suis pas prête et je ne veux pas abandonner la boulimie, car elle s'offre encore comme un réconfort et/ou un passage obligé dans la gestion de mes frustrations et autres angoisses.

Je peux être fière de moi, car oui, je « gagne ma liberté » un peu plus chaque jour.

Et cela seul m'importe au fond.

Encore merci Docteur. Je ne vous dis pas au revoir.

Récits, Mémoires, Témoignages aux éditions L'Harmattan

SUR LES TRACES DES SANS VISAGE
Récit d'une adoption
Frutier Elisa
Qui suis-je ? D'où viens-je ? À qui vais-je ressembler ? Pourquoi dois-je toujours expliquer que j'ai été adoptée ? Ces questions, toujours sans réponses, hantent Élisa Frutier. Ce récit est un journal de voyage et nous transporte dans le quotidien d'un orphelinat à Aracaju dans lequel elle a séjourné pendant trois mois. Une histoire vraie, poignante, parfois drôle, toujours empreinte d'humanité.
(Coll. Trans-Diversités, 13.50 euros, 124 p.) *ISBN : 978-2-296-96242-2*

TOI MON ENFANT DIFFÉRENT, MON ROI, MON ANGE
Récit d'une mère face au handicap
Sarah Linda - Préface de Philippe Pozzo di Borgo
À 26 ans Linda devient maman d'un enfant «différent». Né à six mois et demi, Yoann passe ses deux premiers mois en réanimation. Une grande bataille commence alors contre la fatalité et les pires diagnostics. Le fils de Linda vient de fêter ses trente-cinq ans, sa mère peut enfin raconter ses combats et ses victoires sur l'impossible. Ce livre témoigne de l'espoir, des doutes, des révoltes et surtout de l'amour qui a entouré cet enfant.
(17.00 euros, 170 p.) *ISBN : 978-2-296-99110-1*

VIVRE LA FRATERNITÉ AU COEUR DU MONDE
Maurin Maurice - Préface d'Hervé Janson
Dans la mouvance de Charles de Foucauld (1858-1916), la Fraternité des petits frères de Jésus essaie de vivre la fraternité au coeur du monde. Maurice Maurin rencontre les petits frères de Jésus en 1953. Cela le conduira en Algérie, au Maroc, en Afrique centrale, en Israël, puis en Europe de l'Est. Depuis plus de vingt ans, il vit en Pologne.
(Coll. Histoire de vie et formation, 28.00 euros, 278 p.) *ISBN : 978-2-296-99184-2*

TEMPS DE VIE ET TRANSHUMANCE
Carnets de voyage d'une Amazone 2004-2011
Moneyron Anne - Préface de Gaston Pineau
Anne Moneyron, auteur de plusieurs ouvrages, revient ici avec un ouvrage très personnel, écrit avec sa chair, labourée par sept ans d'épreuves. En sept ans, elle a perdu un sein, la vue à un oeil après une tumeur au cerveau. Ces pertes l'ont amenée aux confins d'elle-même et du monde. Fidèle à sa pulsion d'autoformation vitale, elle a transhumé à travers et au-delà de ses terres connues, avec un feu brûlant en elle. Elle en a fait, ose-t-elle dire, un chemin de fortune, un moyen d'autoformation existentielle.
(Coll. Histoire de vie et formation, 15.50 euros, 158 p.) *ISBN : 978-2-296-96765-6*

SURVIVANTE
Du Kurdistan irakien aux ports du Pas-de-Calais
Rijbroek Dominique
Ce récit est basé sur le témoignage volontaire d'une femme qui vit dans la peur. Elle évoque son enfance au Kurdistan irakien dans les années 60, au sein d'une famille de communistes en lutte contre le pouvoir en place, son métier d'enseignante qu'elle exerce tout en se livrant au trafic d'armes, la vie quotidienne dans un Kurdistan ravagé par la politique de l'Anfal. Épouse d'un universitaire, Dila possède dans son pays une position sociale enviée. Jusqu'à ce jour de septembre 2000 où tout bascule...
(16.50 euros, 162 p.) *ISBN : 978-2-296-96827-1*

L'HARMATTAN, ITALIA
Via Degli Artisti 15; 10124 Torino

L'HARMATTAN HONGRIE
Könyvesbolt ; Kossuth L. u. 14-16
1053 Budapest

ESPACE L'HARMATTAN KINSHASA
Faculté des Sciences sociales,
politiques et administratives
BP243, KIN XI
Université de Kinshasa

L'HARMATTAN CONGO
67, av. E. P. Lumumba
Bât. – Congo Pharmacie (Bib. Nat.)
BP2874 Brazzaville
harmattan.congo@yahoo.fr

L'HARMATTAN GUINÉE
Almamya Rue KA 028, en face du restaurant Le Cèdre
OKB agency BP 3470 Conakry
(00224) 60 20 85 08
harmattanguinee@yahoo.fr

L'HARMATTAN CAMEROUN
BP 11486
Face à la SNI, immeuble Don Bosco
Yaoundé
(00237) 99 76 61 66
harmattancam@yahoo.fr

L'HARMATTAN CÔTE D'IVOIRE
Résidence Karl / cité des arts
Abidjan-Cocody 03 BP 1588 Abidjan 03
(00225) 05 77 87 31
etien_nda@yahoo.fr

L'HARMATTAN MAURITANIE
Espace El Kettab du livre francophone
N° 472 avenue du Palais des Congrès
BP 316 Nouakchott
(00222) 63 25 980

L'HARMATTAN SÉNÉGAL
« Villa Rose », rue de Diourbel X G, Point E
BP 45034 Dakar FANN
(00221) 33 825 98 58 / 77 242 25 08
senharmattan@gmail.com

L'HARMATTAN TOGO
1771, Bd du 13 janvier
BP 414 Lomé
Tél : 00 228 2201792
gerry@taama.net

Achevé d'imprimer par Corlet Numérique - 14110 Condé-sur-Noireau
N° d'Imprimeur : 97183 - Dépôt légal : avril 2013 - *Imprimé en France*

www.ingramcontent.com/pod-product-compliance
Lightning Source LLC
LaVergne TN
LVHW021136061026
849535LV00002B/266
* 9 7 8 2 3 3 6 2 9 3 6 3 9 *